# MR-Angiographie und Elektronenstrahl-CT-Angiographie

Herausgegeben von

Jochen Gaa
Karl-Jürgen Lehmann
Max Georgi

Mit Beiträgen von

St.J. Diehl
J. Gaa
F. Gückel
K.-P. Jungius
K.-J. Lehmann
K.W. Neff
Chr. Pöckler-Schöniger
A. Sommer
G. Weisser



230 Abbildungen in
467 Einzeldarstellungen
19 Tabellen

2000
Georg Thieme Verlag
Stuttgart · New York

*Die Deutsche Bibliothek – CIP-Einheitsaufnahme*
MR-Angiographie und Elektronenstrahl-CT-Angiographie : 19 Tabellen / hrsg. von Jochen Gaa ... Mit Beitr. von St. Diehl ... - Stuttgart ; New York : Thieme, 1999

**Wichtiger Hinweis:** Wie jede Wissenschaft ist die Medizin ständigen Entwicklungen unterworfen. Forschung und klinische Erfahrung erweitern unsere Erkenntnisse, insbesondere was Behandlung und medikamentöse Therapie anbelangt. Soweit in diesem Werk eine Dosierung oder eine Applikation erwähnt wird, darf der Leser zwar darauf vertrauen, dass Autoren, Herausgeber und Verlag große Sorgfalt darauf verwandt haben, dass diese Angabe **dem Wissensstand bei Fertigstellung des Werkes** entspricht.

Für Angaben über Dosierungsanweisungen und Applikationsformen kann vom Verlag jedoch keine Gewähr übernommen werden. **Jeder Benutzer ist angehalten,** durch sorgfältige Prüfung der Beipackzettel der verwendeten Präparate und gegebenenfalls nach Konsultation eines Spezialisten festzustellen, ob die dort gegebene Empfehlung für Dosierungen oder die Beachtung von Kontraindikationen gegenüber der Angabe in diesem Buch abweicht. Eine solche Prüfung ist besonders wichtig bei selten verwendeten Präparaten oder solchen, die neu auf den Markt gebracht worden sind. **Jede Dosierung oder Applikation erfolgt auf eigene Gefahr des Benutzers.** Autoren und Verlag appellieren an jeden Benutzer, ihm etwa auffallende Ungenauigkeiten dem Verlag mitzuteilen.


Rüdigerstraße 14
D-70469 Stuttgart

http://www.thieme.de

Printed in Germany

Zeichnungen: Joachim Hormann, D-70197 Stuttgart
Umschlaggestaltung: Stefan Killinger, D-70806 Kornwestheim
Satz: Fotosatz Herbert Buck, D-84036 Kumhausen
Druck: Staudigl-Druck, D-86609 Donauwörth

ISBN 3-13-119251-8    1 2 3 4 5 6

Geschützte Warennamen (Warenzeichen) werden **nicht** besonders kenntlich gemacht. Aus dem Fehlen eines solchen Hinweises kann also nicht geschlossen werden, dass es sich um einen freien Warennamen handele.

# Vorwort

Die konventionelle röntgenologische Gefäßdarstellung mit direkter Einbringung von Kontrastmittel in das Gefäßsystem stellt seit über 70 Jahren einen Höhepunkt in der Entwicklung der diagnostischen Radiologie dar. Die Direktpunktion der A. carotis durch E. Moniz 1927 und der Aorta abdominalis durch R. Dos Santos 1929 gelten als Meilensteine der Angiographie. Deren Ausbau wurde nach dem 2. Weltkrieg durch die Einführung des Röntgenbildverstärkers in spezielle Röntgenanlagen mit Blattfilmwechslern und die Entwicklung gut verträglicher triiodierter Röntgenkontrastmittel beschleunigt. Einen geradezu rasanten Aufschwung nahm die Angiographie nach der Publikation der schonenden und risikoarmen transkutanen Kathetereinbringung durch den schwedischen Radiologen I. Seldinger nach 1953. Nahezu alle Gefäßregionen wurden durch die selektive Sondierung von einem Punktionsort aus darstellbar. Seit Mitte der 70er Jahre wird die Angiographietechnik zunehmend therapeutisch eingesetzt. Die als Angioplastie eingeführte Technik der Gefäßerweiterungen mittels Ballonkatheter erfährt ständige Verbesserungen durch die Anwendung von Gefäßstützen, sog. Stents. Der artifizielle Gefäßverschluß ist als Embolisation aus der Notfallmedizin ebenfalls kaum noch wegzudenken. Dieser Katalog läßt sich mit intraarterieller regionaler Chemotherapie, Gallenwegsdrainagen und nicht zuletzt auch transjugulärer portosystemischer Stentanlage (TIPPS) weiter fortsetzen.

Auf der anderen Seite haben die modernen Schnittbildverfahren wie die Computertomographie (CT) und die Magnetresonanztomographie (MRT) in jüngster Zeit erhebliche Fortschritte zu verzeichnen. Die Einführung der Spiral-CT und schon vorher der Elektronenstrahl-CT (EBCT) erlaubt das Gewinnen von 3dimensionalen Datensätzen, aus denen es mittels der Kontrastmittelbolusapplikation möglich wurde, computerunterstützt das Gefäßsystem darzustellen. Die bis Anfang der 90er Jahre mit langen Meßzeiten behaftete MRT gestattete zunächst nur über spezielle Techniken wie Time-of flight- oder Phasenkontrastangiographie die Darstellung von Gefäßen in Organen und Körperabschnitten. Bei den über einige Minuten dauernden Messungen waren bei geringer Ortsauflösung Bewegungsartefakte mit Ausnahme des intrakraniellen A.-carotis-Stromgebiets kaum zu vermeiden. Erst die Fortschritte in der MR-Technik mit Entwicklung leistungsfähiger Gradientensysteme und neuer Spulentechnologie machen seit Mitte der 90er Jahre Aufnahmen in Atemanhaltetechnik mit erheblich verbessertem Kontrast und guter Ortsauflösung möglich. Die gleichzeitige Einführung der bei der CT bereits bekannten Bolustechnik mit MR-Kontrastmittel wie Gadolinium-DPTA war die Grundlage für eine MR-Angiographie (MRA) in hoher Qualität.

Die Implementierung dieser neuen MRA-Technik hat nach eigenen Erfahrungen in den letzten 3 Jahren zunehmend Auswirkungen auf Indikationen und Frequenz der konventionellen Angiographie. Die fehlende Invasivität und die geringe Toxizität der verwendeten Kontrastmittel der MRA macht die Angiographie in vielen Gefäßabschnitten überflüssig oder läßt ihren Einsatz nur noch bei voraussehbaren Interventionen gerechtfertigt erscheinen. Das gilt in besonderem Maße für die abdominale Angiographie, bei der sich die MRA mit den Vorteilen der Schnittbilddiagnostik verknüpfen läßt. Für andere Gefäßregionen wie die des extrakraniellen A.-carotis-Stromgebiets besitzt heute bereits die kontrastverstärkte MRA einen hohen Stellenwert. Durch die Einführung der Tischverschiebetechnik gewinnt sie auch für den Becken-Bein-Bereich zunehmend an Bedeutung.

Nach ersten Erfahrungen hat der zunehmende Ersatz der konventionellen Angiographie durch die MRA nicht unwesentliche wirtschaftliche Folgen. Der Wegfall des heute üblichen Einmalinstrumentariums und des sterilen Abdeckmaterials sowie der trotz DSA-Technik hohe Kontrastmittelverbrauch entlasten den Sachmittelbedarf in höherem Maß als die MRA kostet. Schließlich kann auch die fehlende Strahlenbelastung nicht außer acht gelassen werden.

Auch die CT-Angiographie gewinnt durch Einführung der Spiraltechnik zunehmend an Bedeutung. War sie anfänglich auf die Aorta und ihre Hauptäste beschränkt, dürfen bei fortschreitender Gerätetechnik noch bessere Ergebnisse erwartet werden. So wird die Verkürzung der Aufnahmezeiten durch Einführung von Multidetektorsystemen die Untersuchung längerer Gefäßabschnitte mit immer besserer Ortsauflösung möglich machen. Diese Voraussetzungen werden seit kurzem von der EBCT erfüllt, deren neueste Ausbaustufe an mehreren deutschen Universitätskliniken auf ihre klinische Einsatzfähigkeit untersucht wird. Eigene Erfahrungen betreffen vor allem das Gefäßsystem, das mit dieser Technik wie mit der schnellen MRA in Atemstillstand untersucht werden kann. 2jährige Vergleichsuntersuchungen zeigen, daß auch von der schnellen CT-Angiographie erhebliche Fortschritte zu erwarten sind.

Es liegt auf der Hand, daß erst die allgemein verfügbare hochmoderne MR- und CT-Technik und die hieraus resultierende nichtinvasive Bildgebung des Gefäßsystems die konventionelle Angiographie auf diagnostischem Gebiet zurückdrängen wird. In welchem Umfang und mit welcher Geschwindigkeit das geschieht, ist heute noch nicht einfach vorherzusagen. Es läßt sich allerdings bereits erkennen, daß die neuen Verfahren nicht immer bessere, manchmal auch schlechtere Bildqualität als die herkömmliche Angiographietechnik liefern werden. Diese wird in vielen Fällen für diagnostische Fragestellungen ausreichen und bei manchen überlegen sein.

Da diese Entwicklung abzusehen ist, erschien es den Autoren gerechtfertigt, ihre Erfahrungen auf dem Gebiet der modernen Schnittbildangiographie in Buchform wiederzugeben. Ein Überblick über die Technik einschließlich Tips und Tricks sowie die Leistungsfähigkeit und Grenzen dürfte für viele nützlich sein, die den Einstieg in diese neuen Verfahren planen.

Dem Thieme Verlag und hierbei insbesondere Herrn Dr. Thomas Scherb und Herrn Dr. Thorsten Pilgrim ist zu danken, daß sie diesem Projekt von Anfang an aufgeschlossen gegenüberstanden und es tatkräftig gefördert haben.

Mannheim, im Herbst 1999

*Max Georgi*
für die Herausgeber

# Inhaltsverzeichnis

# Anschriften

Dr. med. **Steffen Diehl**
Institut für Klinische Radiologie
Klinikum Mannheim gGmbH
Universitätsklinikum
Theodor-Kutzer-Ufer 1–3
68135 Mannheim

PD Dr. med. **Jochen Gaa**
Institut für Klinische Radiologie
Klinikum Mannheim gGmbH
Universitätsklinikum
Theodor-Kutzer-Ufer 1–3
68135 Mannheim

Prof. Dr. med. **Max Georgi**
Institut für Klinische Radiologie
Klinikum Mannheim gGmbH
Universitätsklinikum
Theodor-Kutzer-Ufer 1–3
68135 Mannheim

PD Dr. med. Dr. rer. nat **Friedemann Gückel**
Radiologische Gemeinschaftspraxis
Schwetzinger Str. 2 A
69168 Wiesloch

Dr. med. **Karl-Peter Jungius**
Institut für Klinische Radiologie
Klinikum Mannheim gGmbH
Universitätsklinikum
Theodor-Kutzer-Ufer 1–3
68135 Mannheim

PD Dr. med. **Karl-Jürgen Lehmann**
Institut für Klinische Radiologie
Klinikum Mannheim gGmbH
Universitätsklinikum
Theodor-Kutzer-Ufer 1–3
68135 Mannheim

Dr. rer. nat. **K. Wolfgang Neff**
Institut für Klinische Radiologie
Klinikum Mannheim gGmbH
Universitätsklinikum
Theodor-Kutzer-Ufer 1–3
68135 Mannheim

Dr. med. **Christiane Pöckler-Schöniger**
Institut für Klinische Radiologie
Klinikum Mannheim gGmbH
Universitätsklinikum
Theodor-Kutzer-Ufer 1–3
68135 Mannheim

Dr. med. **André Sommer**
Klinikum der Johann-Wolfgang-Goethe-Universität
Zentrum der Radiologie
Institut für Neuroradiologie
Schleusenweg 2–16
60528 Frankfurt/M.

Dr. med. Dipl. phys. **Gerald Weisser**
Institut für Klinische Radiologie
Klinikum Mannheim gGmbH
Universitätsklinikum
Theodor-Kutzer-Ufer 1–3
68135 Mannheim

# Abkürzungen

| | |
|---|---|
| a.-p. | anterior-posterior |
| A1, A2 | A1-, A2-Segment der A. cerebri anterior |
| ACA | A. cerebri anterior |
| ACE | Angiotensin converting enzyme |
| ACI | A. carotis interna |
| ACM | A. cerebri media |
| Aco | R. communicans der A. cerebri anterior |
| ACVB | aortokoronarer Venenbypass |
| AICA | A. inferior anterior cerebelli |
| ASD | Vorhofseptumdefekt |
| AVK | arterielle Verschlußkrankheit |
| BA | A. basilaris |
| CB-Modus | Cone-beam-Modus |
| CoA | Coarctatio aortae |
| CT | Computertomographie |
| CTA | CT-Angiographie |
| CVS | Volumenmodus (Continuous-volume-Scan) |
| 2D, 3D | 2-, 3dimensional |
| $D_{ave}$ | Average dose |
| DAS | Datenakquisitionssystem |
| DSA | digitale Subtraktionsangiographie |
| EBCT | Elektronenstrahlcomputertomographie, Electron-beam-CT |
| EPISTAR | echoplanares Imaging mit STAR |
| FA | Flipwinkel |
| FISP | Fast imaging with steady state precession |
| fl2d/3d | 2-/3dimensionale FLASH-Sequenz |
| fl3d itn | 3dimensionale FLASH-Sequenz mit Interpolation |
| FLASH | Fast low-angle shot |
| FMD | fibromuskuläre Dysplasie |
| FOV | Field of view |
| FRE | Flow related enhancement |
| FT | Fallot-Tetralogie |
| G | Gauge |
| Gd | Gadolinium |
| Gd-DTPA | Gadolinium-Diethylentriamin-pentaacetat |
| GMR | Gradient moment rephasing |
| GRASS | Gradient recalled acquisition in the steady state |
| HASTE | Half-Fourier acquisition single shot turbo spin echo |
| HE | Hounsfield-Einheit |
| HF-Puls | Hochfrequenzpuls |
| ICA | A. carotis interna |
| KHK | koronare Herzerkrankung |
| LAO-Projektion | linksanteriore oblique Projektion |
| LCA | linke Koronararterie |
| MCA | A. cerebri media |
| MIP | Maximum-intensity-Projektion |
| MPR | multiplanare Reformatierung/Rekonstruktion |
| MRA | Magnetresonanzangiographie |
| MRCP | Magnetresonanzcholangio-pankreatikographie |
| MRT | Magnetresonanztomographie |
| MSM-Modus | Multi-slice-Modus; Herzmodus |
| mT | Milli-Tesla |
| MTC | Magnetization transfer contrast |
| MTS | Magnetization transfer saturation |
| NASCET | North American Symptomatic Carotid Endarterectomy Trial |
| NPV | negativer Vorhersagewert |
| OL-Modus | Overlap-Modus |
| P1, P2 | P1-, P2-Segment der A. cerebri posterior |
| PCA | A. cerebri posterior |
| | pca-fl2d Phasenkontrastangiographie mit 2dimensionaler FLASH-Sequenz |
| Pco | R. communicans der A. cerebri posterior |
| PC-Technik | Phasenkontrasttechnik |
| PDA | persistierender Ductus arteriosus |
| PICA | A. inferior posterior cerebelli |
| PPV | positiver Vorhersagewert |
| Pst | Pulmonalstenose |

| | |
|---|---|
| PTA | perkutane translumiale Angioplastie |
| PTCD | perkutane transhepatische Choledochusdrainage/ perkutane transluminale Cholangiodrainage |
| RAO-Projektion | rechtsanteriore oblique Projektion |
| RCA | rechte Koronararterie |
| RCX | R. circumflexus |
| RF-Puls | Radiofrequenzpuls |
| RIVA | R. interventricularis anterior |
| ROI | Region of interest |
| RR-Abstand | Abstand zwischen 2 R-Zeichen des Herzzyklus |
| SSD | Oberflächendarstellung (shaded surface display) |
| SSM | Einzelschichtmodus (Single-slice-Modus) |
| STAR | Signal targeting with alternating radiofrequency |
| STIR | Short T1 inversion recovery |
| TA | Akquisitionszeit |
| TE | Echozeit |
| TEP | totale Hüftgelenkendoprothese |
| TI | Inversionszeit |
| TOF | Time of flight |
| TONE | Tilted optimized nonsaturating excitation |
| TÖS | transösophageale Sonographie |
| TR | Repetitionszeit |
| TRUE-FISP | Fast imaging with steady state precession |
| TSE | Turbo-Spin-Echo |
| TTS | transthorakale Sonographie |
| TVT | tiefe Beinvenenthrombose |
| VE | virtuelle Endoskopie |
| VOI | Volume of interest |
| VRT | Volumenrendering |
| VSD | Ventrikelseptumdefekt |

# Magnetresonanz-angiographie (MRA)

# 1 MRA: physikalische und technische Grundlagen

F. Gückel

## Einführung

Bereits wenige Jahre nach der Entdeckung des Phänomens der magnetischen Kernresonanz durch Bloch u. Mitarb. (1946) und Purcell u. Mitarb. (1946) konnte gezeigt werden, daß Fluß und Bewegung einen Einfluß auf das Kernresonanzsignal ausüben. Suryan (1951) beschrieb als erster den Effekt, der heute die Grundlage der Time-of-flight- (TOF-)Techniken ist.

Er beobachtete, daß die T1-Zeit von fließendem Wasser deutlich kürzer ist als die T1-Zeit von stationärem Wasser.

Das Prinzip der phasensensitiven MRA-Methoden wurde bereits 1950 von Hahn entdeckt.

Er erkannte, daß die Amplitude des Spin-Echo-Signals durch Diffusion der Spins in einem inhomogenen Magnetfeld durch einen irreversiblen Verlust der Phasenkohärenz abgeschwächt wird.

Diese Entdeckungen bereiteten lange vor der Ära der MRT den Boden für die heutigen MRA-Techniken.

Basierend auf diesen Erkenntnissen aus der Frühzeit der kernmagnetischen Resonanz können die heutigen MRA-Techniken orientierend in folgende Verfahren eingeteilt werden:

**Verfahren der MRA-Technik:**
- amplitudenbasierte Techniken, zu denen die TOF-Angiographie gehört,
- Verfahren, die sich auf Phaseneffekte stützen, denen Spins ausgesetzt sind, wenn sie sich durch ein inhomogenes Magnetfeld (Gradientenfeld) bewegen.

Alle MRA-Sequenzen sind in der Weise optimiert, daß sie fließendes Blut optimal darstellen, während das umgebende stationäre Gewebe weitgehend supprimiert wird. Unter den verschiedenen Sequenzkonzepten haben sich folgende Techniken in der klinischen Anwendung weitgehend durchgesetzt:

**Sequenztechniken:**
- Time-of-flight- (TOF-)Technik,
- Phasenkontrasttechnik (Phase-contrast- [PC-])Technik.

## Time-of-flight- und Phasenkontrasttechnik

### *Time-of-flight-Technik*

Die TOF-Methoden machen sich das Phänomen der *makroskopischen Bewegung von Spins* zunutze (Singer 1959, Morse u. Singer 1970, Grover u. Singer 1971). Sie beruhen darauf, daß vollmagnetisierte Spins im fließenden Blut in eine Gewebeschicht oder in ein Volumen einströmen, in welchem die stationären Spins weitgehend gesättigt sind (Wehrli u. Mitarb. 1986).

Diese Vorraussetzung läßt sich realisieren, indem bei der MRA-Sequenz Repetitionszeiten (TR) verwendet werden, die deutlich kleiner sind als die longitudinale Relaxationszeit T1 der stationären Spins in der Schicht bzw. im angeregten Volumen. Auf diese Weise kommt es zu dem gewünschten Sättigungseffekt für das stationäre Gewebe, der zu einer deutlichen Reduktion bzw. Minimierung der Signalintensität für die stationären Strukturen im Bild führt. Die Abb. 1.1 zeigt schematisch das Prinzip der TOF-Technik.

Die Sättigung des stationären Gewebes erfolgt durch *multiple HF-Anregungsimpulse*, die während der

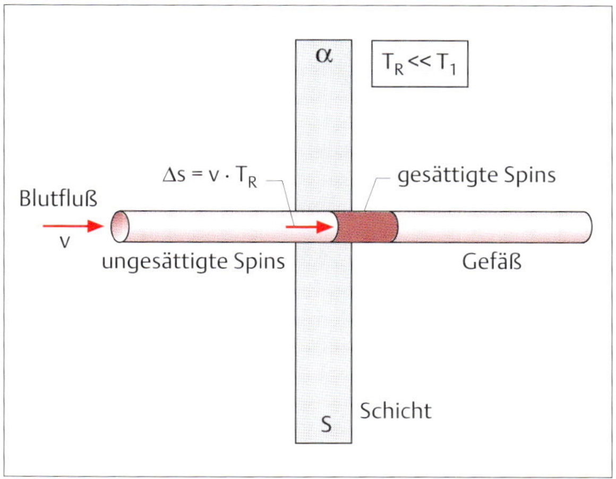


Abb. 1.**1** Prinzip der TOF-MRA-Technik. Ungesättigte Spins aus dem fließenden Blut werden in die Schichtebene transportiert, die im MR-Bild dargestellt werden soll. Das stationäre Gewebe in der Schicht ist durch multiple HF-Anregungsimpulse weitgehend gesättigt und trägt nur noch sehr wenig zum Signal bei, während die einströmenden ungesättigten Spins im fließenden Blut den wesentlichen Signalbeitrag liefern.

gesamten Akquisition der Bilddaten auf die Schicht bzw. bei den 3dimensionalen Techniken auf das Volumen appliziert werden. Fließt Blut von außerhalb der angeregten Schicht oder im Fall der 3dimensionalen Techniken von außerhalb des angeregten Volumens ein, so haben diese Spins zunächst die volle Gleichgewichtsmagnetisierung und führen zu einem wesentlich stärkeren Signal als die gesättigten Spins im stationären Gewebe. Man nennt diesen Effekt auch *Inflow enhancement*. Das einströmende Blut hat im Gegensatz zum stationären Gewebe nämlich keine Vorsättigung erfahren und weist die volle z-Magnetisierung auf. Auf diese Weise trägt das fließende Blut sehr viel mehr zum Signal bei, als die gesättigten Spins aus dem stationären Gewebe.

Der Kontrastmechanismus bei der TOF-Angiographie beruht daher auf der Differenz der Sättigung der Magnetisierung von stationärem Gewebe und fließendem Blut.

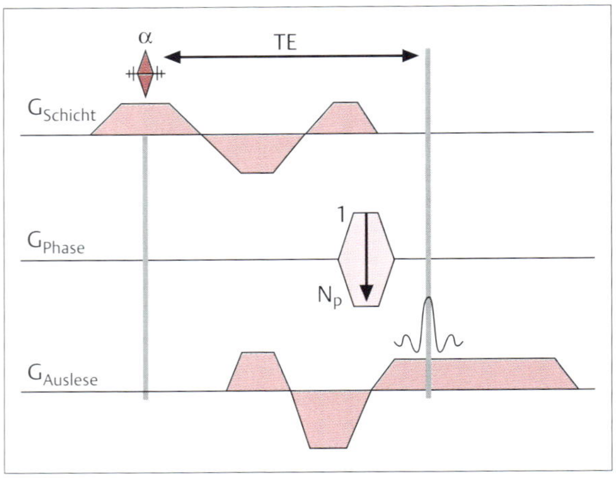


Abb. 1.**2** Diagramm einer 2dimensionalen Gradienten-Echo-Sequenz für die MRA. Neben den Gradienten für die Schichtselektion, den Auslese- und den Phasenkodiergradienten finden sich zusätzliche Gradienten für die Kompensation von Phasenartefakten in Schichtselektions und Ausleserichtung.

Bei der TOF-Technik müssen Phasenartefakte, die z.B. durch Schaltung der Auslese- und Phasenkodiergradienten auftreten, soweit als möglich unterdrückt bzw. minimiert werden. Dies geschieht zum einen durch die Verwendung sehr kurzer Echozeiten (TE), zum anderen durch die Verwendung von aufwendigen Gradientenschaltungen (auch First order flow compensation oder Gradient motion rephasing genannt), die die Phasenartefakte weitgehend unterdrücken können (Pattany u. Mitarb. 1987). Auf diese Weise werden Signalverlust und Geisterartefakte reduziert. Die kurzen Echozeiten reduzieren zudem auch die Spindephasierung, die bei turbulentem Fluß zum Problem werden kann, weil es zu unerwünschten Signalauslöschungen in der Umgebung von Stenosen kommt. Dieses Problem führt auch bei modernen MRA-Sequenzen bis heute noch zu einer systematischen Überschätzung von Stenosengraden.

Die kurzen Repetitionszeiten (TR), die für eine effiziente Sättigung des stationären Gewebes gebraucht werden und die Forderung nach sehr kurzen Echozeiten (TE) zur Minimierung der Phasenartefakte lassen Gradienten-Echo-Sequenzen als Basis für MRA-Sequenzen besonders geeignet erscheinen. Darüber hinaus zeichnen sich Gradienten-Echo-Sequenzen durch eine geringe HF-Belastung und die kurzen Meßzeiten aus, die vor allem bei der Akquisition eines 3dimensionalen Datensatzes oder bei den Breath-hold-MRA eine wesentliche Rolle spielen. Das Sequenzdiagramm einer 2dimensionalen TOF-MRA-Sequenz, ist in der Abb. 1.**2** wiedergegeben.

**Das Ausmaß des Inflow enhancements und mithin die Bildqualität eines TOF-Angiogramms hängt von verschiedenen Faktoren ab. Dazu gehören:**

- gewebespezifische Parameter wie die longitudinale Relaxationszeit T1,
- sequenzspezifische Parameter wie der Anregungswinkel α und die Repetitionszeit (TR),
- geometrische Parameter, z.B. Schichtdicke oder im Falle der 3dimensionalen Verfahren die Dicke des angeregten Volumens.

Auch der Verlauf der Gefäße innerhalb der Schicht bzw. des Volumens und letzten Endes auch die Flußgeschwindigkeit des Bluts spielen eine wesentliche Rolle.

Die Abstimmung von 3dimensionalen TOF-Techniken bedarf daher einer sorgfältigen Optimierung der Sequenzparameter TR, TE und des Anregungswinkels α, um einen optimalen Bildkontrast zu erzeugen.

Ganz allgemein kann festgehalten werden, daß ein *großer* Flipwinkel α eine hohe Signalintensität am Eintrittsort der Spins in das angeregte Volumen zur Folge hat, gleichzeitig aber zu einer raschen Sättigung der im Anregungsvolumen fließenden Spins führt, während bei einem *niederen* Flipwinkel die Sättigungseffekte kleiner sind, dies allerdings auf Kosten einer insgesamt verminderten Signalintensität des fließenden Bluts aus dem gesamten angeregten Volumen.

Empfehlungen zur Wahl der optimalen Sequenzparameter sind der Tab. 1.**1** zu entnehmen.

TOF-MRA-Sequenzen werden als 2dimensionale sowie als 3dimensionale Sequenzen (Volumenanregung) oder in Form multipler teilweise überlappender Volumina angewendet.

Bei den *2dimensionalen Techniken* wiederholt man die Sequenz an verschiedenen Schichtpositionen, um so das Gefäß Schicht für Schicht abzutasten. Auf diese Weise setzt man einen 3dimensionalen Datensatz aus vielen 2dimensionalen Bildern zusammen und erhält eine Serie von Bildern, die den Gefäßbaum als eine Summe aus individuellen Schichten darstellt.

Alternativ besteht die Möglichkeit diesen 3dimensionalen Datensatz mit Hilfe einer *3dimensionalen Sequenz* zu akquirieren. Bei der 3dimensionalen Sequenz wird ein ganzes Volumen angeregt. Dieses Volumen wird durch Anwendung eines zweiten Phasenkodiergradienten in Schichtselektionsrichtung in dünne Partitionen unterteilt und schichtweise aus den Rohdaten rekonstruiert. Bei der 2dimensionalen Sequenz ist die Schichtdicke durch das Anregungsprofil des HF-Impulses definiert. Bei den 3dimensionalen Verfahren wird die Schichtdicke durch den zusätzlichen Phasenkodiergradienten bestimmt. Vorteil des 3dimensionalen Verfahrens ist, daß bei normalen Meßzeiten im Bereich von wenigen Minuten sehr geringe Schichtdicken von z.B. 1 mm und damit auch isotrope Voxel problemlos zu realisieren sind. Dies hat den entscheidenden Vorteil, daß die Gefäßkonturen im Projektionsangiogramm sehr viel glatter verlaufen und kleinere Unregelmäßigkeiten wie z.B. arteriosklerotische Plaques an der Gefäßwand mit höherer Ortsauflösung als mit den 2dimensionalen Verfahren dargestellt werden können. Die Volumenanregung bei den 3dimensionalen Verfahren garantiert neben der hohen Ortsauflösung ein sehr gutes Signal-Rausch-Verhältnis bei akzeptabler Meßzeit.

Die 2dimensionalen Verfahren verwenden in der Regel eine Schichtdicke von mindestens 2–3 mm, weil bei dünneren Schichten sonst das Signal-Rausch-Verhältnis erheblich abfällt oder durch zusätzliche Akquisitionen die Meßzeiten deutlich zunehmen. Schichtdicken von 2–3 mm führen aber meist in den Projektionsangiogrammen zu leichten Stufen an der Gefäßwand und beeinträchtigen damit die Qualität des angiographischen Bilds.

Bei Repetitionszeiten zwischen 20 und 40 ms und einer 192 × 256-Matrix (rectangular field of view und 64 Partitionen) lassen sich bei den 3dimensionalen TOF-Angiographiesequenzen Meßzeiten zwischen 4 und 8 Minuten realisieren. Die Meßzeiten der sequentiell akquirierten 2dimensionalen Datensätze liegen bei einer TR von 25 ms und sonst vergleichbaren Parametern (64 Schichten, 192 × 256-Matrix) bei ca. 5 Minuten.

Ein Problem der MRA ist oft die *Überlagerung von arteriellen und venösen Gefäßstrukturen*, die bei der konventionellen Angiographie nicht auftritt. Dieser Nachteil ist durch die Anwendung von *Saturationspulsen* weitgehend zu vermeiden. Da sich die Flußrichtung von arteriellem und venösem Blut meist unterscheiden, können durch die Anwendung eines Saturationspulses über dem angiographierten Volumen (im Bereich des venösen Einstroms) Signale, die vom Blutfluß aus venösen Gefäßen herrühren meist mit gutem Erfolg unterdrückt werden. Die Anwendung eines Saturationspulses ist in der Abb. 1.**3** dargestellt.

Der Saturationspuls ist üblicherweise ein schichtselektiver 90°-HF-Puls, der zur Sättigung der einströmenden Spins führt.

Die auf der venösen Seite einströmenden Spins sind damit für die MRA unsichtbar, weil sie in gleicher Weise wie das stationäre Gewebe gesättigt sind und kein Signal liefern. Es werden im allgemeinen Saturations-

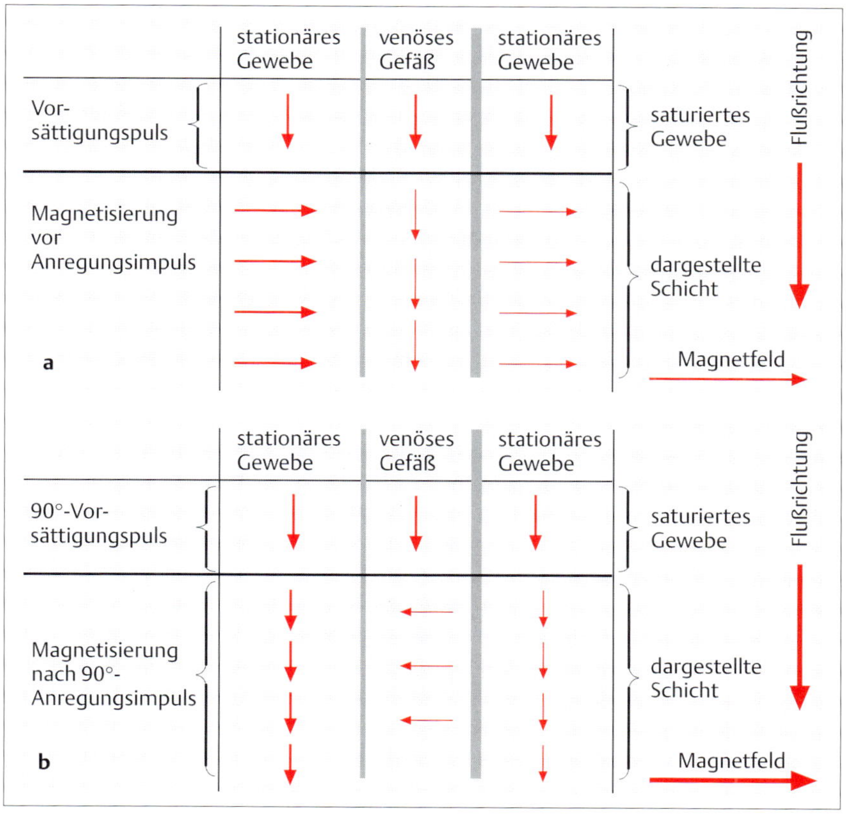


Abb. 1.**3a**, **b** Schematische Darstellung der Wirkung eines Saturationspulses auf das Spinsystem. Die einströmenden Spins des venösen Bluts werden durch einen resonanten 90°-HF-Puls vorgesättigt (**a**). Strömen die vorgesättigten Spins im venösen Blut in die Bildebene ein, so erfahren sie dort einen 90°-HF-Anregungsimpuls. Die Folge ist, daß die Spins im venösen Gefäß in Gegenfeldrichtung ausgerichtet werden (**b**) und die resultierende Transversalmagnetisierung Null wird. Damit liefern diese Spins aus dem venösen Blutgefäß keinen Beitrag zum Bild. Auf diese Weise wird das venöse Blut im MRA unterdrückt, und es liefert nur das Blut in den arteriellen Gefäßen einen Beitrag zum Signal. Die Überlagerung der arteriellen mit den venösen Gefäßen tritt im Projektionsangiogramm nicht mehr auf. Durch entsprechende Positionierung des Saturationspulses kann auch die arterielle Flußkomponente gezielt unterdrückt werden, um auf diese Weise die venösen Gefäße selektiv darzustellen.

schichten von mehreren Zentimetern Dicke verwendet, um auch bei höheren Flußgeschwindigkeiten noch eine ausreichende Suppression zu gewährleisten.

## Phasenkontrasttechnik

Phasensensitive Methoden der MRA verwenden ein ganz anderes physikalisches Phänomen als die TOF-Methoden. Es handelt sich um die *Phasenveränderung der transversalen Spinmagnetisierung*, die auftritt, wenn sich Spins entlang eines magnetischen Feldgradienten bewegen. Dieses Phänomen wurde zuerst von Hahn (1950, 1960) beschrieben und war in der MRT vor allem als Quelle für die bekannten Phasenartefakte in Erscheinung getreten, die durch Bewegung oder Pulsation hervorgerufen werden (Waluch u. Bradley 1984, Pattany u. Mitarb. 1987). Die grundsätzliche Möglichkeit, bewegungsinduzierte Phasenverschiebungen für die Detektion und Quantifizierung von Fluß in der MRT zu verwenden beruht aber auf diesem bekannten Phänomen und ist bereits früh dafür eingesetzt worden (Moran 1982, O'Donnell 1985, Moran u. Mitarb. 1985, Dumoulin u. Hart 1986, Nayler u. Mitarb. 1968).

Das physikalische Grundprinzip des Phasenkontrasts in der MRA beruht auf dem Effekt, den ein magnetischer Feldgradient auf die transversale Spinmagnetisierung ausübt.

Dieser Effekt soll anhand der Abb. 1.**4** dargestellt werden.

Zunächst wird eine transversale Magnetisierung durch einen 90°-Anregungsimpuls erzeugt, dann wird ein Feldgradient auf die transversale Magnetisierung angewendet.

Jeder Feldgradient führt zu einer ortsabhängigen Larmorfrequenz. Ein Gradientenpuls, d.h. ein kurzfristig an- und abgeschalteter magnetischer Feldgradient, der auf das Spinsystem wirkt, resultiert nach Abschalten des Gradientenpulses in einer ortsabhängigen Phasenverschiebung der Spins. Die Phasenverschiebung ist zum einen von der Stärke und der Dauer des Gradientenpulses (Fläche unter dem Gradientenpuls in Abb. 1.**5**), zum anderen vom Ort der Spins abhängig.

In Abb. 1.**5** wird ein Feldgradient dargestellt, wie er zur Flußkodierung in einer MRA-Sequenz verwendet wird.

**Bipolarer Gradientenpuls mit 2 symmetrischen Anteilen, die unterschiedliches Vorzeichen haben:**

- Der erste Anteil des bipolaren Gradientenpulses führt zu einer ortsabhängigen Phasenverschiebung der Spins bzw. der transversalen Magnetisierung, wie sie in Abb. 1.**4** dargestellt ist.
- Der symmetrisch angelegte, kurz nach dem ersten Gradientenpuls applizierte zweite Anteil hat ein umgekehrtes Vorzeichen und invertiert die Phasenverschiebung der Spins, vorausgesetzt, daß die Spins am selben Ort verblieben sind.

Die Abb. 1.**6** zeigt den Effekt eines flußkodierenden Gradienten auf stationäre und bewegte Spins.

Nach Applikation des ersten Anteils des Gradientenpulses wird die Phasenverschiebung entlang der Richtung des Gradientenfelds ortsabhängig. Darüber hinaus ist die Phasenverschiebung von der Größe und Dauer des Gradientenpulses abhängig. Invertiert man nun diesen Gradientenpuls (zweiter Anteil des flußkodierenden Gradienten), so wird für die stationären Gewebe die Phasenverschiebung rückgängig gemacht. Es kommt zur Rephasierung der Spins. Wenn sich die Spins jedoch in der Zeit zwischen den beiden Anteilen des flußkodierenden Gradienten bewegt haben, so kann die Phasenverschiebung, die durch den ersten Anteil des flußkodierenden Gradienten erzeugt wurde, nicht wieder vollständig invertiert bzw. zu Null gemacht werden. Die verbleibende Phasenverschiebung ist proportional zur Wegstrecke, die die Spins in Richtung des Gradienten zurückgelegt haben und ist damit proportional zur Geschwindigkeit der Spins.

Die durch den Gradientenpuls induzierte geschwindigkeitabhängige Phasenverschiebung $\Phi$ wird durch folgende Formel angegeben:

$$\Phi = \gamma V T A$$

Dabei ist $\gamma$ das gyromagnetische Verhältnis der Kernspins, V die Geschwindigkeit der fließenden Spins, T die in Abb. 1.**5** angegebene Zeit zwischen den symmetrischen Anteilen des flußkodierenden Gradienten und A ist die Fläche unter dem Gradienten-Puls.

Es ist die geschwindigkeitsabhängige Phasenverschiebung $\Phi$ der Spins, die für die Phasenkontrastangiographie und auch für die damit verwandte quantitative Flußmessung der entscheidende Meßparameter ist. Darüber hinaus ist es mit demselben Prinzip auch möglich, Bewegungskomponenten wie z.B. Beschleunigung durch kompiziertere Gradientenformen, die durch lineare Kombinationen einfacher Gradientenschaltungen zusammengesetzt sind, zu messen.

Es gibt verschiedene Strategien, die mit Hilfe des oben beschriebenen Phänomens der Phasenverschiebung eine selektive Darstellung fließenden Bluts möglich machen. Eine Möglichkeit besteht darin, Daten mit und ohne Flußkodierung aufzunehmen (Axel u. Morton 1987, Laub u. Kaiser 1988) und aus der Differenz dieser Bilder das Angiogramm zu berechnen. Das Prinzip dieser sog. *Betragskontrastangiographie* ist in Abb. 1.**7** dargestellt.

Bewegte Spins weisen im Gefäß eine Geschwindigkeitsverteilung auf und erfahren dadurch eine unterschiedliche Phasenverschiebung. Ist der flußkodierende Gradient groß genug, dann führt dies zu einer kompletten Dephasierung der fließenden Spins im

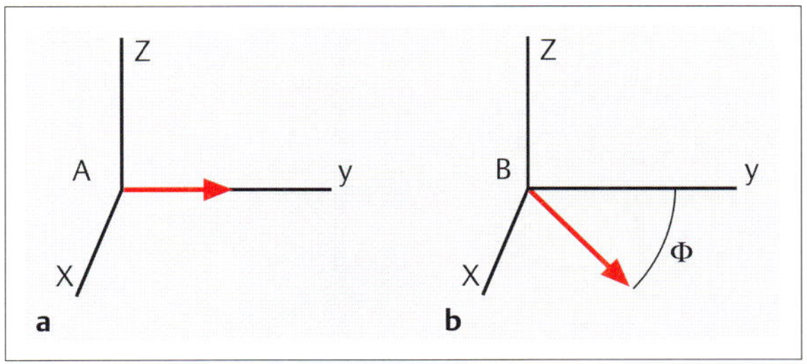


Abb. 1.**4a**, **b** Phasenverschiebung der Spins nach Anwendung eines Gradientenpulses:

**a** Nach einem 90°-Anregungsimpuls liegt eine transversale Spinmagnetisierung vor.

**b** Nach Applikation des Feldgradientenpulses hat sich die Phase der Spins um einen Winkel Φ geändert.

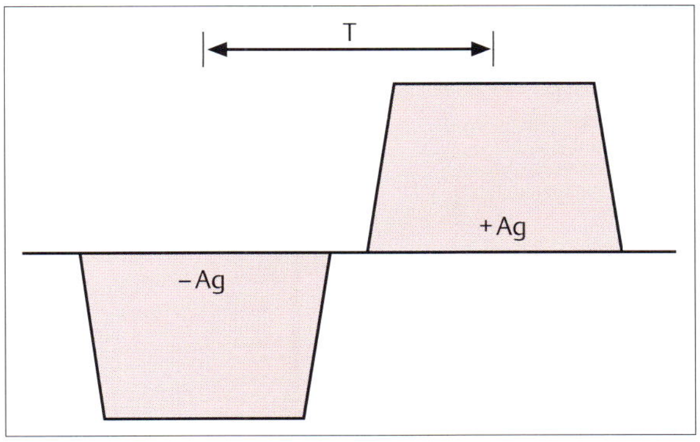


Abb. 1.**5** Bipolarer Gradientenpuls zur Flußkodierung. Der erste Anteil des bipolaren Gradientenpulses führt zu einer ortsabhängigen Phasenverschiebung der Spins bzw. der transversalen Magnetisierung. Der symmetrisch angelegte zweite Anteil hat ein umgekehrtes Vorzeichen und invertiert die Phasenverschiebung der Spins, vorausgesetzt, daß die Spins am selben Ort verblieben sind. Haben sich die Spins jedoch im Intervall zwischen den beiden Anteilen des bipolaren Gradientenpulses bewegt, gelingt die Invertierung nicht vollständig und es resultiert eine Phasenverschiebung.

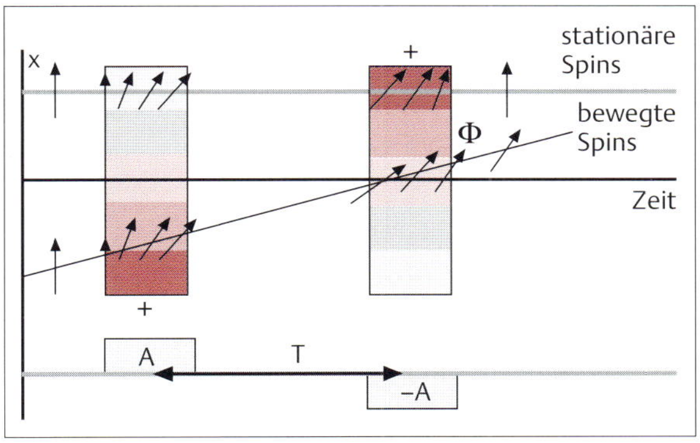


Abb. 1.**6** Wirkung des bipolaren Gradienten auf stationäre und bewegte Spins. Durch die Anwendung des ersten Anteils des Gradientenpulses kommt es zu einer ortsabhängigen Phasenverschiebung der Spins. Der zweite Anteil des Gradientenpulses führt zu einer kompletten Invertierung der Phasenverschiebung für die stationären Spins. Für die bewegten Spins bleibt eine residuale Phasenverschiebung, da sie sich in der Zeit zwischen dem ersten und dem zweiten Anteil des Gradientenpulses fortbewegt haben. Die residuale Phasenverschiebung Φ ist proportional zur Flußgeschwindigkeit.

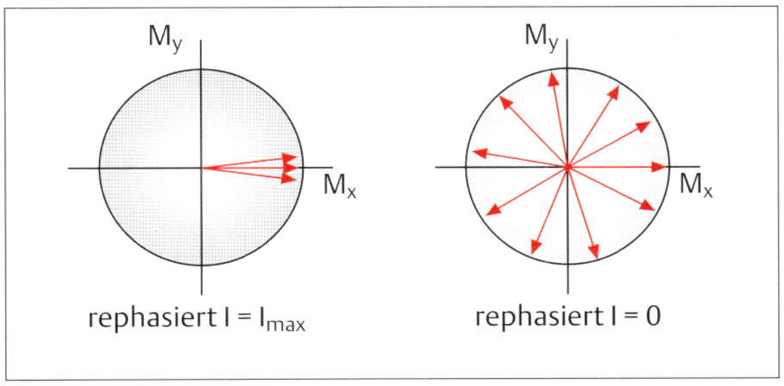


Abb. 1.**7** Bewegte Spins im Gefäß weisen eine Geschwindigkeitsverteilung auf und erfahren dadurch eine unterschiedliche Phasenverschiebung. Dies kann bei geeigneter Wahl des Gradientenpulses zu einer kompletten Dephasierung der fließenden Spins führen, so daß im Endeffekt kein Signal aus diesem Bereich resultieren kann.

Gefäß. Sämtliche Magnetisierungsbeiträge heben sich gegenseitig auf, so daß im Endeffekt kein Signal aus diesem Bereich resultieren kann. Subtrahiert man nun den Datensatz ohne Flußkodierung, der aber mit Gradient motion rephasing aufgenommen wurde (Spins im Gefäß mit weitgehend kohärenter Phase), von dem parallel (zeilenweise verschachtelt bzw. interleaved) aufgenommenen Datensatz mit Flußkodierung, so kommt es zur Auslöschung des stationären Gewebes, weil dieses in beiden Datensätzen signalintensiv dargestellt ist. Dieses Konzept ähnelt dem der digitalen Subtraktionsangiographie (DSA). Übrig bleibt nach der Differenzbildung ein Signalbeitrag aus den Gefäßen, da diese im dephasierten Bild dunkel, im rephasierten Bild jedoch hell erscheinen. Dieses Verfahren enthält jedoch keinerlei Informationen mehr über die Flußrichtung und die Flußgeschwindigkeit.

Eine alternative Möglichkeit zur Auswertung und Darstellung der flußinduzierten Phasenverschiebungen hat eine breitere Anwendung gefunden und wird heute im engeren Sinne als *Phase-contrast imaging* bezeichnet (Dumoulin u. Mitarb. 1987, 1988, 1989). Das Prinzip dieser Methode ist in Abb. 1.**8** dargestellt.

Mit der Phasenkontrastmethode werden 2 Datensätze unter identischen Bedingungen aufgenommen. Ausnahme ist nur die Polarität des flußkodierenden Gradienten.

Jeder flußkodierende Gradient muß groß genug sein, um eine detektierbare flußinduzierte Phasenverschiebung zu erzeugen. Andererseits muß er klein genug sein, damit es nicht zu einer Phasenauslöschung durch die Geschwindigkeitsverteilung im Voxel kommt.

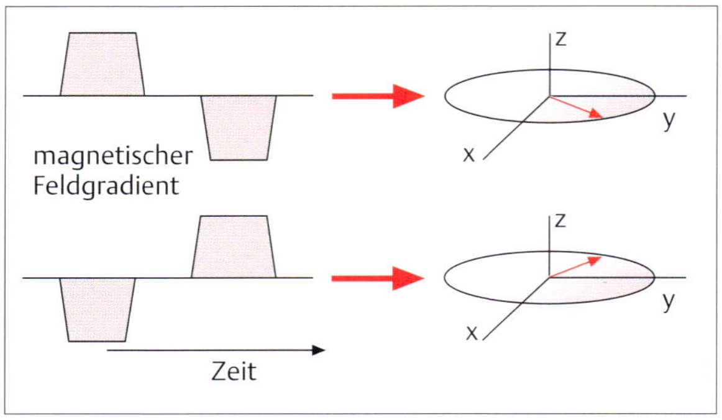


Abb. 1.**8** Gradientenschaltung zur Flußkodierung. Der erste Datensatz wird mit einem flußkodierenden bipolaren Gradienten aufgenommen. Dieser führt zu einer kleinen Phasenverschiebung im fließenden Blut. Der zweite Datensatz wird unter identischen Bedingungen aufgenommen mit einer Ausnahme, daß der flußkodierende bipolare Gradient invertiert wird. Die daraus resultierende flußinduzierte Phasenverschiebung ist dadurch ebenfalls invertiert.

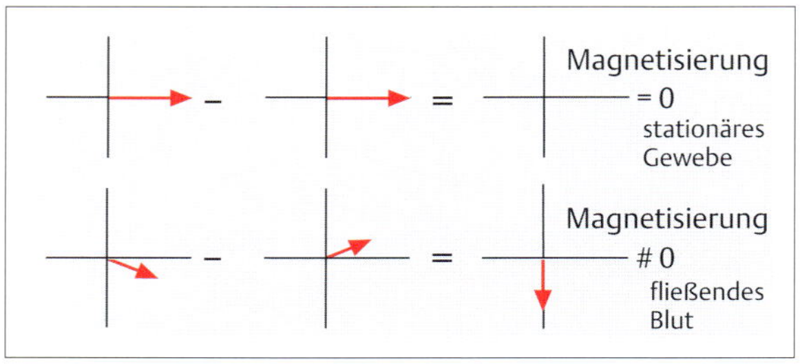


Abb. 1.**9** Vektordarstellung der komplexen Subtraktion in der Phasenkontrastangiographie. Es werden entsprechend Abb. 1.**8** 2 Datensätze mit flußsensitiven bipolaren Phasenkodiergradienten aufgenommen, wobei der bipolare Phasenkodiergradient des zweiten Datensatzes invertiert ist. Die komplexe Subtraktion der beiden Datensätze wird dann berechnet. Für die stationären Spins ergibt sich eine Differenz von Null. Die Vektordifferenz für das fließende Blut hingegen ist ungleich Null.

Alternativ zur Aufnahme zweier Datensätze mit unterschiedlicher Polarität der flußkodierenden Gradienten besteht auch die Möglichkeit, einen Datensatz mit einem flußkodierenden Gradienten und den zweiten ohne Flußkodierung aufzunehmen.

Am Prinzip ändert sich dadurch nichts. Die weitere Auswertung der Daten unterscheidet sich nur darin, daß die resultierende Phasenverschiebung der Spins und der in Abb. 1.**9** eingeführte Differenzvektor zwischen dem ersten und dem zweiten Datensatz halb so groß ist, wie bei der in Abb. 1.**8** beschriebenen Methode.

Die durch flußsensitive Gradientenschaltungen induzierte Phasen- und Amplitudeninformation kann auf unterschiedliche Arten aus den Rohdaten durch komplexe Algorithmen extrahiert werden (Bernstein u. Ikezaki 1991). Dabei haben sich 2 Methoden durchgesetzt. Abb. 1.**9** zeigt, wie durch komplexe Subtraktion der beiden Magnetisierungsvektoren der Differenzvektor $\Delta S$ berechnet wird.

Der Differenzvektor hängt direkt von der Geschwindigkeit der Spins ab. Die Länge dieses Vektors wird für jedes Pixel des Datensatzes (Punkt für Punkt) berechnet und als Intensität in einem Bild dargestellt. Auf diese Weise entsteht ein Bild bei dem die Helligkeit der Bildpunkte ein Maß für die Flußgeschwindigkeit an diesem Ort ist.

In diesen Bildern ist die Intensität I in jedem Pixel gemäß folgender Formel in folgender Weise mit der Geschwindigkeit des fließenden Bluts verknüpft:

$$I = K \text{ abs } [\sin (\gamma VTA)]$$

Dabei ist K in diesem Fall eine Proportionalitätskonstante. Die aus dieser Formel folgende Signalintensität der Pixel hängt von der Geschwindigkeit des fließenden Bluts ab und hat dann die in Abb. 1.**10** dargestellte Form.

MRA-Bilder, die auf dem Verfahren der komplexen Subtraktion basieren, haben Pixelintensitäten, die nur für kleine Phasenverschiebungen linear zur Blutflußgeschwindigkeit sind, denn für kleine Phasenverschiebungen gilt näherungsweise $x \cong \sin(x)$ (der Anfangsteil der Kurve ist näherungsweise linear). In diesem Bereich ist die Pixelintensität proportional zur Blutflußgeschwindigkeit. Wenn die Phasenverschiebung zu groß wird ($> \pi$), wird der Differenzvektor wieder kleiner und die Signalintensität ist ununterscheidbar von einer kleineren Phasenverschiebung bzw. Flußgeschwindigkeit. Die größte Länge des Differenzvektors wird dann erreicht, wenn die beiden Magnetisierungsvektoren genau entgegengesetzt gerichtet sind, d.h. wenn die Phasendifferenz 180° bzw $\pi$ ist. Die zugehörige Geschwindigkeit $V_{max}$ wird als die Flußempfindlichkeit der Phasenkontrastsequenz bezeichnet.

Daher muß bei der Wahl der Sequenz darauf geachtet werden, daß der zu messende Blutfluß in einem Geschwindigkeitsbereich liegt, der zu einer Phasenverschiebung führt, die kleiner als 180° ist.

Aus diesem Grund werden Phasenkontrastangiographiesequenzen für unterschiedliche Flußgeschwindigkeitsbereiche optimiert bzw. vordefiniert.

Wird beispielsweise eine Geschwindigkeitskodierung gewählt für den Flußbereich bis 50 cm/s, so haben die Spins, die sich mit 50 cm/s bewegen, eine Phasendifferenz von 180° und mithin die höchste Signalintensität. Liegen nun Spins vor, die eine Flußgeschwindigkeit von 75 cm/s aufweisen, dann haben diese Spins eine Phasenverschiebung von mehr als

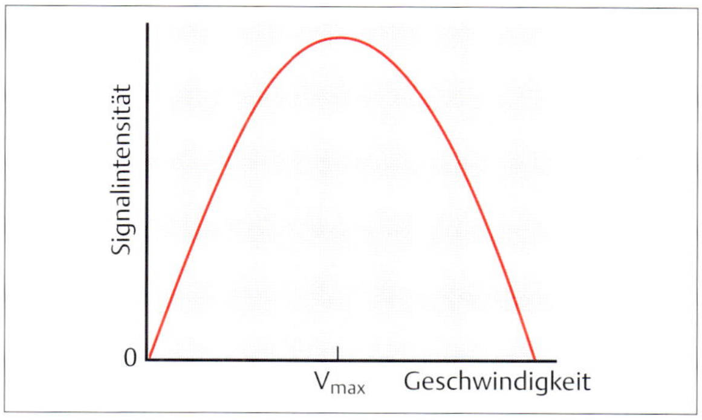


Abb. 1.**10** Beziehung zwischen Blutflußgeschwindigkeit und Signalintensität im Pixel für die Methode der komplexen Subtraktion.

180° und eine Signalintensität, die kleiner ist als die der Spins, die mit 50 cm/s fließen.

Von den Herstellern der MR-Tomographen wird aus diesem Grund eine ganze Palette von Sequenzen für die unterschiedlichsten Geschwindigkeitsbereiche zur Verfügung gestellt. Diese Sequenzen unterscheiden sich im wesentlichen in der Größe, d.h. in Dauer und Amplitude des bipolaren flußkodierenden Gradienten.

Alternativ zur beschriebenen Vektorsubtraktion kann auch die Phasendifferenz Φ der beiden Magnetisierungsvektoren berechnet werden und als Basis eines angiographischen Bilds dienen. Die Phasendifferenz kann dann für jedes Pixel im Datensatz berechnet und als Signalintensität im Bild dargestellt werden. Die Intensität eines jeden Pixels im Phasendifferenzbild ist linear proportional zur Flußgeschwindigkeit, ist aber diskontinuierlich und hat eine Periodizität von 2 π.

In den Phasendifferenzbildern wird stationäres Gewebe mit intermediärer Signalintensität dargestellt. Blut, das in die Richtung des Flußkodiergradienten fließt, hat eine hohe Signalintensität, die proportional ist zur Flußgeschwindigkeit, während Blut, das in die Gegenrichtung fließt, dunkel erscheint (anderes Vorzeichen der Phasendifferenz). Dieses Verfahren eignet sich also sowohl zur quantitativen Bestimmung der Flußgeschwindigkeit als auch zur Bestimmung der Flußrichtung.

Die beschriebene Phasenkontrastmethode, bei der nur ein Flußkodierungsgradient verwendet wird, ist nur sensitiv auf Blutfluß in Richtung dieses einen Phasenkodiergradienten, während der Fluß in die anderen beiden Raumrichtungen zu keiner Phasenverschiebung führt und folglich unsichtbar bleibt. Konsequenterweise muß ein Phasenkontrastangiogramm aber Informationen über Flußkomponenten in allen 3 Raumrichtungen enthalten. Daher muß die Methode unter Anwendung dreier orthogonaler flußsensitiver Gradienten erweitert werden, um die Flußkomponenten in alle 3 Raumrichtungen sensitiv nachzuweisen. Moderne Phasenkontrastsequenzen sind in dieser Weise aufgebaut und ermöglichen eine richtungsunabhängige Flußdarstellung.

Die einfachste Realisierung einer solchen Sequenz ist die Messung von insgesamt 4 Datensätzen, wobei 1 Datensatz mit Flußkompensation, die anderen 3 mit flußkodierenden Gradienten in die 3 orthogonalen Raumrichtungen durchgeführt wird. Subtrahiert man die jeweiligen Datensätze für die Flußkodierung in x-, y- und z-Richtung von dem Datensatz ohne Flußkodierung (mit Flußkompensation), so erhält man Subtraktionsbilder, die die jeweiligen Flußkomponenten für die 3 Raumrichtungen enthalten. Addiert man diese 3 Subtraktionsbilder (Bild 1 flußsensitiv in x-Richtung, Bild 2 flußsensitiv in y-Richtung, Bild 3 flußsensitiv in z-Richtung), dann erhält man das endgültige angiographische Bild mit einer Flußsensitivität, die alle 3 Raumrichtungen in gleicher Weise einschließt. Die Messungen der einzelnen Datensätze, aus denen sich die gesamte Sequenz zusammensetzt, erfolgen *verschachtelt (interleaved)*, d.h. es wird z.B die erste k-Raum-Zeile des Datensatzes mit Flußkompensation, dann die erste Zeile des Datensatzes mit Flußkodierung in x-Richtung, anschließend die entsprechenden Zeilen für die Flußkodierung in y- und in z-Richtung gemessen. Dann folgt die 2. Zeile des k-Raums in gleicher Reihenfolge usw. bis alle 4 Datensätze komplett akquiriert sind. Diese verschachtelte Akquisition der 4 Datensätze hat den entscheidenden Vorteil, daß evtl. Patientenbewegungen weniger Artefakte bei der anschließenden Subtraktion der einzelnen Datensätze erzeugen.

Die Möglichkeit der Phasenkontrastangiographie, die Sensitivität an die Flußgeschwindigkeit in bestimmten Gefäßen anzupassen, kann dazu verwendet werden, ein Maximum an Empfindlichkeit für den Nachweis bestimmter Gefäße zu erreichen. Verwendet man kleine Flußkodiergradienten, so werden Gefäße mit hoher Flußgeschwindigkeit, z.B. Arterien, signalintensiv dargestellt, während Gefäße mit niederer Flußgeschwindigkeit, z.B. Venen, eine deutlich geringere Signalintensität aufweisen. Venöse Gefäße mit niederer Flußgeschwindigkeit hingegen können durch die Wahl stärkerer Flußkodiergradienten hervorgehoben werden.

Wie die TOF-Angiographietechniken, so lassen sich auch die Phasenkontrasttechniken mit Saturationspulsen kombinieren, um überlagernde venöse oder bei entsprechenden Fragestellungen auch arterielle Gefäße zu supprimieren. Der arterielle und der venöse Gefäßanteil lassen sich allerdings nicht so effizient separieren wie bei den TOF-Techniken, die sehr viel empfindlicher sind für eine Vorsättigung.

## MIP-Postprocessing der Rohdaten zum MR-Angiogramm

Der allgemein verwendete Projektionsalgorithmus in der MRA, der dazu dient, aus den MRA-Rohdaten, die als 3dimensionaler Datensatz vorliegen, 2dimensionale Projektionen des Gefäßbaums zu berechnen, ist die sog. Maximum intensity projection (MIP) (Rossnick u. Mitarb. 1986).

Diese 2dimensionalen Projektionen sollen den gewöhnlichen Darstellungen der Gefäße in der konventionellen Angiographie weitgehend entsprechen und darüber hinaus auch Projektionen des Gefäßbaums aus Richtungen ermöglichen, die in der konventionellen Angiographie oft nicht zu realisieren sind (z.B. Aufsicht auf den Circulus Willisii).

Der Ausgangspunkt ist immer ein 3dimensionaler Datensatz, sei er nun mit einer 3dimensionalen Sequenz gemessen oder quasi 3dimensional aus einer Serie von 2dimensionalen Bildern zusammengesetzt, die sequentiell gemessen und zum Volumendatensatz kombiniert wurden. Die Strukturen, die aus dem 3dimensionalen Datensatz extrahiert werden sollen, müssen sich von ihrer Umgebung durch ihre Signalintensität signifikant unterscheiden. Dies wird bereits durch die Sequenzparameter gewährleistet, die das stationäre Gewebe weitgehend unterdrücken, die vaskulären Strukturen mit hinreichendem Fluß jedoch signalintensiv darstellen. Das Grundprinzip des MIP-Algorithmus ist in Abb. 1.**11** dargestellt.

Bei der MIP werden parallele Projektionslinien durch den 3dimensionalen Datensatz geschickt, die das Voxel mit der höchsten Signalintensität herausfiltern sollen. Dieser höchste Signalwert bestimmt den Pixelwert im Projektionsangiogramm. Liegt die maximale Signalintensität unter einer gewissen Schwelle, so wird kein Punkt selektiert.

Durch die geeignete Wahl der Sequenzparameter wird gewährleistet, daß die Strukturen mit maximaler Signalintensität in (fast) jedem Fall mit einem Gefäß zusammenhängen. Klinisch relevante Problemfälle gibt es aber, wenn z.B. Blutungen vorausgegangen sind, die sich im TOF-Bild aufgrund ihres Methämoglobingehalts ebenfalls sehr hell darstellen können.

Variiert man den Projektionswinkel, können aus dem 3dimensionalen Datensatz beliebige Projektionsbilder des Gefäßbaums aus unterschiedlichen Blickwinkeln angefertigt werden. Durch Kombination zweier Projektionen, deren Blickwinkel sich um wenige Grad unterscheidet, kann der Beobachter mit Hilfe einer Stereobrille auch einen räumlichen Eindruck vom Gefäßbaum gewinnen (Wenz u. Mitarb. 1991).

Durch die Rekonstruktion von *Untervolumen (targeted MIP)*, d.h. aus dem 3dimensionalen Rohdatensatz werden bereits vor der Rekonstruktion Teile, die nicht von Interesse sind (z.B. überlagernde große Gefäße), herausgenommen, erhält man einen überlagerungsfreien Blick auf kleine Gefäße, die sonst nicht frei zu projizieren sind (z.B. die Äste der A. basilaris).

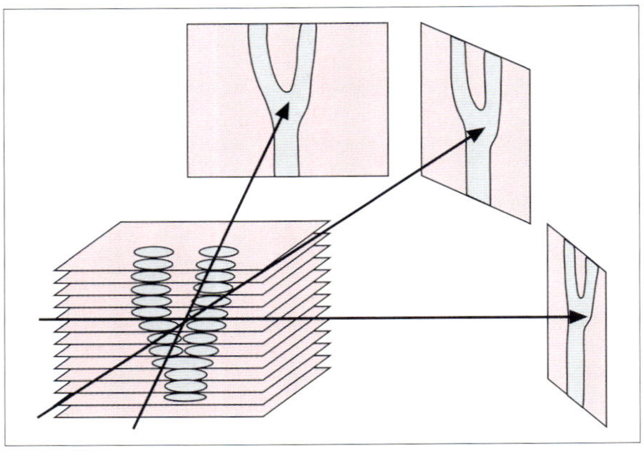

Abb. 1.**11** Schematische Darstellung der MIP-Methode. Der 3dimensionale Datensatz wird durch parallele Projektionsstrahlen „durchleuchtet". Entlang eines jeden Strahls wird nur jener Punkt selektiert, der die maximale Signalintensität aufweist. Auf diese Weise gelingt es, ein 2dimensionales Projektionsangiogramm aus dem 3dimensionalen Datensatz zu berechnen.

## Kontrastverstärkte Turbo-MRA

Die Meßzeiten der Standard MRA-Sequenzen liegen in der Größenordnung von einigen Minuten. Dies hat ihren Einsatz im Thorax und im Abdomen bislang deutlich limitiert, so daß dieses Verfahren in der klinischen Routine noch keinen überzeugenden Eingang gefunden hat.

Für die Anwendung in Thorax und Abdomen wird eine deutliche Verkürzung der Meßzeiten in den Bereich von 10 bis maximal 30 s zwingend erforderlich, um bei Atemstillstand (Breath-hold-Technik) weitgehend artefaktfreie Angiogramme aufzeichnen zu können.

Eine optimierte TOF-Technik bietet mittlerweile eine deutliche Reduktion der Meßzeit an und eignet sich damit für die abdominale und thorakale MRA (Prince u. Mitarb. 1995). Diese neuen Sequenzen können auf MR-Tomographen, die über ein leistungsfähiges Gradientensystem verfügen, implementiert werden.

Durch eine deutliche Verkürzung der TR- und TE-Zeiten bei gespoilten Gradienten-Echo-Sequenzen in den Bereich weniger Millisekunden können Bilder erzeugt werden, die eine sehr starke T1-Gewichtung aufweisen und nur noch solche Strukturen darstellen, die eine sehr kurze T1-Zeit haben. Unter Anwendung von Gd-DTPA oder anderen paramagnetischen Kontrastmitteln kann man durch Bolusapplikation des Kontrastmittels während der ersten Kontrastmittelpassage durch das Gefäßsystem, d.h. solange das Kontrastmittel in hoher Konzentration im Gefäß vorliegt, eine so deutliche Verkürzung der T1-Zeit in den vaskulären Stukturen erreichen, daß die Gefäßstrukturen nahezu selektiv dargestellt werden. Mit dieser Technik wird eine beträchtliche Meßzeitverkürzung erreicht und es können MRA mit hoher Ortsauflösung und guter Qualität in ca. 10–30 s aufgenommen werden.

Die technische Entwicklung ist bei der Verkürzung von TR und TE nicht stehengeblieben. Der nächste Schritt führt über einen reduzierten Rohdatensatz zu einer weiteren erheblichen Meßzeitreduktion. Bei diesem Verfahren werden effektiv weniger Zeilen im k-Raum gemessen. Die nicht gemessenen peripheren Zeilen im k-Raum werden im Rohdatensatz durch Nullen aufgefüllt (zero filling) oder unter Verwendung von Interpolationsalgorithmen, die die Symmetrierelationen im k-Raum verwenden, aus den gemessenen Daten berechnet. Dies führt zu einer weiteren Zeitersparnis von etwa 40%, ohne schwerwiegende Einbußen bei der Bildqualität. Bei vorgegebenem Atemstillstandsintervall (breath hold) kann die zunächst eingesparte Meßzeit dann wiederum verwendet werden, um mehr Partitionen im 3dimensionalen Datensatz zu messen und auf diese Weise ein größeres Scanvolumen oder einen isotropen Datensatz mit hoher Auflösung zu erhalten. Alternativ kann auch eine höhere Ortsauflösung in der Scanebene erreicht und damit die Bildqualität erheblich verbessert werden.

Bei kurzatmigen und unkooperativen Patienten kann die Meßzeit und damit die Atempause bis knapp unter 10 s gesenkt werden.

Turbo-MRA-Sequenzen lassen sich auch mit einer EKG-Triggerung kombinieren. Dies führt vor allem bei stark pulsierenden Gefäßen, z.B. beim Aortenbogen, zu einer Reduzierung der Bewegungsartefakte. Die Datenakquisition sollte dann in der Diastole erfolgen.

Die Turbo-MRA beruht auf den gleichen Prinzipien wie die Standard TOF-MRA. Daher eröffnen sich auch die gleichen Möglichkeiten zur Optimierung der Bildqualität. So kann die Turbo-MRA zur Kompensation von Sättigungseffekten mit *TONE- (Tilted-optimized-nonsaturating-excitation-)Pulsen* kombiniert werden. Zur Verbesserung des Gefäßkontrasts gegenüber dem Hintergrundsignal aus dem stationären Gewebe kann ein Magnetization-transfer-Puls eingesetzt werden (s. Kap. Untersuchungsstrategien bei den TOF-Techniken, S. 13).

Für die Anwendung der kontrastverstärkten MRA ist eine optimale Abstimmung des intravenös applizierten Kontrastmittelbolus auf die jeweilige Meßsequenz erforderlich, denn nur in einem kurzen Zeitfenster von ca. 20 s ist die Kontrastmittelkonzentration im arteriellen Gefäß ausreichend, um einen guten Gefäßkontrast zu erzeugen.

Die optimalen Ergebnisse erzielt man, wenn der Kontrastmittelbolus im Gefäß anflutet während die Datenakquisition beginnt, und sein Maximum erreicht, wenn die mittleren Zeilen des k-Raums gemessen werden. Die mittleren Zeilen des k-Raums sind für den Kontrast maßgebend, während die peripheren Zeilen die Ortsauflösung bestimmen.

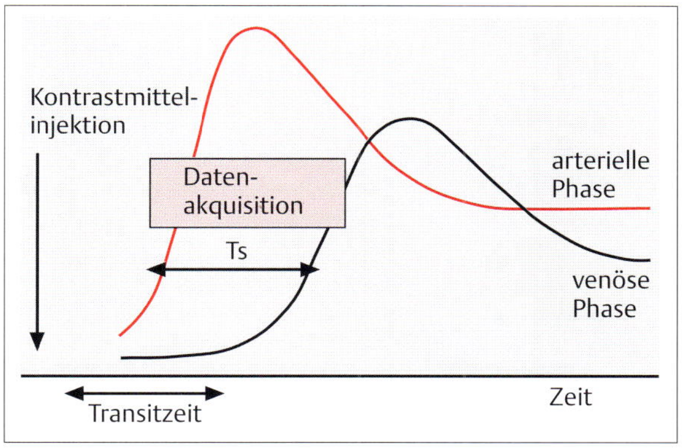


Abb. 1.**12** Zeitliche Abstimmung der Kontrastmittelinjektion und der Datenakquisition in der Turbo-MRA.

Die Abb. 1.**12** zeigt, wie die Konzentrations-Zeit-Kurve des Kontrastmittelbolus zu positionieren ist, um ein optimales Ergebnis zu erhalten.

Die zeitliche Abstimmung der Sequenz relativ zum Kontrastmittelbolus ist sehr kritisch und für die Qualität der MRA entscheidend, wobei es zwingend notwendig ist, daß der Kontrastmittelbolus in den interessierenden Gefäßen dann vorliegt, wenn das Zentrum des k-Raums gemessen wird.

**Faustregeln für die praktische Durchführung der kontrastmittelunterstützten Turbo-MRA:**

1. Injektion des Kontrastmittels über einen Zeitraum $T_{inj}$, der etwa der Hälfte der Meßzeit entspricht (6–10 s).
2. Die Zeitverzögerung $T_{del}$ zwischen Start der Kontrastmittelinjektion und dem Beginn der Messung plus 1/4 der Akquisitionszeit sollte etwa der Transitzeit des Kontrastmittelbolus entsprechen. Die Transitzeit kann zuvor anhand eines Testbolus (1ml Kontrastmittelbolus-Tagging-Sequenz) bestimmt werden. Der Nachteil dieses Vorgehens ist jedoch, daß es zu einer, wenn auch geringen Kontrastmittelaufladung des stationären Gewebes kommt und die Unterdrückung des Hintergrundsignals weniger gut ist, wie wenn man auf den Testbolus verzichtet. Wird kein Testbolus verwendet, so können zur Orientierung die in der Tab. 1.**1** zusammengestellten Zeitverzögerungen $T_{del}$ bei Patienten mit normaler Herzleistung und Kreislaufzeit herangezogen werden.
3. Die normale Kontrastmitteldosis reicht im allgemeinen aus. Die Verdopplung der Dosis führt nicht zu einer nennenswerten Qualitätsverbesserung, sie kann lediglich die Problematik der kritischen zeitlichen Abstimmung von Kontrastmittelgabe und Start der Sequenz entschärfen.
4. Das Zentrum des k-Raums ist nicht unbedingt in der Mitte des Akquisitionszeitraums. Die meisten modernen Sequenzen verwenden eine asymmetrische Abtastung des k-Raums. In diesem Zusammenhang muß je nach verwendeter Sequenz das unter Punkt 2 Gesagte entsprechend den Angaben des Sequenzherstellers modifiziert werden.

5. Die beste Abstimmung von Bolus- und MRA-Sequenz liegt dann vor, wenn der Kontrastmittelbolus über den gesamten Meßzeitraum optimal verteilt wird. Wird der Kontrastmittelbolus asymmetrisch über dem Akquisitionsintervall verteilt, bedeutet dies immer einen Qualitätsverlust. Je nach Positionierung des Bolus kommt es entweder zu einem Verlust an Ortsauflösung – wenn beispielsweise die Kontrastmittelkonzentration über den peripheren k-Raum-Zeilen zu gering ist, wirkt das Bild etwas verwaschen und kleinere Details werden nicht mehr dargestellt –, oder zu einem Verlust an Gefäßkontrast, wenn zentrale k-Raum-Zeilen bei geringer Kontrastmittelkonzentration im Gefäß gemessen werden.
6. Eine schlechte Positionierung des Kontrastmittelbolus führt meist auch zu einer unerwünschten Überlagerung von venösem und arteriellem Gefäßkontrast und damit zu erheblichen Einbußen der diagnostischen Qualität.
7. Es können je nach Fragestellung mehrere repetitive MRA-Messungen über dem gleichen Areal angefertigt werden, um nacheinander die arterielle und dann die venöse Phase darzustellen. Dabei ist darauf zu achten, daß der Patient zwischen den einzelnen Messungen eine kleine Atempause erhält, sonst kommt es zu Veratmungsartefakten.
8. Es empfiehlt sich eine native Messung vor der Kontrastmittelgabe vorzunehmen, um auf dieser Basis bei der Rekonstruktion der Angiogramme eine Subtraktion der Postkontrastmittel- von der Präkontrastmittelangiographie durchzuführen. Dieses Konzept ähnelt dem der DSA. Es verbessert bei kooperativen Patienten das Kontrast-Rausch-Verhältnis.
9. An die Stelle des Testbolus, dessen Transitzeit anhand einer Bolus-Tagging-Sequenz bestimmt wird, tritt bei den neuesten Sequenzkonzepten eine automatisierte Detektion der Kontrastmittelbolusankunft in der Aorta mit anschließendem automatischen Start der eigentlichen MRA-Sequenz (Prince u. Mitarb. 1997). Bei diesem Verfahren wird die Signalintensität in einem einzigen großen Voxel, das über der Aorta positioniert wird, im Zeitverlauf gemessen. Ein Signalanstieg in diesem Voxel über einen Schwellenwert zeigt die Bolusankunft des Kontrastmittels in der Aorta an und triggert dann automatisch den Start der eigentlichen MRA Sequenz, die mit der Messung der zentralen k-Raum-Zeilen startet. Dieses Verfahren entspricht der in der CT bereits eingeführten automatisierten Kontrastmittelbolustriggerung und wird voraussichtlich in Kürze die umständliche Methode mit der Testbolusapplikation überflüssig machen.

## Untersuchungsstrategien bei den TOF-Techniken

Sowohl die 2dimensionale als auch die 3dimensionale Technik finden im Rahmen klinischer Protokolle Verwendung. Jede dieser Techniken hat spezifische Vor- und Nachteile. 3dimensionale Techniken werden gewöhnlich in Gefäßen mit schnellem Blutfluß bevorzugt, während 2dimensionale Techniken auch für niedrigeren Fluß Anwendung finden. Beide Methoden haben ihre Schwächen bei der Detektion von langsamem Blutfluß in der Schichtebene. Die 2dimensionalen Techniken bieten einen höheren Kontrast zwischen Gefäß und Hintergrund, während der Gefäß-Hintergrund-Kontrast bei den 3dimensionalen Verfahren in der Regel etwas niedriger ist. Je tiefer Spins in das angeregte Volumen einfließen, um so schlechter wird der durch progrediente Sättigung reduzierte Kontrast. Daher ist die Dicke des angeregten Volumens (Dicke des Slabs) limitiert auf eine Strecke in der das fließende Blut in die Nähe des Sättigungszustands (d.h. etwa 10 RF-Pulse) kommt (Laub 1995). Je höher die Blutflußgeschwindigkeit im Gefäß, um so weiter fließt das Blut während 10 TR-Zyklen und um so dicker kann ein angeregtes Volumen (Slab) sein. Daher erklärt sich die Bevorzugung der 3dimensionalen Technik in Gefäßen mit hohem Fluß. Da heute aufgrund der höheren Ortsauflösung und der damit verbundenen besseren Bildqualität generell den 3dimensionalen Techniken der Vorzug gegeben wird, wurden in den letzten Jahren verschiedene Strategien entwickelt, um die Nachteile der 3dimensionalen im Vergleich zu den 2dimensionalen Techniken auszugleichen.

Dem Problem der zunehmenden Sättigung von Spins im angeregten Volumen (Slab) kann beispielsweise dadurch begegnet werden, daß man variable Flipwinkel im Bereich des Slabs verwendet (Laub 1995). An der Seite des Slabs, an der der Blutstrom eintritt, genügen relativ kleine Flipwinkel von etwa 10 °, um ein ausreichendes Signal zu erhalten. Um die zunehmende Sättigung der Spins beim Transit durch das angeregte Volumen zu kompensieren, wird der Anregungswinkel vom Eintritts- zum Austrittspunkt stetig angehoben. Auf diese Weise wird der Sättigungseffekt teilweise kompensiert und die Signalintensität im Gefäß ist am Austrittspunkt fast die gleiche wie am Eintrittspunkt.

Eine weitere Verbesserung des Signal-Rausch-Verhältnisses ist durch die zusätzliche Anwendung eines *Magnetization-transfer-contrast-(MTC-)Pulses* möglich (Laub 1995). Die Grundidee hinter dieser Technik ist die Anwendung von RF-Pulsen, die auf die breite Resonanz der Protonen mit eingeschränkter Mobilität wirken. Für die mobilen Protonen sind diese Magnetization-transfer-Pulse nicht resonant (Off-resonance-Puls). Aufgrund von Cross-relaxation- bzw. Chemical-exchange-Prozessen kommt es dennoch in manchen Geweben, insbesondere in der grauen und weißen

Substanz des Gehirns, zu einem partiellen Sättigungseffekt des stationären Gewebes, der zu einer besseren Unterdrückung des stationären Gewebes um etwa 40% führt. Blut wird von diesen MTC-Pulsen nicht nennenswert beeinflußt. Dies hat zur Folge, daß im Angiogramm ein besserer Kontrast zwischen Gefäß und Hintergrund erreicht wird. Diese Technik ist besonders bei der zerebralen MRA anwendbar, da durch die Wirkung der MTC-Pulse das Hintergrundsignal von grauer und weißer Substanz deutlich reduziert wird.

Um die Sättigungseffekte in der TOF-Angiographie weiter einzuschränken, kombiniert man die Anwendung variabler Flipwinkel, sog. TONE-Verfahren, mit den MTC-Pulsen und unterteilt das gesamte Anregungsvolumen in mehrere kleine Volumina (Slabs), die sich zu etwa 20–30% überlappen (Anderson u. Lee 1993, Laub 1995). Diese kleinen Slabs werden sequentiell akquiriert. Auf diese Weise gelingt es, die isotrope Ortsauflösung der 3dimensionalen Technik mit einem Minimum an Sättigungseffekten zu kombinieren.

Ein weiterer Aspekt bei der Auswahl der Sequenzen ist die Ortsauflösung. Während sich 2- und 3dimensionale Techniken bei der in-plane Auflösung nicht nennenswert unterscheiden, typischerweise verwendet man bei beiden Verfahren eine in-plane Auflösung, die bei ca. 0,8 mm liegt, so ist doch aus Gründen des Signal-Rausch-Verhältnisses die Schichtdicke bei den 2dimensionalen Verfahren typischerweise bei etwa 3 mm. Dies wirkt sich bei der Qualität der Rekonstruktion aus. Die MIP-rekonstruierten 2dimensionalen Angiogramme haben typischerweise eine unregelmäßige (sägezahnartige) Gefäßkonturierung, in der die einzelnen Schichten des Rohdatensatzes noch zum Ausdruck kommen. Eine isotrope Auflösung kann bei gutem Signal-Rausch-Verhältnis in vertretbarer Meßzeit nur mit 3dimensionalen Techniken erreicht werden. Sie bieten diese bessere Ortsauflösung in Schichtrichtung ohne wesentlichen Verlust an Signal-Rausch-Verhältnis dank des Mittelungseffekts der Phasenkodierung in Slab-Richtung (es findet bei jedem Anregungsimpuls eine Anregung des gesamten Volumens und nicht nur einer Schicht statt, das wirkt sich ähnlich aus wie eine entsprechende Erhöhung der Anzahl der Akquisitionen). Damit können kleine Gefäße besser dargestellt werden. In der Tab. **1.1** sind gängige Untersuchungsprotokolle für die TOF-Angiographie zusammengestellt.

Tabelle 1.**1** Parameterempfehlungen für die TOF-MRA (nach Anderson u. Lee und Alley u. Mitarb.)

| **Gefäß** | **Sequenz** | **Orientierung** | **TR (ms)** | **TE** | **Flipwinkel** | **Schichtdicke** | **FOV** |
|---|---|---|---|---|---|---|---|
| Circulus Willisii | FISP 3D | T | 30–50 | 5–7 | 15–25 | 64 part | 200 |
| Sinus sagittalis | 2D | T/C | 30–40 | 7 | 25–35 | 3–4 mm | 200 |
| A. carotis | 2D | T | 25–35 | 7 | 40–50 | 1,5–3 | 200 |
| A. carotis | 3D | T | 30–50 | 7 | 25–35 | 64 part | 200 |
| A. carotis | 3D | S | 60–80 | 7 | 15–25 | 2 × 32 part | 200 |
| **Kontrastmittelunterstützte 3dimensionale MRA** | | | | | | | | |
| **Region** | **Sequenz** | **TR** | **TE** | **Flipwinkel** | **Matrix** | **Partitionen** | **Schichtdicke** | **$T_{delay}$** |
| Aorta thoracica | FL 3D | ≤ 5 | ≤ 2 | 35–40 | 192 × 512 | 32–40 | ≤ 2 | 10–15 |
| Aorta abdominalis | FL 3D | ≤ 5 | ≤ 2 | 35–40 | 192 × 512 | 32–40 | ≤ 2 | 15 |
| A. pulmonalis | FL 3D | ≤ 5 | ≤ 2 | 35–40 | 192 × 512 | 32–40 | ≤ 2 | 5 |
| A. carotis | FL 3D | ≤ 5 | ≤ 2 | 35–40 | 192 × 512 | 32–40 | ≤ 2 | 10–15 |
| A. iliaca | FL 3D | ≤ 5 | ≤ 2 | 35–40 | 192 × 512 | 32–40 | ≤ 2 | 20 |
| A. femoralis | FL 3D | ≤ 5 | ≤ 2 | 35–40 | 192 × 512 | 32–40 | ≤ 2 | 20 |
| V. cava | FL 3D | ≤ 5 | ≤ 2 | 35–40 | 192 × 512 | 32–40 | ≤ 2 | 40–50 |
| Pfortader | FL 3D | ≤ 5 | ≤ 2 | 35–40 | 192 × 512 | 32–40 | ≤ 2 | 40–50 |

Die angegebenen Zeiten $T_{delay}$ entsprechen dem Zeitabstand zwischen dem Beginn der Kontrastmittelinjektion und dem Start der Sequenz. Sie gelten nur als grobe Orientierung für den Fall, daß eine Bolustriggerung nicht durchführbar ist oder aus praktischen Gründen auf eine Testbolusinjektion verzichtet wird. Bei Patienten mit schlechter linksventrikulärer Funktion müssen zu den angegebenen Zeiten $T_{delay}$ noch etwa 10 s hinzugegeben werden. Grundsätzlich wird die Verwendung einer Body-phased-array-Spule aufgrund des wesentlich besseren Signal-Rausch-Verhältnisses im Vergleich zur Ganzkörperspule dringend empfohlen.

| | |
|---|---|
| C | koronar |
| 2D, 3D | 2-, 3dimensional |
| FISP | Fast imaging with steady-state precession |
| FL 3D | 3dimensionale FLASH-Sequenz (gespoilte Gradienten-Echo-Sequenz) |
| Flipwinkel | Anregungswinkel |
| part | Anzahl der Partitionen |
| T | transversal |
| TE | Echozeit |
| TR | Repetitionszeit |

## Untersuchungsstrategien in der 2dimensionalen Phasenkontrast-MRA

Sättigungseffekte spielen bei der 2dimensionalen Phasenkontrastangiographie keine dominierende Rolle und auch stationäres Gewebe liefert, sofern technische Instabilitäten ausgeschlossen sind, keinen Beitrag. Aus diesem Grund kann man bei der 2dimensionalen Phasenkontrastangiographie die Dicke einer Schicht sehr groß wählen.

In vielen Fällen reicht es aus, eine einzige dicke Schicht mit den interessierenden Gefäßen zu messen (z.B. Sinus sagittalis bei der Frage nach einer Sinusvenenthrombose). Diese eine Schicht kann in einer relativ kurzen Zeit von etwa 60 s akquiriert werden und vermag in ausgewählten Fällen eine 3dimensionale TOF-Angiographie mit anschließender MIP-Rekonstruktion durchaus zu ersetzen.

Limitationen für den Einsatz der Phasenkontrastmethoden bestehen vor allem in Thorax und Abdomen, da bei diesen relativ langen Meßzeiten die Bewegungsartefakte durch Atmung und Herzaktion die Qualität deutlich einschränken. Hier haben die kontrastmittelunterstützten TOF-Methoden eindeutige Vorteile gegenüber den Phasenkontrasttechniken. Die Tab. 1.**2** zeigt eine Zusammenstellung der Flußgeschwindigkeiten in den größeren Gefäßen, die als Anhaltspunkt für die korrekte Wahl der Flußkodierung der Phasenkontrastsequenz dienen kann.

Tabelle 1.**2** Flußgeschwindigkeiten in den großen Gefäßen (nach Siemens Applikationshandbuch I Magnetom Vision, modifiziert)

| Gefäß | Flußgeschwindigkeit cm/s |
|---|---|
| Aorta ascendens | 50–100 |
| Aortenstenose | 150–500 |
| Aortenklappeninsuffizienz | 100–200 |
| Aorta descendens | 100 |
| A. carotis communis | 60–80 |
| A.-carotis-Stenose | 100–500 |
| A. cerebri media | 60 |
| A. basilaris | 40–50 |
| A. femoralis | 60–80 |
| A. poplitea | 35–50 |
| V. cava | 5–40 |
| V. portae | 5–10 |

## Methodenvergleich TOF- und Phasenkontrasttechniken

Die TOF-Angiographien sind in der klinischen Routine die Methoden der ersten Wahl, weil sie einfacher und robuster sind als die Phasenkontrasttechniken und auf nahezu alle Gefäßterritorien angewandt werden können (Anderson u. Lee 1993). Sie bilden nicht nur Gefäße mit sehr hohem Fluß, sondern auch kleinere Gefäße, z.B. die Äste der A. cerebri media, mit guter Qualität ab. Sie weisen im 3dimensionalen Verfahren eine höhere Ortsauflösung in der Schichtselektionsrichtung auf und haben geringere Meßzeiten. Die Nachteile liegen in der reduzierten Sensitivität gegenüber dem langsamen Blutfluß. Dieser Nachteil kann durch Multi-Slab- und TONE-Techniken sowie eine bessere Hintergrundunterdrückung mit MTC-Pulsen teilweise überwunden werden. Denkbar ist auch der Einsatz von T1-sensitiven MR-Kontrastmitteln, wobei dann jedoch meist (Ausnahme Turbo-Sequenzen) eine Überlagerung durch venöse Strukturen in Kauf genommen werden muß.

Die TOF-Angiographie ist sensitiv auf Parameter wie Gefäßgeometrie und Flußgeschwindigkeit, die den Einstrom relaxierter Spins in die Region of interest (ROI) beeinflussen, wobei den Sättigungsmechanismen eine wesentliche Bedeutung zukommt.

Ein Sättigungseffekt der fließenden Spins hingegen spielt bei den Phasenkontrastmethoden keine dominierende Rolle. So können große Gefäße über eine lange Strecke in einer Schicht ohne wesentliche Sättigungseffekte ebenso dargestellt werden, wie ein langsamer Blutfluß in kleineren Gefäßen. Darüber hinaus haben die Phasenkontrastmethoden eine gute Suppression des stationären Gewebes. Ein weiteres Problem der TOF-Angiographie tritt dann auf, wenn im interessierenden Volumen Strukturen mit sehr kurzer T1-Zeit vorliegen (z.B. Methämoglobin nach einer intrakraniellen Blutung). Diese Strukturen können im TOF-Rohdatensatz dieselbe Signalintensität wie das fließende Blut haben und sind damit im rekonstruierten MR-Angiogramm nicht mehr von Gefäßstrukturen (z.B. Aneurysma) zu unterscheiden. Bei den Phasenkontrastangiographien wird durch die Subtraktion des stationären Gewebes eine effektive Elimination von Geweben mit hohem Signal in T1-Gewichtung wie z.B. Methämoglobin erreicht. Auf diese Weise können auch vaskuläre Strukturen in der Nähe von Hämatomen sicher identifiziert werden (Dumoulin u. Mitarb. 1989). Ein Beispiel für diese Problematik zeigt Abb. 1.**13**.

Ein weiterer Vorteil der Phasenkontrastmethoden ist, daß mit dieser Technik auch eine Messung der Flußgeschwindigkeit und des Volumenflusses in größeren Gefäßen durchgeführt werden kann (Bryant u. Mitarb. 1984, van Dijk 1984, Young u. Mitarb. 1985). Nachteil der Phasenkontrastangiographie ist die Anfälligkeit der Methode gegenüber Phasenfehlern, die durch technische Instabilitäten, z.B. bei den Gradientenschaltungen oder den Wirbelströmen, zustande kommen.

Um ein komplettes Phasenkontrastangiogramm mit Flußsensitivität in alle 3 Raumrichtungen aufzuzeichnen, müssen 4 Messungen durchgeführt werden.

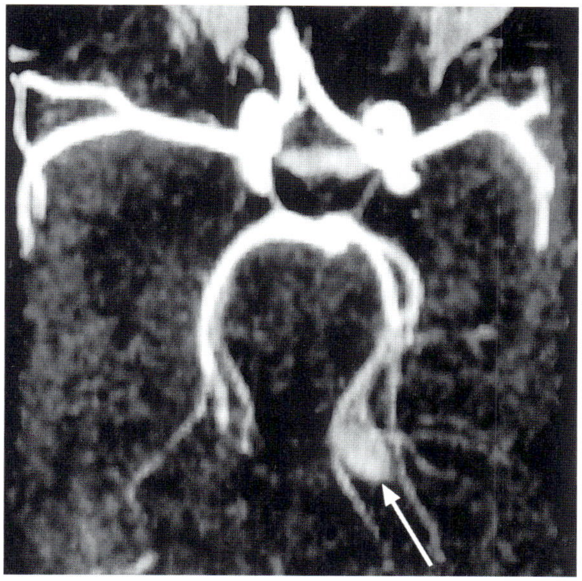
a

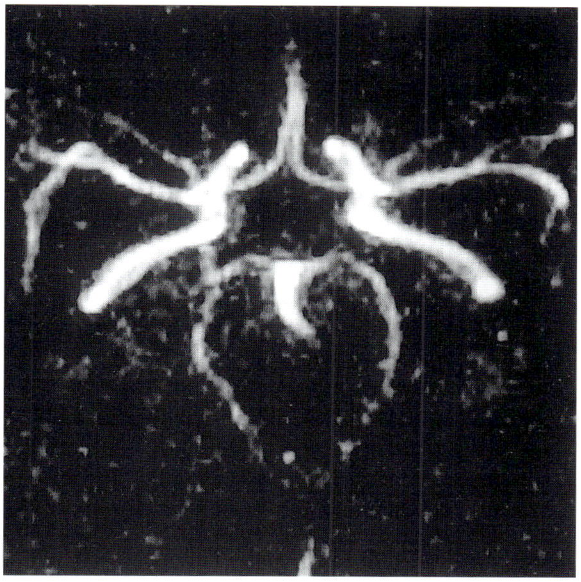
b

Abb. 1.**13** **a**, **b** Vergleich TOF- und Phasenkontrastangiographie bei intrakranieller Blutung. Blick auf den Circulus Willisii. Bei der TOF-Angiographie läßt sich das Methämoglobin aufgrund seiner kurzen T1-Zeit nicht unterdrücken (Pfeil). Es erscheint im Projektionsangiogramm wie eine vaskuläre Struktur, z.B. Aneurysma, während es im Phasenkontrastangiogramm weitgehend unterdrückt wird. Im Phasenkontrastangiogramm sind neben den arteriellen Gefäßen auch venöse Blutleiter abgebildet.

Tabelle 1.**3** Vor- und Nachteile der TOF- und Phasenkontrasttechnik

| | TOF-Technik | Phasenkontrasttechnik |
|---|---|---|
| Vorteile: | • einfacher, robuster | • Darstellung großer Gefäße über eine lange Strecke in einer Schicht ohne wesentliche Sättigungseffekte, ebenso langsamer Blutfluß in kleinen Gefäßen |
| | • auf alle Gefäßterritorien anwendbar | • gute Suppression des stationären Gewebes |
| | • höhere Ortsauflösung in der Schichtselektionsrichtung | • effektive Elimination von Geweben mit hohem Signal in T1-Gewichtung durch Subtraktion des stationären Gewebes |
| | • kürzere Meßzeiten | • Identifikation von vaskulären Strukturen in der Nähe von Hämatomen |
| | • sensitiv auf Parameter wir Gefäßgeometrie und Flußgeschwindigkeit | • Messung der Flußgeschwindigkeit und des Volumenflusses in größeren Gefäßen |
| | • 1 Messung notwendig, um ein komplettes Angiogramm in alle 3 Raumrichtungen aufzuzeichnen | |
| Nachteile: | • reduzierte Sensitivität gegenüber dem langsamen Blutfluß | • deutlich längere Meßzeiten |
| | • Probleme bei Vorliegen von Strukturen mit sehr kurzer T1-Zeit im interessierenden Gewebe | • Anfälligkeit gegenüber Phasenfehlern |
| | | • 4 Messungen notwendig, um ein komplettes Phasenangiogramm in alle 3 Raumrichtungen aufzuzeichnen |

Bei den TOF-Techniken muß hingegen nur 1 Messung erfolgen. Aus diesem Grund sind die Phasenkontrastangiographien trotz der normalerweise kürzeren TR-Zeiten in der Regel mit deutlich längeren Meßzeiten behaftet als die TOF-Sequenzen (Tab. 1.**3**).

## Zusammenfassung und Ausblick

Die heutigen MRA-Techniken ermöglichen reproduzierbare Gefäßbilder von hoher Qualität aus den verschiedensten Körperregionen (Edelman u. Mitarb. 1991, Potchen u. Mitarb. 1993, Prince u. Mitarb. 1993). Je nach Fragestellung bieten sich unterschiedliche Techniken an, die alle völlig nichtinvasiv sind und in einer zusätzlichen Meßzeit von wenigen Minuten im Rahmen einer MR-Untersuchung durchgeführt werden können. Im Gegensatz zur konventionellen Angiographie ist die MRA nichtinvasiv und für den Patienten kaum belastend. Eine Kontrastmittelinjektion ist oft nicht notwendig und selbst bei der kontrastmittelunterstützten Turbo-MRA sind die Risiken einer allergischen Reaktion und die nephrotoxische Wirkung als sehr gering zu bewerten.

Die Tatsache, daß Projektionen aus beliebigen Blickwinkeln berechnet werden können, geht über die Darstellungsmöglichkeiten der konventionellen Angiographie hinaus und bringt zusätzliche Informationen, die für das weitere therapeutische Vorgehen wichtig sein können (z.B. Darstellung des Aneurysmahalses vor der Entscheidung, ob geclippt oder gecoilt werden soll). Mit den Phasenkontrasttechniken läßt sich auch eine quantitative Aussage zur Flußgeschwindigkeit und zum Volumenfluß des Bluts machen.

Viele dieser Einsatzmöglichkeiten der MRA, wie z.B. die MRA der zerebralen Gefäße, sind bereits in die klinische Routine eingegangen.

Durch die Turbo-Techniken stößt die MRA in Bereiche vor, die vormals aufgrund der Bewegungsartefakte, wie Atmung oder Herzaktion im abdominalen oder thorakalen Bereich, noch nicht mit diagnostischer Qualität MR-angiographisch abgeklärt werden konnten.

Dieser technologische Quantensprung in der MRA hat zu einer in der klinischen Routine anwendbaren Technik für nichtinvasive abdominale und thorakale MR-Angiographien geführt. Auch wenn die Grenzen der Methode bei der Darstellung kleiner Gefäße insbesondere im abdominalen und thorakalen Bereich noch immer deutlich zu sehen sind, so läßt sich doch bereits anhand der vorliegenden Erfahrungen mit dieser neuen Technik sagen, daß die kontrastmittelunterstützte MRA der Nierenarterien sowie der Abdomen- und Beckengefäße mit modernen MR-Tomographen ebenfalls in guter und diagnostisch in der Regel ausreichender Qualität durchzuführen sind, so daß sie in naher Zukunft die konventionellen Angiographien in diesen Gebieten weitgehend ersetzten werden.

Weitere Verbesserungen im Hinblick auf die Untersuchung größerer Bereiche, wie sie bei der Angiographie der Becken- und Beingefäße erforderlich sind, werden durch Verschiebetechniken (der Patient wird während der einzelnen Phasen der MRA im MR-Tomographen verschoben) und neue Phased-array-Spulen in Kürze in die klinische Routine eingeführt. Auf diese Weise wird es möglich, Übersichtsangiographien der Becken- und Beingefäße mit einem einzigen Kontrastmittelbolus anzufertigen.

Neben den technischen Fortschritten wird es durch die Einführung von intravasalen MR-Kontrastmitteln neue Einsatzmöglichkeiten der Turbo-MRA geben, weil die Meßzeit dann nicht mehr auf die kurze Zeit der arteriellen Bolusphase beschränkt ist.

Neben allen technischen Neuerungen, die bereits jetzt in die klinische Routine eingeführt werden, bleibt zu hoffen, daß die MRA als relativ neue Technik in ihrer Entwicklung keineswegs ausgereizt ist. Die Erwartungen an zukünftige technische und methodische Fortschritte sind daher zu Recht noch hoch.

## Literatur


Alley, M. T, R. Y. Shifrin, N. J. Pelc, R. J. Herfkens: Ultrafast contrast-enhanced three-dimensional MR angiography: State of the art. Radiographics 18 (1998) 273–285

Anderson, C. M, R. E. Lee: Time of flight techniques: pulse sequences and clinical protocols. MRI Clin. N. Amer. 1 (1993) 217–227

Axel, L., D. Morton: MR flow imaging by velocity compensated/uncompensated difference images. J. Comput. assist. Tomogr. 11 (1987) 31–34

Bernstein, M. A, Y. Ikezaki: Comparison of phase difference and complex-difference processing in phase contrast MR angiography. J. Magn. Reson. Imaging 1 (1991) 725–729

Bloch, F., W. W. Hansen, M. Packard: The nuclear induction experiment. Physiol. Rev. 70 (1946) 474–485

Bryant, D. J, J. A. Payne, D. N. Firmin: Measurement of flow with NMR imaging using gradient pulse and phase difference technique. J. Comput. assist. Tomogr. 8 (1984) 588–593

van Dijk, P.: Direct cardiac NMR imaging of heart wall and blood flow velocity. J. Comput. assist. Tomogr. 8 (1984) 429–436

Dumoulin, C. L, H. R. Hart: Magnetic resonance angiography. Radiology 161 (1986) 717–720

Dumoulin, C. L, S.P. Souza, H. R. Hart: Rapid scan magnetic resonance angiography. Magn. Reson. Med. 1987; 5: 238–245

Dumoulin C.L, Souza S.P, Walker M.F.: Time resolved magnetic resonance angiography. Magn. Reson. Med. 6 (1988) 275–286

Dumoulin, C. L, S.P. Souza, M. F. Walker: Three dimansional phase contrast angiography. Magn. Reson. Med. 9 (1989) 139–149

Edelman, R. R, W. Manning, D. Burstein: Coronary arteries: breath hold MR angiography. Radiology 181 (1991) 641–643

Grover, T., J. R. Singer: NMR spin-echo flow measurements. J. appl. Physiol. 42 (1971) 938 ff.

Hahn, E. L.: Spin echoes. Physiol. Rev. 80 (1950) 580–594

Hahn, E. L.: Detection of sea water motion by nuclear precession. J. Geophys. Res. 65 (1960) 776

Laub, G. A.: Time of flight method of MR angiography. MRI Clin. N. Amer. 3 (1995) 391–398

Laub, G. A, W. A. Kaiser: MR angiography with gradient motion refocussiong. J. Comput. assist. Tomogr. 12 (1988) 377–382

Moran, P. R.: A flow velocity zeugmatographic interlace for NMR imaging in humans. Magn. Reson. Imaging 1 (1982) 197

Moran, P. R, R. A. Moran, N. Karstaedt: Verification and evaluation of internal flow and motion. True magnetic resonance imaging by the phase gradient modulation method. Radiology 154 (1985) 433–441

Morse, O., J. R. Singer: Blood velocity measurements in intact subjects. Science 170 (1970) 440 ff.

Nayler, G. L, D. N. Firmin, D. B. Longmore: Blood flow imaging by cine magnetic resonance. J. Comput. assist. Tomogr. 10 (1986) 715–722

O'Donnell, M.: NMR blood flow imaging using multi echo phase contrast sequences. Med. Phys. 12 (1985) 59–64

Pattany, P. M., J. J. Phillips, L. C. Chiu: Motion artifact suppression technique (MAST) for MR imaging. J. Comput. assist. Tomogr. 11 (1987) 369–377

Potchen, E. J, E. M. Haacke, J. E. Siebert: Magnetic Resonance Angiography: Concepts and Applications. Mosby Year Book, St. Louis 1993

Prince, M. R, T. L. Chenevert, T. K. F. Foo, F. J. Londy, J. S. Ward, J. H. Maki: Contrast-enhanced abdominal MR angiography: optimization of imaging delay time by automating the detection of contrast material arrival in the aorta. Radiology 203 (1997) 109–114

Prince, M. R, E. K. Yucel, J. A. Kaufmann: Dynamic gadolinium enhanced three-dimensional abdominal MR arteriography. J. Magn. Reson. Imag. 3 (1993) 877–881

Prince, M. R, D. L. Narasimham, J. C. Stanley et al.: Breath hold gadolinium-enhanced MR angiography of the abdominal aorta and its major branches. Radiology 197 (1995) 785–792

Purcell, E. M, H. C. Torrey, R. V. Pound: Resonance absorption by nuclear moments in a solid. Phys. Rev. 69 (1946) 37–38

Rossnick, S., G. Laub, R. Braeckle: Three dimensional display of blood vessels in MRI. In Institute of Electrical and Electronic Engineers: Proceedings of the IEEE Computers in Cardiology, New York 1986 (pp. 193–195)

Singer, J. R.: Blood flow rates by nuclear magnetic resonance. Science 130 (1959) 1959

Suryan, G.: Nuclear Resonance in flowing liquids. Proc. Indian. Acad. Sci. 33 (1951) 107–111

Waluch, V., W. G. Bradley: NMR even echo rephasing in slow laminar flow. J. Comput. assist. Tomogr. 8 (1984) 594

Wehrli, F. W, A. Shimakawa, G. T. Gullberg et al.: Time of flight MR flow imaging: selective saturation recovery with gradient refocussing. Radiology 160 (1986) 781–785

Wentz, K. U. H. P. Mattle, R. R. Edelman et al.: Stereoscopic display of MR angiograms. Neuroradiology 33 (1991) 123–125

Young, I. R., G. M. Bydder, J. A. Payne: Flow measurement by the development of phase differences during slice formation in MR imaging. Magn. Reson. Med. 2 (1985) 555–564

# 2 MRA der hirnversorgenden Gefäße – intrakranielle Strombahn

A. Sommer und F. Gückel

## Einführung

Die MRA ist heute eine schnelle und nichtinvasive Methode zur Darstellung der intrakraniellen Gefäßstrombahn und umfaßt in der Routine im wesentlichen 2 Pulssequenztechniken. Die zur Zeit am häufigsten in der Routine benutzten angiographischen Pulssequenzen sind die TOF- und die Phasenkontrasttechnik (PC-Technik) (s. Kap. 1). In der täglichen Routine hat sich aufgrund der überlappenden Mehrschichttechnik die *TOF-MTS-TONE-MRA* bewährt. Sie erfaßt je nach vorgewähltem Untersuchungsvolumen in vertretbarer Untersuchungszeit und Schichtdickenwahl von 6–8 Minuten in hochauflösender Technik (200 × 512-Matrix) das intrakranielle Stromgebiet ab der Schädelbasis bis zur Balkenregion. Sequenztechnik und Ortsauflösung erlauben zur Zeit noch keine zufriedenstellende Darstellung der kleineren, distalen oder perforierenden, intrakraniellen Gefäße.

Seit kurzem stehen kontrastmittelunterstützte, ultraschnelle Angiographiesequenzen mit ausgezeichneter Bildqualität bei extrakraniellen Fragestellungen zur Verfügung. Allerdings gibt es z.Z. noch wenig Erfahrung darüber, in wieweit die kontrastmittelunterstützte MRA die intrakranielle Strombahn genauso gut darstellen kann, wie die TOF- oder Phasenkontrast-MRA. Erste Erfahrungen mit der Kontrastmittel-MRA, das intrakranielle Stromgebiet darzustellen, sind trotz Einschränkungen in der Ortsauflösung, störendem Hintergrundsignal durch parenchymatöse und venöse Kontrastmittelanfärbung und die Problematik der optimalen Bolusbestimmung vielversprechend. Teilweise war es möglich, TOF-MRA- und Kontrastmittel-MRA-Techniken bei Normal- und pathologischen Gefäßbefunden gegenüberzustellen. (Abb. 2.**1**).

## Anatomische Grundlagen

Die Aa. carotis internae treten beiderseits medial vom Processus clinoideus anterior des Keilbeins durch die Dura. Intradural ist als erster größerer Gefäßabgang der R. communicans posterior und als zweites die A. choroidea anterior zu erkennen. Anschließend teilen sie sich in ihre beiden Endäste, die A. cerebri anterior (ACA) und A. cerebri media (ACM) und versorgen das vordere Stromgebiet beider Hemisphären. Die beiden Aa. vertebrales, die aus den beiden Aa. subclaviae abgehen, treten durch das Foramen magnum in die Schädelhöhle ein und fusionieren am Oberrand der Medulla oblongata zur unpaaren A. basilaris. Diese verläuft ventral der Pons und teilt sich mesenzephal in die beiden Aa. cerebri posteriores. In der Regel gehen aus dem distalen V4-Segment der A. vertebralis beiderseits als erstes intradurales Gefäß die A. inferior posterior cerebelli (PICA) ab, die die Unterfläche der Kleinhirnhemisphäre beiderseits versorgt. Aus der A. basilaris geht im mittleren Abschnitt die A. inferior anterior cerebelli (AICA) beiderseits ab, die ebenfalls Teile der Kleinhirnunterfläche, die Medulla und Pons versorgt. Die zahlreichen Rr. ad pontem, die bilateral die A. basilaris verlassen und den Hirnstamm versorgen, sind MR-angiographisch nicht darstellbar. Am Oberrand der Pons ist MR-angiographisch, aus der A. basilaris abgehend, beiderseits die A. superior cerebelli zu erkennen. Diese zieht in die Tiefe der Cisterna ambiens, um die Pedunculi cerebri herum und versorgt die Dorsalfläche des Kleinhirns und den Kleinhirnoberwurm.

> Mit der TOF-MRA ist die Darstellung der intrakraniellen Gefäße in der Regel etwa kurz unterhalb der Schädelbasisregion bis zur Höhe der Balkenregion möglich (Abb. 2.**2**).

Die A. carotis interna bildet die kaudale Begrenzung des Meßfelds in ihrem zervikalen Segment, in Höhe C1/C2 (Bouthillier u. Mitarb. 1996, Morris 1997). Die Vertebralarterien werden kaudal etwa in Höhe des Duradurchtritts im V4-Abschnitt (Krayenbühl u. Yasergil 1957) erfaßt. In der Regel gelingt die intrakranielle Gefäßdarstellung bis zur A. pericallosa, dem distalen Gefäßabschnitt der A. cerebri anterior. Die A. cerebri media kann mit ihren prä- und postrolandischen Gefäßen bis in die Gefäßabschnitte 2. bzw. 3. Ordnung dargestellt werden. Das hintere Stromgebiet ist über die A. basilaris und ihre nachgeordneten größeren Gefäße, den Aa. cerebri posteriores, bis in die Gefäßabschnitte 3. Ordnung darstellbar.

Der R. communicans anterior (Abb. 2.**3**), eine Gefäßverbindung zwischen linker und rechter A. cerebri anterior (im Übergang des A1- zum A2-Gefäßabschnitt der ACA), und die Rr. communicantes posteri-

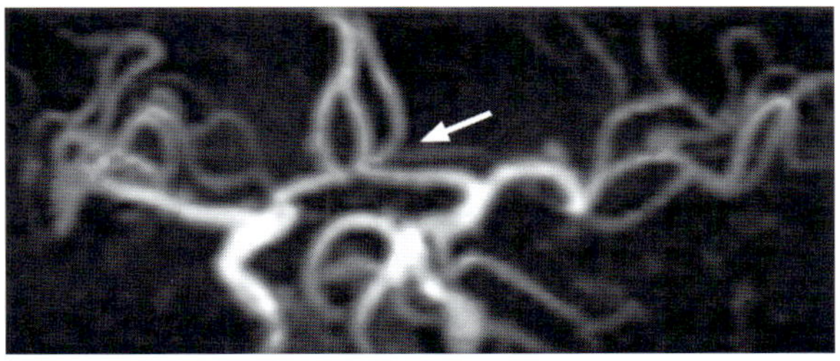
a

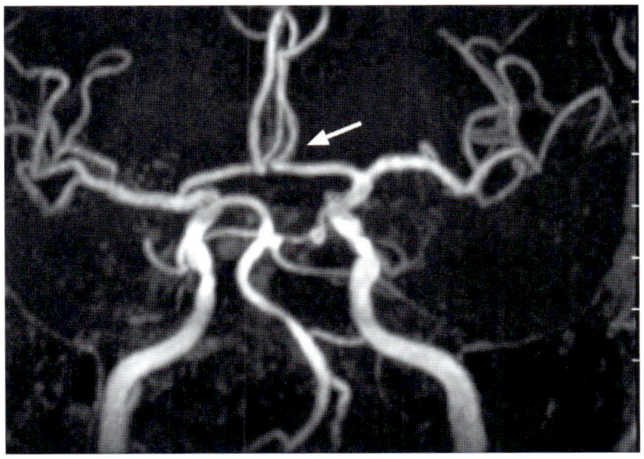
b

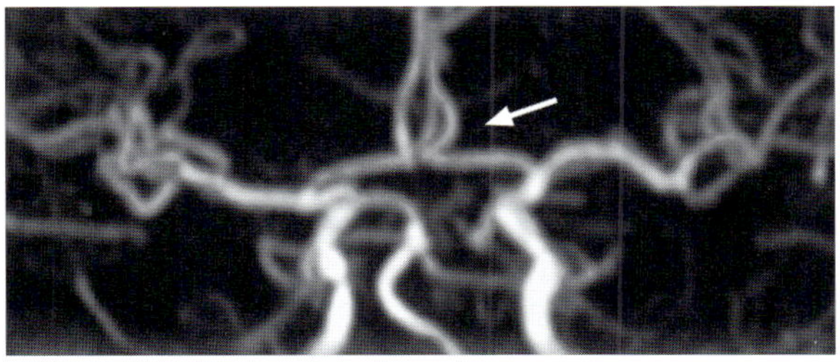
c

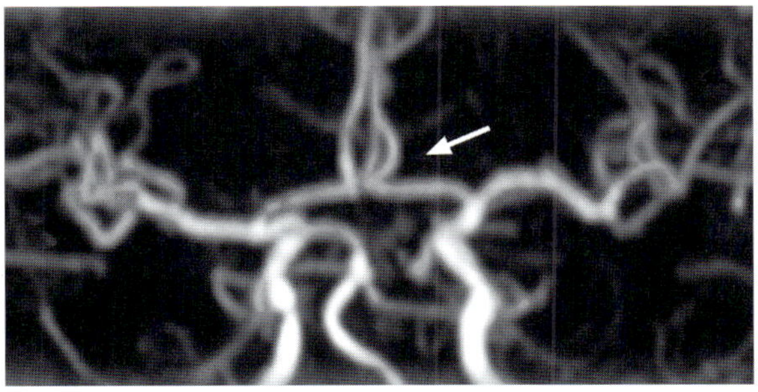
d

Abb. 2.**1a–d** Normvariante eines geteilten A2-Segments der A. cerebri anterior (Pfeil). Vergleich von intrakraniellen Gefäßdarstellungen mit TOF-MRA-Techniken in normaler (**a**) (TR/TE/Matrixgröße/35 ms/ 6 ms/ 144 x 256), hochauflösender (**b**) Technik (TR/TE/Matrixgröße/ 35 ms/7,2 ms/200 x 512) und mit der kontrastmittelunterstützten 3dimensionalen FLASH-MRA-Technik TR/TE/Matrixgröße/4,6 ms/1,8 ms/ 140 x 256) ohne (**c**) und mit (**d**) Subtraktion.

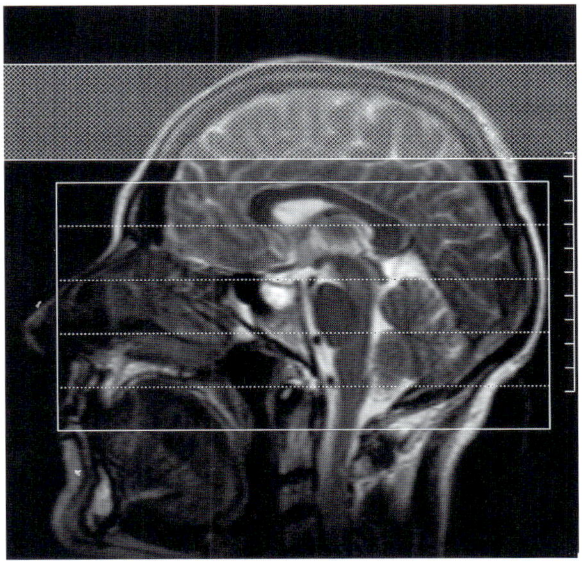

Abb. 2.**2** Planschicht und axiales Meßvolumen für eine intrakranielle MRA mit der TOF-Technik.

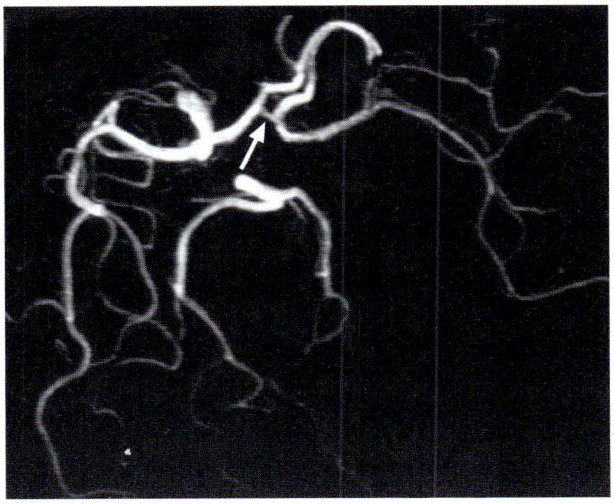

Abb. 2.**3** R. communicans anterior (Pfeil) in axialer Ansicht in TOF-MRA-Technik (TR/TE/Matrixgröße/ 35ms/7,2ms/200 × 512), nebenbefundlich fehlendes Signal der A. carotis interna rechts durch einen proximalen A.-carotis-interna-Verschluß.

ores zwischen A. cerebri posterior und A. carotis interna (ACI) bilden, wenn angelegt, eine Kommunikation zwischen hinterem und vorderem intrakraniellen Kreislauf, dem sog. Circulus Willisii. Bei entsprechender Anlage und Gefäßgröße ist dieser MR-angiographisch in axialer und koronarer Ebene darstellbar. (Abb. 2.**4**)

Mit der kontrastmittelunterstützten MRA und der Abtastung eines größeren Meßvolumens in koronarer Richtung (parallel zum extra- und intrakraniellen Gefäßverlauf der großen Gefäße) gelingt die Darstellung der A. carotis interna ab der A.-carotis-Bifurkaktion und die der Vertebralarterien ab der mittleren Halswirbelsäule (Abb. 2.**5**).

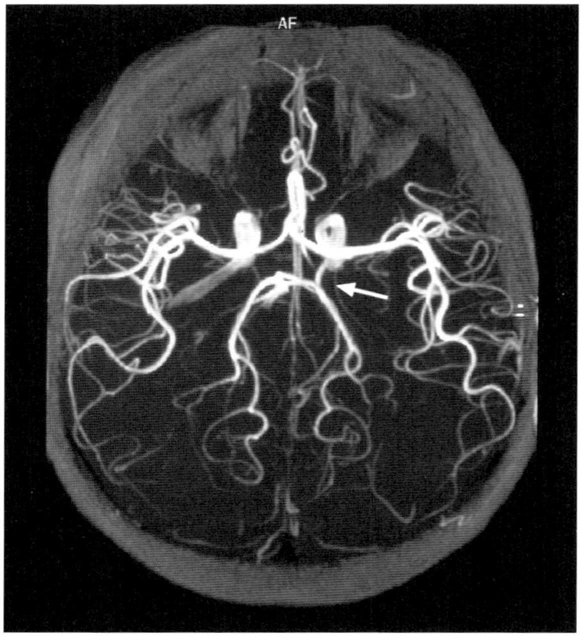
a

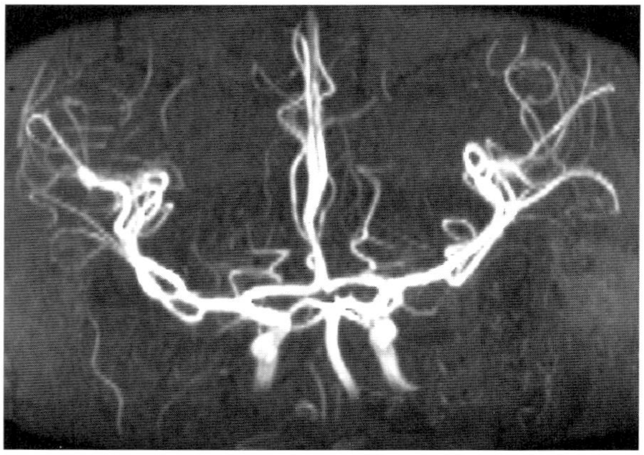
b

Abb. 2.**4a, b** Axiale und koronare Ansicht intrakranieller Gefäße eines jungen Erwachsenen mit der TOF-MRA-Technik mit der Darstellung des R. communicans posterior (Pfeil) zwischen der A. carotis interna links und der A. cerebri posterior links.

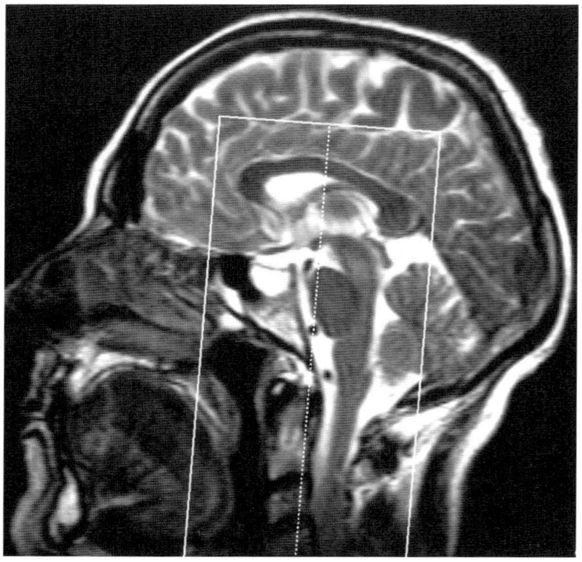
a

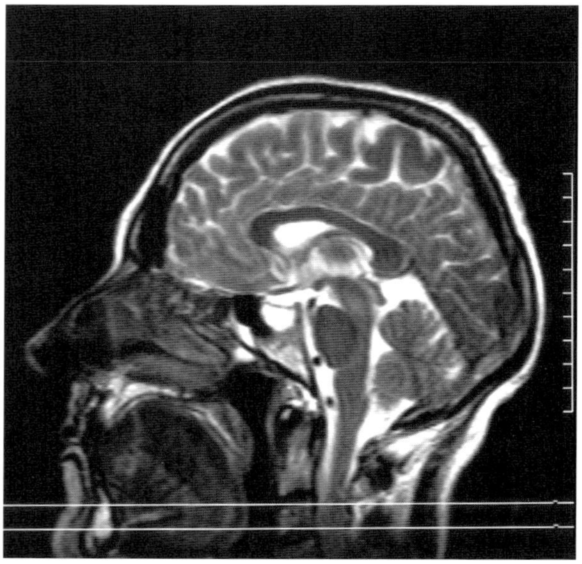
b

Abb. 2.**5a, b** Planschicht und Meßvolumen:

**a** Planschicht und Meßvolumen für eine intrakranielle MRA mit der kontrastmittelunterstützten MRA in koronarer Meßführung.

**b** Planschicht und Meßvolumen für die zur kontrastmittelunterstützten MRA notwendige Testbolussequenz in axialer Schicht gemessen senkrecht zum Verlauf der A. carotis interna in Höhe der Schädelbasis.

Abb. 2.**6** Circulus Willisii und seine Gefäßvariationen im Schema.

| | |
|---|---|
| A1, A2 | A1-, A2-Segment der A. cerebri anterior |
| ACA | A. cerebri anterior |
| ACom. ant. | A. communicans anterior |
| BA | A. basilaris |
| ACI | A. carotis interna |
| ACM | A. cerebri media |
| P1, P2 | P1-, P2-Segment der A. cerebri posterior |
| ACP | A. cerebri posterior |
| ACom. post. | A. communicans posterior |

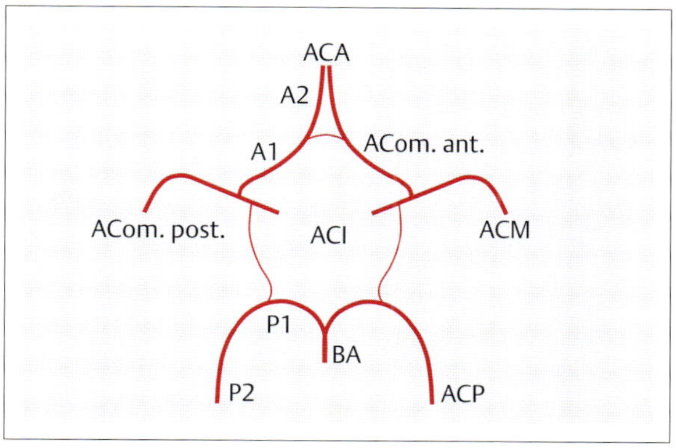


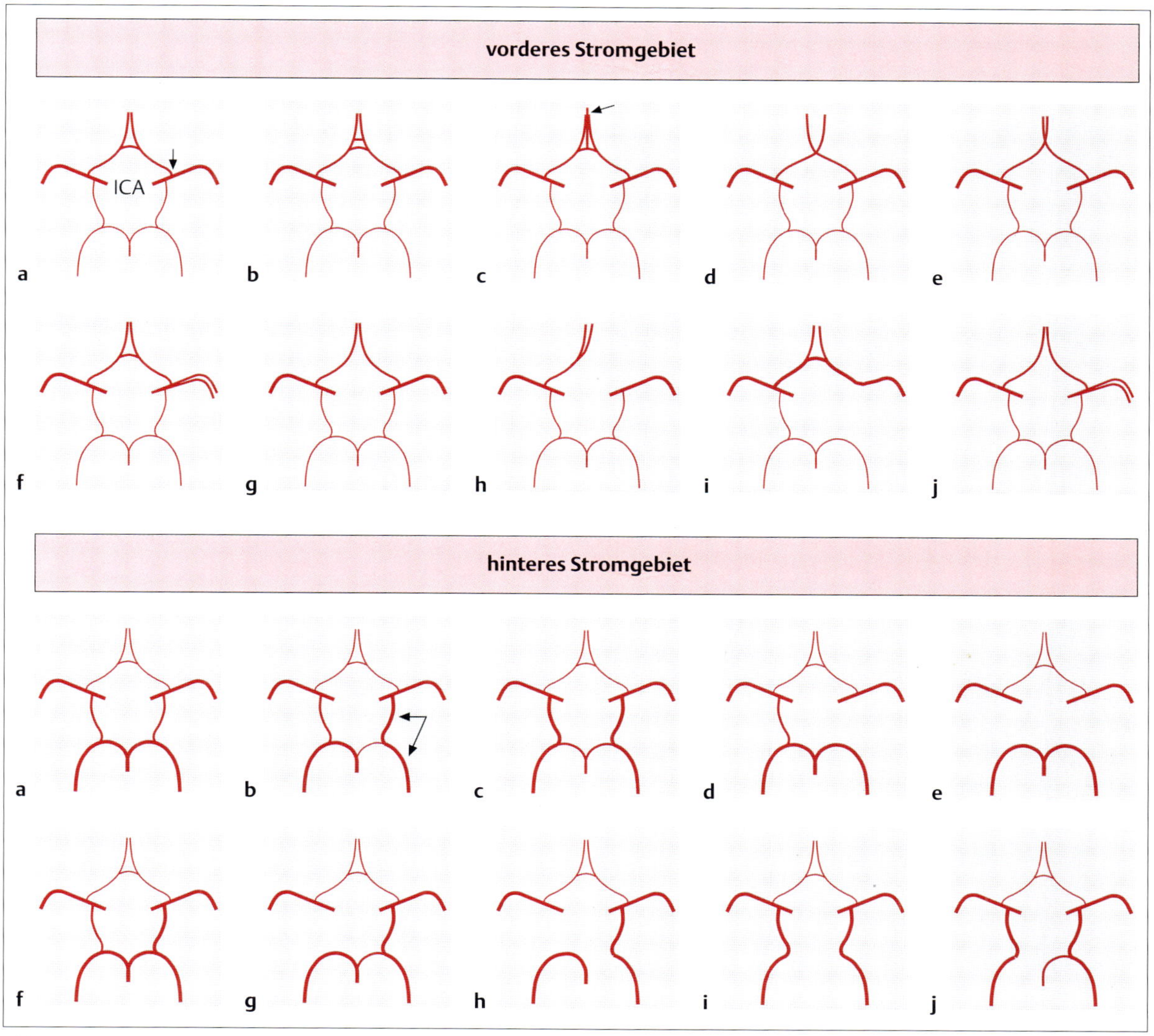


Abb. 2.**7** Gefäßvarianten des intrakraniellen Stromgebiets in axialer Projektion.

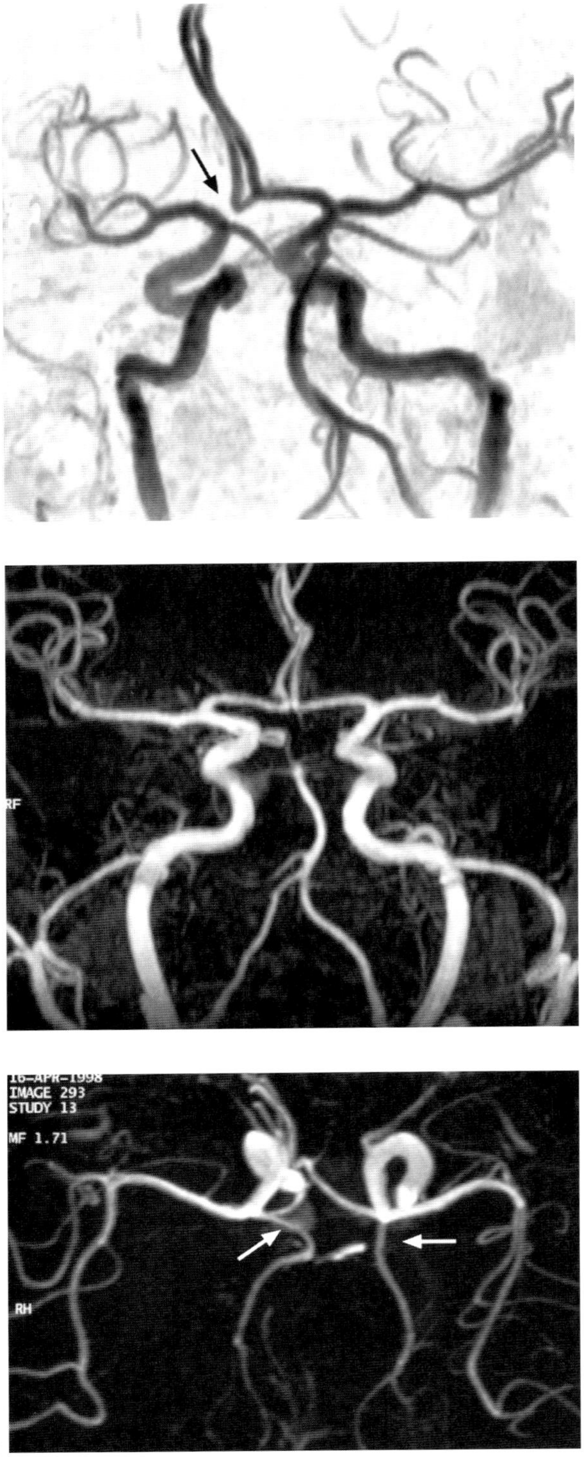


Abb. 2.**8a–c** Intrakranielle Gefäßvarianten:
**a** Aplasie des A1-Segments (Pfeil) der A. cerebri anterior rechts.
**b, c** Hypoplasie der A. basilaris mit Direktabgang der A. cerebri posterior beidseits (Pfeile) aus dem Endabschnitt der A. carotis interna (TR/TE/Matrixgröße/35ms/7,2ms/200 × 512) in koronarer und axialer Ansicht.

## Intrazerebrale Gefäßvarianten

Gefäßvarianten des Circulus Willisii (in 21–52% der Fälle nach großen Autopsiestudien) und/oder vorgeschaltete extrakranielle Stenosen mit entsprechender Gefäßkollateralisation erschweren häufig die MR-angiographische Gefäßbeurteilung und Aussagekraft (Krabbe-Hartkamp u. Mitarb. 1998) (Abb. 2.**6**–2.**8**).

Zusätzlich gibt es im Bereich der Schädelbasis 4 persistierende, aus der Embryonalentwicklung hervorgehende Arterien, die als kommunizierende Arterien das A.-carotis- mit dem A.-vertebralis-Stromgebiet verbinden. MR-angiographisch sind diese Gefäßkommunikationen sehr gut darstellbar. Beschrieben werden die Aa. primitiva trigemina, otica, hypoglossica und proatlantica. Die am häufigsten zu beobachtende Primitivarterie ist die A. primitiva trigemina, die in 0,1–0,2% aller durchgeführten Zerebralangiographien beobachtet wird (Salas u. Mitarb. 1998).

Oft lassen sich MR-angiographische Befundaspekte nur in Korrelation mit den dopplersonographischen oder konventionell-angiographischen Befunden eindeutig einordnen.

Da die MRA ein nichtinvasives, schnell durchzuführendes Untersuchungsverfahren ist, und zusätzlich keinerlei Strahlenexposition für den Patienten bedeutet, ist sie das Screeningverfahren schlechthin zur Abklärung einer intrakraniellen Gefäßpathologie und Visualisierung des dopplersonographischen Befunds (Abb. 2.**8**).

## Befunddokumentation

In der Regel werden die intrakraniellen Gefäße in mehreren Ebenen, mindestens in 2 Standardebenen, koronar und axial auf Film oder Speichermedium dokumentiert. Der gemessene axiale oder koronare Datensatz wird an einer Workstation nachverarbeitet. Es kommen Standardverfahren wie das MIP-Verfahren zur Anwendung. Die MIP ist ein Volumendarstellungsverfahren. Zunächst wird das Darstellungsvolumen (VOI) durch Anwendung geeigneter Editierverfahren bestimmt. Anschließend entstehen die im weiteren Text verwendeten Beispielabbildungen, indem das Darstellungsvolumen in eine Betrachtungsebene projiziert wird und aus verschiedenen Winkelpositionen die Gefäßregion berechnet wird. Das Rechen- bzw. Projektionsverfahren (der MIP-Algorithmus) sorgt dafür, daß der Kontrast kleiner, kontrastreicher Strukturen (in diesem Fall das Gefäßlumen) gegenüber der nicht interessierenden Umgebung (z.B. Hirnparenchym) optimiert wird (Abb. 2.**9**).

Ein Vorschlag zu Befunddokumentation des intrakraniellen Stromgebiets ist der Abb. 2.**10** zu entnehmen.

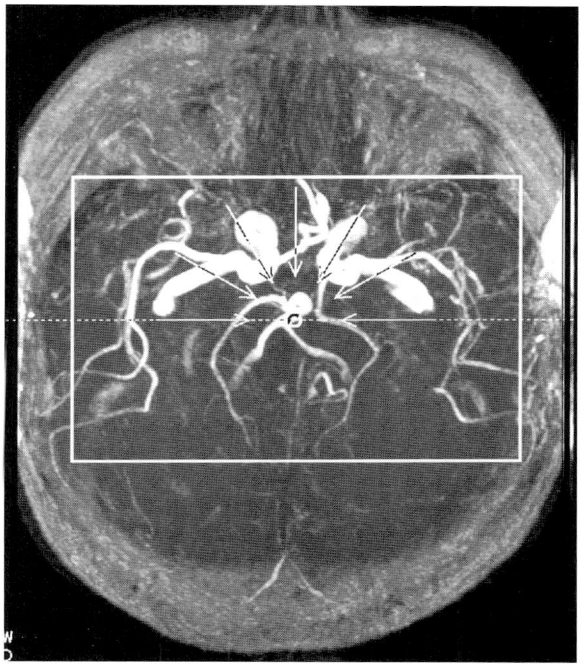

a

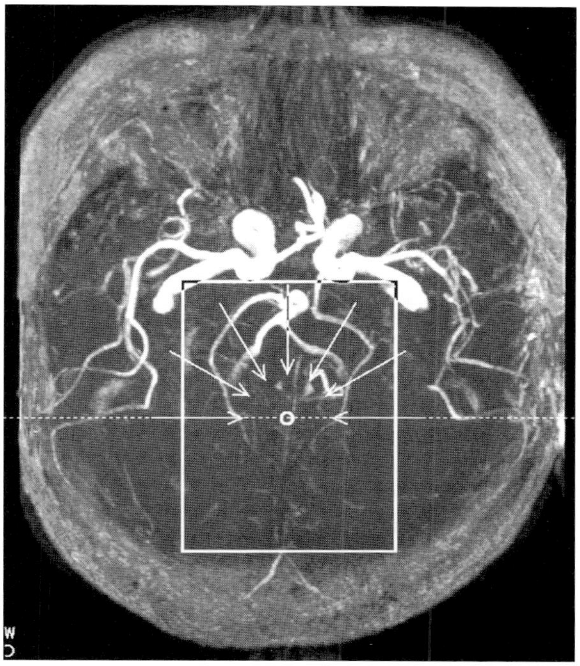

b

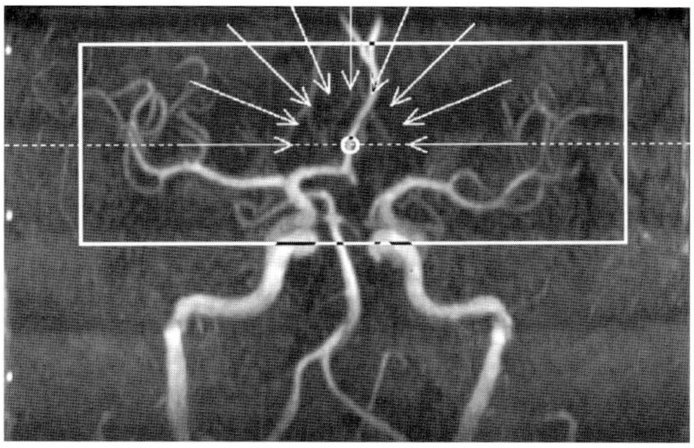

c

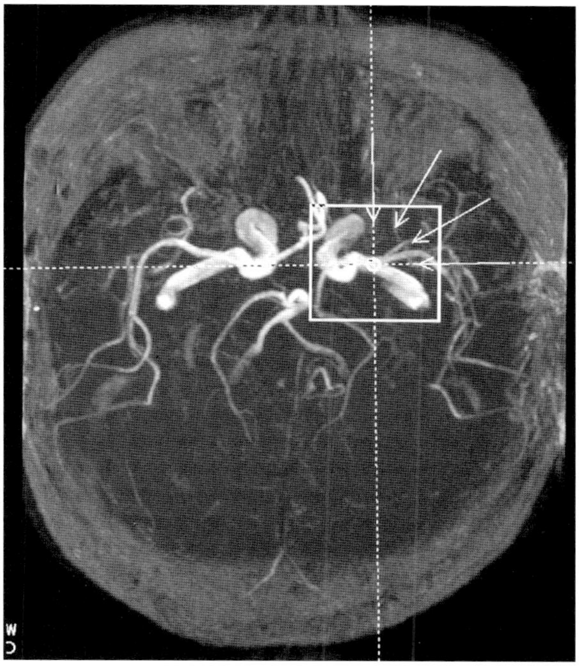

d

Abb. 2.**9a–d** MIP und Zielvolumendarstellung einzelner Gefäßregionen in axialer und koronarer Ansicht mit Winkelpositionen der Gefäßprojektionen.

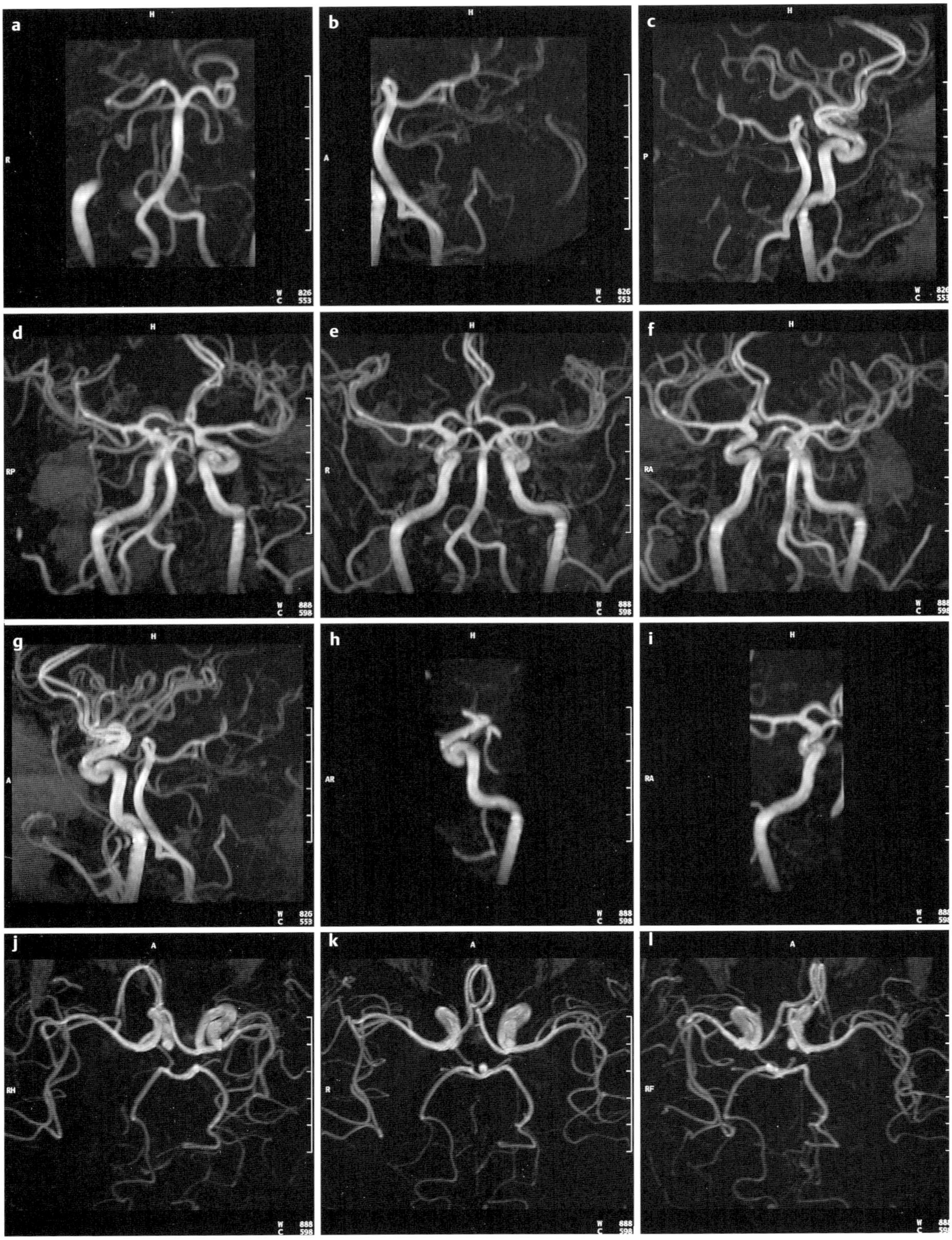

Abb.2.**10a–l** Komplette Befunddokumentation von allen intrakraniellen Gefäßen in verschiedenen Projektionen in koronarer und axialer Ebene auf einem Dokumentationsfilm (Teilung 12).

# Zerebrale Aneurysmen

## Klinische Grundlagen

Zerebrale Aneurysmen werden in den meisten Fällen erst nachgewiesen, wenn es zu einer Ruptur kommt. Die *akute Subarachnoidalblutung* aufgrund eines rupturierten Aneurysmas ist eine lebensbedrohliche Erkrankung, die ein rasches therapeutisches Eingreifen notwendig macht. Die Identifizierung intrakranieller Aneurysmen ist daher von großer Bedeutung, weil nahezu 50% der Patienten mit einer unbehandelten Subarachnoidalblutung innerhalb von 30 Tagen nach einer Ruptur versterben (Sundt u. Whisnant 1978, Drake 1981).

Die Prävalenz zerebraler Aneurysmen liegt in der Bevölkerung bei etwa 5% (McCormick u. Acosta-Rua 1970, Inagawa u. Hirano 1990, Winn u. Mitarb. 1990). Von diesen Patienten haben etwa 30% multiple Aneurysmen (Schievink u. Mitarb. 1992, Obuchowski u. Mitarb. 1995). Darüber hinaus läßt sich eine familiäre Disposition für zerebrale Aneurysmen beobachten (Sekhar u. Heros 1981, Inagawa u. Hirano 1990, Teresi 1992).

Bei Patienten mit asymptomatischen Aneurysmen liegt das kumulierte Risiko für eine Aneurysmaruptur bei ca. 1–2% pro Jahr. Aufgrund des hohen statistischen Risikos und vor allem, weil die Morbidität nach erfolgreicher Operation eines Aneurysmas relativ gering ist, sie liegt nach Literaturangaben bei etwa 6,5% (Wirth u. Mitarb. 1983), werden Aneurysmen heutzutage aggressiv therapiert, d.h. interventionell oder chirurgisch behandelt. Neben der präoperativen Diagnostik im Fall einer akuten Subarachnoidalblutung, die bis heute mit Hilfe der konventionellen Katheterangiographie durchgeführt wird, besteht ein dringender Bedarf für eine nichtinvasive diagnostische Modalität, um zerebrale Aneurysmen bei symptomfreien Patienten, die einer Risikogruppe angehören, mit ausreichender Sicherheit auszuschließen oder zu diagnostizieren (Sekhar u. Heros 1981, Inagawa u. Hirano 1990, Teresi 1992).

Seit langem wird eine nichtinvasive und zuverlässige Technik zur Detektion zerebraler Aneurysmen gesucht, um die invasive Katheterangiographie, die in 0,5–1,0% der Fälle bleibende neurologische Defizite aufweist, zu ersetzen (Heisermann u. Mitarb. 1994). Ein Screening wird bei asymptomatischen Patienten mit Familienangehörigen empfohlen, die bereits ein rupturiertes Aneurysma hatten.

Als nichtinvasive Screeningverfahren zur Untersuchung von asymptomatischen Risikopatienten mit einer familiären Disposition bieten sich die MRT und MRA an. In einer Studie an 400 asymptomatischen Personen mit einer familiären Disposition konnten Ronkainen u. Mitarb. (1995) bei 37 Patienten mit Hilfe der MRA zerebrale Aneurysmen nachweisen, die anhand der konventionellen Katheterangiographie bestätigt wurden. Daher wird die MRA bereits heute als Screeninguntersuchung empfohlen (Atlas u Mitarb. 1994).

## Untersuchungstechnik

### *Darstellung von Aneurysmen in der konventionellen MRT*

Die Mehrzahl der Aneurysmen zeigen in T1-gewichteten, konventionellen Bildern einen Signalverlust im Sinne eines Signal void. Es gibt jedoch einen erheblichen Prozentsatz von Aneurysmen, die sich isointens, mit heterogener, gemischter oder gar mit hyperintenser Signalintensität darstellen. In einer Studie von Rolen u. Sze (1998) hatten 53% der Aneurysmen sowohl im T1- als auch im T2-gewichteten Bild ein Signal void. Die übrigen Aneurysmen zeigten ein heterogenes Signalverhalten oder sogar eine Signalanhebung. Ein Beispiel für ein sehr inhomogenes Aneurysma zeigt Abb. 2.**11**.

Abb. 2.**11** zeigt ein großes Aneurysma an der Mediatrifurkation im konventionellen MR-Bild (Protonendichtegewichtung). Man erkennt eine sehr inhomogene Darstellung des Aneurysmalumens mit Signal void in der Umgebung des Aneurysmahalses. Der signalarme Ring in der Peripherie entspricht vermutlich Hämosiderin.

Für das inhomogene Signalverhalten im Aneurysmasack werden flußinduzierte Effekte wie z.B. Verwirbelungen oder Bereiche mit sehr geringer Flußgeschwindigkeit verantwortlich gemacht (George u. Mitarb. 1984, Valk u. Mitarb. 1983). Besonders problematisch ist unter diesen Umständen die Darstellung von kleineren Aneurysmen.

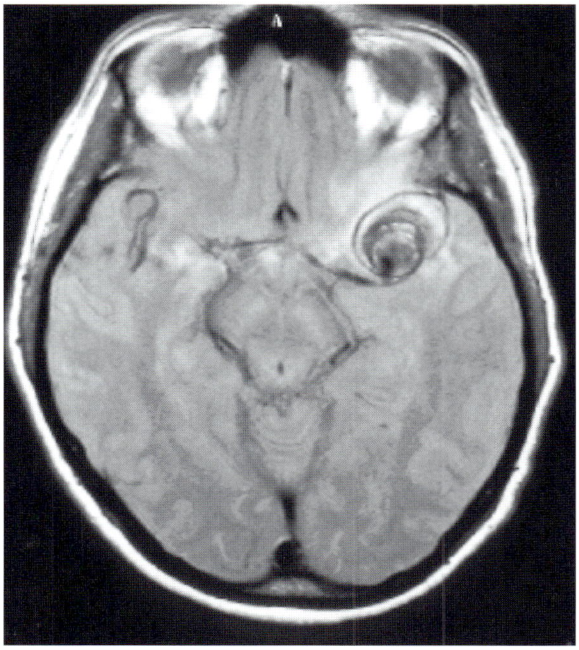

Abb. 2.**11** Mediaaneurysma, sog. Giant aneurysm, an der Mediabifurkation links in der Protonengewichtung (TR/TE/Matrixgröße/2620ms/14/364 × 512).

Aneurysmen haben in der Regel kein laminares Flußmuster, dies trifft besonders auf Aneurysmen mit einem engen Hals zu. So können unterschiedliche Flußgeschwindigkeiten innerhalb der Aneurysmen zu einer atypischen Signalintensität führen. Im Gegensatz zum laminaren Fluß in den Arterien, der im Zentrum schneller ist als in der Peripherie (Gefäßwand), wird bei den Aneurysmen angenommen, daß der Fluß zentral langsamer ist als in der Peripherie (Huber u. Robert 1969, Nussel u. Mitarb. 1993). In Simulationsstudien hat sich gezeigt, daß diese zentrale Niederflußzone von vielen Faktoren bestimmt wird. Das sind die Größe des Aneurysmas und die Größe des Ostiums sowie der Fluß in der zugehörigen Arterie. Ein wesentlicher Faktor ist auch die Zeit in der das Blut im Aneurysma verbleibt (Burleson u. Mitarb. 1995). Dieses zentripetale Flußmuster und die Verweildauer des Bluts im Aneurysma können den Verlust des typischen Signal void und auch die heterogene Signalintensität im konventionellen MR-Bild erklären. In einzelnen Fällen spielen auch Blutabbauprodukte in teilthrombosierten Aneurysmen eine Rolle beim heterogenen Erscheinungsbild von Aneurysmen. So sind z. B. periphere Hämosiderinablagerungen auf dem Boden einer partiellen Thrombose für den hypointensen, peripheren Ring verantwortlich.

Das Erscheinungsbild von Aneurysmen im konventionellen MR-Bild ist also vielfältig.

Ein sicherer Ausschluß oder Nachweis eines Aneurysmas ist auf der Basis konventioneller MRT-Techniken bislang nicht zu erreichen.

## *Darstellung von Aneurysmen in der MRA*

Die MRA-Techniken haben sich in den letzten Jahren stetig verbessert und auch die Postprocessing-Methoden machen weitere Fortschritte (Atlas u. Mitarb. 1994). Dies ermöglicht ein Qualitätsniveau der MRA, das nahezu die Qualität der Katheterangiographie erreicht hat (Atlas u. Mitarb. 1997).

In verschiedenen Studien hat sich die *3dimensionale TOF-MRA* als die Methode zur erfolgreichen Identifizierung intrakranieller Aneurysmen erwiesen. Die hohe räumliche Auflösung läßt diese Technik für den Nachweis selbst kleiner Aneurysmen und vaskulärer Strukturen an der Hirnbasis besonders geeignet erscheinen.

Die 3dimensionale TOF-MRA ist zwar weniger sensitiv auf langsamen Fluß, doch hat die Mehrzahl der Aneurysmen Flußmuster und adäquate Inflow-Effekte, die hoch genug sind, um in den 3dimensionalen TOF-Bildern dargestellt werden zu können (Turski 1994). Erweiterte TOF-Techniken, in denen multiple dünne, überlappende Slabs und die MTC-Technik zur Anwendung kommen, haben die Detektion kleiner Aneurysmen verbessert, indem sie die Detektion des langsamen Flusses verbessert haben (Sevick u. Mitarb. 1990, Ross u. Mitarb. 1990, Bladder u. Mitarb. 1992). Als ein wichtiger Faktor bei der Detektion kleiner Aneurysmen hat sich die Echozeit (TE) erwiesen. Komplexe Flußmuster, die innerhalb intrakranieller Aneurysmen vorliegen können, führen zu einem Signalverlust durch den Phasenverlust der Spins im Voxel. Der daraus resultierende Signalverlust kann durch ein kurzes TE und eine kleine Voxelgröße minimiert werden.

Gegenwärtig kann die Größe und die Konfiguration eines Aneurysmas am besten durch den Einsatz der kürzesten möglichen Echozeit definiert werden.

Nachteil bei diesen kurzen Echozeiten ist, daß Fett und Wassersignal in Phase sind. Dies führt dazu, daß das Fettsignal im retrobulbären Raum oder im Klivus störend wirken kann. In solchen Fällen kann eine etwas längere Echozeit von 6,9 ms besser sein.

Während die Detektion und die morphologische Information über das Aneurysma am besten durch den Einsatz von 3dimensionalen TOF-Techniken erhalten wird, lassen sich zusätzliche Informationen über die Flußdynamik der Aneurysmen durch Phasenkontrasttechniken gewinnen (Huston u. Mitarb. 1991). Die Flußkodierung kann so gewählt werden, daß entweder die Inflow-Zone, der langsame Fluß im Zentrum oder der Fluß in der Peripherie optimal dargestellt werden. Ein weiterer Vorteil ist, daß ein signalintensiver Thrombus nicht zur Darstellung kommt und auf diese Weise das residuale Lumen besser dargestellt wird (s. Kap. 1).

Die Phasenkontrastangiographie spielt aber in jedem Fall nur eine supplementäre Rolle, denn ihre Anwendung setzt die vorausgegangene Identifizierung des Aneurysmas durch TOF-MRA-Techniken voraus.

Als Standardsequenz gilt heute noch immer die *3dimensionale TOF-Technik ohne Kontrastmittel* (Atlas u. Mitarb. 1997). Empfohlen wird ihr Einsatz als Single- oder Multi-Slab-Technik mit 64 Sektionen pro Slab und einer Voxeldicke von 0,7–1 mm. Optimal ist eine symmetrische 512 × 512-Matrix. Die Rekonstruktion des Angiogramms erfolgt mit dem üblichen MIP Algorithmus. Neue, verbesserte Postprocessing-Methoden sollen noch bessere Ergebnisse liefern (Listerud u. Mitarb. 1991, Atlas u. Mitarb. 1994).

Neben der Anfertigung von MIP-Bildern aus selektierten Untervolumina (sog. targeted MIP) ist eine sekundäre Datenrekonstruktion in verschiedenen Ebenen mit einem MPR-Algorithmus erforderlich. Empfohlen wird die Anfertigung von Projektionen in 15°-Schritten entlang der Kopf-Fuß-Achse. Es sollen 12 Projektionen von der rechten A. carotis interna mit dem rechtem Media- und Anteriorstromgebiet sowie 12 Projektionen von der linken A. carotis interna mit dem linken Media- und Anteriorstromgebiet angefertigt werden. Hinzu kommen 12 Projektionen vom vertebrobasilaren System. Hilfreich sind auch MIP-Rekonstruktionen in anderen Ebenen, besonders bewährt hat sich dabei die Aufsicht auf den Circulus Willisii unter verschiedenen Winkeln.

Durch die MIP-Projektionen können Details von Aneurysmen, z. B. über den Aneurysmahals und seine Beziehung zum Gefäß oftmals besser dargestellt werden, als mit der konventionellen Katheterangiographie (Bontozoglou u. Mitarb. 1995). Neben der Beurteilung der rekonstruierten MIP-MRA kann in Zweifelsfällen die zusätzliche visuelle Auswertung der Rohdaten (nichtrekonstruierte Schichten) die Sensitivität der Diagnostik steigern (Korogi u. Mitarb. 1996).

Ziel der Untersuchung ist nicht nur der Nachweis oder Ausschluß eines Aneurysmas, sondern auch die Aneurysmacharakterisierung, d.h.:

- Identifizierung des Ursprungsgefäßes,
- Darstellung des Aneurysmahalses,
- Klärung der Lagebeziehung des Aneurysmas zu benachbarten kleinen Gefäßen,
- Morphologie des Aneurysmas.

Intrakranielle Aneurysmen werden vorwiegend an folgenden Stellen gefunden:

- an der A. communicans anterior ca. 30 %,
- an der Mediabi(tri)furkation (ca. 25 %),
- an der A. communicans posterior ca. 20 %,
- weitere häufige Lokalisationen für sakkuläre Aneurysmen sind:
  - der Karotissiphon,
  - der Abgang der A. choroidea anterior,
  - der Abgang der A. ophthalmica.

Beispiele für diese typischen Lokalisationen sind in den Abb. 2.**12**–2.**14** dargestellt.

Im Bereich des hinteren Kreislaufs sind die häufigsten Lokalisationen der Basilariskopf und der Abgang der PICA beiderseits. Multipel kommen Aneurysmen bei etwa 15–20 % der Patienten vor, die eine Subarachnoidalblutung erleiden. Beispiele sind in den Abb. 2.**15**–2.**18** dargestellt.

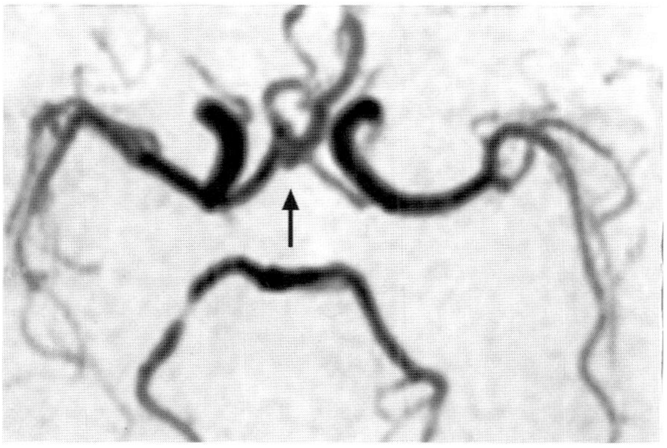

Abb. 2.**12** Kleines Aneurysma an A. communicans anterior (Pfeil). 3dimensionale TOF-MRA-Sequenz (TR/TE/35ms/6,4 ms). Als Nebenbefund zeigt sich eine Stenose an der A. cerebri posterior rechts.

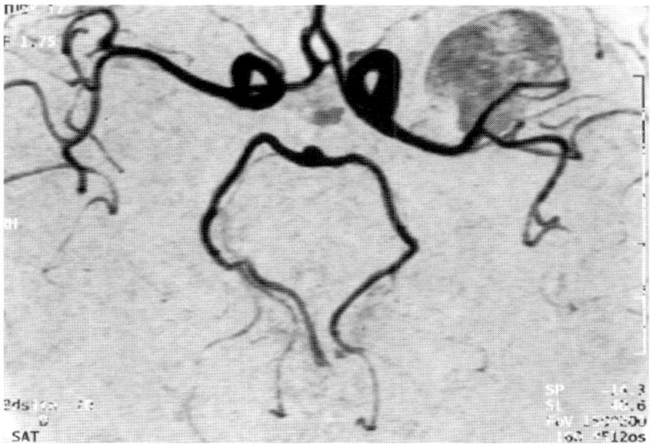

Abb. 2.**13** Großes Aneurysma in typischer Lage an der Mediatrifurkation. Durchmesser ca. 2,5 cm. 3dimensionale TOF-MRA-Sequenz (TR/TE/35ms/6,4 ms). Aufsicht auf den Circulus Willisii. Es handelt sich um dieselbe Patientin wie in Abb. 2.**1**. Das inhomogene Signalverhalten, wie es bereits im konventionellen Bild zu sehen war, spiegelt sich in der MRA-Darstellung wider.

## *Sensitivität von konventioneller MRT und MRA*

Die Angaben zur Sensitivität der konventionellen MRT und der MRA beim Nachweis von Aneurysmen schwanken nach Literaturangaben zwischen 55,6 % und 95 %. Dies ist abhängig von der Untersuchungstechnik und der Auswertungssoftware (Ross u. Mitarb. 1990, Schuirer u. Mitarb. 1992, Ikawa u. Mitarb. 1994, Atlas u. Mitarb. 1997). In diesen Studien zeigte sich bereits, daß die Sensitivität beim Nachweis kleinerer Aneurysmen deutlich abnimmt.

Die Arbeit von Huston u. Mitarb. (1991) ergab eine Sensitivität von 55,6 %. Werden nur Aneurysmen größer als 5 mm berücksichtigt, dann steigt die Sensitivität auf 87,5 %. In einer Studie von Korogi u. Mitarb. (1996) an 61 Patienten mit 78 Aneurysmen zeigte sich eine Sensitivität von 63 %. Er konnte nachweisen, daß die Sensitivität für Aneurysmen kleiner als 5 mm auf 56 % sinkt. Ross u. Mitarb. (1990) konnten in ihrer Studie eine Sensitivität von 67 % ermitteln. Diese stieg in Kombination mit der konventionellen MRT auf 86 % an.

In einer aktuellen Arbeit konnten Atlas u. Mitarb. (1997) unter Einsatz modernster MRA-Techniken (multislab und MTC) eine Sensitivität der MRA für Aneurysmen > 3 mm von 95 % ermitteln. Diese Studie zeigte auch, daß 72 % der Aneurysmen < 3 mm übersehen werden. In der Studie deutet sich auch an, daß die Sensitivität tendenziell von der verwendeten Matrixgröße abhängt, obwohl dieser Befund aufgrund der geringen Fallzahl noch nicht statistisch gesichert ist. Für die Verbesserung der Sensitivität wird von den Autoren auch der Einsatz einer verbesserten Postprocessing-Methode verantwortlich gemacht (Listerud u. Mitarb. 1991, Hu u. Mitarb. 1991, Lin u. Mitarb. 1992).

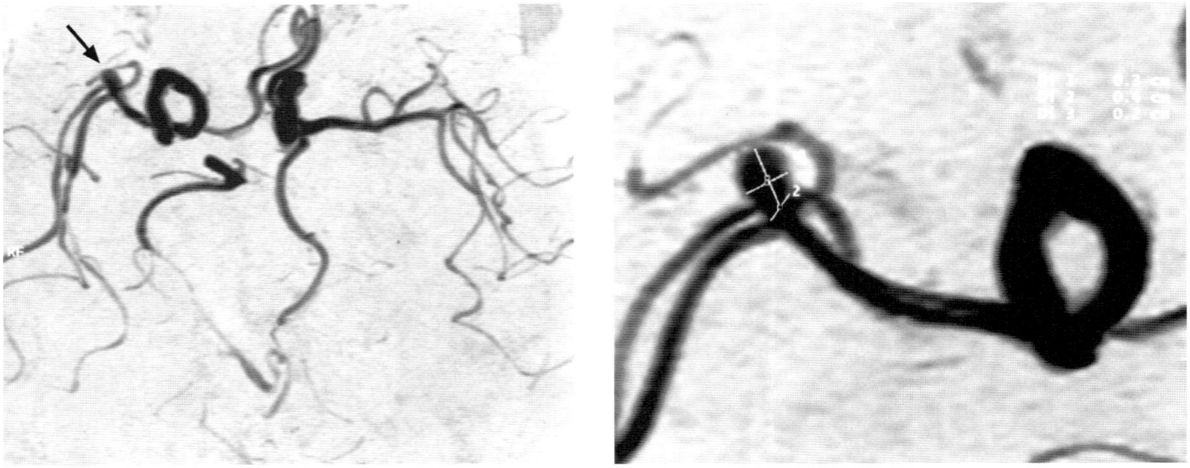
a b

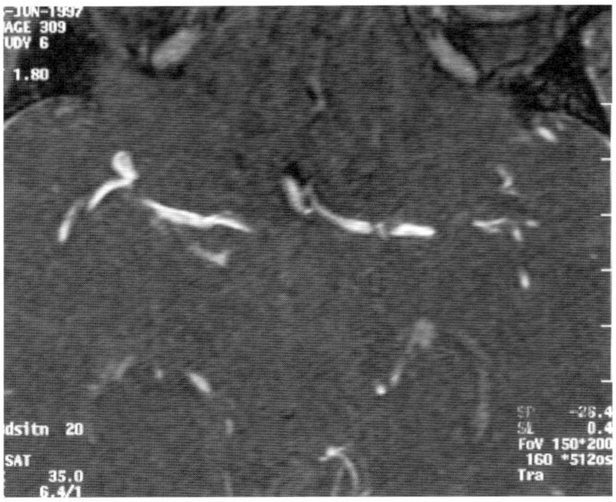

c

Abb. 2.**14a–c** Kleines Mediaaneurysma (Pfeil) in typischer Lage an der Trifurkation. Der Durchmesser beträgt 4 mm. 3dimensionale TOF-MRA-Sequenz (TR/TE/35ms/6,4 ms):
- **a** Aufsicht auf den Circulus Willisii.
- **b** Vergrößerung aus dem MRA-Datensatz (ohne MIP-Rekonstruktion).
- **c** Einzelschicht aus dem MRA Datensatz (ohne MIP-Rekonstruktion).

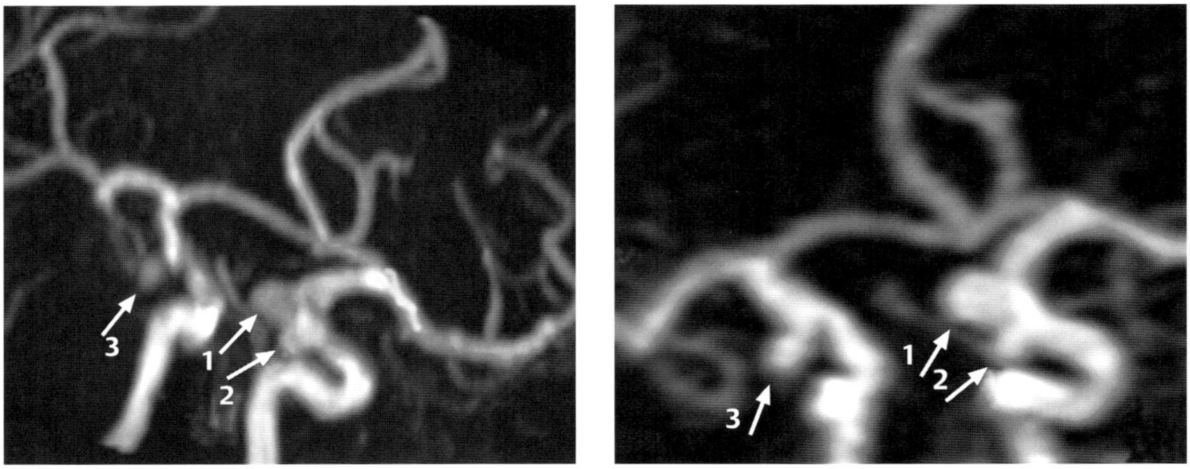

a b

Abb. 2.**15a, b** Aneurysma am Abgang der A. communicans posterior (Pfeilmarkierung 1). 3dimensionale TOF-MRA-Sequenz (TR/TE/35ms/6,4 ms) im Vergleich zu der Kontrast-MRA (TR/TE/4,6ms/1,6ms). (Pfeilmarkierungen 2 und 3 sind Aneurysmen der A. carotis interna links und rechts.)

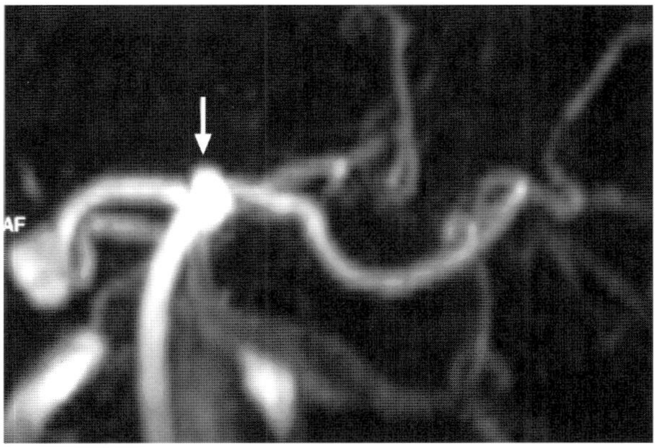


Abb. 2.**16** Kleines Aneurysma (Pfeil) am Basilariskopf (mit Katheterangiographie gesichert), Die Größe beträgt ca. 3 mm. 3dimensionale TOF-MRA-Sequenz (TR/TE/35ms/6,4ms). Schrägprojektion. Der Befund ist mit 3 mm Durchmesser an der Grenze der Detektierbarkeit.

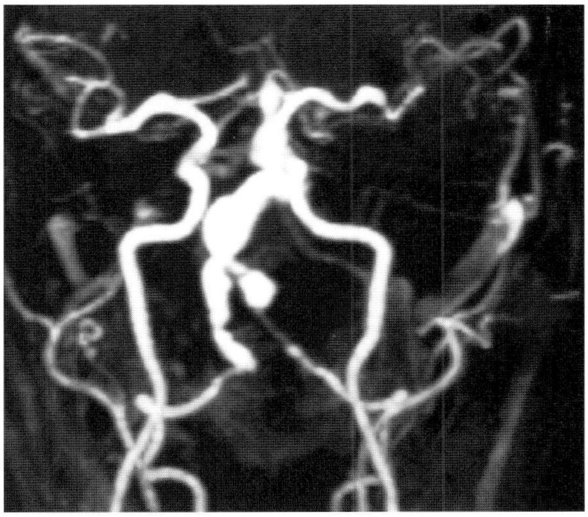

Abb.2.**17** Großes fusiformes Aneurysma der A. basilaris und kleines sakkuläres Aneurysma am Abgang der PICA. Kontrastmittelunterstütze 3dimensionale MRA-Sequenz (TR/TE/5ms/ 2 ms).

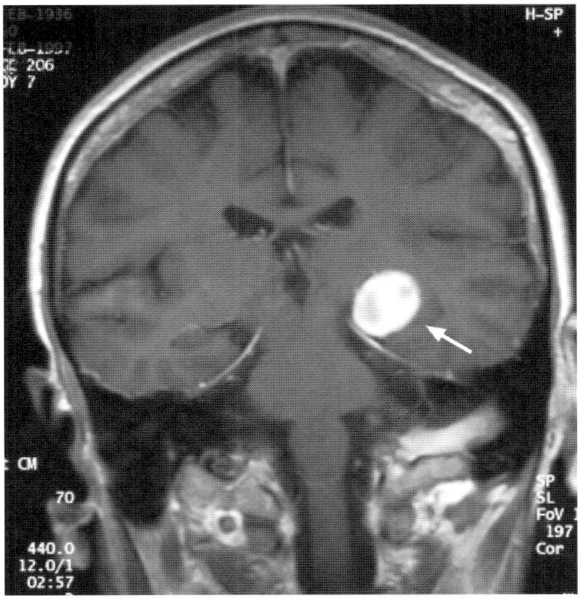


a

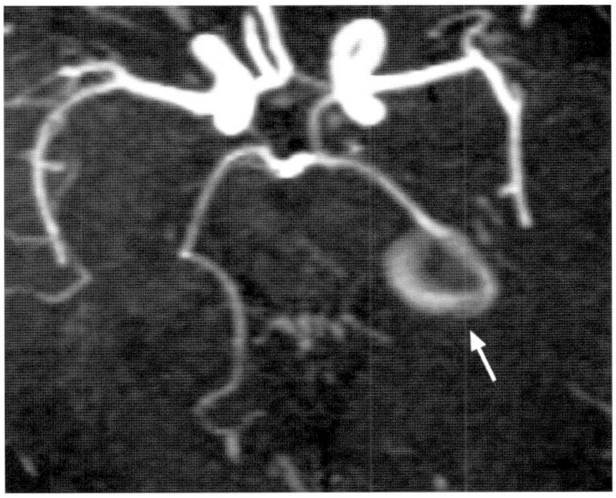

b

Abb. 2.**18a, b** Seltene Aneurysmalokalisation an der A. cerebri posterior (Pfeil). 3dimensionale TOF-MRA-Sequenz (TR/TE/ 35 ms/6,4 ms). Aufsicht auf den Circulus Willisii. Koronares T1-Bild mit Kontrastierung des Aneurysmas.

Die Studie belegt die hohe Sensitivität für klinisch relevante Aneurysmen, die > 3 mm sind. Die Daten erscheinen besonders vielversprechend, wenn man sie unter dem Gesichtspunkt analysiert, daß die MRA als Screeningtest für den Nachweis mindestens eines Aneurysmas angewendet wird und beim Nachweis mindestens eines Aneurysmas eine komplette konventionelle 4-Gefäß-Katheterangiographie durchgeführt wird. Trotz der nicht unerheblichen Schwächen, denn die Mehrzahl der Aneurysmen < 3 mm wird mit der MRA noch immer übersehen, ist die MRA im statistischen Sinne ein guter Test für den Nachweis oder Ausschluß intrakranieller Aneurysmen.

Die Größe eines Aneurysmas galt bisher als der wesentliche Prädiktor für die Rupturgefahr (Juvela u. Mitarb. 1993). Somit schien zunächst das Versagen der MRA bei der Detektion kleiner Aneurysmen für die Prognose des Patienten weniger bedeutsam. Doch zeigen neuere Daten, daß die Aneurysmagröße nicht der einzige Risikofaktor für die Aneurysmaruptur ist. In einzelnen Studien (Winn u. Mitarb. 1990, Juvela 1996) wurde keine wesentliche Differenz bei der Rupturrate auf der Basis der Aneurysmagröße beobachtet (Kassell u. Torner 1983). Inagawa u. Hirano (1990) konnten in ihrer Studie zeigen, daß sogar 71 % der rupturierten Aneurysmen kleiner als 10 mm im Durchmesser waren. Es gibt sogar einzelne Literaturberichte von rupturierten Aneurysmen, die lediglich 3 mm im Durchmesser waren (Solomon u. Correll 1988, Schievink u. Mitarb. 1992, Asari u. Ohmoto 1993). Eine Häufung von Rupturen kleiner Aneurysmen sieht man vor allem auch bei Patienten mit einer familiären Disposition (Lozano u. Leblanc 1987) sowie bei Patienten mit multiplen Aneurysmen (Heiskanen 1981).

## Ausblick

MR-Methoden stellen eine sinnvolle, nichtinvasive Screeningmöglichkeit dar. Ihre Indikation liegt vor allem in der Frühdetektion intrakranieller Aneurysmen bei asymptomatischen Patienten mit einer familiären Disposition, die eine höhere, potentielle Inzidenz zerebraler Aneurysmen haben. Diese Patienten sollten auf diesem Wege einer Operation zugeführt werden, bevor es zu einer Blutung kommt. Obwohl die MRA das Potential zur nichtinvasiven Diagnose von intrakraniellen Aneurysmen besitzt, sind die gegenwärtigen Limitationen der MRA beim Nachweis kleiner Aneurysmen nicht unerheblich.

> Die Katheterangiographie bleibt die Referenzmethode zum Nachweis und der Charakterisierung von Aneurysmen.

Ihr Einsatz als Screeningverfahren ist aber aufgrund des potentiellen Risikos nicht akzeptabel, so daß es im Moment keine Alternative zur MRA als Screeningverfahren gibt.

# Intrakranielle Verschlußkrankheiten

## Einführung

Die intrakraniellen Verschlußkrankheiten dürften häufiger Ursache symptomatischer Ischämien sein, als gemeinhin vermutet wird. Angiographische und bildgebende Befunde spielen eine wichtige Rolle bei der Abklärung symptomatischer, intrakranieller Gefäßprozesse. Leider sind die Möglichkeiten aufgrund der geringen Sensitivität und Spezifität der Verfahren, insbesondere bei Gefäßveränderungen der kleinen, intrakraniellen Gefäße, begrenzt. Die meisten Erkrankungen des extrakraniellen Stromgebiets sind nicht gleichzeitig mit vaskulären Veränderungen des intrakraniellen Stromgebiets vergesellschaftet. Dennoch gibt es eine große Anzahl von Erkrankungen, die das intrakranielle Stromgebiet miterfassen.

Tabelle 2.**1** Neuroradiologische Differentialdiagnosen bei der intrakraniellen Verschlußkrankheit

| **Isolierte Angiitis des ZNS** |
|---|
| Sekundäre, zerebrale Vaskulitis aufgrund eines spezifischen Erkrankungsprozesses:<br>• Infektionserkrankung<br>• Drogenabusus<br>• Malignom<br>Systemische Vaskulitiden mit ZNS-Beteiligung:<br>• Polyarteriitis nodosa<br>• Riesenzellarteriitis<br>• Takayasu-Arteriitis<br>• Wegener-Granulomatose<br>• Churg-Strauss-Angiitis<br>• hypersensitive Vaskulitis<br>Nichtvaskulitische Gefäßprozesse:<br>• subarachnoidalbedingter Vasospasmus<br>• embolische Verschlußsymptomatik<br>• Atherosklerose<br>• Gefäßdissektion<br>• fibromuskuläre Dysplasie<br>• Bindegewebserkrankungen<br>• Ehlers-Danlos-Syndrom (Typ IV)<br>• Marfan-Syndrom<br>• Osteogenesis imperfecta<br>• Pseudoxanthoma elasticum<br>• Neurofibromatose (Typ I)<br>• Sichelzellanämie<br>• Antiphospholipidsyndrom |

**Einteilung vaskulärer Erkrankungen in folgende Kategorien:**
- isolierte Angiitis des ZNS,
- Vaskulitis des ZNS, sekundär ausgelöst durch ein spezifisches Agens, z. B. eine systemische Infektion,
- ZNS-Befall durch einen systemischen Vaskulitisprozeß, z. B. die Polyarteriitis nodosa oder Wegener-Granulomatose,
- nichtvaskultischer intrakranieller Gefäßprozeß (häufigste Form), verursacht durch einen Embolus, oder Gefäßspasmus, die intrakranielle Atherosklerose und andere Vaskulopathien (z. B. die Moya-Moya- und Sichelzellerkrankung) (Hurst 1996) (Tab. 2.**1**).

## Klinische Grundlagen

### *Isolierte Angiitis des ZNS*

Die isolierte Angiitis des ZNS ist ein idiopathischer, granulomatöser Entzündungsprozeß, der die kleinen kortikalen und meningealen Arterien, Arteriolen und Venen des ZNS betrifft. Klinisch besteht eine Enzephalopathie in Verbindung mit Kopfschmerzen oder ein Multiinfarktsyndrom (Moore 1989). Die Schnittbildgebung in der MRT zeigt gewöhnlich Signalabnormalitäten eines multifokalen Ischämiegeschehens des Kortex und des supratentoriellen Marklagers. Allerdings zeigten einige histopathologisch bestätigte Fälle keine Abnormalitäten des Hirnparenchyms im MRT, so daß eine Erkrankung auch bei normalem MRT-Befund nicht ausgeschlossen werden kann.

Die MRA ist bei der Diagosefindung bedeutungslos, da sie die Gefäßveränderungen an den kleinen kortikalen Gefäßen nicht darstellen kann.

### *Sekundäre Vaskulitiden durch spezifische Erkrankungen des ZNS*

Folgende spezifische Erkrankungen können die Ursache begleitender Vaskulitiden des ZNS sein:

- Infektionskrankheiten wie die tuberkulöse oder aber auch bakterielle Meningitis,
- Drogenabusus,
- Malignomerkrankung.

Das Gefäßsystem des ZNS kann als erstes von dieser Erkrankung betroffen sein. Die Therapie sollte darauf ausgerichtet sein, in erster Linie das auslösende Agens zu behandeln.

Häufig lösen ZNS-Infektionen begleitende Vaskulitiden aus, die dann oft Hirninfarkte verursachen. Die infektiösen Vaskulitiden ähneln den nichtentzündlichen Vaskulopathien oder sind Ursache einer immunologischen Reaktion an der Gefäßwand mit entsprechender Reaktion der Gefäßwand im Sinne einer Gefäßwandhyperplasie. Die resultierenden Gefäßstenosen betreffen vorwiegend die großen Gefäße an der Schädelbasis und sind sehr gut MR-angiographisch darstellbar (Abb. 2.**19**).

Die systemischen Vaskulitiden, charakterisiert durch Entzündung und Nekrose der Gefäßwand der intrakraniellen Gefäße wie die Polyarteriitis nodosa, die Wegener-Granulomatose, die Churg-Strauss-Angiitis und die hypersensitive Vaskulitis sind mit ihren Folgen für das Hirngewebe durch nachgeschaltete Ischämien in der MRT-Bildgebung sicher nachweisbar. Aufgrund ihrer Manifestation an den kleinen kortikalen Gefäßen und Arteriolen lassen sich die zugrundeliegenden Gefäßveränderungen aber in der MRA noch nicht aufzeigen.

### *Nichtvaskulitische Gefäßveränderungen des ZNS*

#### *Embolische intrakranielle Verschlußsituation*

Die intrakranielle Embolie ist die häufigste Ursache eines ischämischen Schlaganfalls in den USA und Europa. Die Emboliequelle des intrakraniellen Embolus liegt häufig extrakraniell, z. B. kardialer Genese oder durch einen extrakraniellen Gefäßprozeß an der A.-carotis-Bifurkation. Das embolische Infarktverteilungsmuster ist häufig Spiegelbild des zerebralen Blutflusses der großen intrakraniellen Gefäße. MR-angiographisch kann in der akuten und chronischen Phase ein Gefäßverschluß durch Signalabbruch sowohl im Bereich der Schädelbasisarterien als auch in Gefäßabschnitten 2. und 3. Ordnung in hochauflösender Technik detektiert werden.

Am häufigsten kommt es zum embolischen Verschluß im Mediastromgebiet, gefolgt von Gefäßverschlüssen im vertebrobasilaren (Abb. 2.**20a-c**) und anterioren Gefäßterritorium. Dem embolischen Verschluß folgt häufig eine Fragmentation des Embolus durch selbstlysierende Prozesse mit Embolusmigration nach distal. Über 90% der embolischen Gefäßverschlüsse zeigen eine angiographische Rekanalisation, (Abb. 2.**20d**) allerdings nur 20% innerhalb der ersten 24 Stunden, so daß es meist bei schlechter oder mäßiger Kollateralisation hinter der Gefäßokklusion zu einer Hirninfarzierung kommt (Teal u. Pessin 1992). In der postakuten Phase sollte der Schlaganfallpatient vorzugsweise mit dem risikoärmsten, nichtinvasiven Verfahren vaskulär untersucht werden. Zu diesen Verfahren zählt neben der CT-Angiographie die MRA. Nur der hyperakute Schlaganfall (Symptomatik kleiner 6 Stunden) sollte im Fall einer therapeutischen Konse-

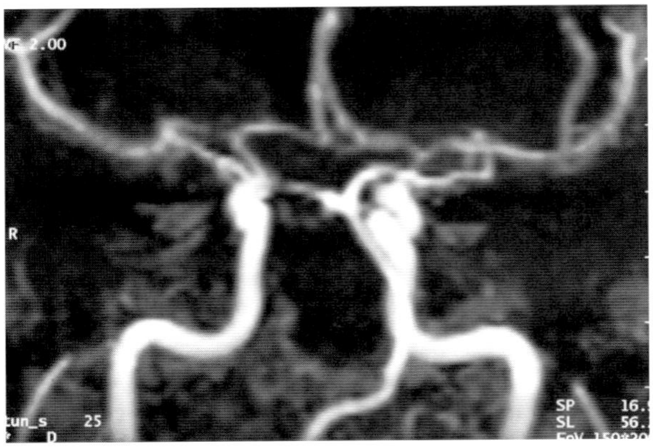
a

Abb. 2.**19a–e** Gefäßspasmen:

**a** Gefäßspasmen aller Hirnbasisarterien bei tuberkulöser Meningitis mit der TOF-MRA-Technik (TR/TE/Matrixgröße/35ms/6,0ms/144 × 256).

**b–e** Gleicher Patient wie in Abb.2.**16a**. Nachweis multipler, spasmenbedingter frischer Ischämien in verschiedenen intrakraniellen Stromgebieten in der Diffusionsbildgebung (TR/TE/Matrixgröße/0,8ms/123ms/128 × 200).

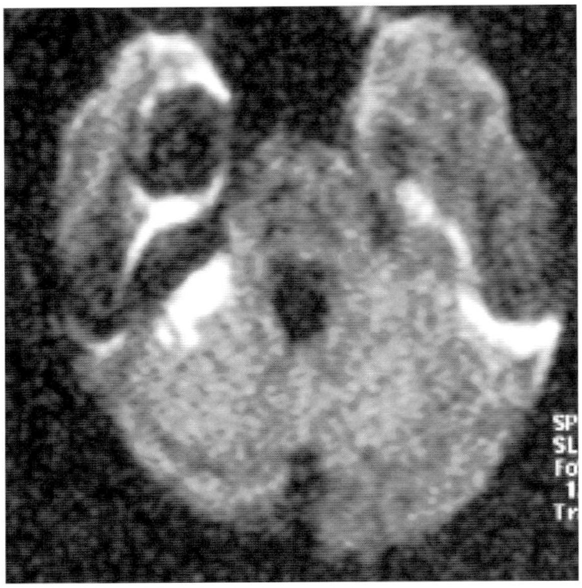
b

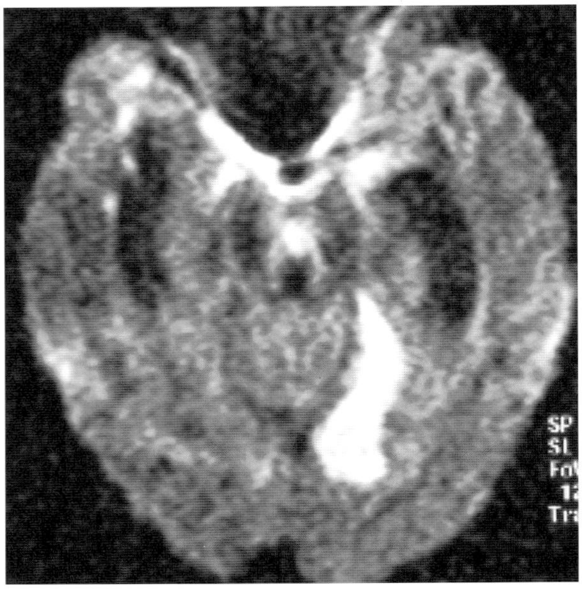
c

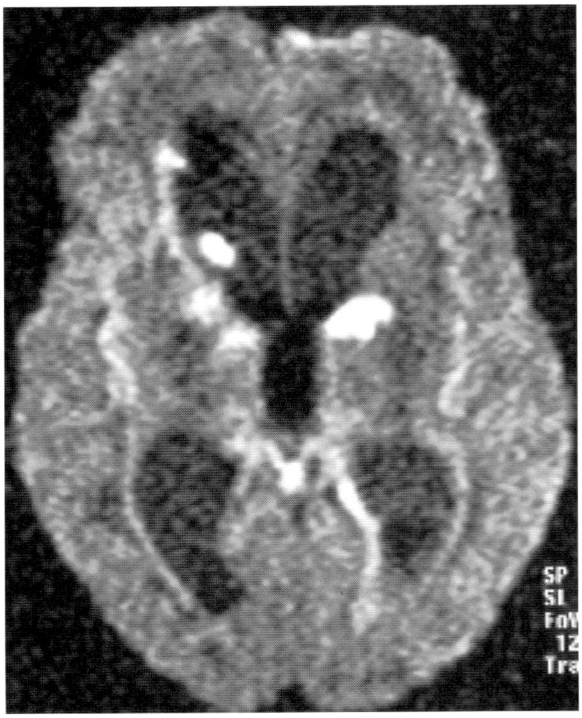
d

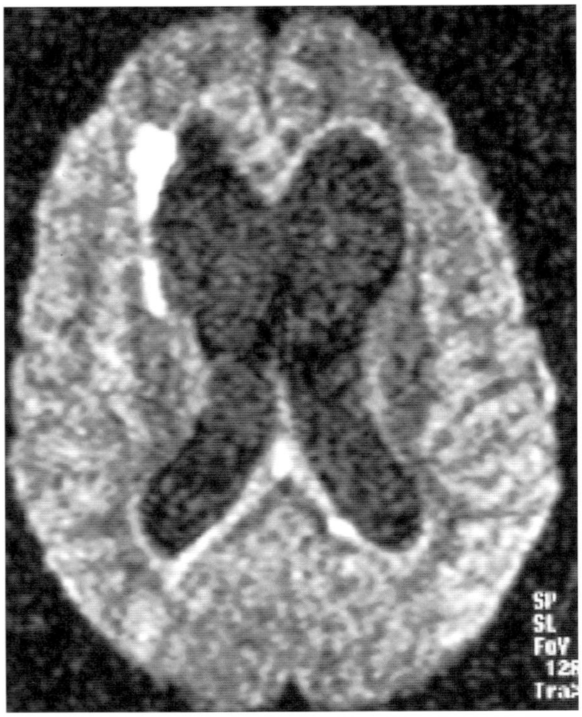
e

Abb. 2.**20a–d** Embolische Verschlüsse:

**a, b** Embolischer frischer Verschluß in der axialen Ansicht mit der TOF-MRA (TR/TE/Matrixgröße/35ms/6,0ms/200 × 512) der A. cerebri posterior links im P1-Segment (Pfeil) und großem Posteriorinfarkt links in der Diffusionsgewichtung (TR/TE/Matrixgröße/0,8ms/123ms/128 × 200).

**c** Darstellung eines distalen Verschlusses der linken Vertebralarterie im V4-Segment (Pfeil) mit der Kontrast-MRA (TR/TE/Matrixgröße/4,6ms/1,6ms/140 × 256).

**d** Embolischer Verschluß des A.-carotis-Endabschnitts (Pfeil) mit Rekanalisationszeichen in der Kontrastmittel-MRA-Technik (TR/TE/Matrixgröße/4,6ms/1,6ms/140 × 256).

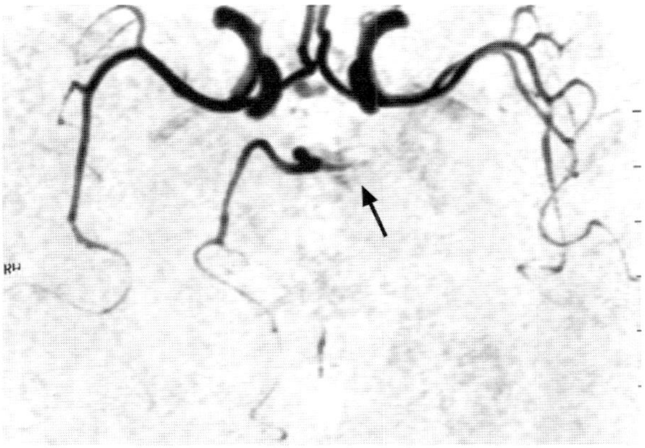

a

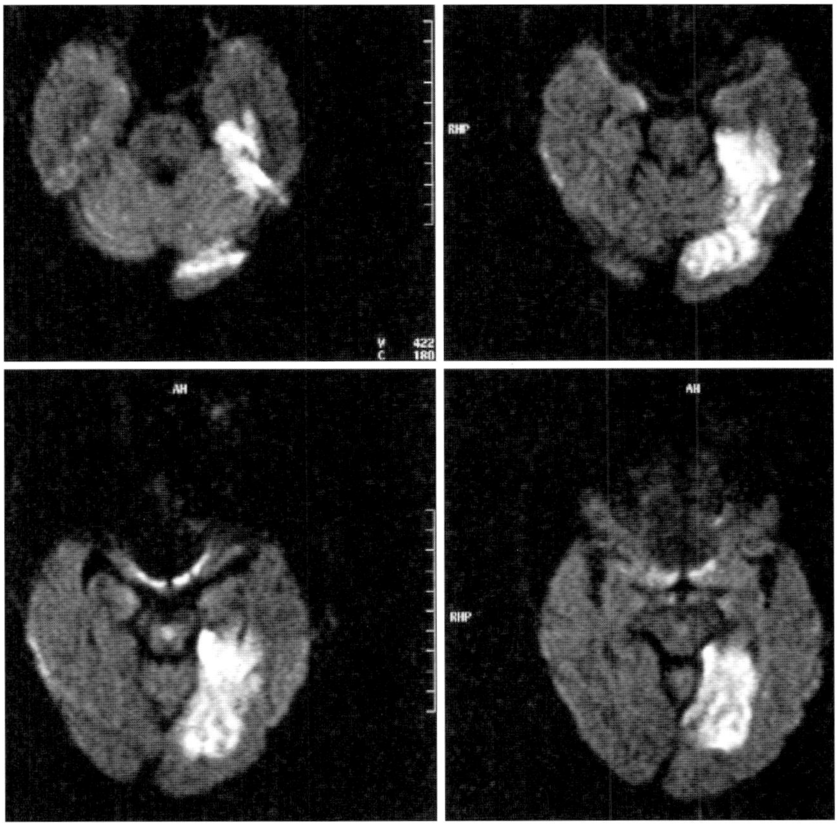

b

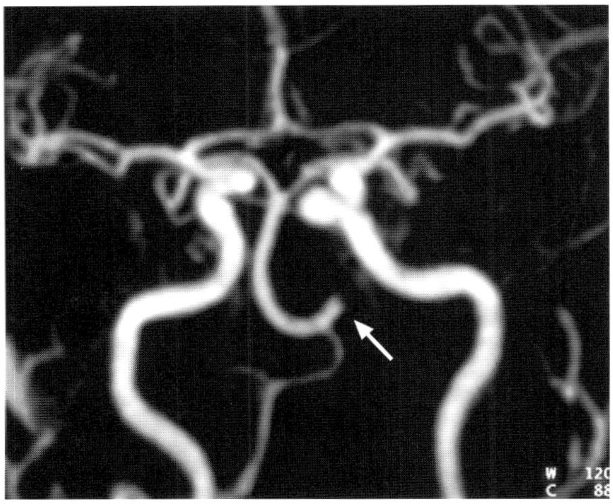

c

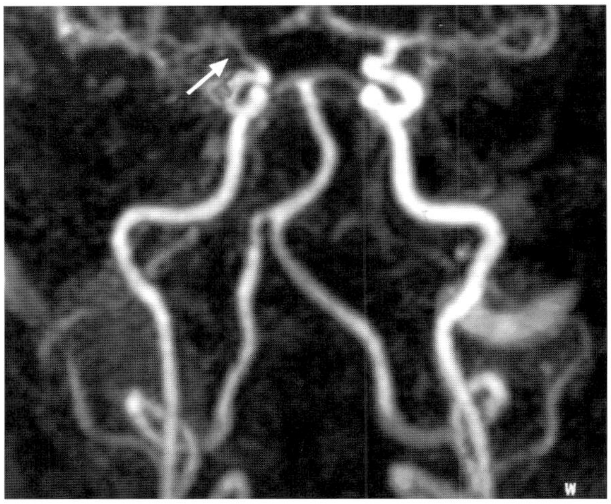

d

quenz (lokale Katheterlyse) für den Patienten überhaupt noch durch die risikoreichere DSA-Katheterangiographie untersucht werden. Die MRA ist in der Lage, den Rekanalisationsprozeß des embolischen Gefäßverschlusses zumindest für die Gefäßabschnitte 1. und 2. Ordnung an der Schädelbasis zuverlässig darzustellen (Oelerich u. Mitarb. 1998).

### *Gefäßspasmen*

Die Aneurysmaruptur ist ein ernstzunehmendes Krankheitsbild und zeichnet sich durch eine 30- bis 50%ige Letalität für die betroffenen Patienten aus. Selbst Patienten, die eine solche Blutung überleben, haben in 1/3 aller Fälle blutungsbedingte, schwere Dauerbeeinträchtigungen. Bei mehr als 1/3 aller Patienten, die eine subarachnoidale Blutung hatten, zeigen sich während des stationären Aufenthalts symptomatische, intrakranielle Gefäßspasmen. Diese sind eine der Hauptursachen der hohen Morbidität und Mortalität nach einem subarachnoidalen Blutungsereignis (Mohr u. Mitarb. 1986).

Die Pathophysiologie des Vasospasmus nach einer subarachnoidalen Blutung wird durch vasoaktive Substanzen des subarachnoidalen Bluts ausgelöst. Sie führen zu einer abnormalen Vasokonstriktion der glatten Gefäßwandmuskelzellen und Engstellung des Gefäßlumens. Obwohl der Pathomechanismus noch nicht vollkommen geklärt und Gegenstand weiterer klinischer Forschung ist, werden verschiedenen Substanzen, darunter Oxyhämoglobin, das aus den Erythrozyten freigesetzt wird, als potentielles Agens für den Gefäßspasmus verantwortlich gemacht (Findlay u. Mitarb. 1992). Der Gefäßspasmus führt zu einem herabgesetzten intrazerebralen Blutfluß und in der Folge zur Ischämie und Infarzierung des Hirngewebes. Das klinisch markanteste Zeichen eines symptomatischen Vasospasmus ist die akute und progrediente Bewußtseinsminderung oder das fokal neurologische Defizit. Koma und plötzlicher Tod können ebenfalls auftreten. Das Auftreten des Vasospasmus liegt typischerweise zwischen dem 4. und 12. Tag nach dem Blutungsereignis.

Der Gefäßspasmus betrifft vorwiegend die großen intrakraniellen Gefäße der Schädelbasis – den supraklinoidalen Abschnitt der A. carotis interna, die A. basilaris, den distalen Abschnitt der A. vertebralis, die proximale A. cerebri media und proximale A. cerebri anterior. In weniger als 10% der Fälle zeigen sich Gefäßspasmen im Bereich der distalen Gefäßabschnitte. In einer kürzlich erschienenen Studie wurde der Stellenwert der nichtinvasiven Verfahren wie MRA oder CT-Angiographie in der Darstellung von Gefäßspasmen nach subarachnoidaler Blutung evaluiert. Tamatani u. Mitarb. (1997) konnten in einer vergleichenden Studie zwischen konventioneller DSA und MRA bei 25 Patienten mit Gefäßspasmen nach Subarachnoidalblutung zeigen, daß nur bei 45,6% aller Arterien die MRA den Befund eines Gefäßspasmus sichern konnte (bei angiographisch mit der DSA dokumentierten Gefäßspasmus an 125 untersuchten Arterien). Tamanti u. Mitarb. (1997) kommen in ihrer Arbeit zum Schluß, daß die MRA zwar für das Management eines zerebralen Gefäßspasmus nützlich sein dürfte, sie aber keine praktikable Alternative zur konventionellen Angiographie sei, insbesondere wenn sich therapeutische und/oder interventionelle Maßnahmen anschließen sollen.

### *Intrakranielle Atherosklerose*

Die Atherosklerose der kraniozervikalen Gefäße ist Hauptursache eines ischämischen Insults im Erwachsenenalter. Dennoch sind Stenosen der A.-carotis-Bifuraktion nicht die einzige Quelle einer Thrombembolie oder arteriellen Embolie. Die Atherosklerose der Schädelbasisarterien findet sich häufiger als vermutet als thrombembolische Ursache oder Emboliequelle eines nachgeschalteten Hirninfarkts. Begleitende intrakranielle Stenosen werden angiographisch bei 15% der Patienten gefunden, die aufgrund einer extrakraniellen A.-carotis-Stenose untersucht wurden (Griffths u. Mitarb. 1996, Oelerich u. Mitarb. 1998) und bei 20% der Patienten mit einem akuten Schlaganfall oder einer transienten Ischämiesymptomatik (Griffths u. Mitarb. 1996). Allerdings ist die Unterscheidung gegenüber einer intrakraniellen Verschlußerkrankung anderer Ätiologie häufig nicht einfach, da z.T. extrakranielle Gefäßprozesse bei schweren intrakraniellen Gefäßprozessen nur minimal nachweisbar sind oder ganz fehlen. Viele Studien der letzten Jahre konnten zeigen, daß die MRA für die Erkennung von intrakraniellen Gefäßprozessen sehr gut geeignet ist (Masaryk u. Mitarb. 1989, Marchal u. Mitarb. 1991, Huston u. Mitarb. 1991, Heisermann u. Mitarb. 1992, Wentz u. Mitarb. 1994).

Die TOF-MRA ist jedoch nicht unproblematisch, da insbesondere turbulierende Flüsse und Dephasierungseffekte einen nicht unerheblichen Einfluß auf die Darstellung der exakten Gefäßpathologie haben. So konnten einige Studien zeigen, daß mit der Phasenkontrastangiographie die Stenosedetektion verbessert werden konnte. Allerdings scheint dies nach neuesten Vergleichsuntersuchungen nur dann der Fall zu sein, wenn eine unverhältnismäßig lange Meßzeit bei gleicher Ortsauflösung wie die der TOF-MRA gewählt wird. Häufig wird der vermeintliche Informationsgewinn durch patientenbedingte Bewegungsartefakte bei längerer Meßzeit beeinträchtigt. Oelerich u. Mitarb. (1998) konnten in ihrer Studie über intrakranielle Stenosen mit beiden MRA-Verfahren zeigen, daß die TOF-MRA der Phasenkontrast-MRA bei gleicher Untersuchungszeit in Sensitivität und Spezifität der Stenosendetektion deutlich überlegen ist (Abb. 2.**21a**-**d**).

Stock u. Mitarb. (1995) untersuchten 50 Patienten mit zerebrovaskulären Gefäßprozessen sowohl mit der MRA als auch mit der konventionellen DSA. Sie fanden bei der MRA eine Sensitivität für Gefäßverschlüsse von 100 % bei 95 % Spezifität im Vergleich mit dem Goldstandard DSA-Katheterangiographie. Bei den Gefäßstenosen lag die Sensitivität und Spezifität für die MRA immerhin noch bei 86 %. In einer anderen großen Studie mit einer hochauflösenden 3dimensionalen TOF-MRA (512 × 512-Matrix) fanden Dairmanjian u.Mitarb. (1995) bei stenosierenden, intrakraniellen Gefäßprozessen eine 88 %ige Übereinstimmung in der Beurteilbarkeit von Gefäßstenosen, verglichen mit einer hochauflösenden DSA-Katheterangiographie von 1024 × 1024-Matrix.

Die TOF-MRA führt zu einer systematischen Überschätzung des Stenosengrads.

Die Kontrastmittelangiographie tendiert weniger zur Überschätzung von Stenosen. Sie zeigt auch vielversprechende Ansätze in der Beurteilung von intrakraniellen Gefäßstenosen für das vertebrobasilare Stromgebiet im Vergleich zur TOF-MRA mit 256 Bildpunkten. In naher Zukunft wird sich zeigen, ob mit der Kontrastmittelangiographie bei verbesserter Sequenz- und Parameterwahl die Beurteilung von intrakraniellen Stenosen des vorderen Stromgebiets ähnlich gut gelingt (Abb. 2.**21e-g** u. 2.**22**) (Sommer u. Mitarb. 1998).

### *Sonstige Vaskulopathien mit intrakraniellen Gefäßstenosen an der Schädelbasis*

#### *Moya-Moya-Krankheit*

Das Krankheitsbild Moya-Moya (aus dem Japanischen frei übersetzt: das „Rauchwölkchen") ist eine vorwiegend in Japan zu beobachtende Erkrankung des Endabschnitts der A. carotis interna mit subtotaler Stenosenbildung und fehlender oder spärlicher Darstellung der proximalen A. cerebri media im konventionellen Angiogramm. Die Erkrankung beginnt mit einer Proliferation der glatten Muskulatur der Gefäßwand und Verdickung der Gefäßintima. Im Verlauf kommt es zu einer langsamen Gefäßenge der A. carotis interna im distalen C6-/C7-Segment der A. carotis interna. Zusätzlich bildet sich über eine vaskuläre Neogenese kleinster Gefäße im Bereich der Schädelbasisarterien und Basalganglienarterien ein „Rete mirabile" (ähnlich dem „Gefäßrete" der Ziege) aus, um einen minimalen Kollateralkreislauf des nachgeschalteten Mediastromgebiets über dilatierte, perforierende Marklagerarterien aufrechtzuerhalten (Ferszt 1989). Klinische Symptome entstehen durch eine Ischämie aufgrund einer poststenotischen Minderperfusion des Hirngewebes sowie einer Gefäßruptur der kompensatorisch erweiterten Kollateralgefäße mit intrakranieller, subarachnoidaler Blutung. Die MRT kann durch die Abbildung der veränderten vaskulären Versorgung des Circulus Willisii und der Basalganglien einschließlich der MRA-Darstellung des Stenosetyps bzw. der Verschlußsituation wertvolle Hinweise bzgl. der Diagnose des Krankheitsbilds liefern.

Allerdings ist die MRA insbesondere in der Darstellung des Kollateralkreislaufs über den Circulus Willisii und erweiterte Basalgangliengefäße der konventionellen Angiographie durch ihre beschränkte Auflösungsqualität noch unterlegen (Abb. 2.**23**).

#### *Sichelzellanämie*

Zerebrale Infarkte sind bei 15 % aller Patienten mit Sichelzellanämie zu beobachten. Ursache ist ein thrombotischer Prozeß, der ausschließlich das A.-carotis-Stromgebiet unter Aussparung des vertebrobasilaren Stromgebiets betrifft. Es scheint, daß die großen Territorialinfarkte bei diesen Patienten durch die Hyperkoagulopathie der Sichelzellen ausgelöst werden. Das typische MR-tomographische und -angiographische Bild sind kleinere oder größere Territorialinfarkte im Media- und Anteriorstromgebiet mit vorgeschalteten Flußsignalminderungen in der Endstrombahn der A. carotis interna (Grossman 1995) (Abb. 2.**24**).

## Intrakranielle, arteriovenöse Gefäßmalformation

Für die Einschätzung einer arteriovenösen Gefäßmalformation liegt der Wert der MRA nicht alleine in der Fähigkeit, genau den anatomischen Gefäßnidus (Sitz des arteriovenösen Shunts) und den Gefäßfider der Gefäßmalformation zu definieren. Diese Darstellungsmöglichkeit gelingt heute deutlich besser und genauer mit der konventionellen DSA-Katheterangiographie.

Der Stellenwert der MRT und MRA liegt in der exakten anatomischen Zuordnung des arteriovenösen Gefäßmalformationen zu gyralen und/oder sulkalen Strukturen bzw. tiefer gelegenen Hirnabschnitten.

Zusätzlich sind Komplikationen und Folgen einer intrakraniellen Gefäßmalformation besser zu erkennen. Insbesondere als nichtinvasive Untersuchungsmodalität kommt der MRA eine entscheidende Rolle in der Verlaufsbeobachtung therapierter, partiell therapierter und nichttherapierter arteriovenöser Gefäßmalformationen in der Beurteilung der Gefäßzuflüsse, des Gefäßnidus und der Drainagevenen zu. Zusätzlich kann mit der MRA die Flußdynamik von arteriovenösen Gefäßmalformationen analysiert und/oder durch spezielle Saturationspulstechnik die selektive Gefäßversorgung separiert werden.

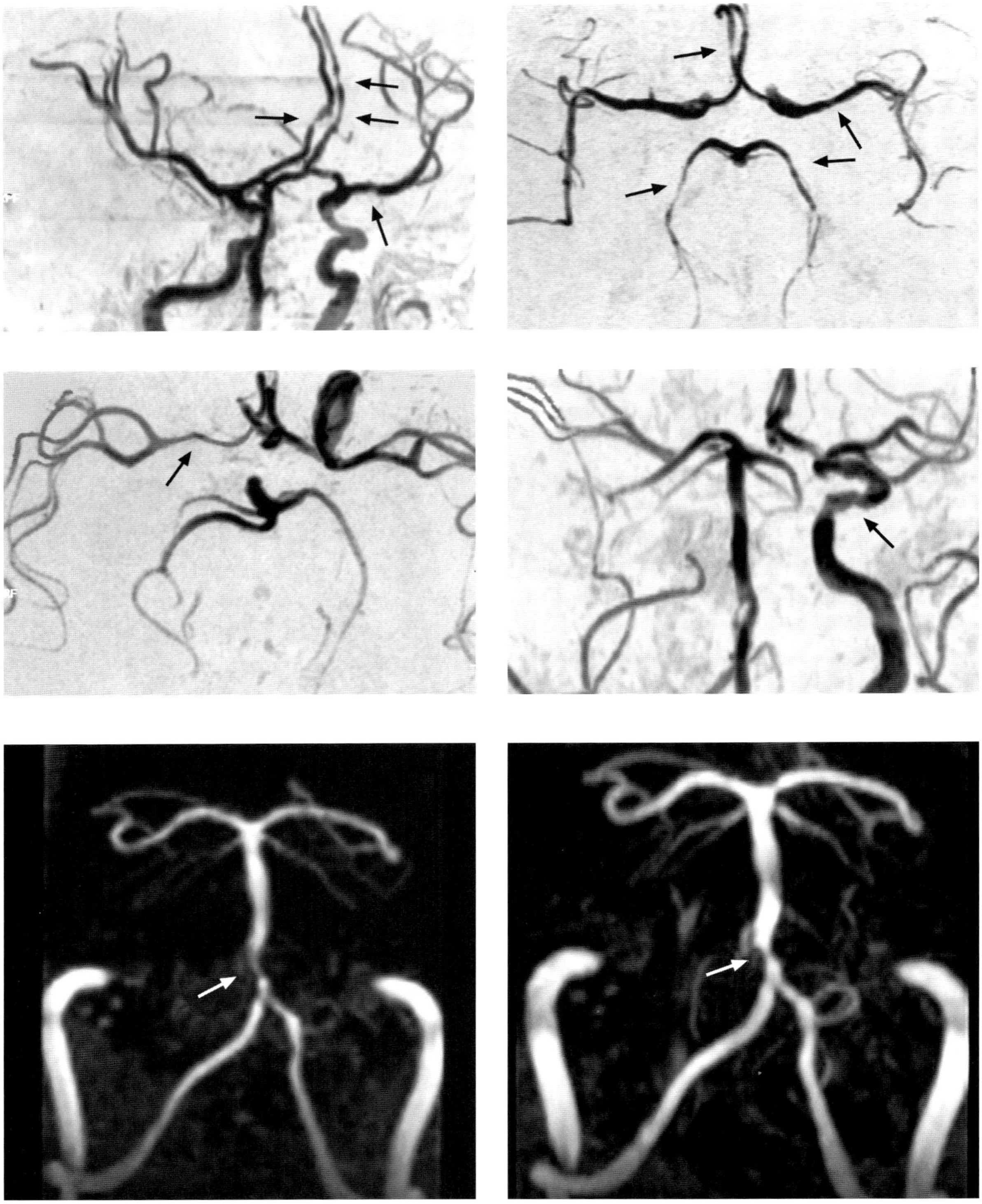
a
b
c
d
e
f

◄

Abb. 2.**21a–g** Stenosen:

**a, b** Bilaterale, segmentale Stenosen im A2-Segment der A. cerebri anterior und leichtgradige Stenose der A. cerebri media rechts und der Aa. cerebri posteriores in koronarer und axialer Ansicht mit der TOF-MRA (TR/TE/Matrixgröße/35ms/6,0ms/200 × 512).

**c, d** Mittel- bis hochgradige M1-Stenose der A. cerebri media rechts im axialen Bild und zusätzlicher Verschluß der A. carotis interna rechts in der TOF-MRA im axialen und koronaren Bild (TR/TE/Matrixgröße/35ms/6,0ms/200 × 512) (Pfeil zeigt zusätzlich einen Gefäßprozeß am Siphon der A. carotis interna links).

**e–g** Hochgradige proximale A.-basilaris-Stenose. Vergleich mit verschiedenen MRA-Techniken:

- TOF-MRA (TR/TE/Matrixgröße/32ms/6,0ms/168 × 256),
- TOF-MRA (TR/TE/Matrixgröße/35ms/6,0ms/200 × 512),
- Kontrast-MRA (TR/TE/Matrixgröße/4,6ms/1,6ms/140 × 256).

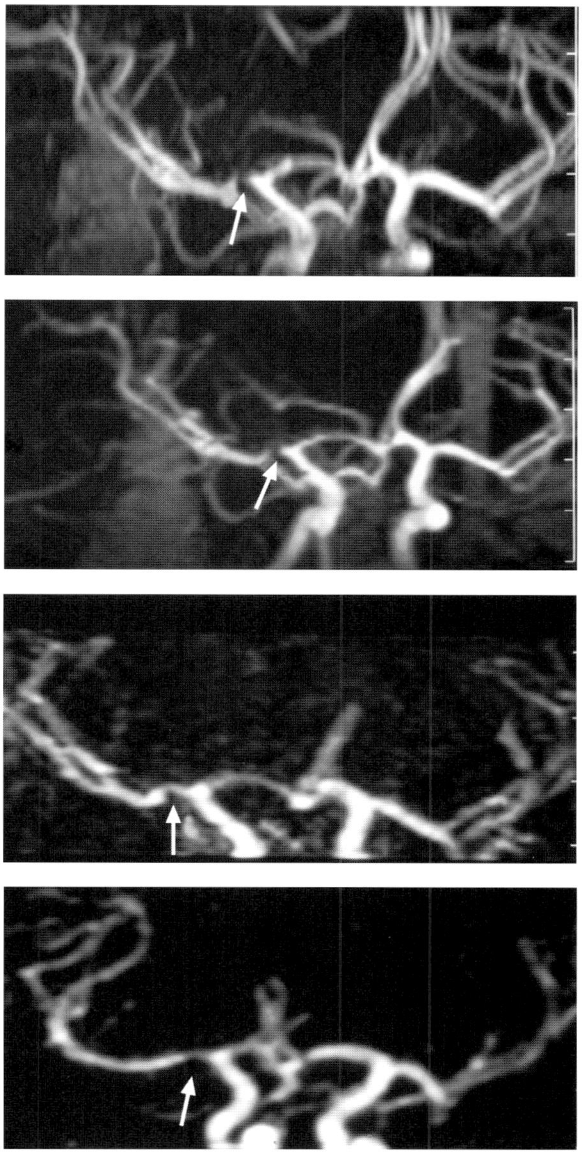

a b c d

Abb. 2.**22a–d** Vergleich einer hochgradigen M1-Stenose (Pfeil) der A. cerebri media rechts in koronarer Ansicht:

**a** TOF-MRA (TR/TE/Matrixgröße/32ms/6,0ms/168 × 256).
**b** TOF-MRA (TR/TE/Matrixgröße/35ms/6,0ms/200 × 512).
**c** Kontrast-MRA (TR/TE/Matrixgröße/4,6ms/1,6ms/140 × 256).
**d** Kontrast-MRA nach Subtraktion einer Messung vor Kontrastmittelgabe mit denselben Meßparametern.

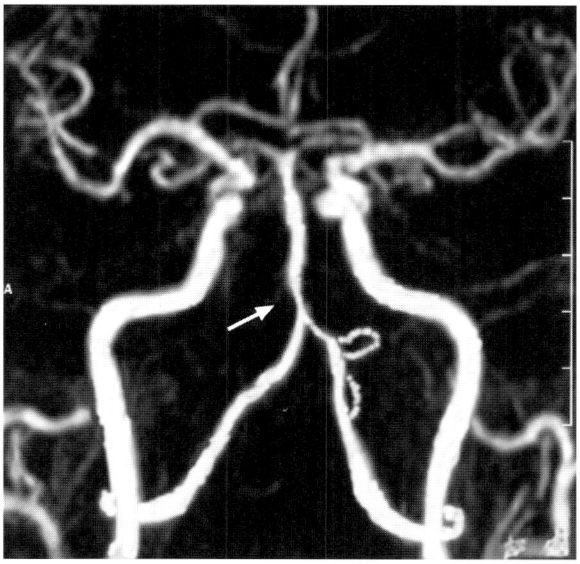

g

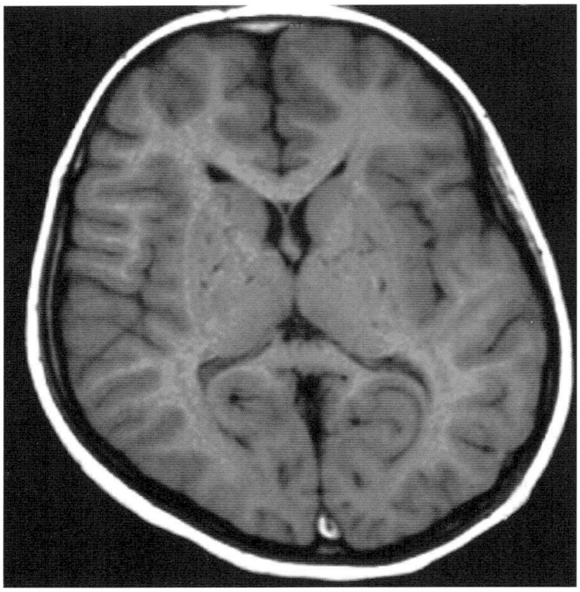
a

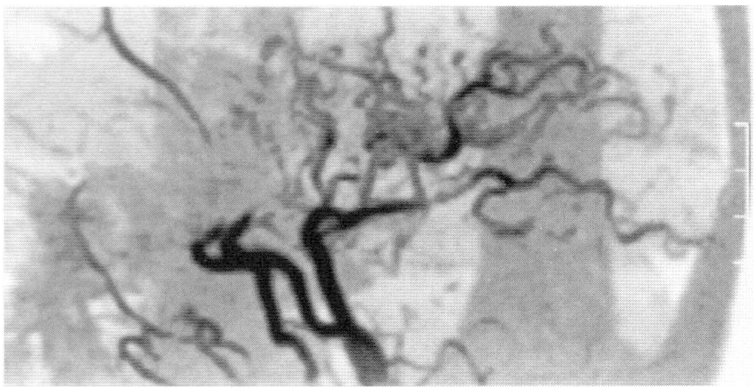
b

Abb. 2.**23 a, b** Moya-Moya-Krankheit:

**a** T1-gewichtete axiale Aufnahme (TR/TE/Matrixgröße/ 500ms/12ms/169 × 256) einer Moya-Moya-Erkrankung mit typischen Bild erweiterter, perforierender Basalganglienarterien als Ausdruck eines Kollateralisationskreislauf.

**b** TOF-MRA (TR/TE/Matrixgröße/ 35ms/6,0ms/144 × 256), bilateraler, distaler A.-carotis-interna-Verschluß, intrakranielles Gefäßkonvolut als Zeichen einer Kollateralisation.

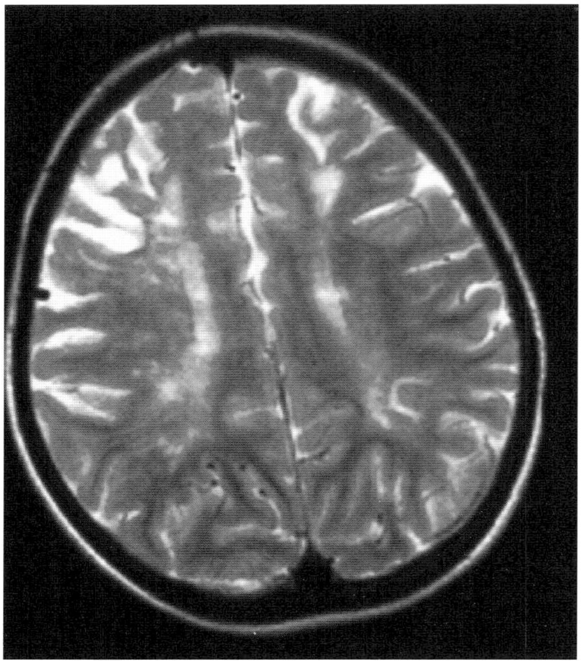
a

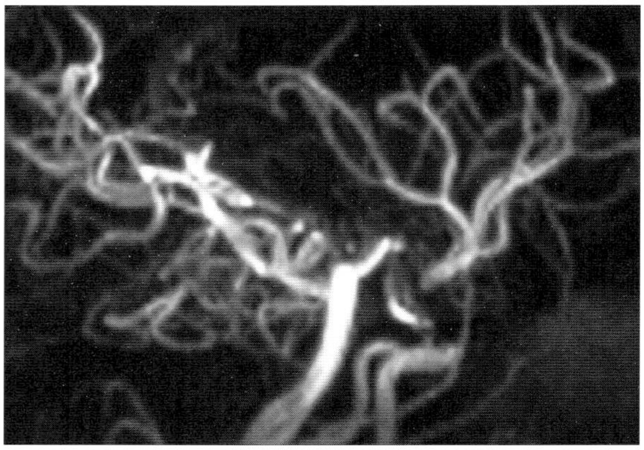
b

Abb. 2.**24a, b** Sichelzellanämie:

**a** Klinisch gesicherte Sichelzellanämie mit kortikalen und subkortikalen Marklagerinfarkten in der T2-Gewichtung (TR/TE/Matrixgröße/2500ms/98ms/190 × 256).

**b** In der lateralen, koronaren Ansicht fehlendes Signal in der A. carotis interna rechts und schwaches Signal in der A. cerebri media rechts in der TOF-MRA (TR/TE/Matrixgröße/35ms/6,0ms/144 × 256).

Routinemäßig werden Patienten mit Verdacht auf eine Gefäßmalformation in axialer und koronarer T1-gewichteter Spin-Echo-Technik und T2-gewichteter Doppel-Spin-Echo-Technik untersucht. Zum Blutungsnachweis in der arteriovenösen Gefäßmalformation wird ergänzend eine T2*-gewichtete Bildsequenz eingesetzt. Ergänzt wird die Untersuchung durch eine MRA in TOF-Technik, evtl. mit selektiver Saturationspulstechnik zur Differenzierung der territorialen Gefäßversorgung der arteriovenösen Gefäßmalformationen (Knopp 1996) (Abb. 2.**25a, c**).

Noch einmal soll hervorgehoben werden, daß die Spin-Echo-Technik die wichtigste und entscheidende Bildsequenz zur Visualisierung einer arteriovenösen Gefäßmalformation darstellt. Die Gradiententechnik beinhaltet flußbedingt Probleme, so daß in der Signalgebung häufig nicht zwischen Blut im Gefäßnidus bzw. einer Teilembolisierung der Gefäßmalformation differenziert werden kann.

Nussel u. Mitarb. (1991) untersuchten 10 Patienten mit bekannten arteriovenösen Gefäßmalformationen in einer vergleichenden Untersuchung zwischen der konventionellen MRT-Schnittbildgebung, der MRA und der konventionellen Angiographie. Sie fanden heraus, daß die Schnittbildgebung der MRA und konventionellen Angiographie in der Darstellung des Gefäßnidus und der darin einbezogenen nachbarschaftlichen anatomischen Strukturen überlegen ist. Das venöse Drainagemuster kann nichtinvasiv mit der konventionellen Bildgebung exakt aufgezeigt werden.

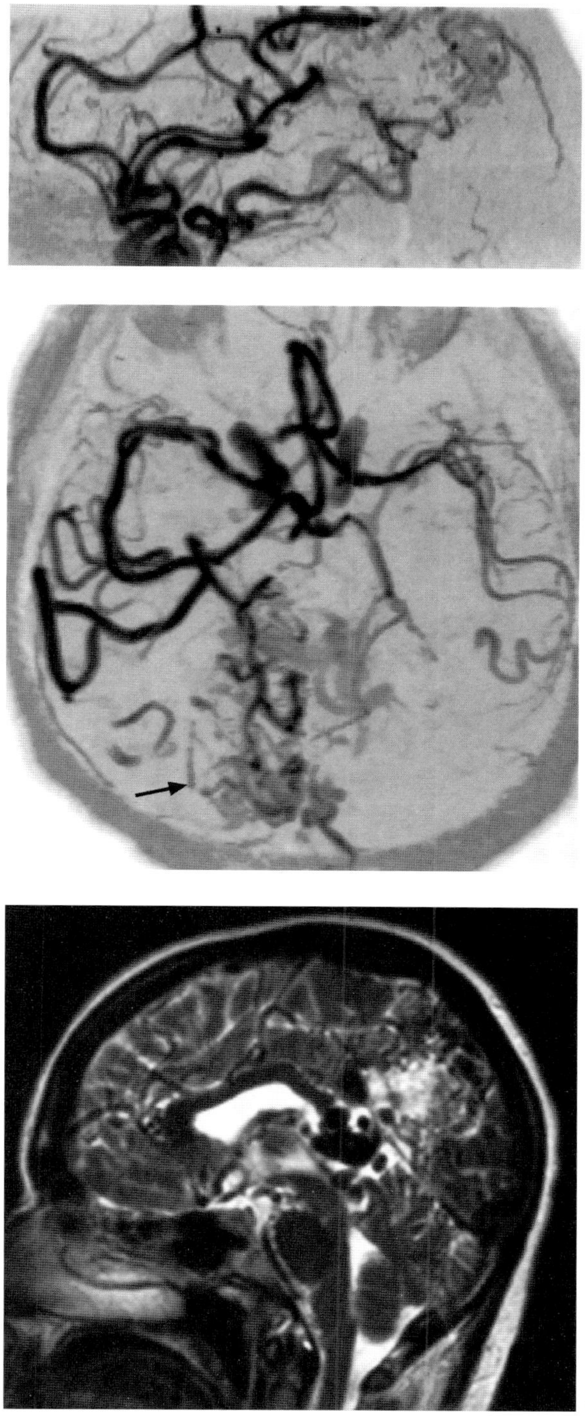

a

b

c

Abb. 2.**25a–c** Arteriovenöse Gefäßmalformation:
**a, b** In koronarer und axialer Ansicht erkennbare arteriovenöse Gefäßmalformation, die von den 3 großen Gefäßen der rechten Hemisphäre, dargestellt mit TOF-MRA-Technik, versorgt wird (TR/TE/Matrixgröße/35ms/6,0ms/144 × 256).
**c** In der sagittalen T2-Gewichtung (TR/TE/Matrixgröße/3864ms/128ms/230 × 256) gute anatomische Zuordnung des tief parenchymal, okzipital gelegenen Angiomfieders mit heterogenem Signalcharakter als Ausdruck eines High-flow-Angioms.

Zu ähnlich guten Ergebnissen kommt eine neuere Studie der Arbeitsgruppe von Mukherji u. Mitarb. (1995). Sie berichteten, daß die MRA den thrombosierten Gefäßnidus ohne Flußsignal im Vergleich zur konventionellen Angiographie mit 100% Spezifität detektiert. Allerdings konnte die MRA bei persistierendem Fluß im Gefäßnidus nur in 65% der Fälle sensitiv den Gefäßnidus der arteriovenösen Gefäßmalformation nachweisen (Mukherji u. Mitarb. 1995). Darüber hinaus war die Sensitivität stark von der Größe des Gefäßnidus abhängig. Ein Gefäßnidus unter 1 cm Durchmesser wurde nur noch mit einer Sensitivität von 27% mit der MRA im MIP-Bild erkannt. Konsequenterweise fordern die Autoren zur Verbesserung der Aussagekraft der MRA, die nicht rekonstruierten Rohdatenbilder zur Analyse einer arteriovenösen Gefäßmalformation mit heranzuziehen.

## Durale arteriovenöse Fistel

Intrakranielle und spinale durale arteriovenöse Fisteln sind eine abnorme Gefäßverbindung mit arteriovenösem Shunt innerhalb der Dura mater. Diese Gefäßläsionen sollten strikt und eindeutig von den oben besprochenen pialen arteriovenösen Gefäßmalformationen des Gehirns abgegrenzt werden. Die zunehmende Häufung dieser duralen arteriovenösen Fisteln legt den Verdacht nahe, daß es sich um erworbene Gefäßläsionen handelt. Häufig geht dieser pathologischen Gefäßentwicklung eine Gefäßthrombose des duralen Sinus oder eine intrakranielle Venenthrombose voraus (Nabors u. Mitarb. 1978, Houser u. Mitarb. 1979, Chaudhary u. Mitarb. 1982). Traumatisch oder postoperativ entstandene durale arteriovenöse Fisteln wurden in der Literatur beschrieben (Mulliken u. Glowacki 1982). Frauen scheinen insbesondere während der Schwangerschaft dafür prädispositioniert zu sein, eine durale arteriovenöse Fistel aufgrund hormoneller Umstellungen zu entwickeln.

Obwohl durale arteriovenöse Fisteln überall entstehen können, treten die meisten im Bereich einer venösen Verschlußsituation auf. Anamnese, Klinik und der klinische Verlauf nach der Behandlung sind sehr häufig durch den Sitz, die venöse Drainage und eine begleitende Venenthrombose bestimmt.

*Klinische Symptome* können sein:

- einfacher Kopfschmerz,
- Maschinen- oder Ohrgeräusche,
- ernste, intrakranielle Blutung,
- neurologische Ausfallerscheinungen,
- epileptische Anfälle,
- mentale Desorientiertheit,
- erhöhter intrakranieller Druck.

Vor kurzem konzipierten Cognard u. Mitarb. (1995) in einer retrospektiven Analyse von 258 angiographierten Patienten mit duraler arteriovenöser Fistel eine neue und hervorragende Klassifikation intrakranieller, duraler arteriovenöser Fisteln an Hand der venösen Abflußdrainage (Abb. 2.**26**).

Obwohl die MRT nicht direkt die durale arteriovenöse Fistel zeigt, können dilatierte piale Venen und/oder eine Sinusvenenthrombose zur Diagnosefindung einer duralen arteriovenösen Fistel beitragen. Eine kürzlich erschienene Arbeit berichtet darüber, daß eine verbesserte Darstellung solcher duraler arteriovenöser Fisteln mit der TOF-MRA möglich ist (Elster u. Mitarb. 1991, Willinsky u. Mitarb. 1994). Dennoch bleibt die konventionelle DSA der Goldstandard zur Darstellung dieser Gefäßpathologie und zur prätherapeutischen Evaluation duraler arteriovenöser Fisteln.

Insbesondere die höhere Auflösung und hämodynamische Information, einschließlich dem Nachweis multipler arteriovenöser Shunts bleibt der konventionellen Angiographie weiterhin vorbehalten.

## Sinus-/Sinusvenenthrombose

Die Sinus-/Sinusvenenthrombose ist eine Thrombose der venösen Abflüsse des Gehirns und das Resultat einer venösen Flußminimierung aufgrund einer Hyperkoagulopathie, einer Erkrankung der venösen Gefäßwand oder einer Kombination von verschiedenen Faktoren (Hurst 1996) (Tab. 2.**2**).

Entsprechend den Nachbarschaftsbeziehungen können entweder der angrenzende Sinus nur lokalisiert oder alle oberflächlichen bzw. tiefen Sinusvenen, aber auch die kortikalen oder ependymalen Sammelvenen thrombotisch verlegt sein (Schwartz 1996). Die zerebrale Venenthrombose wird aufgrund ihrer unspezifischen, klinischen Symptomatik häufig klinisch verkannt und nicht rechtzeitig diagnostiziert. Die

Tabelle 2.**2** Ätiologie der zerebralen Venenthrombose

| Lokale Ursachen einer Gefäßanomalie |
|---|
| • Infektion:<br>– extradural (Mastoiditis, Osteomyelitis, Halsinfektionen)<br>– intradural (Meningitis, Empyem, Abszeß)<br>• Trauma in Nachbarschaft oder mit Verletzung des duralen, venösen Sinus<br>• Neoplasma (Meningeom, Meningeosis carcinomatosa, Metastasen der Dura) |
| **Systemische Ursachen (Hyperkoagulopathie und/oder venöse Flußminderung)** |
| • Dehydrierung (bei Herzinsuffizienz)<br>• kongenitale Herzvitien<br>• hämatologisch:<br>– Polycythaemia vera, Schwangerschaft, postpartum, orale Kontrazeptiva, Antithrombin-III-Mangel<br>– Protein C und S |

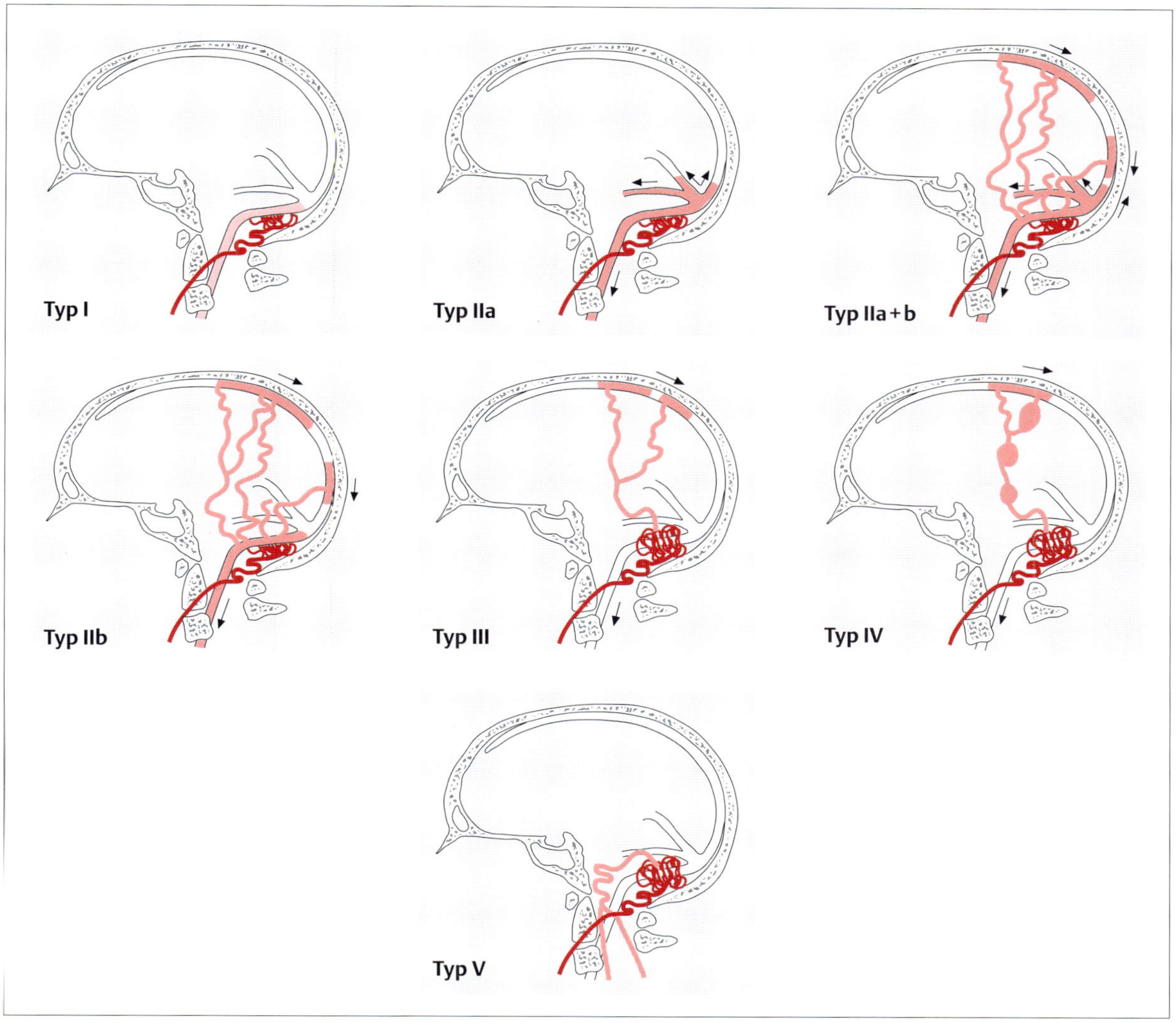


Abb. 2.**26** Klassifikation intrakranieller, duraler arteriovenöser Fisteln entsprechend dem venösen Drainageverhalten (Typ I bis Typ V). Durale arteriovenöse Fisteln Typ I und II drainieren in den Sinus transversus und/oder sigmoideus. Durale arteriovenöse Fisteln Typ II bis IV drainieren direkt in kortikale Venen (nach Cognard u. Mitarb.).

klinische Manifestation der zerebralen Venenthrombose hängt von verschiedenen anatomischen und pathophysiologischen Gegebenheiten ab, insbesondere von:

- Lokalisation,
- Schwere der Progression,
- Ausmaß des thrombotischen, venösen Gefäßverschlusses.

Die Obstruktion der großen, venösen Blutleiter ist sehr häufig die Ursache für eine massive intrakranielle Drucksteigerung mit den klinischen Zeichen eines diffusen nicht zu lokalisierenden Kopfschmerzes, eines Papillenödems und einer zunehmenden Bewußtseinsstörung. Schwere parenchymale Abflußstörungen dürften der Grund für das sich häufig bei Sinusvenenthrombosen entwickelnde Hirnödem und den venösen Stauungsinfarkt mit Hämorrhagie sein. Hinzu kommt, daß Sinusvenenthrombosen häufig mit einer kortikalen Venenthrombose vergesellschaftet sind (Gabrielson u. Mitarb. 1981). Es wird angenommen, daß es durch eine venöse Abflußbehinderung bei vorbestehender Sinusvenenthrombose zu einer Ausbreitung der Thrombose in die kortikalen Venen kommen kann. Häufig ist diese Situation klinisch mit epileptischen Anfällen und fokal neurologischen Defiziten wie Hemiparese, Aphasie oder Hemianopsie assoziiert.

Die MRT-Bildgebung ist ein ausgezeichnetes Verfahren in der Diagnose einer zerebralen Venenthrombose. Sie kann das fehlende Flußsignal oder das Thrombussignal in den großen venösen Blutleitern hervorragend in T1-Gewichtung als hyperintenses Signal in der subakuten Phase (T2-Gewichtung korrespondierend als hypointenses Signal) im Sinne eines

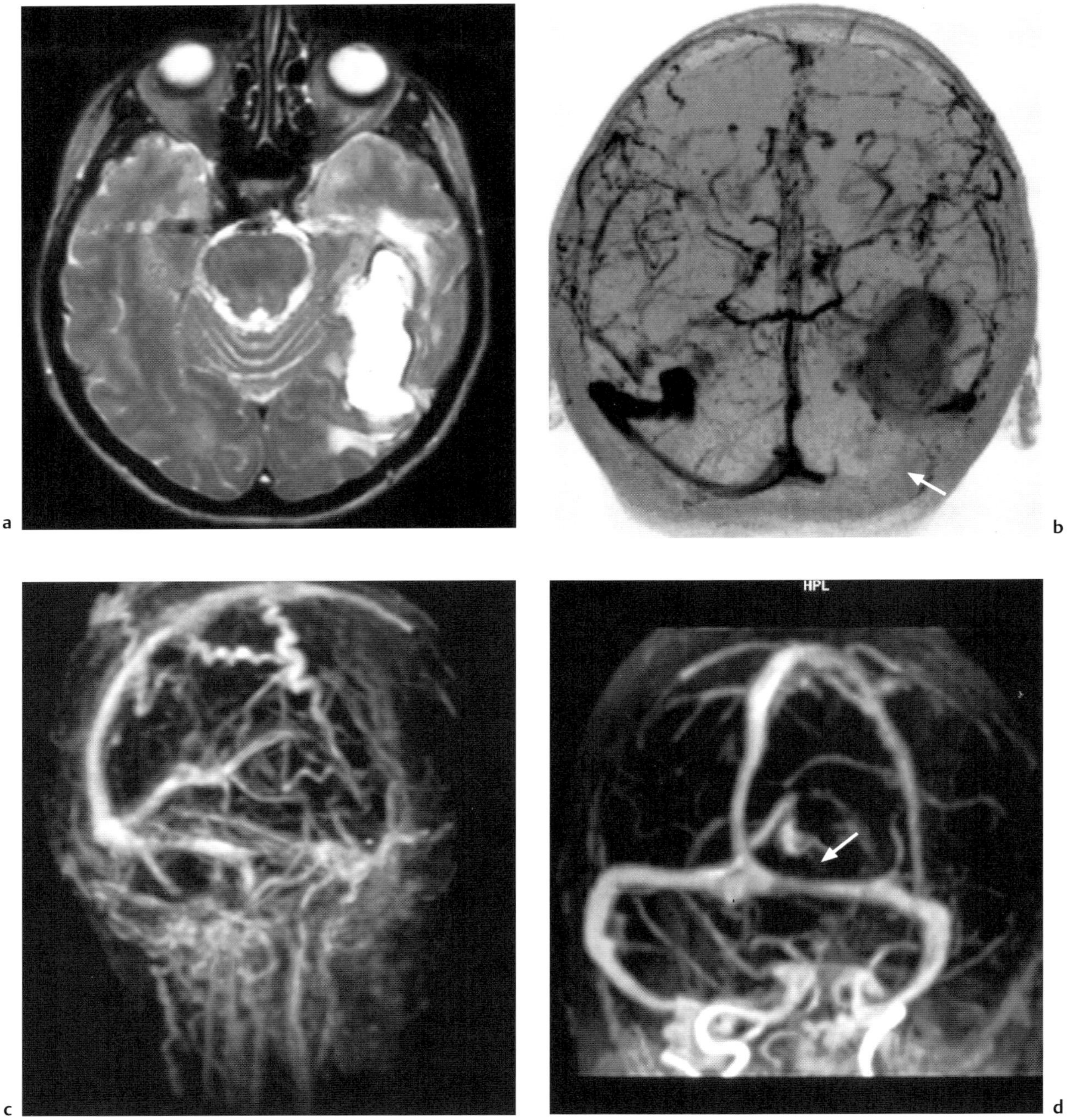


Abb. 2.**27a–d** Sinusvenenthrombose in der MRA-Bildgebung:

**a** Atypische Kongestionsblutung in der T2-Gewichtung links temporal (TR/TE/Matrixgröße/2500ms/90ms/192 × 256).

**b** Ursache dieser Kongestionsblutung ist eine Thrombose des Sinus transversus links (Pfeil) mit fehlendem Flußsignal in der venösen 2dimensionalen FLASH-MRA (TR/TE/Matrixgröße/32ms/10ms/256 × 256).

**c** Bilaterale V.-jugularis-Thrombose eines 10jährigen Jungen mit chronischer, oberer Einflußstauung bei fibröser, kongenitaler Stenose der V. cava superior. Die Kontrastmittel-MRA zeigt die fehlende Darstellung der großen Jugularvenen und einen kräftigen Umgehungskreislauf über dilatierte Diploe- und oberflächliche Zervikalvenen (TR/TE/Matrixgröße/4,6ms/1,8ms/115 × 256).

**d** Verlaufskontrolle nach Thrombose des Sinus transversus rechts und deutlichen Rekanalisationszeichen mit noch residueller Lumenreduktion im proximalen Abschnitt des Sinus transversus links in der Kontrastmittel-MR-Phlebographie (TR/TE/Matrixgröße/4,6ms/1,8ms/115 × 256).

frischen Blutclots darstellen (Schwartz 1996). Die durch die Abflußbehinderung entstehenden Effekte wie Hirnschwellung, venöser Stauungsinfarkt, Blutung oder raumfordernde Zeichen werden zusätzlich mit der MRT-Schnittbildgebung erfaßt. Signalveränderungen des Hirnparenchyms, die an einen venösen Infarkt erinnern, sollten an eine thrombotische Verschlußsituation der großen venösen Blutleiter denken lassen.

Die MRA ist eine sehr nützliche Zusatzuntersuchung zur Darstellung des thrombotischen Verschlusses der großen venösen Blutleiter.

Es gibt klinische Erfahrungsberichte, daß die kontrastmittelunterstützte Venographie, insbesondere die ultraschnellen, kontrastmittelunterstützten Angiographiesequenzen, thrombotische Verschlüsse der großen venösen, intrakraniellen Blutleiter, als auch kleinerer kortikaler Venen hervorragend darstellen können (Abb. 2.**27**).

## Ausblick

Die TOF-MRA wird als guter Kompromiß noch lange die MRA-Technik der Wahl bei der intrazerebralen, MRT-Gefäßdarstellung sein. Sie zeichnet sich durch folgende Faktoren aus:

- zumutbare Untersuchungszeit,
- begrenzte Artefaktanfälligkeit,
- fehlende Invasivität,
- Kontrastmittelunabhängigkeit.

Die TOF-MRA bildet in hochauflösender Matrix die Gefäßpathologie hervorragend ab. In naher Zukunft wird die kontrastmittelunterstützte MRA eine schnelle und alternative Methode zu den z. Z. gängigen Phasenkontrast- und TOF-MRA-Techniken darstellen. Mit den im Moment zur Verfügung stehenden, kontrastverstärkten MRA-Sequenzen ist eine Darstellung der Gefäßpathologie erreichbar, die an die Auflösungsmöglichkeiten der TOF-MRA mit 192 × 256-Matrix heranreicht. Mit speziellen Kontrastmitteln, einer optimierten Bolustechnik über maschinelle Injektion und verbesserter, hochauflösender Technik, wie im abdominalen Bereich bereits vorhanden, ist es durchaus vorstellbar, daß diese Technik an die TOF-MRA mit hochauflösender Bildmatrix qualitativ heranreichen wird.

## Literatur


Asari, S., T. Ohmoto: Natural history and risk factors of unruptured cerebral aneurysms. Clin. Neurol. Neurosurg. 95 (1993) 205–214

Atlas, S. W., J. Listerud: MR angiography of the circle of Willis and middle cerebral artery bifurcation: traced ray with array processor versus maximum intensity projection reconstruction. Radiology 181 (1991) 256 (abstract)

Atlas, S. W., J. Listerud, W. Chung, E. Flamm: Intracranial aneurysms: depiction on MR angiograms with a multifeature-extraction, ray tracing postprocessing algorithm. Radiology 192 (1994) 129–139

Atlas, S. W., L. Sheppard, H. Goldberg, R. W. Hurst, J. Listerud, E. Flamm: Intracranial aneurysms: detection and characterization with MR angiography with use of an advanced postprocessing technique in a blinded-reader study. Radiology 203 (1997) 807–814

Bladder, D. D., D. L. Parker, A. Sunskee et al.: Cerebral MR angiography with multiple overlapping thin slab acquisition: II Early clinical experience. Radiology 183 (1992) 379–389

Bontozoglou, N. P, H. Spanos, P. Lasjaunias, G. Zarifis: Intracranial aneurysms: endovascular evaluation with three dimensional-display MR-angiography. Radiology 197 (1995) 876–879

Bouthillier, A., H. R. van Loveren, J. T. Keller: Segments of the internal carotid artery. A new classification. Neurosurgery 5 (1996) 133–139

Burleson, A. C, C. M. Strohter, V. T. Turitto: Computer modeling of intracranial saccular and lateral aneurysms for the study of their hemodynamics. Neurosurgery 37 (1995) 774–784

Chaudhary, M. Y., V. P. Sachdev, S.H. Cho et al.: Dural arteriovenous malformation of the major venous sinuses: an acquired lesion. Amer. J. Neuroradiol. 3 (1982) 13–19

Chen, J. C., J. S.Tsudara, V. V. Halbach: Suspected dural arteriovenous fistulas: result with screening MR angiography in seven patients. Radiology 183 (1992) 265–271

Cognard, Ch., Y. P. Gobin, L. Pierot et al.: Cerebral dural arteriovenous fistulas: clinical and angiographic correlation with a revised classification of venous drainage. Radiology 194 (1995) 671–680

Dairmanjian, A., J. S.Ross, N. Obuchowski et al.: High resolution, magnetization transfer saturation, variable flip angle time-of-flight MRA in the detection of intracranial stenoses. J. Comput. assist. Tomogr. 19 (1995) 700–706

Drake, C. G.: Management of cerebral aneurysm. Stroke 12 (1981) 273–280

Elster, A. D., M. Y. Chen, D. N. Richardson et al.: Dilated intercavernous sinuses: a MR sign of carotid-cavernous and carotid-dural fistulas. Amer. J. Neuroradiol. 12 (1991) 641–645

Ferszt, R.: Kreislaufstörungen des Nervensystems. In Cervos-Navarro, J., R. Ferszt: Klinische Neuropathologie. Thieme, Stuttgart 1989 (p. 91)

Findlay, J., R. I. MacDonald, B. Weir: Current concepts of pathophsiology and management of cerebral vasospasm following aneurysmal subarchnoid hemorrhage. Cerebrovasc. Brain Metabol. Rev. 3 (1992) 336–361

Gabrielson, T., J. Seeger, J. Knake: Radiology of cerebral vein occlusion without dural sinus occlusion. Radiology 140 (1981) 403–408

George, G. R., G. Jacobs, W. J. Macintyre: Magnetic resonance signal intensity patterns obtained from continuous and pulsatile flow models. Radiology 151 (1984) 421–428

Griffiths, P. D., S. Worthy, A. Gholkar: Incidental intracranial vascular pathology in patients investigated for carotid stenosis. Neuroradiology 38 (1996) 25–20

Grossmann, C. B.: Cerebrovascular disorders. In Grossmann, C. B.: Magnetic Resonance Imaging and Computed Tomography of the Head and Spine, 2nd ed. Williams & Wilkins, Baltimore 1995 (p. 270)

Hankey, G. J., C. P. Warlow, R. J. Sellar: Cerebral angiographic risk in mild cerebrovascular disease. Stroke 21 (1990) 209–222

Heisermann, J. E., B. P. Drayer, P. J. Keller, E. K. Fram: Intracranial vascular stenosis and occlusion: evaluation with three-dimensional time-of-flight MR angiography. Radiology 185 (1992) 667–673

Heisermann, J. E., B. L. Dean, J. Y. Hodak et al.: Neurology complications of cerebral angiography. Amer. J. Neuroradiol. 15 (1994) 1401–1407

Heiskanen, O.: Risk of bleeding from unruptured aneurysm in cases with multiple intracranial aneurysms. J. Neurosurg. 55 (1981) 524–526

Houser, O. W., J. K. Campbell, R. J. Campbell et al.: Arteriovenous malformations affecting the transverse dural sinus-acquired lesion. Mayo Clin. Proc. 54 (1979) 651–661

Hu, X., N. Alperin, D. N. Levin, K. K. Tan, M. Mengeot: Visualization of MR angiographic data with segmentation and volume rendering techniques. JMRI 1 (1991) 539–546

Huber, P., F. Robert: Changes of saccular cerebral aneurysms: angiographic follow up examination in conservatively treated saccular aneurysms. Fortschr. Röntgenstr. 111 (1969) 184–195

Hurst, R. W.: Angiography of nonatherosclerotic occlusive cerebrovascular disease. In Nelson, P. K., J. J. Kircheff: Neuroimaging. Clin. N. Amer. 6 (1996) 651–679

Huston III, J., D. A. Rüfenacht, R. L. Ehman, D. O. Wiebers: Intracranial aneurysm and vascular malformations: comparision of time-of-flight and phase-contrast MR angiography. Radiology 181 (1991) 721–730

Ikawa, F., M. Sumida, T. Uozumi: Comparison of three dimensional phase contrast magnetic resonance angiography with three dimensional time of flight magnetic resonance angiography in cerebral aneurysms. Surg. Neurol. 42 (1994) 287–292

Inagawa, T., A. Hirano: Ruptured intracranial aneurysms: an autopsy study of 133 patients. Surg. Neurol. 33 (1990) 117–123

Juvela, S., M. Porras, O. Heiskanen: Natural history of unruptured intracranial aneurysms: a long term follow-up study. J. Neurosurg. 79 (1993) 174–182

Juvela, S.: Prevalence of risk factors in spontaneous intracerebral hemorrhage and aneurysmal subarachnoid hemorrhage. Arch. Neurol. 53 (1996) 734–740

Kassell, N. F., J. C. Torner: Size of intracranial aneurysms. Neurosurgery 12 (1983) 291–297

Kitamura, K., M. Fukui, K. Oka et al.: Moyamoya disease. In Toole, J.: Handbook of Clinical Neurology, Vol. 55. Elsevier, New York 1989 (pp. 293–306)

Knopp, E. A.: The role of magnetic resonance angiography in the assessment of intracranial disease. Neuroimaging Clin. N. Amer.6 (1996) 769–780

Korogi, Y., M. Takahashi, N. Mabuchi: Intracranial aneurysms: diagnostic accuracy of three dimensional Fourier transform time-of-flight MR angiography. Radiology 193 (1994a) 181–186

Korogi, Y., M. Takahashi, N. Mabuchi et al.: Intracranial vascular stenosis and occlusion: diagnostic accuracy of three dimensional, Fourier transform, time-of-flight MR angiography. Radiology 193 (1994b) 187–193

Korogi, Y., M. Takahashi, N. Mabuchi et al.: Intracranial aneurysms: diagnostic accuracy of MR-angiography with evaluation of maximum intensity projection and source images. Radiology 199 (1996) 199–207

Krabbe-Hartkamp, M. J., J. van der Grond, F. E. de Leeuw et al.: Circle of Willis: morphologic variation on three-dimensional time-of-flight MR Angiograms. Radiology 207 (1998) 103–111

Krayenbühl, H., M. G. Yasergil: Die vaskulären Erkrankungen im Gebiet der Arteria vertebralis und Arteria basilaris. Eine anatomische und pathologische, klinische und neuroradiologische Studie. Thieme, Stuttgart 1957 (S. 36–41)

Lin, W., E. M. Haacke, A. S. Smith, M. E. Clampitt: Gadolinium-enhanced high resolution MR angiography with adaptive vessel tracking: preliminary results in the intracranial circulation. JMRI 2 (1992) 277–284

Listerud, J., S. W. Atlas, J. C. McGowan, N. Butler: TRAP: traced ray by array processor. In Society of Magnetic Resonance in Medicine: Book of abstracts. Society of Magnetic Resonance in Medicine, Berkeley 1991 (p. 757)

Lozano, A. M., R. Leblanc: Familial intracranial aneurysms. J. Neurosurg. 66 (1987) 522–528

Marchal, G., H. Bosmans, L. van Fraeyenhoven et al.: Intracranial vascular lesions: optimization and clinical evaluation of three dimensional time-of-flight MR angiography. Radiology 175 (1991) 443–448

Masaryk, T. J., M. T. Modic, J. S. Ross et al.: Intracranial circulation: preliminary results with three-dimensional (volume) MR angiography. Radiology 171 (1989) 793–799

Mc Cormick, W. E., G. J. Acosta-Rua: The size of intracranial saccular aneurysms: an autopsy study. J. Neurosurg. 33 (1970) 422–427

Mohr, J., J. Kistler, J. Zabramski et al.: Intracranial aneurysm. In Stroke Pathopysiology, Diagnosis and Management, Vol 2. Churchill Livingstone, Edinbourgh 1986 (pp. 643–677)

Moore, P. M.: Diagnosis and management of isolated angiitis of the central nervous system. Neurology 39 (1989) 167–173

Morris, P.: Practical Neuroangiography: The Internal Carotid Artery, 1st. ed. Williams & Wilkins, Baltimore 1997 (pp. 117–161)

Mukherji, S. K., R. G. Quisling, S. Kubilis Paul, J. P. Finn, W. A. Friedman: Intracranial arteriovenous malformations: quantitative analysis of magnitude contrast MR angiography versus Gradient-Echo MR imaging versus conventional angiography. Radiology 196 (1995) 178–193

Mulliken, J. B., J. Glowacki: Hemangiomas and vascular malformations in infants and children. A classifcation based on endothelial characteristics. Plast. reconstr. Surg. 69 (1982) 412–420

Nabors, M. W., C. J. Azzam, F. J. Albanna et al.: Delayed postoperative dural arteriovenous malformations: report of two cases. J. Neurosurg. 66 (1978) 768–772

Nussel, F., H. Wegmuller, P. Huber: Comparison of magnetic resonance angiography, magnetic resonance imaging, conventional angiography in cerebral arteriovenous malformation. Neuroradiology 33 (1991) 56–61

Nussel, F., H. Wegmuller, P. Huber: Morphological and hemodynamic aspects of cerebral aneurysms. Acta neurochir. 120 (1993) 1–6

Obuchowski, N. A., M. T. Modic, M. Magdinec: Current implications for the efficacy of noninvasive screening for occult intracranial aneurysms in patients with an family history of aneurysms. J. Neurosurg. 83 (1995) 42–49

Oelerich, M., M. G. Lentschig, P. Zunker, P. Reimer, E. J. Rummeny, G. Schuierer: Intracranial vascular stenosis and occlusion: comparison of 3D time-of-flight and 3D phase-contrast MR angiography. Neuroradiology 40 (1998) 567–573

Rolen, P. B., G. Sze: Small patent cerebral aneurysms: atypical appearances at 1.5 T: MR imaging. Radiology 208 (1998) 129–136

Ronkainen, A., M. I. Puranen, J. A. Hernesniemi et al.: Intracranial aneurysms: MR-angiographic screening in 400 symptomatic individuals with increased familial risk. Radiology 195 (1995) 35–40

Ross J.S., T. J. Masaryk, M. T. Modic, P. M. Ruggieri, E. M. Haacke, W. R. Selman: Intracranial aneurysms: evaluation by MR angiography. Amer. J. Neuroradiol. 11 (1990) 449–456

Salas, E., I. M. Ziyal, L. N. Sekhar, D. C. Wright: Persistent trigeminal artery: an anatomic study. Neurosurgery 43 (1998) 557–562

Schievink, W. I., D. O. Piepgras, F. P. Wirth: Rupture of previously documented small asymptomatic saccular intracranial aneurysms: report of three cases. J. Neurosurg. 76 (1992) 1019–1024

Schuierer, G., W. J. Huck, G. Laub: Magnetic resonance angiography of intracranial aneurysms: comparison with intra-arterial digital subtraction angiography. Neuroradiology 35 (1992) 50–54

Schwartz, A.: Neurologie systematisch. Uni-Med, Lorch 1996 (pp. 94–96)

Sekhar, L. N., R. C. Heros: Origin, growth, and rupture of saccular aneurysms: a review. Neurosurgery 8 (1981) 248–260

Sevick, R. J., J. S. Tsuruda, P. Schmalbrock: Three dimensional time of flight MR angiography in the evaluation of cerebral aneurysms. J. Comput. assist. Tomogr. 14 (1990) 874–881

Solomon, R. A., J. W. Correll: Rupture of a previously documented asymtomatic aneurysm enhances the argument for prophylactic surgical intervention. Surg. Neurol. 30 (1988) 321–323

Sommer, A., W. Neff, M. Daffersthofer et al.: Erste Erfahrungen mit einer ultraschnellen kontrastmittelunterstützten 3D- Flash MR-Angiographie bei vertebrobasilären Gefäßprozessen. Klin Neuroradiol. 8 (1998) 64–69

Stock, K. W., E. W. Radue, A. L. Jacob et al.: Intracranial arteries: Prospective blinded comparative study of MR angiography and DSA in 50 Patients. Radiology 195 (1995) 451–456

Sundt, T. M., J. P. Whisnant: Subarachnoid hemorrhage from intracranial aneurysms: surgical management and natural history of disease. New Engl. J. Med. 299 (1978) 116–122

Teresi, L. M.: Cerebrovascular malformations. In Stark, B. W.: Magnetic Resonance Imaging, 2nd ed. Mosby-Year Book, St. Louis 1992 (pp. 963–987)

Tamatani, S., O. Sasaki, S. Takeuchi, F. Yukihiko, T. Koike, R. Tanaka: Detection of delayed cerebral vasospasm, after rupture of intracranial aneurysm by magnetic resonance angiography. Neurosurgery 40 (1997) 748–754

Teal, P., M. Pessin: Hemorrhagic transformation. Neurosurg. Clin. N. Amer. 3 (1992) 601–610

Turski, P.: Magnetic resonance angiograpgy: central nervous system applications. In Syllabus RSNA 1994: Special Course in Neuroradiology. RSNA, Chicago 1994 (pp. 31–46)

Valk, P. E., J. D. Hale, L. E. Crooks: MRI of blood flow: correlation of image appearance with spin. The long-term outcome in patients with multiple aneurysms: incidence of late hemorrhage and implications for treatment of incidental aneurysms. J. Neurosurg. 59 (1983) 642–651

Wentz, K. U., J. Röther, A. Schwartz, H. P. Mattle, R. Suchalla, R. R. Edelman: Intracranial vertebrobasilar system: MR angiography. Radiology 190 (1994) 105–110

Willinsky, R., K. Terbrugge, W. Montanera et al.: Venous congestion: an MR finding in duralarteriovenous malformations with cortical venous drainage. Amer. J. Neruoradiol. 15 (1994) 1501–1507

Winn, H. R., A. K. Richardson, J. A. Jane: The long term prognosis in untreated cerebral aneurysms I. The incidence of late hemorrhage in cerebral aneurysms: a 10-year evaluation of 364 patients. Ann. Neurol. 1 (1977) 358–370

Winn, H. R., W. S. Almaani, S. L. Berga et al.: Artifacts in maximum intensity projection display of MR angiograms. Amer. J. Roentgenol. 154 (1990) 623–629

Wirth, F. P., E. R. Laws, D. Piepgras, R. M. Scott: Surgical treatment of incidental intracranial aneurysms. Neurosurgery 12 (1983) 507–511

# 3 MRA der hirnversorgenden Gefäße – extrakranielle Strombahn

K.W. Neff

## Einführung

Stenosierende Erkrankungen der supraaortalen Gefäße sind eine Hauptursache von neurologischen Ereignissen und ischämischen Hirnerkrankungen bis hin zur manifesten zerebralen Ischämie. Neben neoplastischen Erkrankungen gelten in Europa und Nordamerika kardiovaskuläre Veränderungen, die die zerebrovaskulären Erkrankungen beinhalten, als Haupttodesursachen und Grund schwerer Behinderungen. Sie stellen damit einen Hauptkostenfaktor im Gesundheitswesen der westlichen Welt dar. Darüber hinaus steigt die Zahl zerebrovaskulärer Erkrankungen ständig. Neben intrakraniellen Gefäßprozessen sowie kardiogenen Embolien sind die Erkrankungen der Halsgefäße und dabei besonders die arteriosklerotischen Veränderungen der A. carotis in Höhe der A.-carotis-Bifurkation ursächlich für zerebrale Ischämien. Neben der Akut- und Langzeittherapie zerebraler Ischämien, die auch eine detaillierte Abklärung der Situation der Halsgefäße beinhalten muß, ist zumindest eine Vermeidung zukünftiger zerebraler Ischämien ebenso bedeutend. Für beide Fälle ist eine exakte Untersuchung der Halsgefäße erforderlich. Mit der zunehmenden Zahl der Patienten und der Möglichkeit moderner Therapien steigen auch die Anforderungen an eine schnelle, exakte und auch möglichst wenig invasive diagnostische Abklärung von ursächlichen Erkrankungen und Veränderungen. Dies betrifft vor allem die Abklärung der A. carotis, die nicht nur das hauptsächlich betroffene Halsgefäß darstellt, sondern auch einer evtl. operativen Therapie mit einer Endarterektomie zugänglich ist.

Die Ursache für eine zerebrale Ischämie kann *embolisch* oder *hämodynamisch* sein. Beide Ursachen einer zerebralen Ischämie können ihren Grund in einer arteriosklerotischen Veränderung auf Höhe der Bifurkation der A. carotis oder deutlich seltener in der A. carotis communis oder der distalen A. carotis interna haben.

Symptome und Ursachen einer zerebralen Ischämie können sein:

- Unwohlsein,
- Kopfschmerzen ohne fokal neurologische Defizite,
- transiente oder permanente neurologische Ausfälle,
- hämodynamisch bedingte Ischämie,
- kardiogene Embolien,
- Embolien aus anderen Gefäßregionen,
- paradoxe Embolien.

Die Such nach der Ischämieursache ist von entscheidender Bedeutung für die Planung einer möglichen Therapie bis hin zur operativen Therapie der A. carotis.

Initiales Ziel bei der Untersuchung eines Patienten mit einer zerebralen Ischämie ist die Darstellung des betroffenen Organs, d.h. des Gehirns. CT- und MRT-Bildgebung geben Hinweise auf die einer zerebralen Ischämie zugrundeliegende Ursache:

- embolischer Infarkt,
- hämodynamischer Infarkt,
- lakunärer Infarkt.

Anschließen muß sich, insbesondere bei hämodynamisch bedingten Ischämien, die Abklärung der Halsgefäße, weil eine symptomatische und/oder hämodynamisch relevante Stenosierung der A. carotis in Höhe der A.-carotis-Bifurkation eine Indikation für eine A.-carotis-Endarterektomie ist. Gleichzeitig kann auch eine nieder- und mittelgradige Stenose der A. carotis, die nicht hämodynamisch relevant ist, Ursache einer zerebralen Embolie sein, insbesondere wenn diese eine sehr inhomogene und irreguläre Oberfläche aufweist. Somit ist auch die Untersuchung der Plaqueoberfläche von wesentlicher Bedeutung. Zusätzlich muß die gesamte restliche zerebrale Blutversorgung, d.h. vor allem die kontralaterale A. carotis und das vertebrobasilare Stromgebiet dargestellt werden, um weitere Gefäßstenosen, Flußbehinderungen oder Gefäßverschlüsse abzubilden, insbesondere auch Tandemstenosen, sowie seltenere Ursachen einer Flußbehinderung der hirnversorgenden Gefäße wie z.B. Dissektionen, eine fibromuskuläre Dysplasie oder Tumoren.

Bezüglich der arteriosklerotisch bedingten Stenosen der A. carotis, die vorzugsweise auf Höhe der A.-carotis-Bifurkation auftreten, haben breit angelegte klinische Studien die Effizienz der A.-carotis-Endarterektomie zur Vermeidung zukünftiger zerebraler Ischämien nachgewiesen. Die North-American-Symptomatic-Carotid-Endarterectomy-Trial-(NASCET-) Studie zeigte bei Patienten mit zerebraler Ischämie und symptomatischer A.-carotis-Stenose von 70% oder höhergradig, daß Patienten, die chirurgisch mittels Endarterektomie therapiert wurden gegenüber Patienten, die medikamentös therapiert werden, eine über 80%ige Reduktion des relativen Risikos einer ipsilateralen zerebralen Ischämie im Verlauf von 2 Jahren haben. Die höchste Risikoreduktion zeigten dabei Patienten mit hoch- und höchstgradigen Stenosen.

Bei diesen Risikoreduktionen muß jedoch das diagnostische und operative (therapeutische) Risiko mitbeachtet werden. A.-carotis-Endarterektomien müssen an erfahrenen Zentren mit niedrigen Operationskomplikationen durchgeführt werden. In der NASCET-Studie wurde ein perioperatives Risiko von 5,8% für zerebrale Ischämien bis hin zum Tode berichtet. Nicht eingeschlossen ist hierbei das diagnostische Risiko einer arteriellen Katheterangiographie. Deren Risiko für das Auftreten einer zerebralen Ischämie bis hin zu Todesfällen liegt in erfahrenen Zentren unter 1%.

Für die Abklärung von Halsgefäßprozessen sollte optimalerweise ein zu vernachlässigendes diagnostisches Risiko erreicht werden, bei gleichzeitig 100%iger Sensitivität und Spezifität, wobei nicht nur die exakte Aufarbeitung und auch Graduierung einer A.-carotis-Stenose, sondern auch die Differenzierung gegenüber Gefäßverschlüssen oder Dissektionen erfolgen muß. Optimalerweise muß dabei die gesamte Gefäßarchitektur der zerebralen Versorgung vom Aortenbogen bis zum Circulus Willisii abgebildet sein. Mit der MRA als nichtinvasivem Verfahren wurden bzgl. dieser Forderung in den letzten Jahren immense Fortschritte erzielt. Dabei muß die MRA am Goldstandard, der intraarteriellen DSA, gemessen werden.

## Anatomische Grundlagen

### *Arteria carotis*

Die A. carotis gliedert sich in die proximale A. carotis communis und die distale A. carotis interna und externa. Die Aufteilung des Gefäßes, die A.-carotis-Bifurkation, liegt bei 46,3% aller Patienten in Höhe HWK 4,5 (34,2% HWK 3,4; 13% HWK 5,6; 3,7% HWK 2,3; 0,3% HWK 1,2 und 0,15% HWK 6,7). Die A. carotis interna versorgt ohne zuvor weitere Gefäßäste abzugeben nach dem Duradurchtritt intrakraniell das Gehirn mit Aufteilung in die A. cerebri media und anterior sowie das Auge über die A. ophtalmica. Zusätzlich besteht über den R. communicans posterior eine Verbindung zum vertebrobasilaren Stromgebiet. Der Ursprung der A. carotis communis erfolgt aus dem Aortenbogen (Abb. 3.**1**), wobei die linke A. carotis communis in der Regel isoliert aus dem Aortenbogen entspringt.

Die A. carotis communis rechts verläuft zunächst gemeinsam mit der rechten A. subclavia als Truncus brachiocephalicus. Die häufigsten Normvarianten sind ein ebenfalls isolierter Abgang der rechten A. carotis communis sowie ein gemeinsamer Ursprung beider Aa. carotis communes mit der rechten A. subclavia (Truncus bicaroticus).

### *Arteria vertebralis*

Die A. vertebralis entspringt beidseits aus der A. subclavia (Abb. 3.**1**) und verläuft durch die Foramina vertebralia der HWK zur Schädelbasis, um anschließend nach intrakraniell einzutreten. Im Vergleich zum A.-carotis-System ist die Variabilität beider Vertebralarterien, wesentlich größer als bei der A. carotis. So wird häufig eine Asymmetrie beider Vertebralarterien beobachtet, bis hin zu einer hypoplastischen A. vertebralis oder einer einseitigen A.-vertebralis-Anlage. Häufig endet eine hypoplastische A. vertebralis in der PICA. Bei einseitig hypo- oder aplastischer A. vertebralis trägt die kontralaterale A. vertebralis die A. basilaris vollständig.

## Klinische Grundlagen

Die klinische Anforderung an die MRT der Halsgefäße besteht in einer möglichst vollständigen, exakten und schnellen Abbildung der Halsgefäße zur Abbildung oder zum Ausschluß von Stenosen, Dissektionen, Verschlüssen oder anderen Ursachen von Flußbehinderungen in den Halsgefäßen. Vielfach wird sie als einzige Bildgebungsmodalität zur Abklärung von stenosierenden Prozessen der Halsgefäße benutzt. Von Bedeutung ist hierbei insbesondere die sowohl morphologische wie auch funktionelle Information der MRA hinsichtlich des Gefäßstatus. Bezüglich der Qualität der Gefäßdarstellung muß sich die MRA an der DSA messen lassen. Hinsichtlich der Sensitivität zur Detektion von Stenosen in Höhe der A.-carotis-Bifurkation werden Werte von 93–100% erreicht. Die Spezifität variiert zwischen 60–100%.

Zur Abklärung von Dissektionen der Halsgefäße haben sich die MRT und MRA zu Methoden der ersten Wahl entwickelt, und zwar nicht nur zur Darstellung des reduzierten Gefäßlumens, sondern insbesondere auch des Hämatoms der Gefäßwand.

## Untersuchungstechnik

Zur Untersuchung der Halsgefäße stehen die TOF-, die Phasenkontrast- und die kontrastmitteluntersützte MRA zur Verfügung (s. Kap. 1). Die TOF-MRA kann als 2- oder 3dimensionale TOF-MRA benutzt werden. Die 2dimensionale Technik zeigt gegenüber der 3dimensionalen Technik eine erhöhte Sensitivität für einströmende, nichtsaturierte Protonen, bedingt durch eine Minimierung der Flußsaturationseffekte, sowie ein

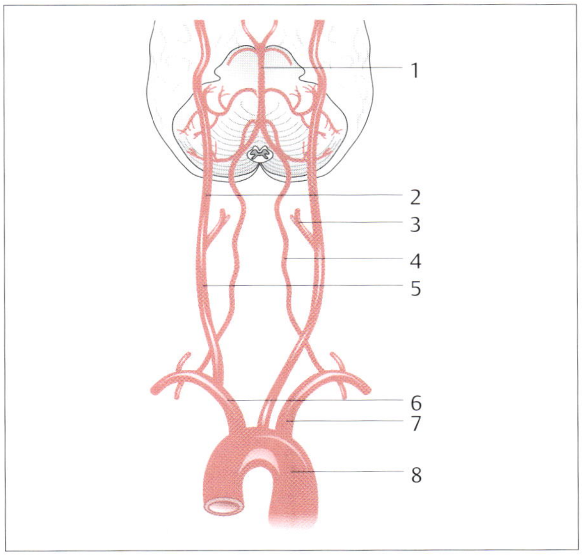


Abb. 3.**1** Schematische Darstellung der Halsarterien vom Abgang der hirnversorgenden Gefäße aus dem Aortenbogen bis nach intrakraniell.

| | | | |
|---|---|---|---|
| 1 | A. basilaris | 5 | A. carotis communis |
| 2 | A. carotis interna | 6 | Truncus brachiocephalicus |
| 3 | A. carotis externa | 7 | A. subclavia |
| 4 | A. vertebralis | 8 | Aorta |

besseres Signal-Rausch-Verhältnis, wodurch insbesondere die Sensitivität für langsamen Fluß erhöht wird. Die 3dimensionale Technik zeigt dagegen eine optimierte Auflösung in allen 3 Raumebenen, was insbesondere in der Nachverarbeitung qualitativ hochwertige Projektionsangiogramme erlaubt. Gleichzeitig kann für die 3dimensionale TOF-MRA die Voxelgröße gegenüber der 2dimensionalen TOF-MRA verkleinert werden, wodurch die Phasendispersion reduziert wird. Für beide Techniken wird eine optimale Ausnutzung des einströmenden, nichtsaturierten Bluts bei zum Gefäßverlauf senkrechter Akquisition erreicht. Für die in Vorzugsrichtung der Körperlängsachse verlaufenden Halsgefäße bedeutet dies eine transversale (axiale) Akquisitionsebene. Hierdurch wird jedoch der verfügbare Untersuchungsbereich stark limitiert bzw. die Meßzeit sehr lange mit der Möglichkeit des Auftretens von Bewegungsartefakten. Schnelle kontrastmittelunterstützte MRA-Techniken mit koronarer Akquisition erlauben dagegen die vollständige Darstellung der Halsgefäße in wenigen Sekunden. Gleichzeitig können diese repetitiv angewendet werden, wodurch früharterielle, Misch- und venöse Phasen der Kontrastmittelpassage selektiv aufgenommen werden können.

Die Phasenkontrast-MRA spielt für die Darstellung der Halsgefäße nur eine sehr untergeordnete Rolle, TOF-Techniken ohne und mit Kontrastmittelunterstützung werden bevorzugt.

# Stenosierende Erkrankungen der Halsgefäße

## Arteriosklerose der Halsarterien

Arteriosklerotische Veränderungen der Halsgefäße können prinzipiell an allen Lokalisationen in den Halsarterien auftreten, doch existieren sowohl für die A. carotis als auch für die A. vertebralis Prädilektionsstellen.

### *Arteriosklerotische Stenose und Verschluß der Arteria carotis*

**Klinik.** Arteriosklerotisch bedingte Veränderungen mit Stenosen oder Verschlüssen im A.-carotis-Stromgebiet sind eine häufige und zunehmend nachgewiesene Erkrankung bei älteren Patienten, sowie bei Patienten mit prädispositionierenden Erkrankungen wie einer arteriellen Hypertonie, metabolischen Erkrankungen (Diabetes mellitus, Fettstoffwechselstörungen usw.) sowie typischen Risikofaktoren wie Adipositas oder Nikotinabusus. Der exakte Pathomechanismus der Arteriosklerose ist nach wie vor nicht bekannt, so daß die Prävention und bei nachweisbaren arteriosklerotischen Veränderungen medikamentöse, operative oder interventionelle Therapien in Frage kommen. Folge der Arteriosklerose des A.-carotis-Stromgebiets sind Stenosen oder Verschlüsse der A. carotis an unterschiedlichen Prädilektionsstellen. Am häufigsten werden singuläre Stenosen in Höhe der Bifurkation der A. carotis, insbesondere Abgangsstenosen der A. carotis interna, gefunden (Abb. 3.**2**–3.**4**).

Weit weniger häufig sind arteriosklerotisch bedingte, distale Stenosen der A. carotis interna sowie proximale Stenosen der A. carotis communis auf Höhe des Abgangs aus dem Aortenbogen (Abb. 3.**5** u. 3.**6**).

Klinische Folgen arteriosklerotischer Veränderungen im A.-carotis-Stromgebiet können zerebrale Ischämien sein. Hierbei unterscheidet man:

- embolisch bedingte zerebrale Ischämien, wobei die arteriosklerotischen Veränderungen der A. carotis als mögliche Emboliequelle angesehen werden,
- hämodynamisch bedingte zerebrale Ischämien.

Arteriosklerotische Veränderungen der A. carotis können prinzipiell in jeder Ausprägung als Emboliequelle verantwortlich für zerebrale Ischämien sein, bei höhergradigen Stenosierungen nimmt die Wahrscheinlichkeit von Embolien jedoch deutlich zu. Hämodynamisch bedingte zerebrale Ischämien können nur in Folge hochgradiger, hämodynamisch relevanter Stenosen, Stenosen mehrerer Gefäße, sowie Verschlüssen der hirnversorgenden Gefäße und insuffizienter zerebraler Kollateralisation auftreten

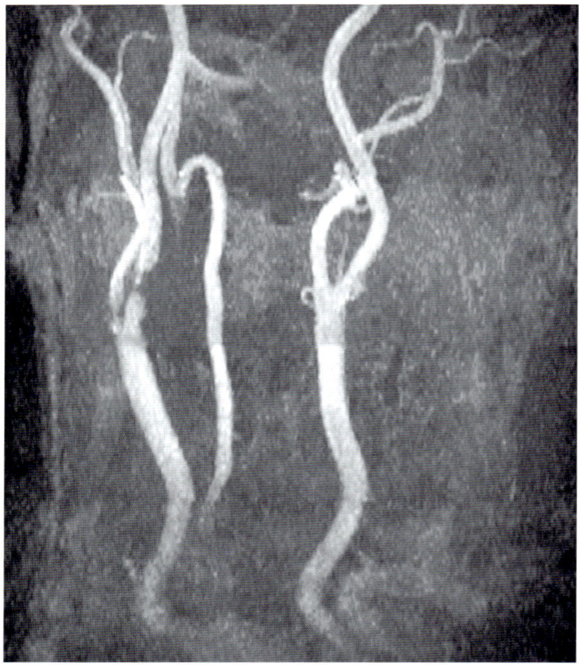

Abb. 3.**2** Hochgradige Abgangstenose der A. carotis interna rechts dargestellt in einer konventionellen TOF-MRA im Halsbereich mit sequentieller Akquisition von insgesamt 4 Schichtstapeln, Gesamtmeßzeit ca. 30 Minuten, Verwendung einer Helmholtz-Halsspule.

(Abb. 3.**7**), wobei sich, wenn die arteriosklerotisch bedingten Stenosierungen der hirnversorgenden Gefäße langsam fortschreiten, Kollateralwege entwickeln können und zerebrale Ischämien vermieden werden.

Wird jedoch eine untere Grenze der zerebralen Perfusion unterschritten, so treten hämodynamisch bedingte zerebrale Ischämien auf. Embolische zerebrale Ischämien können ihre Ursache in einer Vielzahl von Erkrankungen haben. Neben der Arteriosklerose der hirnversorgenden Gefäße können folgende Veränderungen bzw. Erkrankungen für embolisch bedingte zerebrale Ischämien verantwortlich sein:

- Herzerkrankungen,
- arteriosklerotische Veränderungen des Aortenbogens,
- Erkrankungen des venösen Systems mit paradoxen Embolien bei persistierendem Foramen ovale.

Embolisch und hämodynamisch bedingte zerebrale Ischämien unterscheiden sich nicht nur in der Ursache der zerebralen Ischämie, sondern insbesondere auch in dem Ausprägungs- und Verteilungsmuster der zerebralen Minderperfusion und Infarzierung.

**Therapie.** Auch heutzutage existiert keine singuläre Therapie der Arteriosklerose der A. carotis. Medikamentöse und chirurgische Therapien führen häufig zu vergleichbaren Ergebnissen. Entscheidend für die Wahl der Therapie ist zunächst eine Unterscheidung zwischen symptomatischen und asymptomatischen Stenosen der A. carotis. *Symptomatische* Stenosen führen zu zerebralen Ischämien mit transienten oder permanenten neurologischen Defiziten. Bei Patienten mit *asymptomatischen* Stenosen oder Verschlüssen, insbesondere der A. carotis interna, wird die Stenose oder der Verschluß zufällig entdeckt. Bei symptomatischen Stenosen erhöht sich das Risiko zerebraler ischämischer Ereignisse mit dem Grad der Stenose.

Bezüglich der Graduierung von Stenosen der A. carotis interna wurden verschiedene Modelle vorgeschlagen. Am weitesten verbreitet sind die NASCET-Kriterien, wobei 3 Graduierungen von Stenosen der A. carotis interna vorgeschlagen werden:

- niedergradige Stenosen (< 30-%-Stenose),
- mittelgradige Stenosen (30- bis 69-%-Stenose),
- hochgradige Stenosen (70- bis 99-%-Stenose).

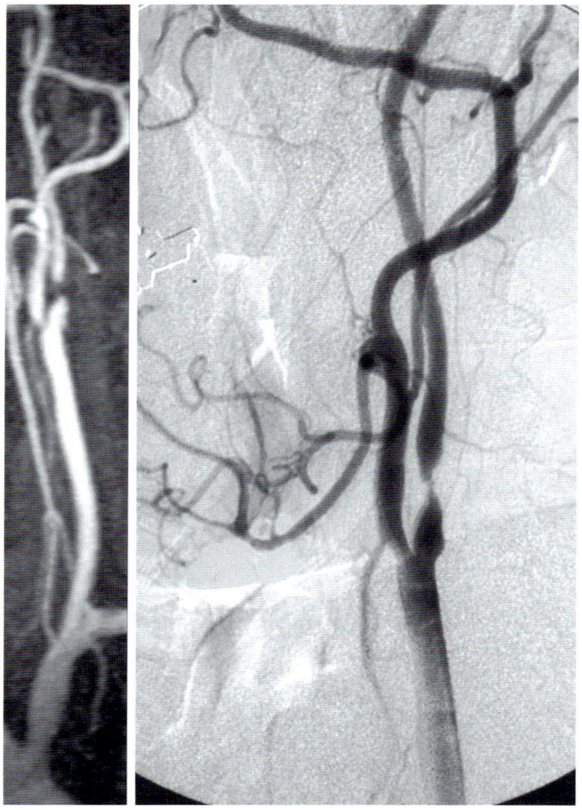

a b

Abb. 3.**3a, b** Hochgradige Abgangsstenose der A. carotis interna links dargestellt in einer schnellen kontrastmittelunterstützten MRA (Meßzeit ca. 20 s) in einer Helmholtz-Halsspule mit Korrelation zur intraarteriellen DSA mit Kontrastmittelinjektion in die A. carotis communis links. Auch bei dieser kontrastmittelunterstützten Technik ist die Flußsignalauslöschung durch Turbulenzphänomene in Höhe der Stenose nicht immer vollständig zu vermeiden.

Abb. 3.**4a-c** Hochgradige Abgangsstenose der A. carotis interna rechts sowie mittelgradige Abgangsstenose der A. carotis interna links, dargestellt in einer schnellen kontrastmittelunterstützten MRA in einer kombinierten Kopf-Hals-Spule (Meßzeit ca. 20 s) mit Korrelation zur intraarteriellen DSA mit Kontrastmittelinjektion in die A. carotis communis beidseits.

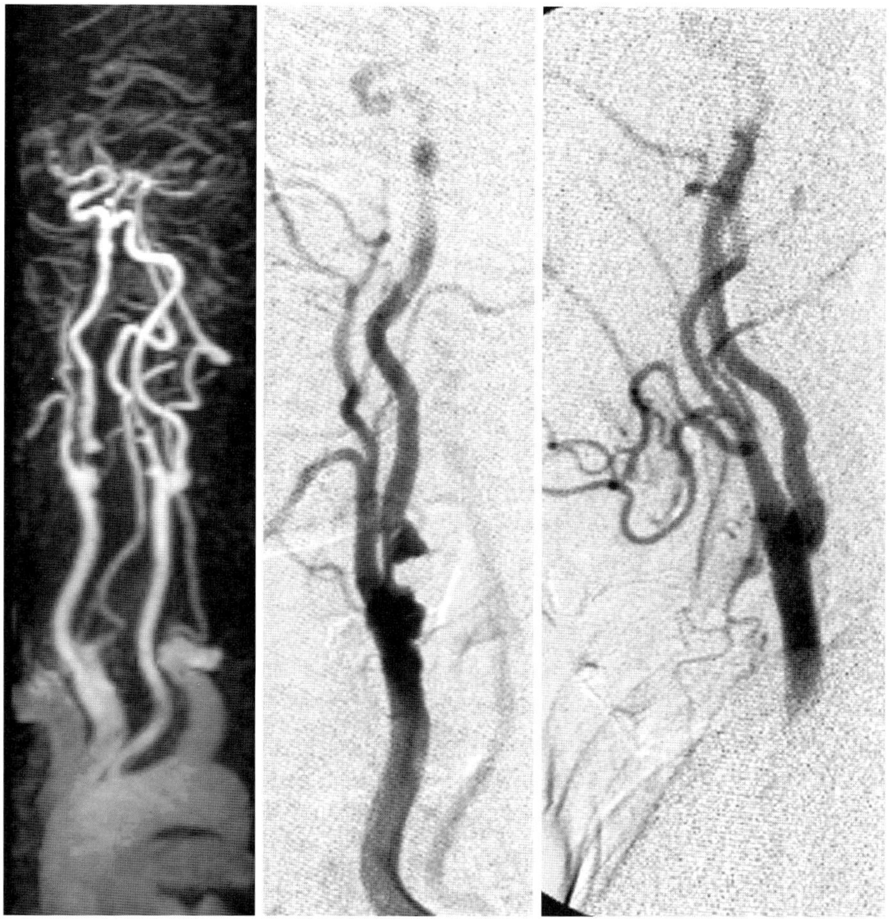

**a** **b** **c**

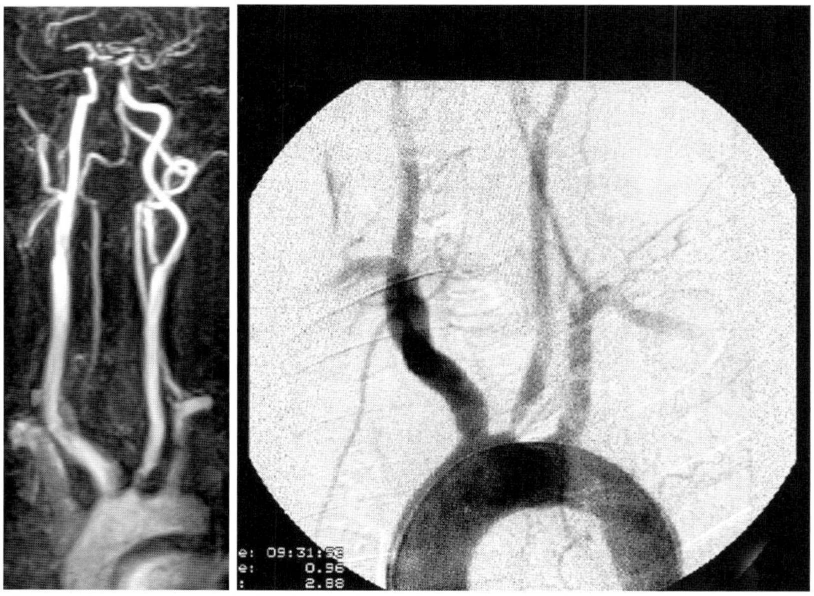

**a** **b**

Abb. 3.**5a, b** Abgangsstenose der A. carotis communis links aus dem Aortenbogen. Darstellung in einer kontrastmittelunterstützten MRA in einer kombinierten Kopf-Hals-Spule. Korrelation zur intraarteriellen DSA in einer Aortenbogenübersichtsangiographie.

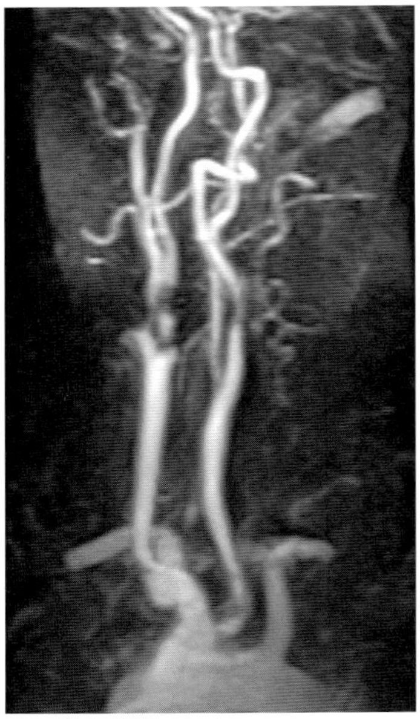

Abb. 3.**6** Abgangsstenose der A. carotis communis links aus dem Aortenbogen sowie beidseitige Gefäßprozesse in Höhe der A.-carotis-Bifurkation mit Verschluß der A. carotis externa links. Darstellung in einer kontrastmittelunterstützten MRA in einer kombinierten Kopf-Hals-Spule.

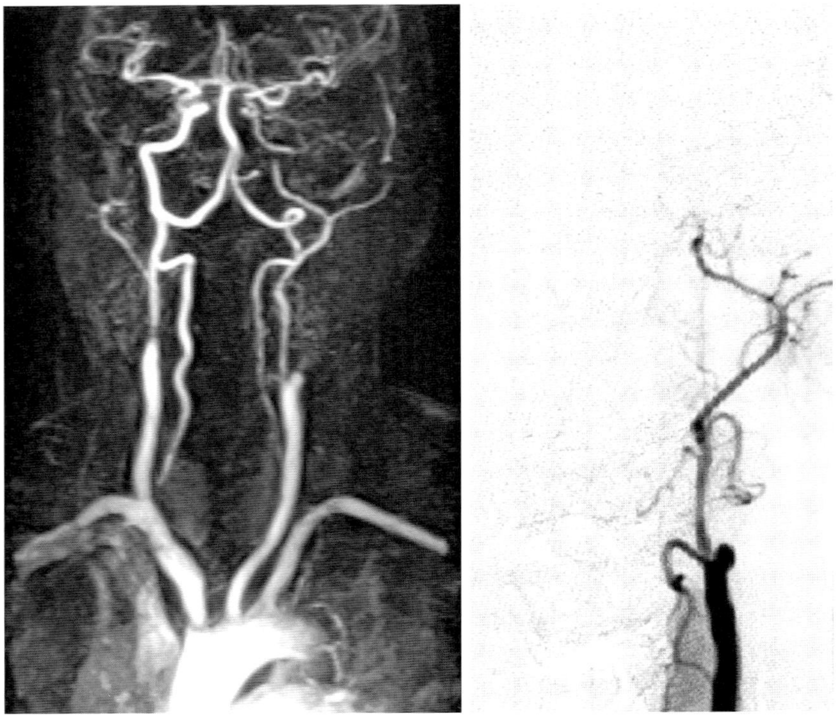

a b

Abb. 3.**7a, b** Verschluß der A. carotis interna links. Untersuchung mit einer schnellen kontrastmittelunterstützten MRA (Meßzeit ca. 20 s) in einer kombinierten Kopf-Hals-Spule mit Darstellung der Kollateralisation und Nachweis eines Cross flow von kontralateral über den R. communicans anterior sowie Nachweis einer kräftigen Kollateralisation über die A. ophthalmica links.

Die Grade der Stenose werden dabei bestimmt, indem der kleinste Durchmesser des stenosierten Gefäßes in Höhe der Stenose verglichen wird mit dem Durchmesser der A. carotis interna distal der Stenose in einer Lokalisation, in der das Gefäß wieder ein normales Kaliber aufweist. Ein klares therapeutisches Regime besteht für hochgradige Stenosen. Diese Patienten profitieren von einer operativen Therapie (Endarterektomie). Für mittelgradige Stenosierungen, insbesondere 50 und 60%ige Stenosen besteht kein klares therapeutisches Regime. Niedergradige Stenosen (< 30%) profitieren im Vergleich zur medikamentösen Therapie nicht von einer operativen Therapie. Bei Patienten mit nichthochgradigen asymptomatischen Stenosen der A. carotis interna zeigte sich in mehreren Studien weder die medikamentöse noch die operative Therapie überlegen. Besondere diagnostische Aufmerksamkeit erfordern Patienten mit höchstgradigen und subtotalen Stenosen der A. carotis interna, die von Verschlüssen des Gefäßes differenziert werden müssen. Aufgrund der subtotalen Stenosierung und des hierdurch bedingten langsamen Flusses können subtotale Stenosierungen in verschiedenen diagnostischen Verfahren als Verschlüsse mißinterpretiert werden. Hier ist die Diagnose einer subtotalen Stenose bzgl. der Therapie wichtig, denn auch höchstgradige und subtotale Stenosen können operativ revidiert werden, wohingegen Verschlüsse der A. carotis interna keiner chirurgischen Rekanalisation mehr zuführbar sind. Ziel der MRA-Diagnostik bei arteriosklerotischen Veränderungen in der A.-carotis-Strombahn muß neben der exakten Lokalisation von Stenosen im gesamten A.-carotis-Stromgebiet insbesondere die Beurteilung des Grads der Stenose sein.

**Diagnostik.** Unverändert existiert keine einheitliche Untersuchungsstrategie für die MRA der A. carotis mittels MRA. Die 3dimensionale TOF-MRA hat sich in der Vergangenheit als einfach durchzuführende und zuverlässigste Untersuchungsmethode für die MRA der Halsgefäße bei arteriosklerotisch bedingten Läsionen (Abb. 3.**2**). Limitiert wird die Technik jedoch durch den eingeschränkten Untersuchungsbereich, bedingt durch die axiale Akquisitionsrichtung. So muß die Untersuchung auf diagnostisch bevorzugt interessierende Untersuchungsregionen, wie die Bifurkation der A. carotis fokussiert werden. Häufig muß dabei die Darstellung der A. carotis communis sowie der distalen Anteile der Karotisstrombahn vernachlässigt werden. Gegebenenfalls sind zusätzliche Untersuchungen der intrakraniellen Abschnitte der A. carotis interna notwendig (Hals-, Kopfspule). Vielfach werden jedoch gerade diese Abschnitte des A.-carotis-Stromgebiets zur diagnostischen Abklärung von Patienten benötigt. So muß konsequenterweise als Ziel einer zukünftigen

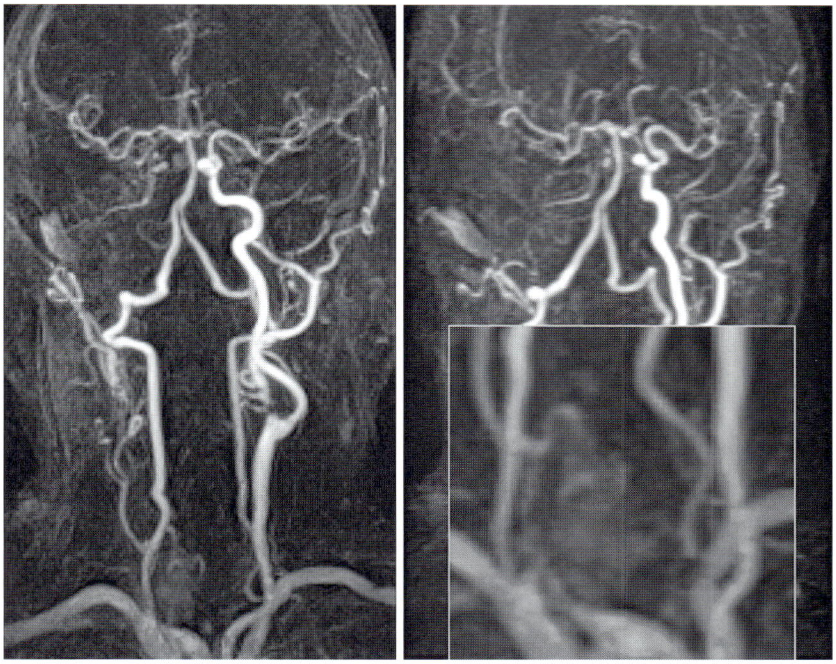


Abb. 3.**8a, b** Abgangsstenose der A. vertebralis links (Vergrößerung). Darstellung in einer kontrastmittelunterstützten MRA in einer kombinierten Kopf-Hals-Spule. Zusätzlich Verschluß der A. carotis communis rechts und Stenose der A. carotis externa links.

MRA die vollständige Darstellung der Halsgefäße, insbesondere der A.-carotis-Strombahn von deren Abgang aus dem Aortenbogen bis in den A.-carotis-Endabschnitt und zur Aufteilung in die A. cerebri media und die A. cerebri anterior, gefordert werden. Eine Lösung bieten hierfür moderne kontrastmittelverstärkte schnelle MRA-Techniken mit koronarer Akquisition unter Nutzung einer Halsspule (Abb. 3.**3**) oder auch einer kombinierten Kopf-Hals-Spule (Abb. 3.**4**).

Unverändert zeigen jedoch auch diese Sequenzen die bekannte typische Überbewertung von Stenosen in der MRA. Die zukünftige Korrelation dieser neuen ultraschnellen kontrastmittelverstärkten MRA-Techniken im Halsbereich, insbesondere bei arteriosklerotisch bedingten Stenosen der A. carotis interna, im Vergleich zur DSA muß zeigen, ob hiermit bessere Ergebnisse als mit seit Jahren bekannten 2- und 3dimensionalen TOF-MRA-Techniken erreicht werden können. Ein unbestrittener und direkter Vorteil der modernen kontrastmittelverstärkten schnellen MRA ist die extrem verkürzte Untersuchungszeit, die wenige Sekunden beträgt, gegenüber sequentiellen Akquisitionen mehrerer Volumendatensätze bei konventionellen TOF-MRA-Techniken und axialer Akquisition, wobei hier die Untersuchungszeiten bis zu einer halben Stunde betragen und Bewegungsartefakte, insbesondere bei limitierter Patientenkooperation, möglich sind.

### *Stenose und Verschluß der Arteria vertebralis*

Das für die arteriosklerotisch bedingte Stenose oder den arteriosklerotisch bedingten Verschluß der A. carotis interna Gesagte, gilt prinzipiell auch für die A. vertebralis. Die häufigste Lokalisationsstelle ist der Abgang der A. vertebralis aus der A. subclavia (Abb. 3.**8** u. 3.**9**).

Eine ebenfalls häufige Lokalisation für Stenosen der A. vertebralis ist der Endabschnitt des Gefäßes (s. Kap. 2). Stenosen im Verlauf des Gefäßes können selten durch osteophytäre Anbauten der HWK verursacht werden. Arteriosklerotische Plaqueablagerungen im Verlauf der A. vertebralis werden selten beobachtet. Stenosen im Verlauf der A. vertebralis im Rahmen einer fibromuskulären Dysplasie sind dagegen häufiger. Operative Maßnahmen an der A. vertebralis sind selten, prinzipiell jedoch möglich, z. B. mit einer Reimplantation des Gefäßes bei einer hämodynamisch relevanten Abgangsstenose aus der A. subclavia. Gut zugänglich ist die Abgangsstenose der A. vertebralis einer interventionellen Therapie mittels PTA.

## Dissektionen der Halsgefäße

Dissektionen der Halsgefäße, d. h. der A. carotis oder der A. vertebralis, werden meist bei jüngeren Patienten gefunden. Diese werden als Hauptursache für zerebrale Ischämien in der Altersgruppe zwischen 30 und 50 Jahren angesehen. Es gibt eine Anzahl zugrundeliegender Erkrankungen, die Dissektionen der A. carotis oder der A. vertebralis verursachen können, z. B.:

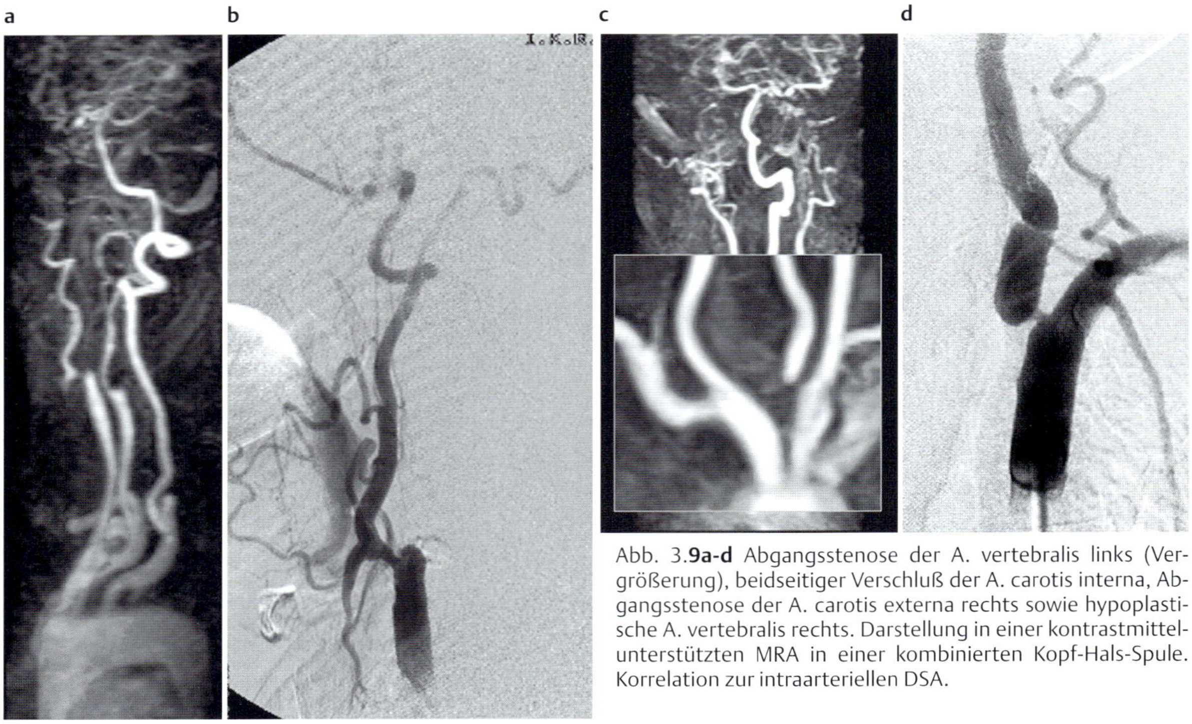


Abb. 3.**9a-d** Abgangsstenose der A. vertebralis links (Vergrößerung), beidseitiger Verschluß der A. carotis interna, Abgangsstenose der A. carotis externa rechts sowie hypoplastische A. vertebralis rechts. Darstellung in einer kontrastmittelunterstützten MRA in einer kombinierten Kopf-Hals-Spule. Korrelation zur intraarteriellen DSA.

- fibromuskuläre Dysplasie,
- Aneurysmen,
- Traumen,
- arteriosklerotische Veränderungen,
- metabolische Erkrankungen.

Klinische Symptome bei der Dissektion eines oder mehrerer Halsgefäße sind:

- leichte Beschwerden wie z.B. Unwohlsein, Übelkeit und Erbrechen, einseitiger Tinnitus, Kopfschmerzen, Horner-Syndrom,
- isolierte oder kombinierte Hirnnervensyndrome,
- komplette und manifeste zerebrale Ischämien.

Initial kommt es zur Bildung eines intramuralen Hämatoms mit einer reaktiven Einengung des Gefäßlumens. Die Tunica intima wird unterschiedlich ausgeprägt in Form und Länge angehoben. Die Innenseite des Gefäßlumens (innere Oberfläche) kann irregulär eingeengt werden, gleichzeitig kann es zu einer zusätzlichen Thrombose des Gefäßlumens kommen. Es können ebenfalls Tunica-intima-Flaps auftreten, wobei es in der Regel zu einer Okklusion bzw. Pseudookklusion des Gefäßes kommt. Dissektionen an der A. carotis interna treten in der Regel im zervikalen Anteil distal der Bifurkation auf und erstrecken sich bis zur Schädelbasis oder bis zum Siphon. Typischerweise ist in dem disseziierten Gefäß ein geringer Restfluß nachweisbar mit nach distal vollständig verschlossenem Gefäß, was zu einer Pseudookklusion führt. In der arteriellen DSA findet sich in der Regel eine langstreckige Einengung des Gefäßes mit irregulärem Restlumen. Ziel der diagnostischen Untersuchung ist neben der Darstellung des residuellen Gefäßlumens, einer möglichen Gefäßthrombose sowie des distalen Ausflusses insbesondere die Darstellung des Wandhämatoms. Sowohl für die A. carotis als auch für die A. vertebralis ist die Darstellung des distalen Gefäßes mit Darstellung des distalen Ausstroms erforderlich.

## *Dissektion der Arteria carotis interna*

Die Dissektion der A. carotis interna ist eine wichtige und zunehmend nachgewiesene Erkrankung der Halsgefäße. Dissektionen des A.-carotis-Stromgebiets sind kausal verantwortlich für ca. 3% aller zerebralen Ischämien in der Gesamtbevölkerung, aber ca. 20% aller zerebralen Ischämien bei jüngeren Patienten.

**Dissektionen treten typischerweise auf:**
- bei schweren Traumen,
- im Rahmen von leichten Traumen,
- spontan ohne jeglichen Nachweis oder ohne jegliche Erinnerung des Patienten an ein Trauma überhaupt,
- in Verbindung mit für Dissektionen prädisponierenden Erkrankungen wie insbesondere der fibromuskulären Dysplasie.

Unabhängig von der Ursache einer Dissektion der A. carotis interna ist ein umgehender Nachweis mit Diagnosesicherung notwendig, damit direkt eine antikoagulative Therapie eingeleitet werden kann und die Sekundärfolgen der Dissektion, wie insbesondere zerebrale Ischämien, verhindert bzw. begrenzt werden können. Die Dissektion der A. carotis interna wird durch eine Einblutung in die Gefäßwand verursacht. Dabei kann es zu einer mechanischen Zerreißung der Tunica intima kommen, wobei Blut in den subintimalen Raum eindringt. Weiter fortschreitend kann die Penetration die Tunica media bzw. die Tunica adventitia erreichen.

Dabei werden 2 Mechanismen der Einblutung diskutiert:

- die Einblutung kann durch einen intimalen Einriß erfolgen, der den Einstrom von Blut in die Arterienwand erlaubt,
- die Einblutung kann durch eine Blutung im Bereich der Vasa vasorum verursacht werden.

Eine subintimale oder Tunica-media-Dissektion tendiert zu einer Einengung des Gefäßlumens, wohingegen subadventitiale Dissektionen vermehrt zu aneurysmatischen Dilatationen und Aneurysmen des Gefäßes führen. Traumatische Dissektionen beruhen in der Regel auf eine Zerreißung der Tunica adventitia, was häufig zu einem falschen Aneurysma führt mit Ausbildung eines paravaskulären Hämatoms, das durch die Tunica adventitia noch abgekapselt sein kann. Dissektionen der extrakraniellen A. carotis interna betreffen in der überwiegenden Zahl der Fälle die Tunica media. Das aus der Dissektion resultierende extraluminale Hämatom engt in der Regel das Gefäßlumen ein oder führt zu einem vollständigen Verschluß des Gefäßlumens. Die Irregularität der Lumeneinengung führt sekundär zur Thrombose und stellt eine Emboliequelle dar, die die wesentliche Ursache für sekundäre zerebrale Ischämien bei Dissektionen der A. carotis interna darstellt. Intrakranielle Dissektionen der A. carotis interna treten in der Regel im subintimalen Raum auf und brechen bis zur Tunica adventitia durch.

Die Haupteinteilung der Dissektion der A. carotis interna erfolgt in traumatische und spontane Dissektionen:

**Traumatische Dissektionen.** Traumatische Dissektionen werden vielfach beschrieben als Folge von:

- Verkehrsunfällen,
- Stürzen,
- Schlagtraumen,
- chiropraktischen Manipulationen,
- Strangulierungen,
- iatrogenen Ursachen.

Mehrere Mechanismen werden als Ursache einer Dissektion der A. carotis interna diskutiert. *Rotations-* oder *Hyperextensionstraumen* können das Gefäß gegen die oberen HWK verschieben oder das Gefäß im Bereich des Eintritts in den Canalis caroticus verletzen. Auch Verletzungen im Rahmen von *Kompressionen* gegen einen prominenten Processus styloideus mit anschließender Gefäßverletzung sind beschrieben. Das Fortschreiten einer extrakraniellen Dissektion der A. carotis interna bis nach intrakraniell ist ungewöhnlich, weil der Eintritt in den Canalis caroticus als Barriere wirkt. Bei fortschreitender Dissektion bis nach intrakraniell können Subarachnoidalblutungen auftreten. Ebenso sind Fisteln zum Sinus cavernosus beschrieben. Eine Subarachnoidalblutung, die im Rahmen einer intrakraniellen Dissektion der A. carotis interna auftritt, unterliegt dabei dem gleichen Mechanismus mit Zerreißung der Tunica adventitia.

**Spontane Dissektionen.** Bei den spontanen Dissektionen der A. carotis interna muß unterschieden werden zwischen:

- spontanen Dissektionen ohne jegliches Trauma,
- Dissektionen, die im Rahmen von Trivialtraumen auftreten.

Dissektionen im Rahmen von Trivialtraumen können z.B. durch plötzliche oder ruckartige Kopfbewegungen mit Beugung oder Extension, Husten oder Nießen oder bei körperlicher Arbeit auftreten. Einige der Fälle spontaner Dissektion der A. carotis interna dürften von leichten Traumen herrühren, die vom Patienten nicht bemerkt werden und nicht dokumentiert sind. Spontane Dissektionen treten über einen weiten Altersbereich der Patienten auf, typisch ist jedoch das Auftreten der Dissektion im jüngeren und mittleren Lebensalter. In mehreren Studien wurde belegt, daß ca. 7% der spontanen Dissektionen der A. carotis interna bei Patienten unter 19 Jahren auftreten. Die dritte Gruppe von Patienten mit Dissektionen der A. carotis interna sind Patienten mit prädisponierenden Erkrankungen. Dies betrifft vor allem Patienten mit Arteriopathien wie z.B. der zystischen Medianekrose oder dem Marfan-Syndrom. Die fibromuskuläre Dysplasie wird in einigen Studien bei 15% der spontan auftretenden Dissektionen als ursächlich benannt. Die arterielle Hypertonie wird häufig bei Patienten mit Dissektion der A. carotis interna gefunden, wobei nicht unbedingt arteriosklerotische Plaquebildungen vorliegen müssen. Sowohl traumatische als auch spontane Dissektionen der A. carotis interna betreffen typischerweise nicht den Bulbus der A. carotis interna, sondern kurz oberhalb der A.-carotis-Bifurkation. Hierdurch entsteht häufig das typische Zipfelmützenzeichen bei langstreckiger Okklusion oder Pseudookklusion der A. carotis interna distal der A.-carotis-Bifurkation.

Das am häufigsten gefundene klinische Symptom bei spontaner Dissektion der A. carotis interna sind *ipsilaterale Kopfschmerzen*, die in ca. 75% aller Fälle auftreten. Fokal neurologische Zeichen einer ipsilateralen zerebralen Ischämie sind das häufigste Symptom bei traumatischen Dissektionen der A. carotis interna sowie das zweithäufigste Symptom bei spontanen Dissektionen. Obwohl sich klinische Symptome direkt bei der Dissektion manifestieren können, finden sich auch verzögert Symptome, die Tage oder Wochen nach einer Dissektion auftreten können.

Weitere klinische Symptome der Dissektion der A. carotis interna sind:

- Nackenschmerzen,
- Synkopen,
- komplettes oder inkomplettes Horner-Syndrom,
- isolierte oder kombinierte Hirnnervenläsionen.

Patienten mit einer spontanen Dissektion der A. carotis interna und initial nur geringen klinischen Symptomen zeigen eine sehr gute klinische Prognose für eine komplette Restitution der Symptome. Ungefähr 5% aller Patienten erleiden schwere zerebrale Ischämien. Obwohl keine klaren Richtlinien für die Therapie einer Dissektion der A. carotis interna existieren, werden Patienten in der Regel antikoagulativ therapiert, wobei im Initialstadium typischerweise die effektive Heparinisierung vorgenommen wird, die dann für den längerfristigen Verlauf in eine Marcumarisierung des Patienten über Monate bis Jahre umgewandelt wird. Bei Patienten, bei denen die medikamentöse Therapie nicht ausreicht bzw. die durch die hämodynamische Wirkung der Dissektion symptomatisch sind, können auch chirurgische Therapiemaßnahmen erwogen werden, wobei in Fällen der extrakraniellen Dissektion der A. carotis interna eine Endarterektomie diskutiert werden kann. Zusätzlich ist die Anlage eines extra-intrakraniellen Bypasses möglich, wobei ggf. auch ein iatrogener Verschluß der A. carotis interna als persistierender Emboliequelle möglich ist. Historisch bedingt ist die arterielle DSA die Methode der Wahl für die Diagnose einer Dissektion der A. carotis interna. Zunehmend zeigt sich jedoch auch die MRT und insbesondere die MRA als wirkungsvolle und hochsensitive Methode in der Diagnostik der Dissektion sowie insbesondere in deren Verlaufskontrolle (Abb. 3.**10** u. 3.**11**).

Angiographisch zeigt sich typischerweise eine irregulär konfigurierte langstreckige Stenose der A. carotis interna mit einer maximalen Enge des Gefäßes in Höhe der oberen Halswirbelsäule. Typischerweise sind der Bulbus der A. carotis interna sowie die proximalen Anteile des Gefäßes von der Dissektion ausgespart. Häufig normalisiert sich das Gefäßlumen in Höhe der Schädelbasis wieder (rein extrakranielle Dissektion der A. carotis interna).

Die Ergebnisse der MR-Bildgebung und auch der MRA bei Dissektion der A. carotis interna sind charakteristisch und häufig ausreichend für die Diagnose, wodurch zunehmend auf die invasive arterielle DSA verzichtet werden kann. Typischerweise zeigt sich in der MRA eine Flußreduktion des Gefäßes bis zum Verschluß.

Die axiale MR-Bildgebung belegt ein deutlich reduziertes Flußsignal im Bereich des Gefäßes umgeben von einem exzentrischen oder auch zirkumferenten intramuralen oder periarteriellen Hämatom. Dieses Hämatom imponiert in T1- und T2-gewichteten Bildern typischerweise hyperintens, wenn Patienten im subakuten Stadium untersucht werden. Die hyperintense Darstellung des Hämatoms reduziert sich zunehmend mit dessen Resorption. Wenn Patienten in sehr akutem Stadium, d.h. bei frischer Dissektion untersucht werden, kann das Hämatom deutlich weniger hyperintens imponieren. Periarterielle Hämatome imponieren hyperintens für Monate und zeigen ggf. auch eine Kontrastmittelaufnahme. Die MRA zeigt ein solches Hämatom typischerweise ebenfalls mit angehobener Signalintensität, die zwischen der von stationärem Gewebe und dem sehr hyperintensen intraluminalen fließenden Blut liegt. Sinnvoll sind 2- oder 3dimensionale TOF-MRA-Sequenzen. In der Vergangenheit war die Limitierung insbesondere die lange Meßzeit bei der 3dimensionalen Technik, die prinzipiell der 2dimensionalen Technik vorzuziehen ist, wegen einer qualitativ besseren Bildgebung von sehr irregulären, komplexen Blutflußverhältnissen. Limitierung beider Techniken ist die lange Meßzeit, wenn große Untersuchungsstrecken der A. carotis abgedeckt werden müssen. Moderne schnelle kontrastmittelunterstützte MRA-Sequenzen mit koronarer Akquisition erlauben dagegen die Darstellung des kompletten A.-carotis-Systems in kürzester Meßzeit (Abb. 3.**10**). Neben der invasiven DSA konkurrieren die CT-Angiographie sowie die Sonographie als ebenfalls nichtinvasive Verfahren mit der MRA, diese zeigen jedoch keine Vorteile gegenüber der MR-Bildgebung. Dynamische kontrastangehobene Dünnschicht – CT-Untersuchungen zeigen ebenfalls das persistierende Gefäßlumen sowie die Verdickung der Arterienwand, bedingt durch das Hämatom. Die Sonographie zeigt direkte Zeichen der Dissektion wie z.B. die Lumeneinengung des arteriellen Gefäßes sowie den Fluß im wahren und falschen Lumen sowie auftretende intimale Flaps. Indirekte Zeichen der Dissektion der A. carotis interna sind ein Widerstandsprofil des Flußsignals mit charakteristischen Schwapp-Phänomen. Limitierungen beim Ultraschall sind insbesondere die begrenzte Darstellung von Gefäßabschnitten sowie die typischen Probleme im Bereich der distalen A. carotis interna an der Schädelbasis, so daß nach der oft initial durchgeführten Ultraschalluntersuchung in der Regel zusätzlich angiographische Methoden, insbesondere die MRA, notwendig sind, um das gesamte Ausmaß der Dissektion, die Verhältnisse im Bereich der distalen A. carotis interna sowie mögliche Kollateralkreisläufe darzustellen.

### Dissektion der Arteria vertebralis

Ebenso wie die Dissektion der A. carotis interna ist auch die Dissektion der A. vertebralis eine Hauptursache für zerebrale Ischämien bei jüngeren Patienten. Bei einer Dissektion der A. vertebralis gilt dies insbesondere für embolisch bedingte Ischämien im vertebrobasilaren Stromgebiet, die Hauptfolge einer Dissektion einer Vertebralarterie sind. Die Pathophysiologie der Dissektion der A. vertebralis entspricht

a b c

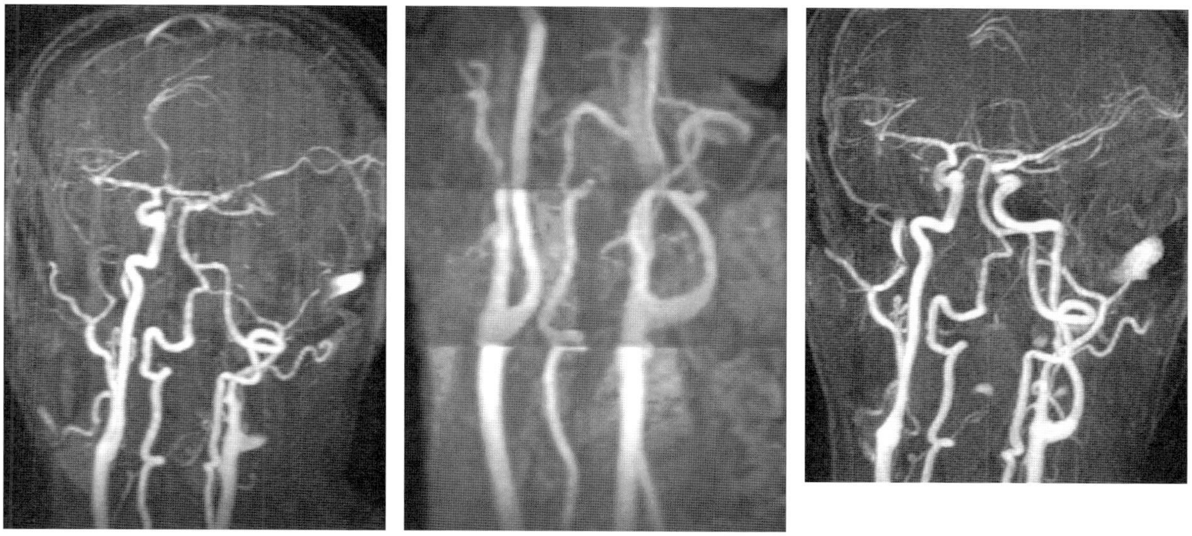

d e

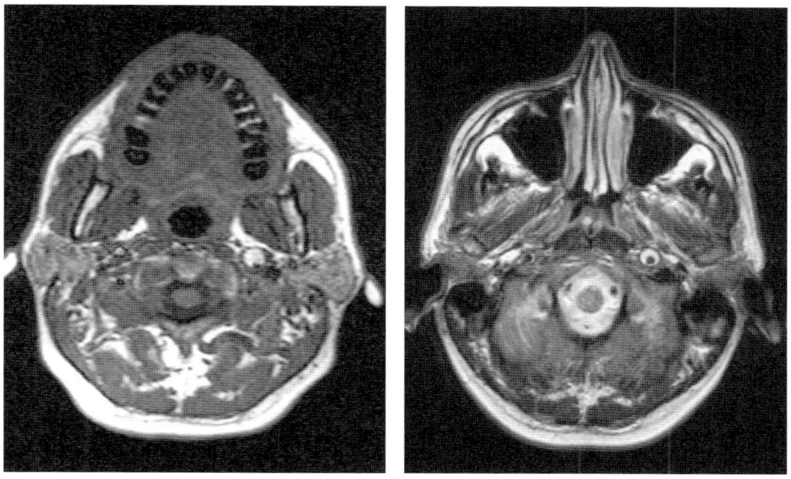

Abb. 3.**10a-e** Dissektion der A. carotis interna links mit initialem Verschluß (**a**) des Gefäßes und Darstellung des typischen Zipfelmützenzeichens. Die transversale Spin-Echo-Bildgebung zeigt das frische Wandhämatom der A. carotis interna links (**d**). Zunehmende Rekanalisation mit MRA-Dokumentation (**b, c**) bei noch nicht vollständig resorbiertem Wandhämatom (**e**). MRA-Darstellung mit einer kontrastverstärkten schnellen MRA-Technik (**a, c**).

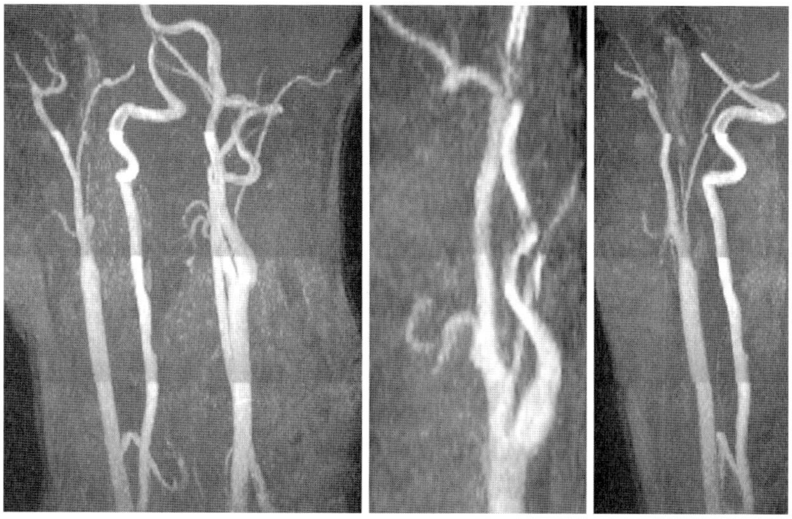

a b c

Abb. 3.**11a-c** Dissektion der A. carotis interna rechts:

**a, b** Initial zeigt sich kein vollständiger proximaler Gefäßverschluß, es ist ein irreguläres persistierendes Gefäßlumen bis zur Schädelbasis nachweisbar.

**c** Nur partielle Rekanalisation im Verlauf mit MRA-Dokumentation. Darstellung in einer konventionellen TOF-MRA.

der der Dissektion der A. carotis interna. Traumatische Ursachen, insbesondere auch chiropraktische Maßnahmen, werden häufiger als Ursache erwogen, weil der teilweise interossäre Verlauf des Gefäßes hierdurch bedingte Dissektionen begünstigt. Zwar erschwert der teilweise interossäre Verlauf der A. vertebralis weniger die MR-angiographische Abklärung einer Dissektion jedoch ist die MRT-Darstellung eines Wandhämatoms hierdurch sowie durch den kleineren Gefäßquerschnitt gegenüber der Dissektion der A. carotis interna erschwert (Abb. 3.**12** u. 3.**13**).

Im intrakraniellen Anteil der A. vertebralis verhält sich die Dissektion der A. vertebralis wie die der A. carotis interna. Gleiches gilt auch für die Therapie der Dissektion der A. vertebralis.

## Subclavian-steal-Syndrom

Beim Subclavian-steal-Syndrom bedingen eine hämodynamisch relevante Stenose oder ein Verschluß der A. subclavia proximal des Abgangs der A. vertebralis in der ipsilateralen A. vertebralis eine Umkehr des Blutflusses, wodurch die obere Extremität über einen vertebrovertebralen Steal aus der kontralateralen A. subclavia bzw. A. vertebralis mitversorgt wird. Bei hohen Steal-Flüssen kann eine Minderperfusion des vertebrobasilaren Stromgebiets mit entsprechender Symptomatik auftreten. Vor einer operativen oder interventionellen Therapie ist die Ausdehnung des Gefäßprozesses in der A. subclavia bzw. rechtsseitig im Truncus brachiocephalicus festzulegen. Die meist genutzten TOF-Technik bedingt die Schwierigkeit der unterschiedlichen Flußrichtung in beiden Vertebralarterien, so daß ggf. insuffiziente MRA-Ergebnisse resultieren. Vorzuziehen ist die kontrastmittelverstärkte schnelle MRA mit koronarer Akquisition, bei der diese Schwierigkeit nicht auftritt.

## Seltene Erkrankungen der hirnversorgenden Gefäße

### *Fibromuskuläre Dysplasie*

Die fibromuskuläre Dysplasie ist eine primäre Arteriopathie unbekannter Ursache, die insbesondere Arterien von mittlerer Größe betrifft. Die fibromuskuläre Dysplasie der Halsgefäße, insbesondere der A. carotis interna, ist die zweithäufigste Lokalisation dieser Erkrankung nach den Nierenarterien. In der überwiegenden Anzahl der Fälle ist die A. carotis interna betroffen, zusätzlich sind häufig auch eine oder beide Vertebralarterien involviert. Wie auch bei der Lokalisation der fibromuskulären Dysplasie an den Nierenarterien sind Frauen deutlich häufiger betroffen als Männer. Weil viele Patienten mit einer fibromuskulären Dysplasie asymptomatisch sind, wird diese häufig als Zusatzbefund bei Angiographien der Halsgefäße gefunden. Bei der fibromuskulären Dysplasie tritt an der Gefäßwand selbst eine Destruktion der elastischen Fasern auf, es kommt zu einer fibrösen Proliferation sowie zu einer Muskelfaserhyperplasie oder -ausdünnung.

Es existieren 3 histologische Subtypen der fibromuskulären Dysplasie, die jeweils unterschiedliche Wandschichten der Arterienwand betreffen:

- Tunica intima,
- Tunica media,
- Tunica adventitia.

Die fibromuskuläre Dysplasie der Tunica media als häufigster Subtyp ist durch eine teils konzentrische fibröse Proliferation sowie mäßige Muskelhypertrophie mit assoziierter Destruktion der elastischen Membranen charakterisiert. Dabei können einzelne Gefäßabschnitte sowie auch das gesamte Gefäß betroffen sein. Diese häufigste Form der fibromuskulären Dysplasie betrifft typischerweise die mittzervikalen Abschnitte der A. carotis interna. Die proximalen ersten Zentimeter des Gefäßes direkt nach der A.-carotis-Bifurkation sind gewöhnlich ausgespart. In der Vergangenheit wurde die fibromuskuläre Dysplasie mittels intraarterieller Katheterangiographie nachgewiesen.

Dafür existieren 3 typische angiographische Erscheinungsformen:

- In der überwiegenden Zahl der Fälle zeigen sich abwechselnd Gefäßdilatationen und Gefäßeinengungen. Dieses Erscheinungsbild tritt in ca. 80% aller Fälle auf.
- Als zweithäufigstes Erscheinungsbild zeigt sich eine langstreckige Stenosierung des Gefäßes.
- Das dritte typische Erscheinungsbild der fibromuskulären Dysplasie, das in weniger als 5% aller Fälle auftritt, ist durch sackförmige Erweiterungen mit der Ausbildung von Aneurysmen charakterisiert.

Diese typischen Erscheinungsformen der fibromuskulären Dysplasie (Abb. 3.**14**) müssen gegenüber anderen Erkrankungen der A. carotis interna abgegrenzt werden, wobei insbesondere die Dissektion der A. carotis interna eine Rolle spielt, da bei Patienten mit fibromuskulärer Dysplasie Dissektionen der A. carotis interna häufiger auftreten als in der Normalbevölkerung. So ist z.B. die spontane Dissektion der A. carotis interna eine bekannte Komplikation der fibromuskulären Dysplasie, und bis zu 20% der Dissektionen der A. carotis interna werden bei Patienten mit einer fibromuskulären Dysplasie gefunden. Dabei kann, bedingt durch die Dissektion des Gefäßes, die Diagnose der fibromuskulären Dysplasie erschwert sein, häufig kann diese jedoch in der kontralateralen A. carotis oder anhand der Vertebralarterien diagnostiziert werden. Die meisten Patienten mit einer fibromuskulären

Abb. 3.**12a-f** Dissektion der A. vertebralis rechts. Initial zeigt sich kein proximaler vollständiger Gefäßverschluß, es ist typisch ein persistierendes Gefäßlumen bis zur Schädelbasis nachweisbar. Darstellung einer kleiner Ischämie in Höhe der Medulla oblongata rechts. Die koronare Spin-Echo-Bildgebung zeigt das Hämatom in Höhe der distalen Vertebralarterie rechts. Im Verlauf erfolgt keine vollständige Rekanalisation.
Jeweils Vergleich von konventioneller TOF-MRA (**a, e**) und schneller kontrastmittelunterstützter MRA (**b**, **f**).

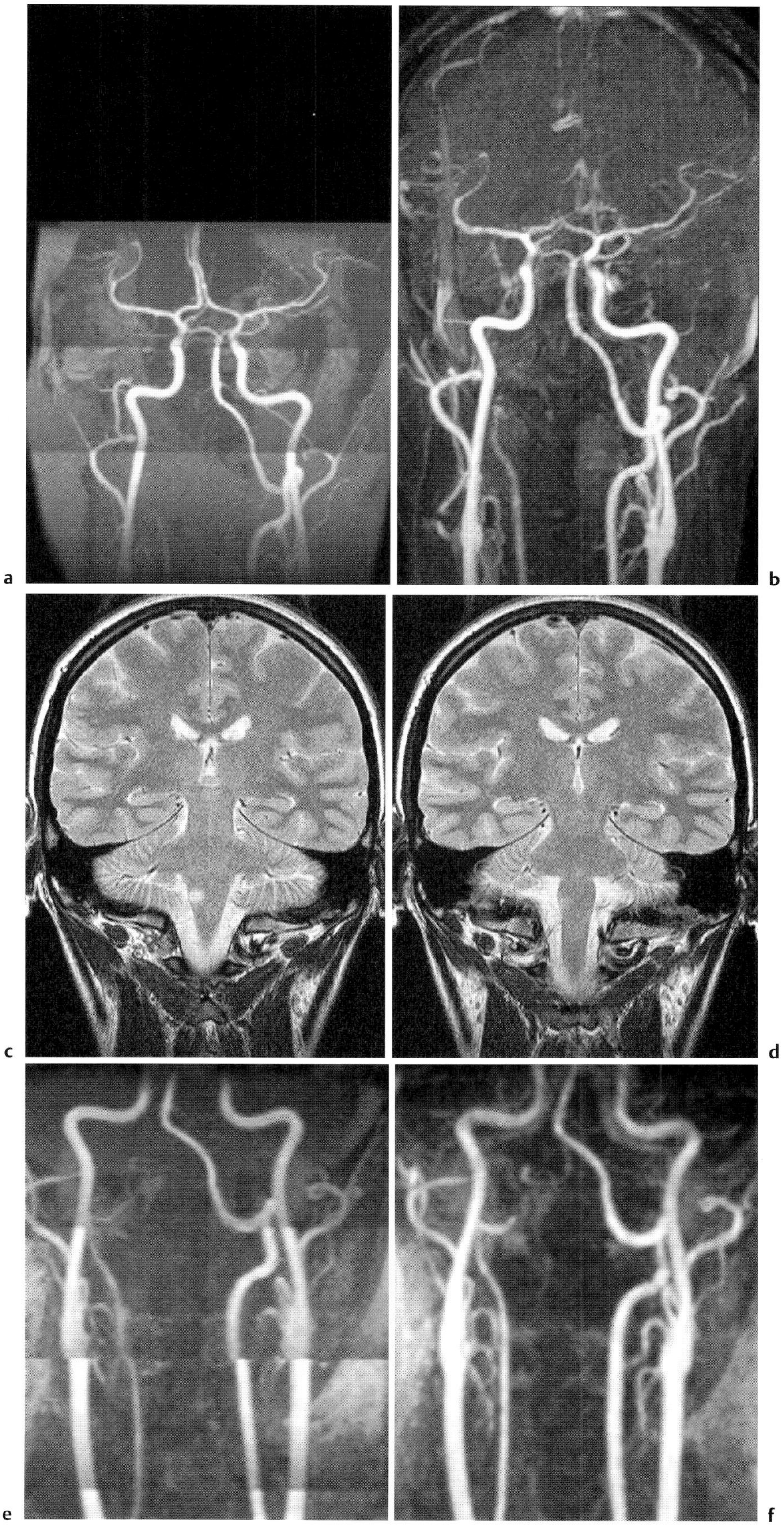

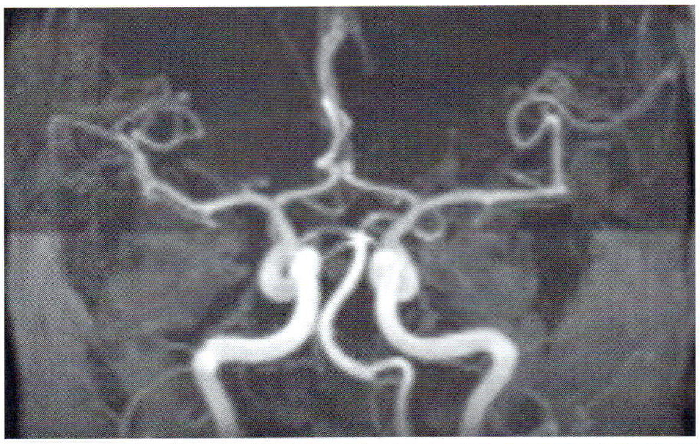
a

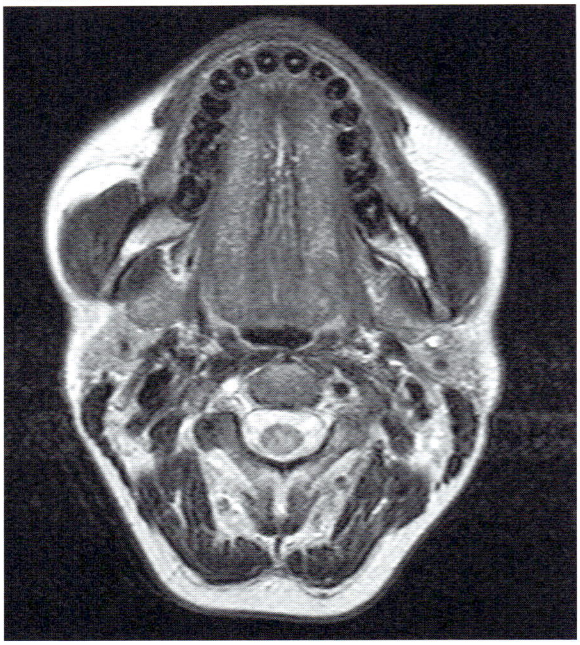
b

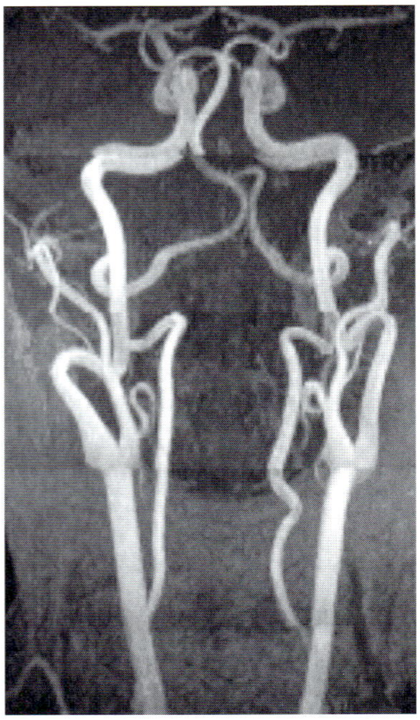
c

Abb. 3.**13a-c** Dissektion der A. vertebralis rechts. mit distalem Gefäßverschluß. Die axiale Spin-Echo-Bildgebung zeigt eine Hämatombildung mit Verlegung der distalen Vertebralarterie rechts. Im Verlauf Nachweis einer vollständigen Rekanalisation.

Dysplasie sind asymptomatisch, wenn Komplikationen im Rahmen der Erkrankung auftreten, so sind diese gewöhnlich direkt mit der fibromuskulären Dysplasie assoziiert. Ischämische Ereignisse sind durch eine hämodynamisch relevante Stenosierung des Gefäßes mit nachfolgender zerebraler Minderperfusion begründet oder aber durch embolische Ereignisse bedingt, die aus Thrombosen der Halsgefäße resultieren, sowie durch Stenosen des Gefäßes und Wandirregularitäten. Neben zerebralen Infarzierungen treten auf:

- transiente ischämische Attacken,
- Synkopen,
- Horner-Syndrom,
- Schmerzereignisse,
- pulssynchrones Ohrgeräusch.

Die Langzeitprognose von Patienten mit einer fibromuskulären Dysplasie der Halsgefäße ist gut, so daß ein konservatives Therapiekonzept vorzuziehen ist. In der Regel sind die durch die Erkrankung bedingten Stenosen und Dilatationen der Halsgefäße stabile Prozesse, lediglich Patienten mit fortschreitender Erkrankung sowie auftretenden neurologischen Ereignissen profitieren, wenn konservative Therapieregime wie z. B. die Antikoagulation nicht ausreichen, von einer chirurgischen oder interventionellen Therapie. In der MRA gelingt typischerweise sowohl die Darstellung als auch die exakte Lokalisation von Veränderungen im Rahmen der fibromuskulären Dysplasie. Dabei können jedoch, bedingt durch Turbulenzen oder komplexe Blutflußverhältnisse, Signalauslöschungen, insbesondere im Bereich der stenosierten Gefäßareale, auftreten, wodurch eine exakte Darstellung und Aufarbeitung der durch die fibromuskuläre Dysplasie betroffenen und veränderten Gefäßregion erschwert sein kann. Trotz der Verbesserungen im Bereich der MRA (kürzere Echozeiten, kleinere Voxelgrößen, kontrastmittelunterstützte schnelle MRA) ist unverändert, zumindest initial auch heute eine arterielle Katheterangiographie sinnvoll. Für Verlaufskontrollen bei bekannter Erkrankung eignet sich die MRA als nichtinvasives Verfahren sehr gut.

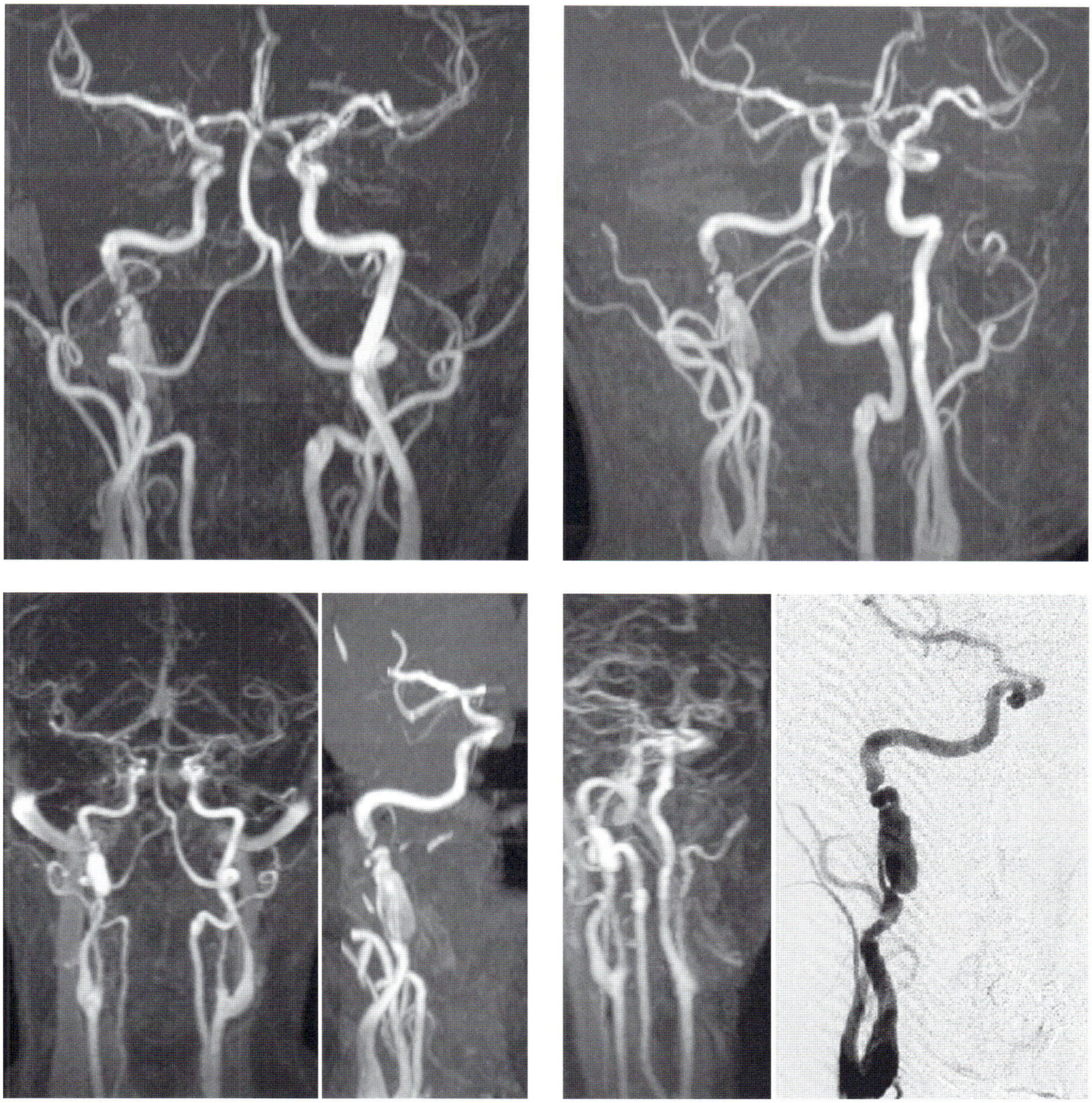


Abb. 3.**14a-f** Fibromuskuläre Dysplasie mit Ausbildung einer hochgradigen Stenose und eines Aneurysmas der extrakraniellen A. carotis interna rechts. Darstellung in einer konventionellen TOF-MRA (**a, c, f**) und einer kontrastmittelunterstützten MRA (**b, d**), jeweils in einer Helmholtz-Halsspule. Korrelation zu intraarteriellen DSA (**e**) mit Kontrastmittelinjektion in die rechte A. carotis interna. Zusätzlich umschriebene aneurysmatische Erweiterung der A. vertebralis links im Rahmen der fibromuskulären Dysplasie.

## Aneurysmen der Halsgefäße

Aneurysmen der extrakraniellen A. carotis und A. vertebralis und deren Ruptur sind seltene Erkrankungen der Halsgefäße (Abb. 3.**15**).

Neben der Möglichkeit der Aneurysmaruptur besteht zusätzlich die Gefahr embolischer zerebraler Ischämien mit dem Aneurysma als möglicher Emboliequelle. Mögliche Erscheinungsformen von Aneurysmen der Halsgefäße sind:

- fusiforme Aneurysmen der A.-carotis-Bifurkation,
- Dissektionen der A. carotis und der A. vertebralis,
- Traumen im Bereich der Halsgefäße mit traumatisch bedingten Aneurysmen,
- Infektionen mit Auftreten mykotischer Aneurysmen wie z.B. bei bakteriellen Endokarditiden,
- direkt prädispositionierende Erkrankungen wie fibromuskulären Dysplasie (Abb. 3.**14**),
- arteriosklerotische Veränderungen,

- Systemerkrankungen, wie Lupus erythematosus, mit dem sekundären Auftreten von z.B. mykotischen Aneurysmen.

Die Therapie der Wahl von Aneurysmen der Halsgefäße, insbesondere der A. carotis, ist die vollständige Ausschaltung des Aneurysmas durch chirurgische oder interventionelle Therapie mit Coil- und Stentimplantation.

Die MRA von Aneurysmen der Halsgefäße ist eine bewährte Methode und erlaubt die vollständige präoperative oder präinterventionelle Abklärung der Aneurysmen. Neben der Darstellung des Aneurysmas inklusive des Aneurysmahalses erlaubt die Betrachtung der Einzelschichten der MRA oder zusätzlich angefertige MRT-Schnitte auch die Beurteilung einer möglichen partiellen und vollständigen Thrombosierung des Aneurysmas.

## MRA bei Halstumoren

Mit der zunehmenden Qualität der MR-Bildgebung in der diagnostischen Aufarbeitung von Tumoren der Halsregion sowie der Zunahme der chirurgischen Therapie von Halstumoren wächst auch die Bedeutung der präoperativen möglichst wenig invasiven Gefäßdiagnostik. Unverändert stellt die intraarterielle DSA die Standarduntersuchung hinsichtlich der Gefäßversorgung von Tumoren der Halsregion dar, insbesondere auch mit der zusätzlichen Möglichkeit präoperativer interventioneller Maßnahmen mit einer Embolisation von Halstumoren. Gleichzeitig kann die nichtinvasive MRA jedoch zunehmend Fragestellungen bei der Gefäßdiagnostik bei Halstumoren beantworten. Mögliche Gefäßverlagerungen, -pelottierungen, -stenosen, -infiltrationen und -thrombosen durch Halstumoren werden mit der MRA zuverlässig erfaßt (Abb. 3.**16** u. 3.**17**).

Dabei muß sowohl die arterielle wie auch die venöse Strombahn der Halsregion untersucht werden. In der Vergangenheit wurden auch in der Gefäßdiagnostik bei Tumoren der Halsregion für die arterielle Strombahn in erster Linie TOF-Techniken (3dimensionale FISP, 2dimensionale FLASH) eingesetzt. Für die venöse MRA der Halsregion wurden vor allem 2dimensionale FLASH Sequenzen, die eine gute Darstellung und Empfindlichkeit auch für langsamen Blutfluß besitzten, bevorzugt. Hauptproblem dieser Techniken ist die lange Meßzeit besonders dann, wenn weite Gefäßregionen bis hin zur vollständigen Gefäßanatomie des Halses erfaßt werden sollen.

Mit der Einführung der schnellen kontrastmittelverstärkten MRA-Techniken wird jetzt auch in der diagnostischen Aufarbeitung der Gefäßsituation bei Tumoren der Halsregion ein völlig neues Vorgehen möglich. Mit der sequentiellen Erfassung verschiedener Phasen der Kontrastmittelpassage in den Halsgefäßen bei repetitiver Anwendung einer schnellen MRA-Sequenz in koronarer Akquisitionsrichtung kann die vollständige vaskuläre Anatomie der Halsregion von früharteriell bis spätvenös erfaßt werden. Gleichzeitig werden durch die kurzen Echo- und Repetitionszeiten und die kontrastmittelverstärkte Darstellung des Gefäßlumens die typischen Flußartefakte und Signalauslöschungen deutlich reduziert. Die Meßzeit für eine Akquisition kann bis auf wenige Sekunden reduziert werden.

## MR-Venographie im Halsbereich

Die Bedeutung der MR-Venographie liegt in einer möglichst nicht- oder wenig invasiven Darstellung der venösen Situation im Halsbereich. Die häufigste diagnostische Fragestellung ist eine Thrombose der Halsgefäße.

Ursachen hierfür sind typischerweise neben Tumoren der Halsregion:

- Traumen im Bereich des Halses,
- Infektionen,
- Gefäßmanipulationen (zentraler Venenkatheter),
- Systemerkrankungen mit erhöhter Thromboseneigung,
- idiopathische Venenthrombosen.

Auch in der venösen Darstellung der Halsregion löst die schnelle kontrastmittelunterstützte MRA die konventionelle TOF-MRA zunehmend ab (Abb. 3.**18**).

So können basierend auf der enormen Meßzeitverkürzung selbst mehrere venöse Phasen aufgenommen werden. Die MRA stellt die Thrombose durch eine vollständige oder partielle Auslöschung des Flußsignals der betroffenen Gefäßregion dar. Differentialdiagnostisch ist jedoch vor allem bei den bekannten ausgeprägten Variationen besonders auch im Kaliber der Halsvenen eine Venenhypo- oder -aplasie zu berücksichtigen. Gleichzeitig können frische Thromben mit hoher Signalintensität ein perfundiertes Gefäßlumen vortäuschen. So erfordert die Diagnose einer Venenthrombose stets ein entsprechendes Korrelat in den zugehörigen MRT-Aufnahmen.

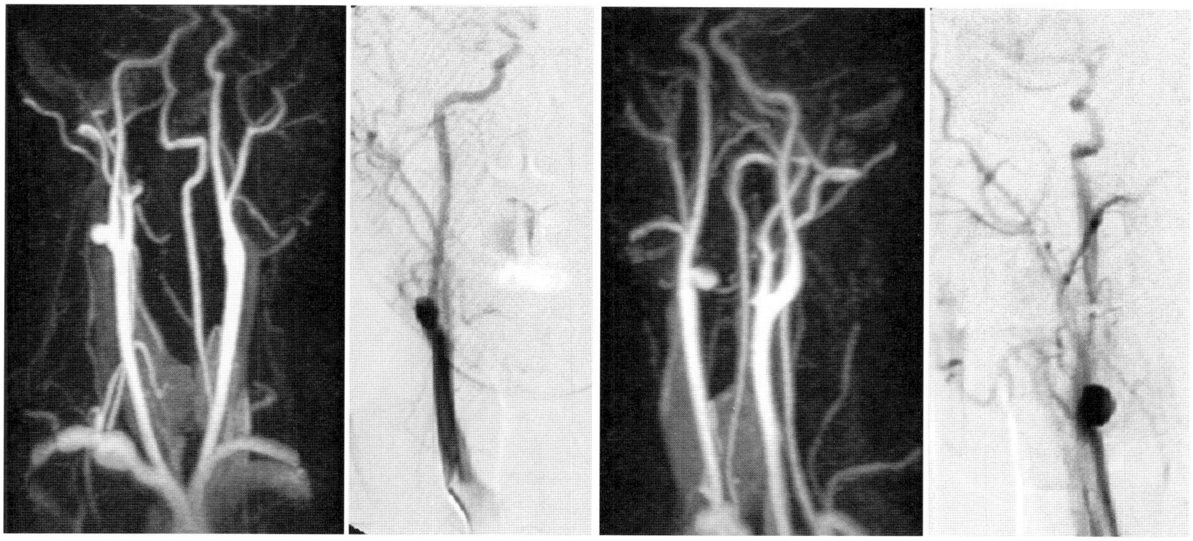

a b c d

Abb. 3.**15a-d** Schnelle kontrastmittelunterstützte MRA in einer Helmholtz-Halsspule bei proximalem Aneurysma der A. carotis interna rechts in Höhe der A.-carotis-Bifurkation. Vergleich zur intraarteriellen DSA in jeweils 2 Projektionen.

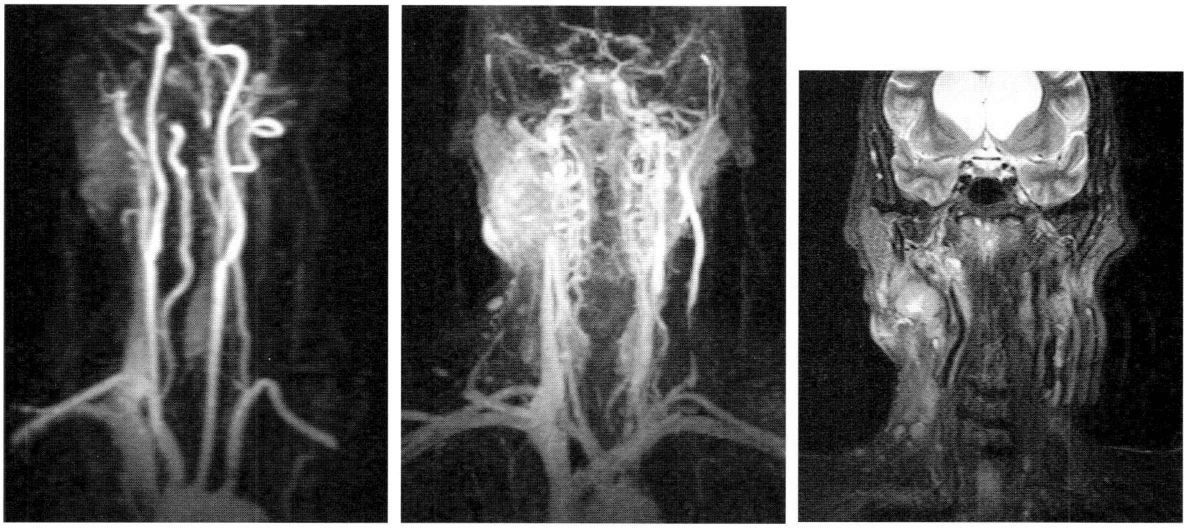

a b c

Abb. 3.**16a-c** Halstumor:

**a, b** Arterielle (**a**) und venöse (**b**) schnelle kontrastmittelunterstützte MRA bei Infiltration der A. carotis externa rechts durch Lymphknotenmetastasen bei extranodulärer Tumorinvasion bei Hypopharynxkarzinom. Die A. carotis interna rechts ist nicht infiltriert.

**c** Koronare Darstellung der Tumorausdehnung.

a

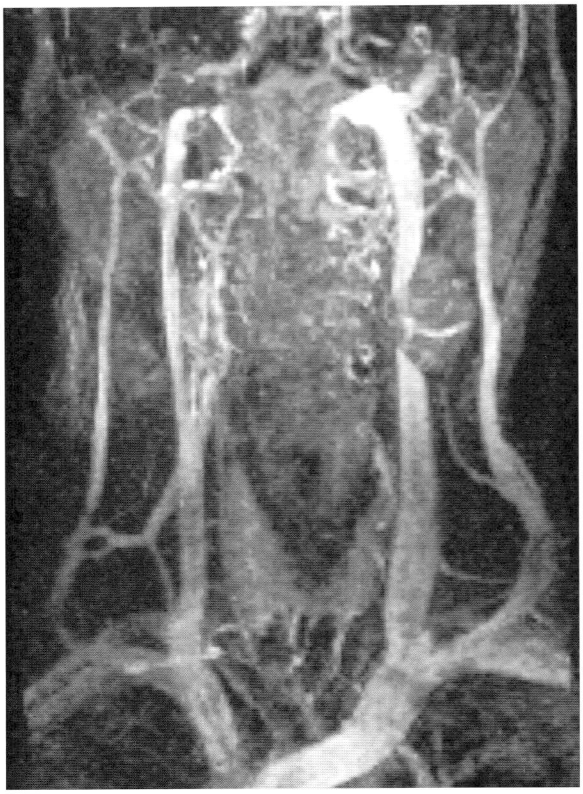

b

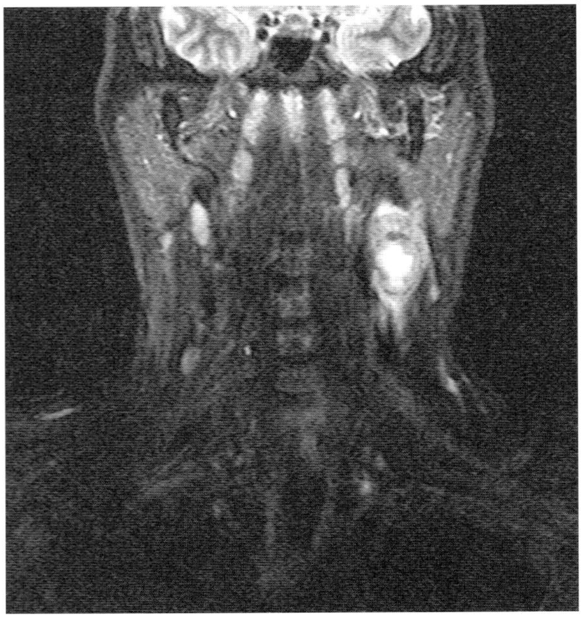

Abb. 3.**17a, b** Venöse MRA (**a**) mit Infiltration der V. jugularis interna links bei Halslymphknotenmetastasen links (**b**).

a

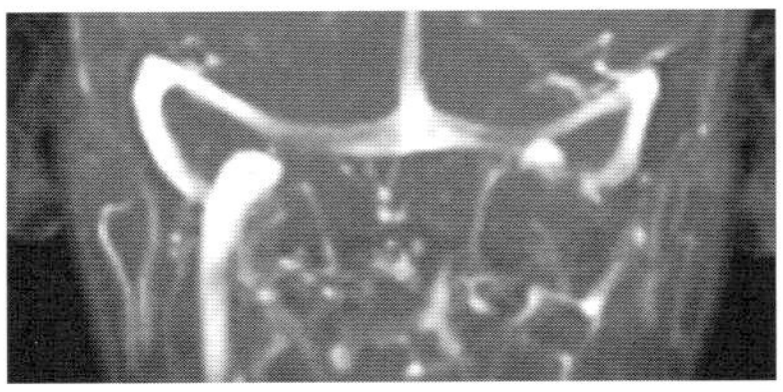

b

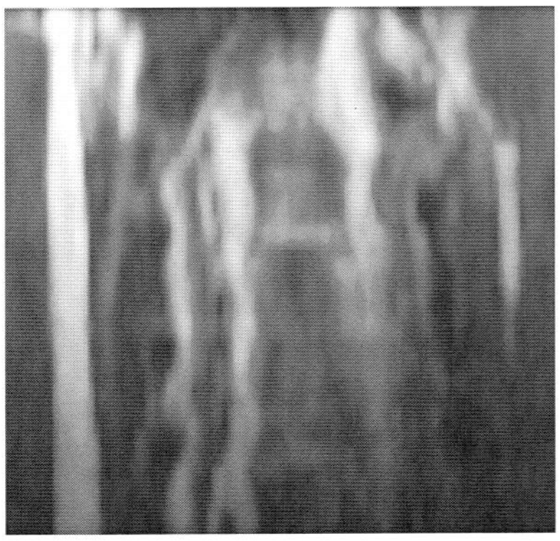

c

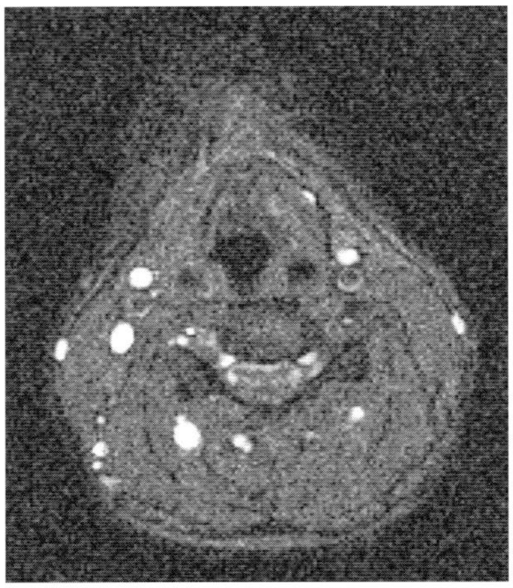

d

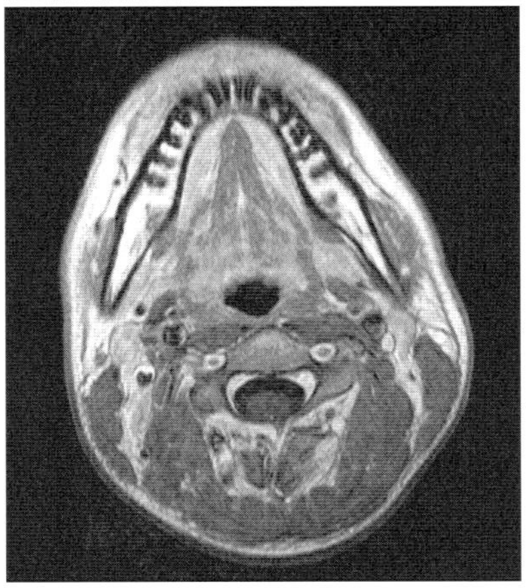

e

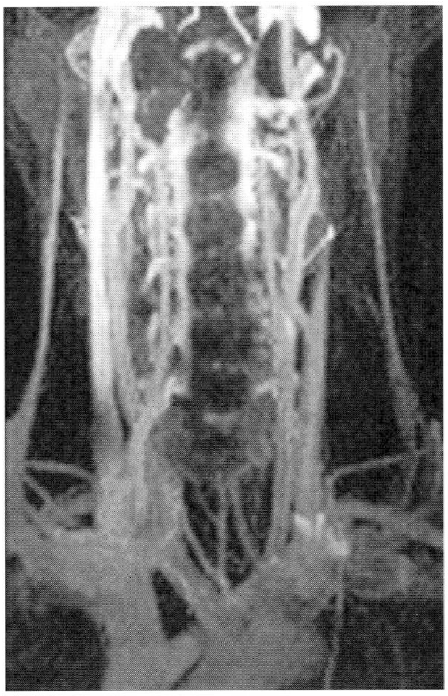

Abb. 3.**18a-e** Venöse MRA bei Thrombose der V. jugularis interna links:

**a, b** Kraniale und zervikale konventionelle 3dimensionale TOF-MRA.

**c, d** Die hohe Variabilität des kranialen und zervikalen venösen Abstroms erfordert eine Darstellung der Thrombose in der Schnittbildgebung.

**e** Mischphase einer kontrastmittelunterstützten MRA mit partieller Nichtdarstellung der V. jugularis interna links.

## Literatur

Bongartz, G. M., M. Boos, K. Winter, H. Ott, K. Scheffler, W. Steinbrich: Clinical utility of contrast-enhanced MR angiography. Europ. Radiol. 7 (1997) 178–186

Boos, M., K. Scheffler, H. W. Ott, E. W. Radu, G. Bongartz: Conventional magnetic resonance angiography and contrast-enhanced magnetic resonance angiogrpahy of extracranial blood vessel segments. Radiologe 37 (1997) 515–528

Buerger, T., F. Meyer, Z. Halloul: Ruptured cervical aneurysm of the carotid artery – case report of a rare disease. Vasa 27 (1998) 122–124

Casanova Study Group: Carotid surgery versus medical therapy in asymptomatic carotid artery stenosis. Stroke 22 (1991) 1229–1236

Collaborators North American Symptomatic Carotid Endarterectomy Trial: Beneficial effect of carotid endartercetomy in symptomatic patients with high grade carotid stenosis– (NASCET trial). New Engl. J. Med. 325 (1991) 445–453

Coffin, O., D. Maiza, F. Galateau-Salle et al.: Results of surgical management of internal carotid artery aneurysm by the cervical approach. Ann. vasc. Surg. 11 (1979) 482–490

Group European Carotid Surgery Trialists' Collaborative: MRC European carotid surgery trial: interim results for symptomatic patients with severe carotid stenosis and with mild carotid stenosis. Lancet 337 (1991)1235–1255

Heiserman, J. E., B. P. Drayer, E. K. Fram et al.: Carotid artery stenosis: clinical efficancy of two-dimensional time-of-flight MR angiography. Radiology 182 (1992) 761–768

Hennerici, M., C. Klemm, W. Rautenberg: The subclavian steal phenomenon: a common vascular disorder with rare neurological deficits. Neurology 38 (1988) 669–675

Huston, J., D. A. Nichols, P. H. Luetmer et al.: MR angiographic and sonographic indications for endarterectomy. Amer. J. Neuroradiol. 19 (1998) 309–315

Kattner, K. A., J. Bailes, T. Fukushima: Direct surgical management of large bulbous and giant aneurysms involving the paraclinoid segment of the internal carotid artery: report of 29 cases. Surg. Neurol. 49 (1998) 471–480

Kido, D. K., C. J. Moran: When should third-party payers provide reimbursement for MR angiography of the carotid arteries? Amer. J. Roentgenol. 162 (1994) 19–20

Levy, R. A., M. R. Prince: Arterial-phase three-dimensional contrast-enhanced MR angiography of the carotid arteries. Amer. J. Roentgenol. 167 (1996) 211–215

Levy, R. A., J. H. Maki: Three-dimensional contrast-enhanced MR angiography of the extracranial carotid arteries: two techniques. Amer. J. Neuroradiol. 19 (1998) 688–690

Levy, C., J. P. Laissy, V. Raveau: carotid and vertebral artery dissections: three dimensional time of flight MR angiography and MR imaging versus conventional angiography. Radiology 190 (1994) 97–103

Litt, A. W., E. M. Eidelman, R. S. Pinto et al.: Diagnosis of carotid artery stenosis: comparison of 2DFT time-of-flight MR angiography with contrast angiography in 50 patients. Amer. J. Neuroradiol. 12 (1991) 149–154

Masaryk, T. J., N. A. S. Obuchowski: Noninvasive carotid imaging: caveat emptor. Radiology 186 (1993) 325–331

National Institute of Neurological Disorders and Stroke: Carotid endarterektomie for patients with asymptomatic internal carotid artery stenosis. J. neurol. Sci. 129 (1995) 76

Patel, M. R., R. A. Klufas, D. Kim, R. R. Edelman, K. C. Kent: MR angiography of the carotid bifurcation: artifacts and limitations. Amer. J. Roentgenol. 162 (1994) 1431–1437

Provenzale, J. M.: Dissection of the internal carotid and vertebral arteries: Imaging features. Amer. J. Roentgenol. 165 (1995) 1099

Provenzale, J. M., J. C. Morgenlander, D. Gress: Spontaneous vertebral dissection: clinical, conventional angiographic, CT and MR findings. J. Comput. assist. Tomogr. 20 (1996) 185–193

Saouaf, R., C. J. Grassi, G. G. Hartnell, H. Wheeler, J. N. Suojanen: Complete MR angiography and Doppler ultrasound as the sole imaging modalities prior to carotid endarterectomy. Clin. Radiol. 53 (1998) 579–586

Tebboune, D., J. P. Laissy, M. C. Henry-Feugeas et al.: Magnetic resonance angiography of cervical and superior mediastinal veins. J. Radiol. 77 (1996) 351–356

Willig, D. S., P. A. Turski, R. Frayne et al.: Contrast-enhanced 3D MR DSA of the carotid artery bifurcation: preliminary study of comparison with unenhanced 2D and 3D time-of-flight MR angiography. Radiology 208 (1998) 447–451

# 4 MRA der oberen Extremität

Chr. Pöckler-Schöniger

## Einführung

Obwohl die ersten Mitteilungen über die Möglichkeit, das vaskuläre System mittels Magnetresonanz darzustellen, die peripheren Arterien betrafen (Wedeen u. Mitarb. 1985, Dumoulin u. Hart 1986), hat die MRA der Extremitäten erst jetzt Einzug in die klinische Routine gefunden. Die konventionelle Angiographie mit Katheterisierung der femoralen, der axillaren oder der brachialen Arterien ist seit ihrer Einführung in den 50er Jahren der Goldstandard für die anatomische Gefäßdarstellung und die Beurteilung pathologischer Gefäßveränderungen.

Die modernen Angiographietechniken gelten als risikoarm, dennoch müssen folgende prinzipielle Komplikationsmöglichkeiten erwähnt werden (Kadir 1991, Vosshenrich u. Mitarb. 1994):

**Komplikationen der Angiographietechniken:**
- die Applikation iodhaltiger Kontrastmittel kann zu einer anaphylaktoiden Reaktion führen,
- die nephrotoxische Wirkung der Kontrastmittel kann im ungünstigsten Fall zu einer bleibenden Nierenschädigung führen,
- punktionsbedingte Risiken:
  - Blutungen,
  - Thrombosen,
  - Gefäßspasmen,
  - Dissektionen,
  - Pseudoaneurysmen,
  - arteriovenöse Fisteln

Ergänzende Methoden zur Abklärung brachialer und vor allem palmarer Durchblutungsstörungen sind:

- arterielle Druckmessung mit Bestimmung des Knöchel-Arm-Index,
- Kapillarmikroskopie,
- Hauttemperaturmessungen.

Der Stellenwert der farbkodierten Doppler-Sonographie kann in dieser anatomischen Region noch nicht abschließend bewertet werden.

Mit der MRA steht ein neues, nichtinvasives bildgebendes Verfahren für die Darstellung der peripheren Gefäße zur Verfügung, das sich an dem Goldstandard der kontrastverstärkten Katheterangiographie messen lassen muß. Vorteil der MRA ist eine bessere Darstellbarkeit distaler Anschlußgefäße. Carpenter u. Mitarb. konnten bereits 1992 zeigen, daß die MRA bei Patienten mit peripherer arterieller Verschlußkrankheit in 18–22% der Fälle periphere Abstromgefäße mit der 2dimensionalen TOF-Angiographie abbilden kann, die in der konventionellen Angiographie aufgrund des Verdünnungseffekts bei vorgeschalteten Stenosen oder Verschlüssen nicht mehr zur Darstellung kamen. Über die MRA der oberen Extremität liegen bislang allerdings nur wenige Mitteilungen vor (Blebea u. Mitarb. 1993, Baum u. Mitarb. 1993, Bongartz u. Mitarb. 1994, Rofsky u. Mitarb. 1995). Für die Gefäßdarstellung stehen folgende MRA-Techniken zur Verfügung:

- Einstrom- und Phasenkontrastangiographie in 2- und 3dimensionaler Technik,
- kontrastverstärkte 3dimensionale Angiographie.

**Indikationen für eine Gefäßdarstellung des Arms, des Handgelenks oder der Hand:**
- häufige Indikationen:
  - akute Ischämie,
  - chronische Ischämie,
- seltene Indikationen:
  - Abklärung eines gefäßreichen Tumors,
  - Darstellung von Hämodialyseshunts.

# Anatomische Grundlagen

(Abb. 4.**1**–4.**3**)

Die *rechte A. subclavia* geht aus dem Truncus brachiocephalicus ab, die *linke A. subclavia* entspringt direkt aus dem distalen Abschnitt des Aortenbogens.

Die größeren Äste der A. subclavia sind:

- A. vertebralis,
- A. thoracica interna,
- Truncus thyreocervicalis,
- Truncus costocervicalis,
- A. descendens scapularis.

Abb. 4.**1**–4.**3** Schematische Darstellung der Arterien der oberen Extremität und der Hand mit Beziehungen zu den knöchernen Strukturen.

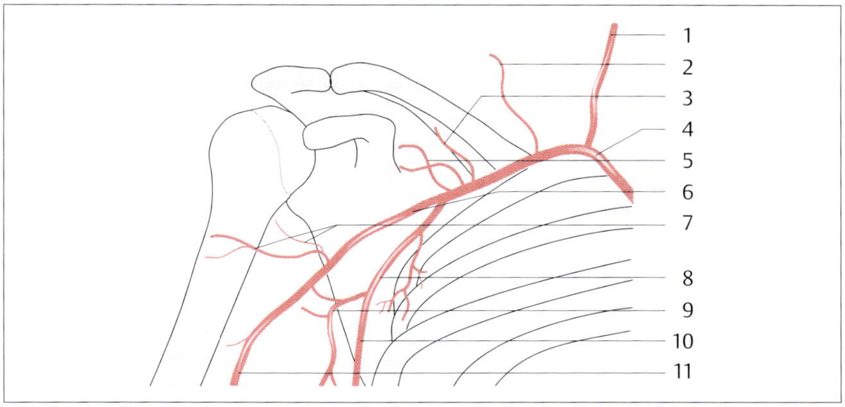


Abb. 4.**1**:
1 A. vertebralis
2 Truncus costovervicalis
3 A. descendens scapularis
4 Truncus brachlocephalicus
5 A. thoracoacromialis
6 A. axilaris
7 A. circumflexa humeri anterior et posterior
8 A. subscapularis
9 A. circumflexa scapularis
10 A. thoracodorsalis
11 A. brachialis

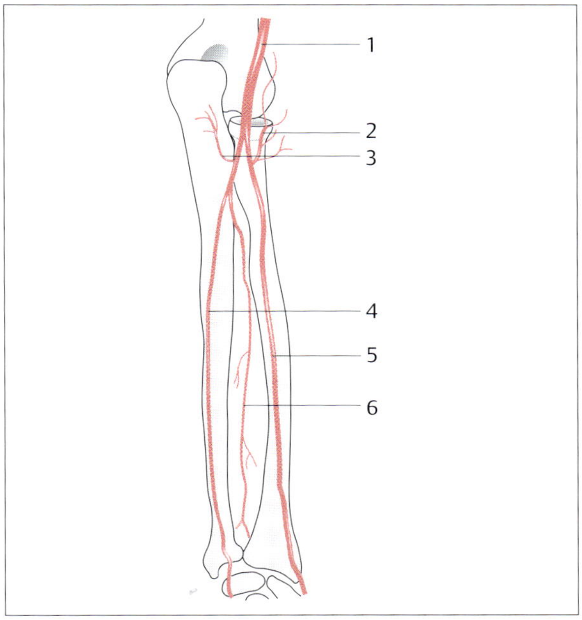


Abb. 4.**2**:
1 A. brachialis
2 A. recurrens radialis
3 A. ulnaris recurrens
4 A. ulnaris
5 A. radialis
6 A. interossea

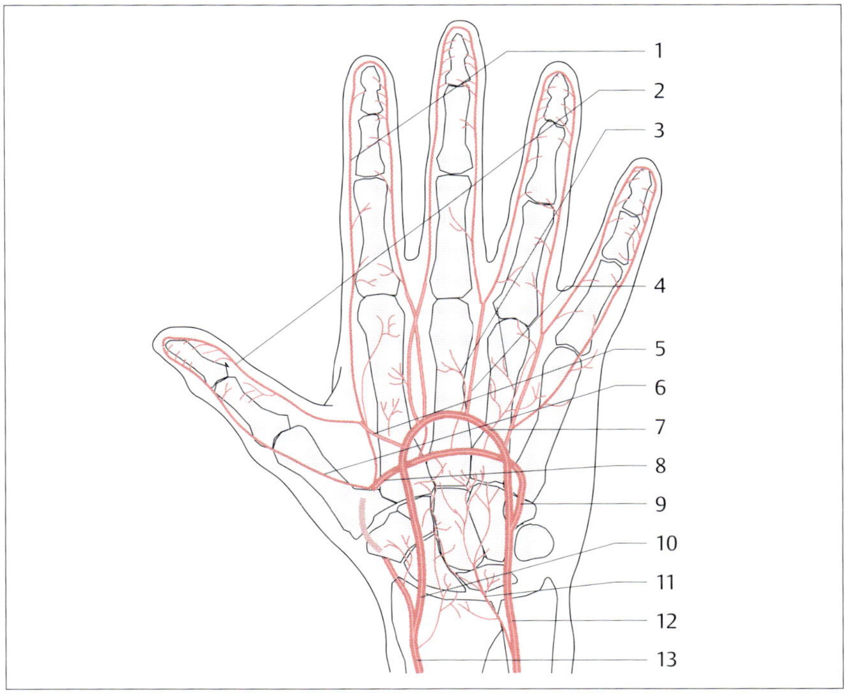


Abb. 4.**3**:
1 Aa. digitales palmares propriae
2 A. digitalis palmaris propria I
3 Rr. perforantes
4 Aa. digitales palmares communes II–IV
5 A. digitales palmaris communis
6 A. princeps pollicis
7 Arcus palmaris superficialis
8 Arcus palmaris profundus
9 R. palmaris profundus
10 R. carpalis palmaris a. radialis
11 R. carpalis palmaris a. ulnaris
12 A. ulnaris
13 A. radialis

Die *A. axillaris* stellt die Fortsetzung der A. subclavia distal des Abgangs des Truncus costocervicalis dar.

Die wichtigsten Äste der A. axillaris sind:

- A. thoraco-acromialis,
- A. thoracica lateralis,
- A. subscapularis,
- A. circumflexa anterior humeri und A. circumflexa posterior humeri.

Auf Höhe des Collum anatomicum des Humerus setzt sich die A. axillaris in die *A. brachialis* fort. Sie wird in ihrem Verlauf im Sulcus bicipitalis vom N. medianus und N. ulnaris begleitet.

Zu den größeren Ästen der A. brachialis zählen:

- A. profunda brachii,
- A. collateralis ulnaris superior,
- A. collateralis ulnaris inferior.

Die A. brachialis teilt sich unterhalb des Ellbogengelenks in die *A. radialis* und *A. ulnaris*. Die A. ulnaris gibt als direkte Fortsetzung der A. brachialis die A. recurrens ulnaris anterior und A. recurrens ulnaris posterior sowie die A. interossea ab.

In bis zu 19% der Fälle liegt eine hohe Teilung der A. brachialis vor, bei der der Abgang der A. radialis im Bereich des Oberarms gelegen ist (Kadir 1991). Bei 1–3% aller Patienten geht die A. radialis bereits aus der A. axillaris ab. Auch die A.ulnaris zeigt in etwa 1% der Fälle einen weiter proximal gelegenen Abgang.

Die A. radialis gibt auf der Palmarseite den kaliberschwachen R. palmaris superficialis zum oberflächlichen Hohlhandbogen ab. Am Handrücken gibt sie den R. carpalis dorsalis zum Rete carpale dorsale ab, aus dem die Aa. metacarpales dorsales und die Aa. digitales dorsales hervorgehen, sowie die A. princeps pollicis für den Daumen und die A. radialis indicis für den radialen Rand des Zeigefingers.

Die A. ulnaris endet im *oberflächlichen Hohlhandbogen*, dem Arcus palmaris superficialis. Dieser bildet auf den Sehnen der langen Fingerbeuger einen nach distal konvexen Gefäßbogen, aus dem sich die A. digitalis palmaris propria für die Ulnarseite des V. Fingers sowie die 3 Aa. palmares communes entwickeln, die sich auf Höhe der Fingergrundgelenke in jeweils 2 Aa. digitales palmares propriae zu den einander zugewandten Flächen der Finger II–V spalten.

Die A. ulnaris versorgt somit die 3 1/2 ulnaren Finger, während die 1 1/2 radialen Finger über Äste aus der A. radialis gespeist werden.

Der *tiefe Hohlhandbogen* entwickelt sich aus dem Endast der A. radialis. Er liegt proximal vom oberflächlichen Hohlhandbogen und entsendet 3–4 Aa. metacarpales palmares, die mit den Aa. digitales palmares communes in Verbindung stehen. Die Hohlhandbögen unterliegen einer hohen Variabilität. Der Arcus palmaris superficialis weist in 42% der Fälle geschlossene, in 58% der Fälle offene Formen auf; ebenso zeigt der Arcus palmaris profundus zahlreiche anatomische Variationen.

Die Finger werden an den Seitenflächen von je 4 Fingerarterien versorgt. Mit Ausnahme des Daumens sind die dorsalen Fingerarterien jedoch nur schwach ausgebildet. Sie gehen aus dem Rete carpale dorsale und dem R. carpalis dorsalis der A. ulnaris und der A. radialis hervor.

Abb. 4.**4** zeigt ein normales Handarterienangiogramm, das mit einer kontrastverstärkten MRA angefertigt wurde.

# Untersuchungstechnik

## Übersicht verschiedener Untersuchungsstrategien

Für die MRA der oberen Extremität müssen unterschiedliche Untersuchungsstrategien angewendet werden.

Die Darstellung der Abgänge der A. subclavia aus dem Truncus brachiocephalicus rechts bzw. direkt aus dem Aortenbogen links sowie der A. axillaris und der A. brachialis etwa bis zum mittleren Oberarmdrittel erfolgt am besten mit der *Körperspule*. Der Patient wird hierfür auf dem Rücken liegend gelagert, die Arme werden parallel zur Körperlängsachse positioniert. Falls beispielsweise nur der rechte Oberarm dargestellt werden soll, kann der Patient nach Einfahren in die Röhre etwas nach links rutschen, damit der rechte Arm flach neben dem Körper auf dem Untersuchungstisch liegen kann.

Die Körperspule hat zwar ein großes Meßfeld, besitzt jedoch ein niedriges Signal-Rausch-Verhältnis. Bessere Ergebnisse lassen sich mit *Arrayspulen* erzielen. Sie besitzen trotz großem Meßfeld ein hohes Signal-Rausch-Verhältnis.

Die Gefäßdarstellung weist aufgrund des höheren Signal-Rausch-Verhältnisses eine bessere, mit der konventionellen Angiographie vergleichbare Qualität auf (Quinn u. Mitarb. 1998).

Die Arrayspulen stellen Objekte in Spulennähe mit höherer Signalintensität dar als spulenferne Objekte. Um eine bessere Homogenität der Arraybilder zu erzielen, sollte ein Normalisierungsfilter verwendet werden, der die Signalintensität in spulennahen Gebieten herabsetzt und in spulenfernen Gebieten anhebt, so daß die Bilder in a.-p. Richtung gleichmäßiger ausgeleuchtet erscheinen.

Für die Darstellung des Unterarms, des Handgelenks und der Hand wird am besten eine große *flexible Oberflächenspule* verwendet. Es handelt sich hierbei um eine reine Empfängerspule, die Anregung erfolgt über die Körperspule. Die flexible Oberflächenspule wird wie eine Manschette zirkulär um die zu untersuchende Region gewickelt und mit Klettbändern fixiert. Auf diese Weise kann jedoch immer nur eine anatomisch relativ umschriebene Region an einer Extremität untersucht werden.

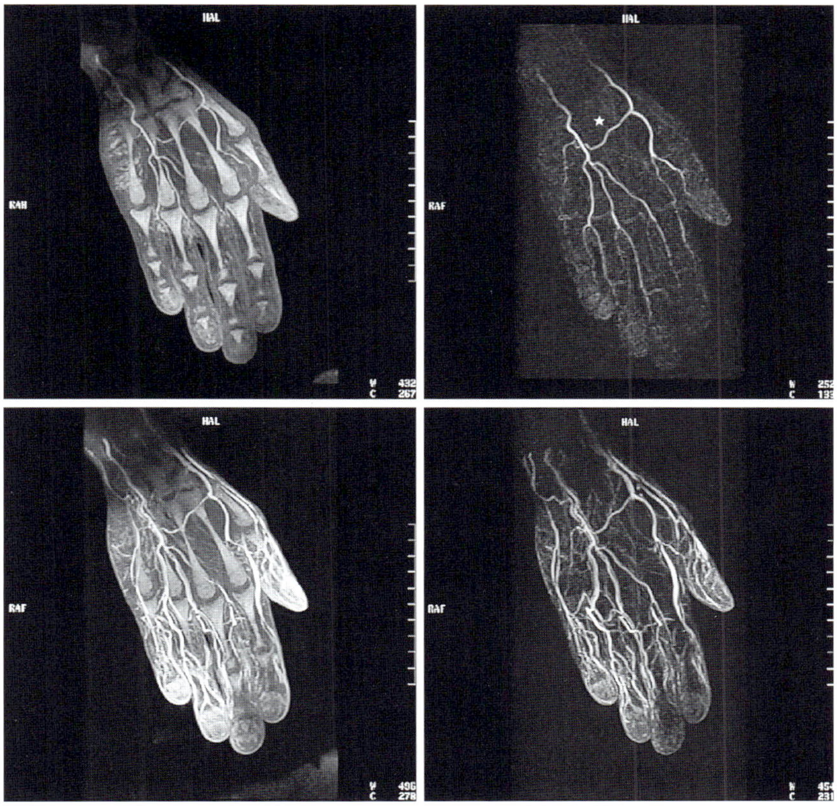

Abb. 4.**4** Normales Handarterienangiogramm in einer frühen arteriellen Phase (obere Zeile) und einer spätarteriellen Phase (untere Zeile). Gegenüberstellung der MIP ohne (linke Spalte) und mit Subtraktion (rechte Spalte). Geschlossener Arcus palmaris profundus (*). Offene Form des Arcus palmaris superficialis mit Versorgung de- Aa. digitales palmares communes II–IV aus der A. ulnaris sowie der A. digitalis palmaris communis I aus der A. radialis.

Schwierig ist hierbei die Lagerung des Patienten:

Eine Lagerung auf dem Bauch mit nach vorne ausgestrecktem Arm und Lagerung des zur Seite gedrehten Kopfes auf dem angewinkelten zweiten Arm ist auch nach entsprechender Abpolsterung des Körpers nur wenig komfortabel. Insbesondere ältere Patienten tolerieren diese Haltung kaum. Vakuumlagerungskissen, die nach anatomischer Anpassung über eine Vakuumpumpe entlüftet werden können, ermöglichen eine stabilere Fixation des Arms.

Eine Lagerung auf dem Rücken mit nach hinten ausgestrecktem Arm ist nicht empfehlenswert, da die meisten Patienten schon nach kurzer Zeit Schmerzen im Schultergelenk angeben. Die Positionierung des Arms entlang der Körperlängsachse zur Untersuchung des Handgelenks oder der Hand ist aufgrund der beengten Verhältnisse in der Röhre nur bei schlanken Patienten möglich. Nachteilig ist hierbei die exzentrische Position der zu untersuchenden Körperregion. Wird die Hand auf dem Körper gelagert, so ist dies zwar für den Patienten bequemer, die Untersuchung wird jedoch durch die Mitbewegung des Arms bei der Atemexkursion erheblich eingeschränkt.

Für die Untersuchung des Unterarms und der Hand hat sich in unserer Abteilung folgende Lagerung bewährt:

Der Patient liegt auf dem Rücken, über dem mittleren Abdomen wird ein eigens angefertigter U-förmiger Holzkasten positioniert, auf dem der zu untersuchende Unterarm in der flexiblen Spule gelagert wird. Für die Untersuchung der Hand wird diese auf einem schmalen Lagerungskeil mit Pflasterzügeln fixiert, danach wird die Spule um die Hand gewickelt. Die Spule wird mit seitlich am Tisch angebrachten Klettbändern zusätzlich auf dem Holzkasten fixiert. Der Unterarm und die Schulter werden unterpolstert, der andere Arm wird parallel zur Körperlängsachse gelagert (Abb. 4.**5**).

Hierdurch ist eine bequeme Lagerung möglich, ohne daß die Untersuchung durch die Atemexkursion des Patienten beeinträchtigt wird. Eine zwischen Patientenkörper und zu untersuchendem Arm angebrachte Abschirmmatte vermindert zuverlässig die Beeinträchtigung der Bildqualität durch ein störendes Signal aus dem Körper des Patienten. In der Abschirmmatte befindet sich ein feines Kupfergitter, das eine Anregung darunter liegender Körperabschnitte durch die Hochfrequenzströme verhindert.

Für die Lokalisierung des zu untersuchenden Körperabschnitts empfiehlt sich zunächst die Durchführung eines 3dimensionalen Lokalizers mit großem FOV sowie ein koronarer Lokalizer, damit die Schichten zur besseren Posiitionierung in 2 unterschiedlichen Raumebenen geplant werden können.

Für die MRA stehen 3 unterschiedliche Verfahren zur Verfügung:

- Einstromangiographie (TOF),
- Phasenkontrastangiographie,
- kontrastverstärkte Angiographie.

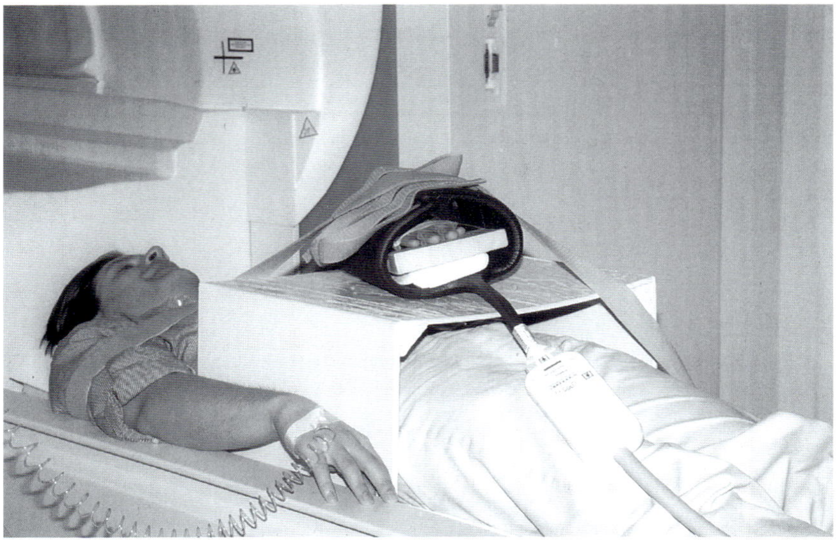

a

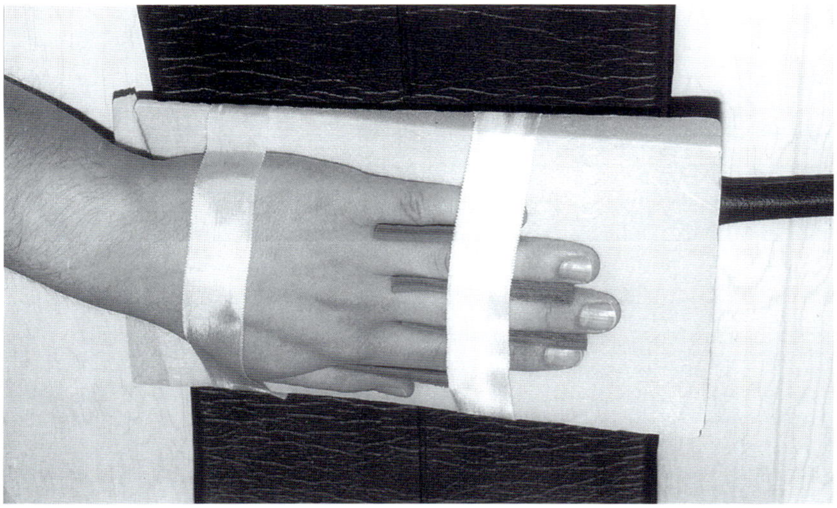

b

Abb. 4.**5a, b** Lagerung des Patienten für die Gefäßdarstellung der Hand. Die Untersuchung wird mit einer flexiblen Oberflächenspule durchgeführt, die um die Hand des Patienten gewickelt wird. Die Hand wird auf einer festen Unterlage fixiert. Um Bewegungsartefakte durch die Atemexkursion zu verhindern, wird der Unterarm auf einem eigens angefertigten Holzkasten gelagert.

## Einstromangiographie (TOF)

Die Grundlagen der Einstromangiographie wurden bereits im Kap. 1 ausführlich beschrieben. Um einen möglichst guten Gefäßkontrast zu erzielen, müssen die Repetitionszeit (TR) und die Schichtdicke auf die zu vermutende Blutflußgeschwindigkeit abgestimmt werden. Den maximalen Gefäßkontrast erhält man, wenn die Blutflußgeschwindigkeit

$$v = z/TR$$

(z = Schichtdicke, TR = Repetitionszeit) entspricht (Graves 1997).

Bei einer Gradienten-Echo-Sequenz mit einer Repetitionszeit von 40 ms und 5 mm Schichtdicke beträgt die Grenzgeschwindigkeit somit 12,5 cm/s. Für die Bildgebung der Extremitäten empfiehlt sich eine transversale Schichtführung, um das maximale Signal der in Längsachse fließenden Protonen auszunutzen. Allerdings müssen zur Abdeckung langer Gefäßabschnitte viele Schichten gemessen werden, während das Blutsignal eine partielle Sättigung durch die lange T1-Zeit des Bluts erfährt.

Für die Unterdrückung von venösem Signal sollte ein nicht zu schmaler Vorsättigungspuls kaudal der Bildebene mit einem Abstand von ca. 10 mm vorgeschaltet werden.

Der Einstromeffekt ist sowohl in 2- als auch in 3dimensionaler Technik anwendbar. Für die Darstellung der peripheren Gefäße ist die 2dimensionale Technik günstiger, da sie sensitiver für langsame Flußgeschwindigkeiten ist und ein größeres Schichtvolumen ohne wesentliche Saturation der fließenden Spins abdecken kann.

Eine sequentielle Messung dünner Schichten ermöglicht trotz relativ niedrigem Signal-Rausch-Verhältnis einen guten Gefäßkontrast. Für den Unterarm und die Hand sollten die Schichten für eine bessere räumliche Auflösung möglichst aneinander angrenzend ohne Lücke (gap) geplant werden. Eine Verbesserung des Signal-Rausch-Verhältnisses kann durch eine Erhöhung der Bildmittelungen (Akquisitionen) erzielt werden, was allerdings zu einer Verlängerung der Meßzeit führt.

In den Extremitäten kommt es zu Veränderungen des intravaskulären Flusses als Funktion der Herzaktion, dem sog. pulsatilen Fluß (Ekelund u. Mitarb. 1998, Reimer u. Mitarb. 1998), die zu erheblichen Artefaktbildungen (Ghost-Artefakte) führen können. Durch eine EKG-Triggerung kann die Datenakquisition immer zum gleichen Zeitpunkt während einer Herzaktion erfolgen; entsprechend der gewählten Verzögerung während der Systole oder der Diastole. Hierdurch wird die Bildqualität deutlich verbessert, allerdings auf Kosten einer verlängerten Meßzeit (Adamis u. Mitarb. 1995, Glickermann u. Mitarb. 1996).

Schwierig in der Beurteilung sind schräg und/oder geschlängelt verlaufende Gefäße, da das Blut nicht senkrecht zur Bildebene fließt und es hierdurch zu einer verminderten Signalintensität in diesen Abschnitten kommt (durch sog. In-plane-Sättigung). Auch horizontal verlaufende Gefäßabschnitte sind in der TOF-Technik häufig nur schlecht oder gar nicht abgebildet.

Gefäßverschlüsse sind mit großer Sicherheit darstellbar, während Stenosen durch Phasendispersion innerhalb eines Voxels bei turbulentem Fluß häufig überschätzt und hochgradige Stenosen als Gefäßverschlüsse fehlinterpretiert werden (Vosshenrich u. Mitarb. 1994, Rofsky u. Mitarb. 1997).

Durch Verkleinerung der Voxelgröße kann die Graduierung von Gefäßstenosen verbessert werden, hierfür sind allerdings starke Gradientensysteme erforderlich (Holland u. Mitarb. 1996) (Tab. 4.**1**).

Für die EKG-getriggerten Sequenzen empfiehlt sich zur Darstellung der distalen Gefäße eine Zeitverzögerung nach der R-Zacke von 50 ms für die 1. Sequenz (normale Herzfrequenz) und 100 ms für die 2. Sequenz (schnelle Herzfrequenz).

## Phasenkontrastangiographie

Die Phasenkontrastangiographie bietet im Bereich der oberen Extremität nur wenig Anwendungsmöglichkeiten. Für die komplexe Gefäßarchitektur der Hand ist die Phasenkontrastangiographie nicht geeignet.

Die flußkodierenden Gradienten müssen an die Flußgeschwindigkeit der abzubildenden Gefäße angepaßt werden. Um die Flußgeschwindigkeit im zu untersuchenden Gebiet zu bestimmen, führt man kurze Messungen mit verschiedenen Flußgeschwindigkeiten durch und wählt die Flußkodierung mit dem entsprechend höchsten Gefäßsignal aus (Reimer u. Mitarb. 1998). Neben Single-Venc-Sequenzen mit flußkodierenden Gradienten einer bestimmten Flußgeschwindigkeit in allen 3 Raumrichtungen, stehen zur Erfassung der großen Variationen der Flußgeschwindigkeit in den peripheren Arterien auch 2dimensionale Multi-Venc-Sequenzen zur Verfügung, die auf 3 Flußgeschwindigkeiten zugleich empfindlich sind (z.B. 30, 45 und 60 cm/s). Die Multi-Venc-Sequenzen messen den Fluß nur in Ausleserichtung (also bei koronaren oder sagittalen Bildern von oben nach unten), der Fluß senkrecht zur Kodierrichtung kann nicht abgebildet werden.

Auch für die Durchführung einer Phasenkon-

Tabelle 4.**1** Typische Sequenzparameter für die 2dimensionale TOF-Angiographie (angegeben für 1,0 Tesla, z.B. Harmony, Siemens)

| Sequenz | FA (°) | TR (ms) | TE (ms) | SD (mm) | Matrix | FOV (mm) | TA (min:s) | Bemerkungen |
|---|---|---|---|---|---|---|---|---|
| fl2d | 70 | 608 | 10 | 2–4 | 114 × 256 | 240–350 | > 1:29 | flußkompensiert, sequentiell, für |
| EKG-getriggert | | | | | | 4/8 | 29 | Herzfrequenz bis zu 95 min$^{-1}$ |
| fl2d | 70 | 434 | 10 | 2–4 | 104 × 256 | 240–350 | > 1:53 | flußkompensiert, sequentiell, |
| EKG-getriggert | | | | | | 4/8 | 53 | Herzfrequenz 95–125 min$^{-1}$ |
| fl2d | 30 | 30 | 9,8 | 2–4 | 160 × 256 | 240–350 | 4:07 | nur für wenig pulsatilen Fluß |
| ungetriggert | | | | | | 6/8 | | |

FA Flipwinkel
FOV Field of view
SD Schichtdicke
TA Akquisitionszeit
TE Echozeit
TR Repetitionszeit

trastangiographie empfiehlt sich aufgrund des pulsatilen Flußprofils peripherer Arterien eine EKG-Triggerung, um Artefakte zu minimieren. Problematisch ist insbesondere bei älteren Patienten mit arterieller Verschlußerkrankung die häufige Koinzidenz kardialer Probleme mit Arrythmien, die eine saubere EKG-Triggerung nicht zulassen (Tab. 4.**2**).

## Kontrastverstärkte Angiographie (CE-MRA)

Neben den bereits beschriebenen nichtkontrastverstärkten Angiographieverfahren (TOF- und Phasenkontrastangiographie) stehen auch kontrastmittelverstärkte Angiographietechniken zur Verfügung. Diese sind bei Untersuchungen des Thorax und des Abdomens schon seit längerer Zeit etabliert, kommen im Bereich der peripheren Gefäße jedoch erst langsam in der klinischen Routine zum Einsatz. Die bisherigen Erfahrungen zeigen, daß die kontrasverstärkte MRA gerade im Bereich der peripheren Gefäße sehr gute Ergebnisse zeigt. Die oben beschriebenen Einschränkungen nichtkontrastverstärkter Angiographietechniken wie In-plane-Sättigung, schlechte Darstellbarkeit von geschlängelten Gefäßen oder von Gefäßen mit komplexem Flußgeschwindigkeitsprofil und schlechte Darstellbarkeit von nicht in Richtung des Auslesegradienten verlaufenden Gefäßen können durch die Verwendung von Kontrastmittel ganz oder teilweise überwunden werden (Douek u. Mitarb. 1995). Gefäßabschnitte mit turbulentem Fluß, Stenosen und kleinere Gefäße kommen besser zur Darstellung. Die MRA der Hand stellt aufgrund des hohen Anteils knöcherner Strukturen besonders hohe Anforderungen an eine suffiziente Unterdrückung des Hintergrundsignals. Durch Subtraktion eines identischen, nichtkontrastverstärkten Datensatzes (Leerserie) von den darauffolgenden kontrastverstärkten Datensätzen kann das Hintergrundsignal weitgehend unterdrückt werden (Ho u. Mitarb. 1998). Für die Nachverarbeitung der Datensätze kommt die MIP zur Anwendung, die noch bessere Ergebnisse zeigt, wenn nur ein eng eingegrenzter Teil des Datensatzes benutzt wird, sog. Targeted-MIP (Hausmann u. Müller 1992).

Von entscheidender Bedeutung ist bei der kontrastverstärkten Angiographie der peripheren Gefäße die richtige Zeitabstimmung der Kontrastmittelapplikation. Die zur Verfügung stehenden schnellen Angiographiesequenzen ermöglichen die Datenakquisition eines relativ großen Volumens in dünnen Schichten in 15–45 s je nach Körperregion. Um einen guten Gefäßkontrast zu erzielen, sollte die Datenakquisition des zentralen K-Raums erfolgen, wenn der Kontrastmittelbolus in der zu untersuchenden Gefäßregion ankommt.

Für die Darstellung der oberen Extremität und der Hand sollte die Injektionzeit des Kontrastmittels etwa 2/3 der Meßzeit abdecken, die Scanverzögerung plus 1/4 der Meßzeit sollte der geschätzten Transitzeit des Kontrastmittel entsprechen. Die Transitzeit kann je nach Alter und Herz-Kreislauf-Funktion des Patienten sehr unterschiedlich sein, evtl. vorgeschaltete Gefäßveränderungen bei peripherer Angiographie können die Transitzeit ebenfalls verlängern (Tab. 4.**3**).

Tabelle 4.**2** Typische Sequenzparameter für die 2dimensionale Phasenkontrastangiographie (angegeben für 1,0 Tesla, z.B. Harmony, Siemens)

| **Sequenz** | **FA (°)** | **TR (ms)** | **TE (ms)** | **SD (mm)** | **Matrix** | **FOV (mm)** | **TA (min:s)** | **Bemerkungen** |
|---|---|---|---|---|---|---|---|---|
| pca-fl2d<br>EKG-getriggert | 12 | 86 | 10 | 70 | 144 × 256 | 240–350<br>6/8 | > 3:21<br>21 | Flußempfindlichkeit 20–30–45 cm/s, stellt nur Fluß in Ausleserichtung dar |
| pca-fl2d<br>EKG-getriggert | 12 | 93 | 11 | 70 | 144 × 256 | 240–350<br>6/8 | > 3:37<br>37 | Flußempfindlichkeit 10–20–30 cm/s, stellt nur Fluß in Ausleserichtung dar |
| pca-fl2d<br>EKG ungetriggert | 12 | 81 | 9 | 70 | 169 × 256 | 240–350<br>7/8 | > 3:40<br>40 | Flußempfindlichkeit 45–45–45 cm/s, Geschwindigkeit wählen nach zu erwartender maximaler Geschwindigkeit |

FA Flipwinkel
FOV Field of view
pca-fl2d Phasenkontrastangiographie
SD Schichtdicke
TA Akquisitionszeit
TE Echozeit
TR Repetitionszeit

Nach unseren Erfahrungen bringt die Gabe eines Testbolus mit 2ml Gd-DTPA zur Abschätzung der Transitzeit bei Darstellung der Extremitäten keine Vorteile, da sich das Kontrastmittel schon so weit verdünnt hat, daß der Signalanstieg in den schmalkalibrigen Gefäßen beispielsweise auf Handgelenkniveau nicht mehr erkennbar ist.

Für die Darstellung der A. subclavia bis zum Übergang in die A. brachialis ist eine schnelle MRA-Sequenz in Atemanhaltetechnik günstig mit einer Meßzeit von 15–18 s und einer Scanverzögerung von ca. 10 s (Abb. 4.**6**).

Bei der Darstellung des Handgelenks und der Hand ist eine Verzögerung von ca. 15 s zu empfehlen, wobei das Kontrastmittel über eine antekubitale Vene des nicht untersuchten Arms appliziert wird.

Gerade bei distalen Gefäßverschlüssen oder einem Raynaud-Syndrom kann die Transitzeit z.T. deutlich verlängert sein. Daher ist es empfehlenswert, mehrere Messungen unmittelbar nacheinander durchzuführen (im Bereich des Arms 2–3 Messungen, im Bereich der Hand 4–5 Messungen).

Die Kontrastmittelinjektion kann per Hand oder über eine Hochdruckinjektorpumpe durchgeführt werden mit einer Dosis von 0,1–0,2 mmol Gd-DTPA/kg Körpergewicht gefolgt von 25 ml 0,9 %igem NaCl, um den Kontrastmittelbolus zu verlängern. Die Injektionsgeschwindigkeit wird entsprechend der Meßzeit der verwendeten Sequenz und der geschätzten Transitzeit errechnet. Die niedrige Kontrastmitteldosierung reicht bei guter Abstimmung des Kontrastmittelbolus auf die Messung aus. Von einigen Autoren wird auch eine mehrfache Kontrastmittelgabe zur Darstellung einer Extremität in ganzer Länge beschrieben (Rofsky u. Mitarb. 1997).

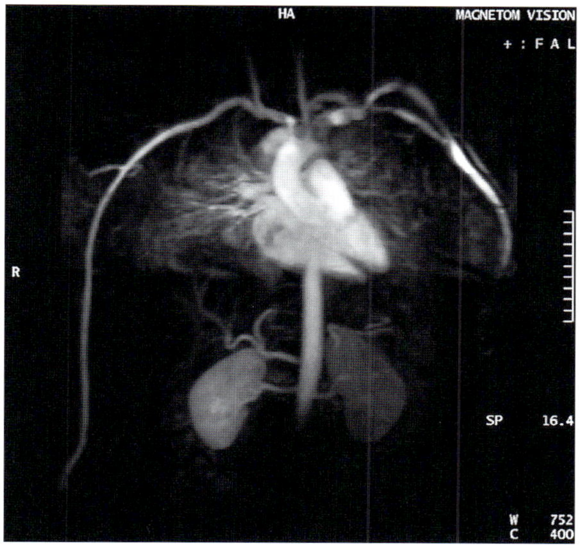


Abb. 4.**6** Normales Übersichtsangiogramm der oberen Extremität vom Abgang der A. subclavia bis auf Höhe des Ellbogengelenks. Untersuchung mit der Phased-array-Körperspule, kontrastverstärkte MRA.

Im Vergleich der verschiedenen MRA-Techniken bietet die kontrastmittelverstärkte ultraschnelle MRA bei hoher Auflösung und geringem Zeitaufwand die meisten Vorteile für eine aussagekräftige Gefäßdarstellung der oberen Extremität.

Allerdings ist für diese Sequenzen ein leistungsfähiger MR-Tomograph mit schnellen Gradientenschaltungen Voraussetzung.

Tabelle 4.**3** Typische Sequenzparameter für die kontrastverstärkte Angiographie (angegeben für 1,0 Tesla, z. B. Harmony, Siemens)

| Sequenz | FA (°) | TR (ms) | TE (ms) | SD (mm) | Matrix | FOV (mm) | TA (min:s) | Bemerkungen |
|---|---|---|---|---|---|---|---|---|
| fl3d | 25 | 4,7 | 1,89 | 2 | 200 × 256 | 240–350<br>7/8 | 0:45<br>45 | Gefäßkontrast abhängig vom Kontrastmittel-timing |
| fl3d itn | 30 | 9,4 | 2,6 | 3 | 220 × 512 | 240–350<br>6/8 | 0:35<br>35 | kurze Meßzeit durch Schichtinterpolation, hohe Auflösung |
| fl3d itn<br>in Atemanhalte-technik | 30 | 3,8 | 1,3 | 3 | 160 × 256 | 266–360<br>6/8 | 0:15<br>15 | kurze Meßzeit durch Schichtinterpolation, für proximale A. subclavia bis A. brachialis geeignet |

FA Flipwinkel
FOV Field of view
SD Schichtdicke
TA Akquisitionszeit
TE Echozeit
TR Repetitionszeit

## Vor- und Nachteile der verschiedenen Angiographietechniken im Bereich des Arms

### *3dimensionale kontrastverstärkte MRA*

**Vorteile:**
- sehr guter Gefäßkontrast,
- kaum Signalsättigung,
- gute Darstellung unabhängig von Gefäßverlauf und Flußprofil,
- beste Abschätzung von Stenosen,
- geringster Zeitaufwand.

**Nachteile:**
- gutes Kontrastmitteltiming erforderlich.

### *2dimensionale TOF-MRA EKG-getriggert*

**Vorteile:**
- kein Kontrastmittel erforderlich,
- guter Gefäßkontrast,
- arterieller und venöser Fluß getrennt darstellbar durch unterschiedliche Flußgeschwindigkeit.

**Nachteile:**
- gutes EKG-Signal erforderlich,
- lange Meßzeit,
- Sättigungseffekt bei langsamem Fluß,
- schlechte Darstellung horizontal verlaufender Gefäße,
- Signalreduktion bei Turbulenzen,
- Überschätzung von Stenosen.

### *2dimensionale Phasenkontrastangiographie EKG-getriggert*

**Vorteile:**
- Flußkodierung in mehreren Raumebenen, keine bevorzugte Abbildungsebene,
- zur Flußmessung geeignet.

**Nachteile:**
- längere Meßzeit als TOF-MRA,
- Kenntnis über Flußgeschwindigkeit im zu untersuchenden Gebiet erforderlich,
- gutes EKG-Signal erforderlich,
- Fluß wird nur in Ausleserichtung detektiert (nur bei Multi-Venc-Sequenz),
- schlechte Darstellung komplexer Gefäßmuster (z.B. Hand).

# Gefäßerkrankungen

## Vasospastische Erkrankungen

### *Raynaud-Syndrom*

Der Begriff Raynaud-Syndrom wird in der Literatur sehr unterschiedlich verwendet. Es hat sich folgende Unterscheidung bewährt:

- primäres Raynaud-Syndrom,
- sekundäres Raynaud-Syndrom.

Das *primäre Raynaud-Syndrom* beschreibt eine anfallsweise auftretende bilaterale Vasospastik mit Blässe der Finger bei tastbaren peripheren Pulsen ohne gleichzeitig erkennbare Grunderkrankung.

Der Begriff *sekundäres Raynaud Syndrom* wird verwendet, wenn die oben beschriebenen Symptome auftreten, als deren Ursache aber eine Grunderkrankung eruiert werden kann.

Hierzu zählen u. a.:

- Kollagenosen,
- verschiedene neurologische Erkrankungen,
- hämatogene und endokrine Erkrankungen,
- arterielle Verschlußkrankheit,
- Traumen,
- medikamentenassoziierte Nebenwirkungen.

Häufiger Auslöser einer vasospastischen Episode ist Kälte alleine oder in Kombination mit emotionalen Reizen. In der Abklärung eines Raynaud-Syndroms spielen der klinische Befund, die Kapillarmikroskopie, Hauttemperaturmessungen und der Nachweis antinukleärer Antikörper eine wichtige Rolle. Angiographisch findet sich eine mehr oder weniger ausgedehnte Vasospastik mit fadenförmiger Engstellung der Gefäße des Unterarms und der Hand. Der Kontrastmitteleinstrom ist verzögert, eine akrale Füllung wird nicht erreicht. Nach Gabe von vasodilatierenden Substanzen wird der Einstrom verbessert und eine akrale Füllung meist erreicht. Distale Gefäßverschlüsse sind möglich. Die MRA bietet die Möglichkeit einer nichtinvasiven Darstellung des Gefäßstatus, zumal sich aus der invasiven Katheterangiographie bei diesem Krankheitsbild im allgemeinen keine therapeutischen Konsequenzen ableiten lassen (Abb. 4.**7**).

Kransdorf u. Mitarb. (1998) beschreiben eine gute Korrelation zwischen MRA und konventioneller Angiographie bei der Darstellung der distalen A. radialis und A. ulnaris sowie der Handbögen. Die besten Ergebnisse lassen sich hier mit einer kontrastverstärkten MRA erzielen, unterstützt durch eine Nachverarbeitung mit Subtraktionstechnik zur besseren Unterdrückung des Hintergrundsignals. Bei allen vasospastischen Erkrankungen der Hand hat es sich als günstig erwiesen, die MRA nach Erwärmung der Hand im Wasserbad durchzuführen, ggf. unterstützt durch Gabe einer peripher vasoaktiven Substanz (z.B. Nitroglycerin-Spray).

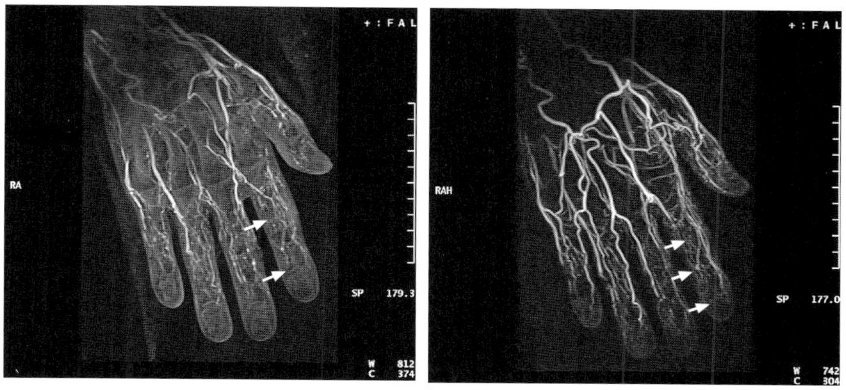


a b

Abb. 4.7a, b 57jähriger Patient mit primärem Raynaud-Syndrom D II rechts:
a Kontrastverstärkte MRA der Hand nach Kälteexposition. Verzögerte Kontrastierung und Engstellung der Digitalarterien in der spätarteriellen Phase (Pfeile).
b Nach Erwärmung der Hand im Wasserbad und Applikation von Nitroglycerin-Spray deutlich verbesserter arterieller Einstrom in die Metakarpal- und Digitalarterien. Die akrale Füllung wird jetzt erreicht. Verschluß der A. digitalis palmaris propria D II ulnarseitig (Pfeile).

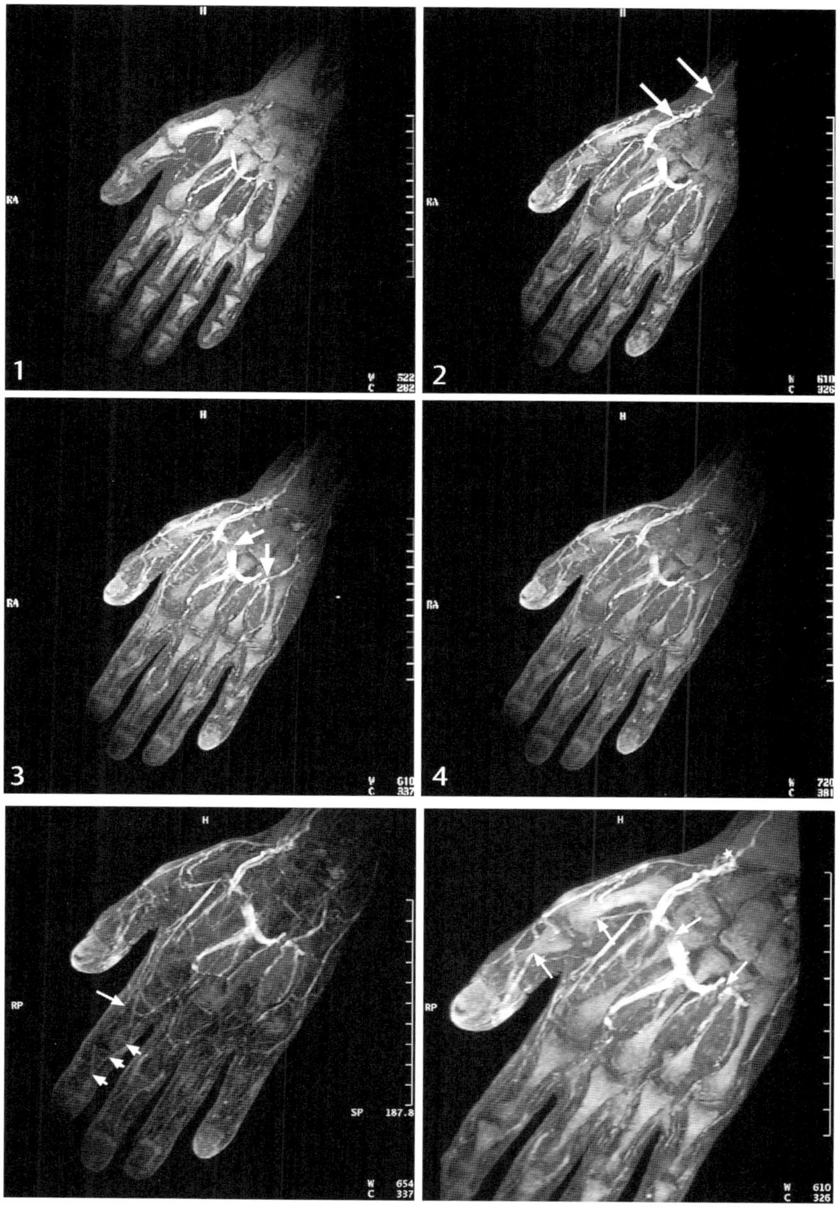


a b

Abb. 4.8a, b 45jähriger Raucher mit seit 8 Jahren bekannter Thrombangiitis obliterans. Zustand nach Amputation D I–III rechter Fuß. Durchblutungsstörung D I und II der linken Hand, betroffen sind vor allem die Endphalangen:
a Kontrastverstärkte MRA der linken Hand von der früharteriellen bis zur spätarteriellen Phase (1–4).
b Die Vergrößerungsaufnahmen zeigen einen fortgeschrittenen Gefäßumbau mit korkenzieherartigen Veränderungen des Endabschnitts der A. radialis (*). Engstellung der Gefäße und segmentale Verschlüsse im Bereich des Arcus palmaris superficialis, der Metakarpal- und Digitalarterien (Pfeile). Betroffen sind vor allem D I und II. Die akrale Füllung wird größtenteils nicht erreicht. Links MRA mit Subtraktion, rechts MRA ohne Subtraktion.

### *Kollagenosen*

Kollagenosen können im Krankheitsverlauf zu Veränderungen an den kleinen und mittleren Gefäßen der Extremitäten führen:

- Periarteriitis nodosa,
- systemischer Lupus erythematodes,
- Sklerodermie.

Die Gefäßveränderungen sind durch multiple fokale Stenosen und segmentale Verschlüsse vor allem im Bereich der Palmar-und Digitalarterien gekennzeichnet, bei der Periarteriitis nodosa werden zusätzlich häufig multiple kleine Aneurysmen gefunden.

### *Thrombangiitis obliterans*

Die Thrombangiitis obliterans tritt definitionsgemäß vor dem 40. Lebensjahr auf und zeigt ein Geschlechtsverhältnis Männer : Frauen von 3,5:1. Die Patienten sind typischerweise Raucher, wobei die Triggerung eines Autoimmunprozesses durch das Nikotin diskutiert wird. Die Gefäßerkrankung manifestiert sich als segmentale, multilokular auftretende Angiitis vor allem der kleinen und mittleren Arterien. Die oberen Extremitäten sind bei ca. 74% der Patienten betroffen, vor allem die Palmar- und Digitalarterien. Durch die Entzündung kommt es frühzeitig zu gefäßobliterierenden Thrombenbildungen.

Die angiographischen Befunde sind gekennzeichnet durch:

- enggestellte Gefäße mit verzögerter akraler Füllung,
- starke Kaliberunregelmäßigkeiten,
- multiple segmentale Stenosen,
- segmentale Gefäßverschlüsse.

Die Erkrankung breitet sich von peripher nach zentral aus und kann im Verlauf auf die Unterarmarterien übergreifen. Im fortgeschrittenen Stadium der Erkrankung kommt es zu einem ausgeprägten Gefäßumbau der peripheren Strombahn, die immer mehr durch ein Kollateralnetz ersetzt wird.

Während in Frühstadien durch eine Pharmakoangiographie (intraarterielle Gabe von Tolazolin) noch eine komplette akrale Füllung zu erreichen ist, gelingt dies in späteren Stadien nicht mehr (Abb. 4.**8**).

Auch hier gelingt die Darstellung des Gefäßbildes mit der kontrastverstärkten MRA besser als mit der TOF-MRA oder der Phasenkontrastangiographie.

## Arteriosklerose und embolische Gefäßverschlüsse

**Arteriosklerose.** Von arteriosklerotischen Prozessen sind vor allem der Aortenbogen, die Abgänge der supraaortalen Äste und die proximalen Abschnitte der oberen Extremitäten betroffen. Im Bereich des Unterarms und der Hand werden sie seltener angetroffen, können jedoch auch hier zu Gefäßstenosen und -verschlüssen führen (Abb. 4.**9**).

**Embolische Gefäßverschlüsse.** Periphere Embolien sind die häufigste Ursache akuter Durchblutungsstörungen bei älteren Patienten. Die obere Extremität ist in 10–17% aller Fälle betroffen (Kadir 1991), die Verschlüsse werden zu über 90% durch Thrombembolien kardialer Herkunft verursacht. Neben einer absoluten Arrythmie mit Vorhofflimmern, vorausgegangenem Myokardinfarkt und Vorhofmyxomen kommen auch paraneoplastische Embolien, Aneurysmen, vorgeschaltete exulzerierte Plaques und das Thoracic-outlet-Syndrom als Ursache einer Embolie in Frage.

Von den embolischen Verschlüssen betroffen sind vorwiegend die A. brachialis gefolgt von A. axillaris und A. subclavia, Thrombembolien im Bereich der Fingerarterien sind seltener. Die MRA kann die Höhe thrombembolischer Verschlüsse zuverlässig lokalisieren und den Kollateralkreislauf darstellen. Auch extraanatomisch verlaufende axillofemorale Bypässe bei Leriche-Syndrom (Abb. 4.**10**) oder nach multiplen gefäßrekonstruierenden Eingriffen in der Beckenetage können mit der MRA qualitativ hochwertig dargestellt werden (Boos u. Mitarb. 1995).

Beim *Thoracic-outlet-Syndrom* kommt es zu einer Kompression des Gefäß-Nerven-Bündels im Bereich der oberen Thoraxapertur mit Parästhesien, Taubheitsgefühl, ischämischen Schmerzen und Kraftverlust im Bereich des Arms und der Hand (Wagner u. Alexander 1993). Die A. subclavia kann im Bereich der M.-scalenus-Lücke, an der kostoklavikulären Lücke und zwischen M. pectoralis minor und Processus coracoideus verlaufen. Neben angeborenen knöchernen Anomalien kommen auch erworbene Ursachen (posttraumatische Kallusbildung, Tumoren der oberen Thoraxapertur) in Frage. Die Abklärung des Thoracic-outlet-Syndroms ist aufgrund der erforderlichen Gefäßdarstellung in Ruhe und in Provokationsstellung eher der konventionellen Angiographie vorbehalten.

## Tumoren

Zu den gefäßreichen tumorösen Raumforderungen des Unterarms und der Hand zählen:

- angeborene arteriovenöse Malformationen,
- (traumatische) arteriovenöse Fisteln,
- kavernöse Hämangiome,
- Riesenzelltumoren.

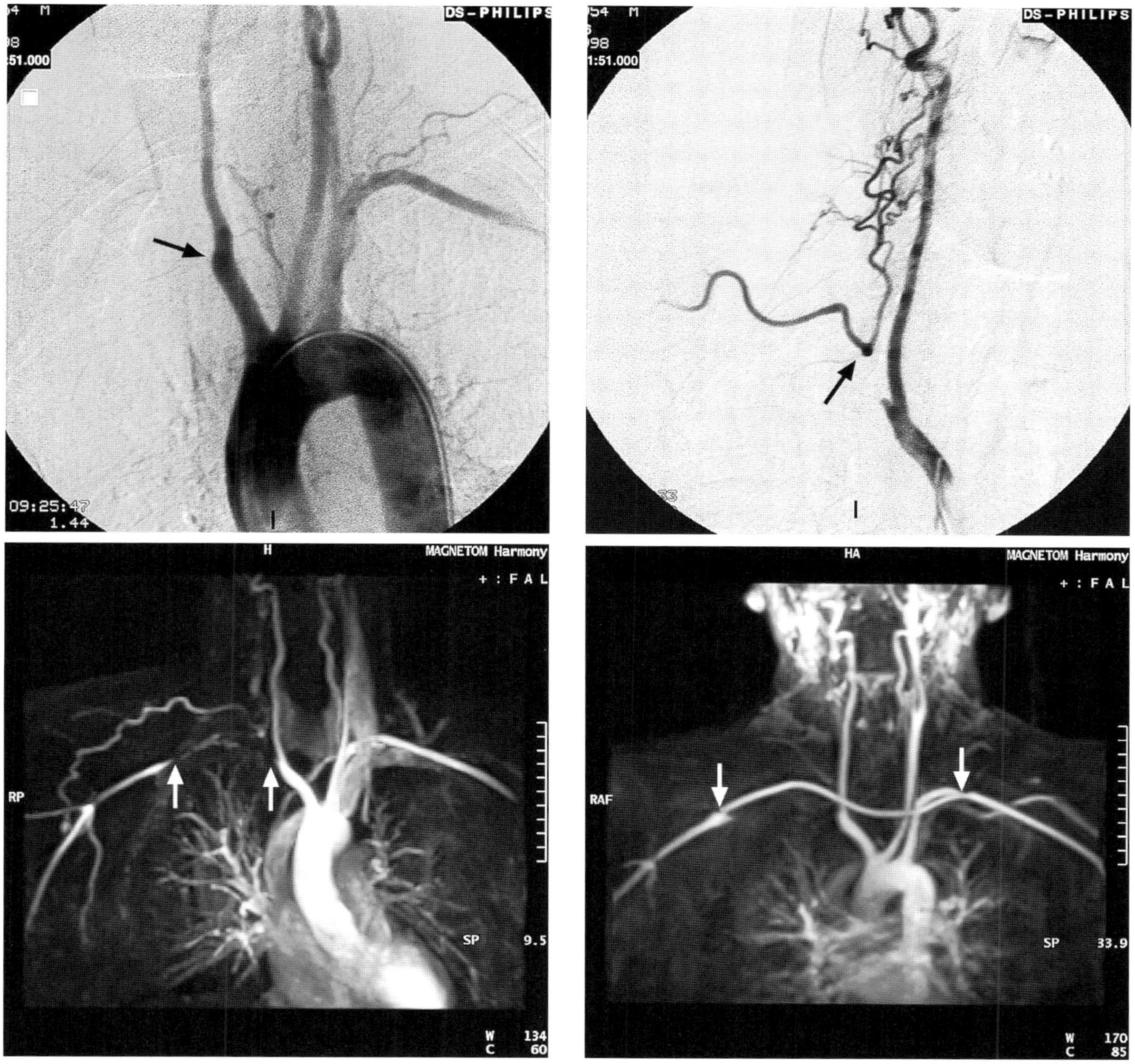


Abb. 4.**9a-d** 45jähriger Mann mit belastungsabhängigen Schmerzen des rechten Arms:

**a, b** Die konventionelle Aortenbogenübersichtsangiographie zeigt einen ca. 8 cm langen Verschluß der A. subclavia rechts unmittelbar distal des Abgangs der A. vertebralis (Pfeil). Die A. carotis communis rechts ist ebenfalls verschlossen. Die selektive Darstellung der A. vertebralis rechts zeigt eine Wiederauffüllung der A. subclavia über eine Kollaterale, die aus Muskelästen der A. vertebralis gespeist wird (Pfeil).

**c, d** Kontrastverstärkte MRA vor und nach Anlage eines Transpositionsbypasses von der linken auf die rechte A. subclavia (Pfeile).

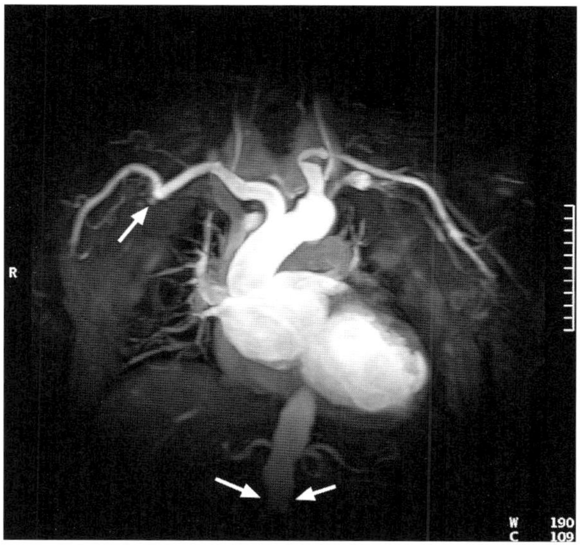

Abb. 4.**10** 77jähriger Patient, bei dem aufgrund eines Aortenverschlusses knapp unterhalb des Abgangs der Nierenarterien (Pfeile) ein axillobifemoraler Bypass angelegt wurde. Die kontrastverstärkte MRA zeigt einen kompletten Verschluß des rechtsseitig angelegten Bypasses (Pfeil).

Die Indikation zur MRA wird hier selten gestellt, gleichwohl kann die mehrdimensionale MRT durch eine MRA zur Planung eines chirurgischen Eingriffs ergänzt werden. Swan u. Mitarb. (1993) und Disa u. Mitarb. (1997) beschreiben die Anwendung der MRT und der MRA in der detaillierten Darstellung von Riesenzelltumoren und vaskulären Malformationen des Unterarms und der Hand.

In bislang allerdings nur kleinen Patientenkollektiven wurde die Wertigkeit der MR-Bildgebung und der MRA im Vergleich zur konventionellen Angiographie und intraoperativen Ergebnissen evaluiert. Die MR-Diagnostik zeigte eine sehr gute Übereinstimmung bzgl. Ausdehnung, Vaskularisation und Identifikation der Spendergefäße, so daß die konventionelle Angiographie verzichtbar erscheint. Vorteil der konventionellen Katheterangiographie ist die selektive Darstellung der einzelnen, den Tumor versorgenden Gefäßäste mit der Möglichkeit der radiologisch-interventionellen Therapie in der gleichen Sitzung.

## Traumatische Gefäßveränderungen

Durch die verbesserten technischen Möglichkeiten der Transplantations- und Wiederherstellungschirurgie nehmen die Indikationen für eine Gefäßdarstellung der Hand und des Unterarms an entsprechend spezialisierten Zentren zu. Eine Gefäßdarstellung wird vor geplanten chirurgischen Eingriffen, zur postoperativen Kontrolle und bei Komplikationen z.B. nach Spaltlappenplastik angefordert.

Die MRA bietet die Möglichkeit einer nichtinvasiven Gefäßdarstellung, sie wird jedoch durch Verwendung nicht MR-tauglicher Osteosynthesematerialien oder Spickdrähte limitiert.

Bei *Messerstichverletzungen* kann es zur Ausbildung echter oder falscher Aneurysmen kommen. *Schwere Gewalteinwirkungen* können vor allem am Unterarm und der Hand zu Weichteil- und Knochenverletzungen führen, die von traumatischen Gefäßabrissen, -verschlüssen, -spasmen oder der Ausbildung eines traumatischen Aneurysmas begleitet sein können. Tunica-intima-Einrisse und intramurale Hämatome können ebenso wie von außen komprimierende Hämatome zu Gefäßverschlüssen – meist durch sekundäre Thrombosen – führen. Die Kenntnis dieser Veränderungen vor geplanter chirurgischer Rekonstruktion ist sehr wichtig. Die kontrastverstärkte 3dimensionale MRA kann unter Verwendung der Nachverarbeitungsalgorithmen MIP und MPR Gefäßverschlüsse, Spasmen und auch kleinere Aneurysmen gut darstellen.

*Chronische Vibrationstraumen* können neben einer Osteonekrose auch schwere Gefäßveränderungen bis hin zum Gefäßverschluß hervorrufen. Angiographisch kommt es zur Darstellung von Gefäßirregularitäten (durch Hypertrophie der glatten Gefäßmuskulatur und nachfolgender Lumeneinengung) und segmentalen Gefäßverschlüssen. In diese Gruppe gehört auch das *Hypothenar-Hammer-Syndrom*: die A. ulnaris ist an der Stelle, an der sie das Os hamatum kreuzt, sehr vulnerabel, da sie hier gegen den Hamulus des Os hamatum gepreßt werden kann. Bei chronischer mechanischer Belastung durch Arbeit an vibrierenden Maschinen kann es zu einer Schädigung der A. ulnaris, des Arcus palmaris superficialis und der Digitalarterien mit Gefäßspasmen, Thrombosen oder Pseudoaneurysmen kommen.

## Hämodialyseshunts

Bei Langzeitdialysepatienten kommt es mit zunehmender Nutzungsdauer der Shunts vermehrt zu Stenosen und Okklusionen im Shuntverlauf. Die Duplexsonographie hat ihren festen Platz in der Beurteilung der Flußverhältnisse im Shunt und zur Beurteilung der Gefäßanatomie. Limitiert wird die Aussage bzgl. der quantitativen Flußmessung durch turbulenten Fluß im Bereich der Shuntanastomosen oder bei stenosierenden Gefäßprozessen.

Die MRA bietet die Möglichkeit, sowohl die anatomischen Verhältnisse des Hämodialyseshunts beispielsweise vor geplanter radiologisch-interventioneller Therapie oder operativer Revision zu klären, als auch eine Flußquantifizierung durchzuführen.

Für die Darstellung des Hämodialyseshunts kann eine EKG-getriggerte, koronare Phasenkontrastangiographie eingesetzt werden, gefolgt von einer axialen flußsensitiven Gradienten-Echo-Sequenz zur Bestimmung von Blutflußvolumen und Flußgeschwindigkeit.

Gutberlet u. Mitarb. (1998) konnten eine gute Übereinstimmung der Blutflußvolumina zwischen Phasenkontrastangiographie und Doppler-Flußmessung zeigen, wobei die mit der Doppler-Flußmessung ermittelten Blutflußvolumina im Mittel 11–13% über den mit der Phasenkontrastangiographie gemessenen Flußvolumina lagen.

Für die bessere Darstellung der anatomischen Verhältnisse kann die Phasenkontrastangiographie durch eine kontrastverstärkte 3dimensionale MRA ergänzt werden (Abb. 4.**11**).

Die Gabe von Gd-DTPA in normaler Dosierung (0,1–0,2 mmol/kg) ist auch bei dieser Patientengruppe als unproblematisch anzusehen, da sie keine nachfolgende Dialyse erfordert.

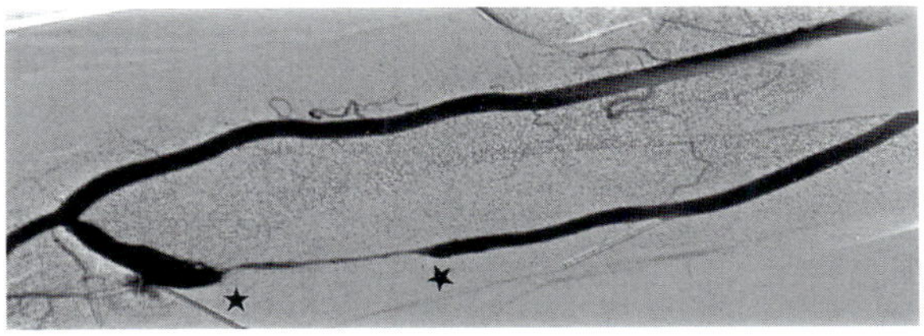

a

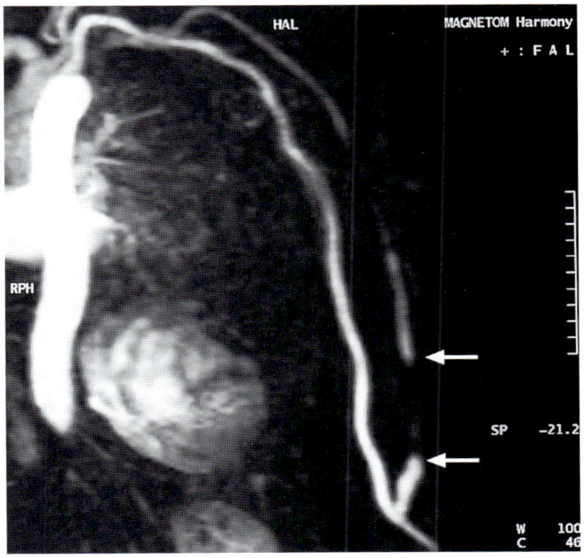


b

Abb. 4.**11a, b** Hämodialyseshunt am distalen linken Oberarm:
**a** Die konventionelle Angiographie zeigt eine ca. 5 cm messende filiforme Stenose im venösen Schenkel des Dialyseshunts (*–*).
**b** Die kontrastverstärkte MRA zeigt im Bereich der filiformen Stenose einen segmentalen Gefäßverschluß (Pfeile).

# Ausblick

Die MRA der oberen Extremität hat derzeit noch nicht das Potential, die konventionelle Katheterangiographie vollständig zu ersetzen.

Die Limitierungen der MRA sind lange Untersuchungszeiten, insbesondere bei der Phasenkontrastangiographie und der TOF-MRA. Inflow-Effekte führen bei nicht orthograd verlaufenden Gefäßen, wie sie vor allem an der Hand vorkommen, zu einer nicht suffizienten Darstellung der Handbögen und horizontal ausgerichteter Gefäße. Ein Vorteil der Phasenkontrastangiographie ist zweifelsohne die Möglichkeit einer Messung der Blutflußgeschwindigkeit. Einige Autoren berichten über eine Kombination der TOF-Technik mit der Applikation von Gd-DTPA. Die Ergebnisse zeigen eine Verbesserung der Gefäßdarstellung und der diagnostischen Genauigkeit (Adamis u. Mitarb. 1995, Rofsky u. Mitarb. 1997). Das venöse Hintergrundsignal kann besser unterdrückt werden, wenn kein Abstand zwischen bildgebenden Schichten und dem venösen Saturationspuls besteht. Ein anderer Ansatz zur Verbesserung der Bildqualität bei Phasenkontrastangiographien wird mit der Verwendung einer variablen Geschwindigkeitskodierung der flußkodierenden Gradienten (variable venc) während der Meßzeit verfolgt (Reimer u. Mitarb. 1998).

Nach unseren Erfahrungen sind bei der MRA-Darstellung des Arms und der Hand mit der kontrastverstärkten MRA die besten Ergebnisse zu erzielen. Das periphere Gefäßsystem der oberen Extremität kann zuverlässig dargestellt werden, wobei eine gute zeitliche Abstimmung des Kontrastmittelbolus auf die Datenakquisition des zentralen K-Raums erforderlich ist. Die Kreislaufzeitbestimmung über einen Testbolus zur Darstellung des Unterarms und der Hand ist nicht praktikabel, da der Kontrastmittelbolus in der Peripherie schon zu sehr verdünnt ist und ein Signalanstieg z.B. in der A. radialis nach der Gabe von 1–2ml Gd-DTPA nicht nachweisbar ist. Mit einer Abschätzung der Kreislaufzeit und der Durchführung mehrerer Messungen nach Kontrastmittelgabe sind fast immer suffiziente Gefäßdarstellungen zu erzielen. Für die MRA der Hand, insbesondere bei vasospastischen Erkrankungen, ist eine vorherige Erwärmung der Hand, evtl. unterstützt durch die Gabe vasodilatierender Substanzen, empfehlenswert.

Noch nicht optimal gelöst sind die Lagerungsmöglichkeiten der oberen Extremität innerhalb des MR-Tomographen. Insbesondere bei Untersuchungen des Unterarms und der Hand wird die Bildqualität durch Bewegungsartefakte aufgrund der Atemexkursion eingeschränkt, wenn der Arm auf dem Körper des Patienten gelagert wird. Einen Lösungsansatz bietet hier der von uns beschriebene Holzkasten (S. 70), auf dem der Arm bequem gelagert und fixiert werden kann. Eine zwischen Patientenkörper und zu untersuchendem Arm positionierte Abschirmmatte verhindert Bildartefakte durch Signalüberlagerung aus tiefer gelegenen Körperabschnitten.

Die Spulentechnik wird in Zukunft noch weitere Verbesserungen erfahren. Bereits 1993 berichteten Alley u. Mitarb. über die Verwendung einer Phased-array-Spule, mit der eine gute Darstellung beider unterer Extremitäten mit deutlich verkürzter Meßzeit bei großem FOV möglich war. Monroe u. Mitarb. (1995) berichteten über die Konstruktion einer Phased-array-Spule für die obere Extremität, bestehend aus 3 überlappenden Oberflächenspulen, die simultan mit dem Empfängersystem verbunden sind. Hierdurch konnte eine deutliche Verbesserung des Signal-Rausch-Verhältnisses erreicht werden. Weitere Ansätze liegen in der Verwendung von Teleskopspulen und Kombinationen der Körperspule mit flexiblen Oberflächenspulen bei simultaner Datenakquisition zur

Darstellung eines größeren Extremitätenabschnitts (Kojima u. Mitarb. 1995). Eine deutliche Verkürzung der Meßzeit ermöglicht die MRA in Schrittverschiebetechnik, bei der – ähnlich wie bei einer konventionellen Angiographie – der Untersuchungstisch während der Untersuchung um vorher festgelegte Abstände (Schritte) verschoben wird (Ho u. Mitarb. 1998, Vosshenrich u. Mitarb. 1998). So können auch größere Gefäßabschnitte in kurzer Zeit abgebildet werden. Neben einer kontinuierlichen Kontrastmittelapplikation während der gesamten Meßzeit der Schrittverschiebeserie kann nach Bestimmung der individuellen Transitzeit auch eine einmalige Kontrastmittelgabe mit entsprechender zeitlicher Anpassung der Schrittverschiebung ausreichen.

Die MRA peripherer Gefäße kann sich bei erfolgreicher Umsetzung der oben skizzierten Ansätze in Zukunft zu einer Routineuntersuchung entwickeln, so daß die konventionelle Katheterangiographie ganz oder teilweise ersetzt werden kann.

## Literatur


Adamis, M. K., W. Li, P. A. Wielopolsky et al.: Dynamic contrast-enhanced subtraction MR angiography of the lower extremities: initial evaluation with a multisection two-dimensional time-of-flight sequence. Radiology 196 (1995) 689–695

Alley, M., T. Grist, J. Swan: Development of a phased-array coil for the lower extremities. Magn. Reson. Med. 34 (1995) 260–267

Baum, R. A., G. H. Holland, J. P. Carpenter, M. T. Partington, M. D. Schnall, L. Axel: MR angiography of the upper extremity. Radiology 189 (1993) 358

Blebea, J. S., J. S. Moulton, P. J. Stern, J. Blebea, J. P. Alspaugh: MR angiography of the upper extremities. Radiology 189 (1993) 360

Bongartz, G., P. Reimer, T. Vestring, E. Rummeny, P. E. Peters: MR-Angiographie der Hohlhandbögen-Optimierung und klinischer Einsatz. Zbl. Radiol. 150 (1994) 260

Boos, M. ,E. Schlegel, B. Cramer: Magnitude-Contrast-Angiographie bei peripherer arterieller Verschlußkrankheit der unteren Extremitäten. Fortschr. Röntgenstr. 163 (1995) 45–52

Carpenter, J., R. Owen, R. Baum et al.: Magnetic resonance angiography of peripheral run off vessels. J. vasc. Surg. 16 (1992) 807–815

Disa, J. J., K. C. Chung, F. E. Gellad, K. D. Bickel, E. F. Wilgis: Efficacy of magnetic resonance angiography in the evaluation of vascular malformations of the hand. Plast. reconstr. Surg. 99 (1997) 136–144

Dumoulin, C. L., H. R. Hart: Magnetic resonance angiography. Radiology 161 (1986) 717–720

Douek, P. C., D. Revel, S. Chazel, B. Falise, J. Villard, M. Amiel: Fast MR angiography of the aortoiliac arteries and arteries of the lower extremity: Value of bolus-enhanced, whole-volume subtraction technique. Amer. J. Roentgenol. 165 (1995) 431–437

Ekelund, L., L. Sjöqvist, K. Å., Thuomas, B. Åsberg: MR angiography of abdominal and peripheral arteries. Techniques and clinical applications. Acta radiol. 37 (1996) 3–13

Glickermann, D. J., R. G. Obregon, U. P. Schmiedl et al.: Cardiac gated MR angiography of the entire lower extremity: a prospective comparison with conventional angiography. Amer. J. Roentgenol. 167 (1996) 445–451

Graves, M. J.: Magnetic resonance angiography. Brit. J. Radiol. 70 (1997) 6–28

Gutberlet, M., S. Venz, A. Kahl et al.: Flußquantifizierung in Hämodialyseshunts mittels Phasenkontrast-Magnetresonanzangiographie (PC-MRA) im Vergleich zur Duplexsonographie. Fortschr. Röntgenstr. 169 (1998) 163–169

Hausmann, R., E. Müller: Magnetresonanz-Angiographie: Physikalische Grundlagen und klinische Applikationen. Akt. Radiol. 2 (1992) 255–

Ho, K. Y., M. W. de Haan, A. G. Kessels, P. J. Kitslaar, J. M. van Engelshoven: Perpheral vascular tree stenoses: detection with subtracted and nonsubtracted MR angiography. Radiology 206 (1998a) 673–681

Ho, K. Y., T. Leiner, M. W. de Haan, A. G. Kessels, P. J. Kitslaar, J. M. van Engelshoven: Peripheral vascular tree stenoses: evaluation with moving-bed infusion-tracking MR angiography. Radiology 206 (1998) 683–692

Holder, L., D. Merine, A. Yang: Nuclear medicine, contrast angiography and magnetic resonance imaging for evaluating vascular problems in the hand. Hand Clin. 9 (1993) 85–113

Holland, G. A., L. Dougherty, J. P. Carpenter et al.: Breath-hold ultrafast three-dimensional Gadolinium-enhanced MR angiography of the aorta and the renal and other visceral abdominal arteries. Amer. J. Roentgenol. 166 (1996) 971–981

Kadir, S.: Diagnostische Angiographie. Thieme, Stuttgart: 1991 (658–668)

Kojima, K. Y., J. Szumowski, R. C. Sheley, S. F. Quinn: Lower extremities: MRA with a unilateral telescopic phased-array coil. Radiology 196 (1995) 871–875

Kransdorf, M. J., S. Turner-Stepahin, W. H. Merritt: Magnetic resonance angiography of the hand and wrist: evaluation of patients with severe ischemic disease. J. reconstr. Microsurg. 14 (1998) 77–81

Meuli, R. A., V. J. Weeden, S. C. Geller et al.: MR gated subtraction angiography: evaluation of lower extremities. Radiology 159 (1986) 411–418

Monroe, J. W., P. Schmalbrock, D. G. Spigos: Phased array coils for upper extremity MRA. Magn. Reson. Med. 33 (1995) 224–229

Prince, M. R., T. M. Grist, J. F. Debatin: 3 D Contrast MR Angiography. Springer, Berlin 1997 (S. 81–88)

Quinn, S. F., R. C. Sheley, K. G. Semonsen, V. J. Leonardo, K. Kojima, J. Szumowski: Aortic and lower-extremity arterial disease: evaluation with MR angiography versus conventional angiography. Radiology 206 (1998) 693–710

Reimer, P., M. Wilhelm, M. Lentschig et al.: Kombinierter Einsatz der EKG-getriggerten 2D-Phasenkontrast-MR-Angiographie und der 2D-Time-of-Flight MR-Angiographie zur Planung und Verlaufskontrolle vor und nach Gefäßinterventionen der Becken- und Beinarterien. Fortschr. Röntgenstr. 168 (1998) 243–249

Rofsky, N. M.: MR angiography of the hand and wrist. MRI Clin. N. Amer. 2 (1995) 345–359

Rofsky, N. M., D. E. Purdy, G. Johnson et al.: Suppression of venous signal in time-of-flight MR angiography of the lower extremities after administration of Gadopentetate Dimeglumine. Radiology 202 (1997) 177–182

Swan, J. S., J. P. Heiner, V. K. Rao, D. M. Weber: Preoperative evaluation of giant cell tumors of the radius with magnetic resonance angiography. J. Hand Surg. 18 (1993) 499–503

Vosshenrich, R., U. Fischer, E. Grabbe: MR-Angiographie der peripheren Gefäße. Radiologe 34 (1994) 477–482

Vosshenrich, R., E. Castillo, L. Kopka, J. Rodenwaldt, E. Grabbe: Kontrastmittelgestützte 3D-MR-Angiographie der peripheren Gefäße in „Schrittverschiebe-Technik“: Erste Ergebnisse. Fortschr. Röntgenstr. 168 (1998) 90–94

Wagner, H. M., K. Alexander: Durchblutungsstörungen der Hände. Thieme, Stuttgart 1993

Weeden, V. J., R. A. Meuli, R. R. Edelman et al.: Projective imaging of pulsatile flow with magnetic resonance. Science 230 (1985) 946–949

# 5 MRA der Aorta thoracica

K.-P. Jungius und J. Gaa

## Einführung

Die MRA hat sich in den letzten Jahren als nichtinvasives Verfahren zur Beurteilung vaskulärer Erkrankungen etabliert. Für die Evaluierung der thorakalen Aorta und der von ihr abgehenden Gefäße gewinnt sie zunehmend an Bedeutung. So ist sie z. B. zum Nachweis einer Dissektion der Aorta thoracica wie auch zur Beurteilung der Ausdehnung bei kreislaufstabilen Patienten indiziert, insoweit keine der bekannten Kontraindikationen (z. B. Herzschrittmacher) gegen die Durchführung einer MRT-Untersuchung sprechen.

In Anfang der 90er Jahre publizierten Untersuchungen gelang es, mit EKG-getriggerten Spin-Echo-Sequenzen die durch die Herzmotilität verursachten Unschärfen der Aorta thoracica, die die Interpretation der Bilder erschweren oder sogar unmöglich machen können, zu vermindern.

Weitergehende Techniken wie die Cine- oder TOF-Techniken konnten EKG-getriggert die Herzbewegung sogar nahezu vollständig „ausblenden". Mittels schneller TOF-Techniken können in Atemanhaltetechnik Bilder gewonnen werden, die darüber hinaus respiratorisch verursachte Bewegungsartefakte minimieren.

**Spezifische Limitierungen der Pulssequenzen:**

- Bei einigen Patienten können EKG-Triggerung und Atemanhaltetechnik nicht angewendet werden oder sie sind wenig hilfreich, z.B. bei Vorliegen von Tachyarrhythmien oder Lungenerkrankungen oder bei mangelhafter Patientencompliance.
- Bei Patienten mit sehr langsamer Blutflußgeschwindigkeit ist es schwieriger, das Aortenlumen vom umgebenden Gewebe abzugrenzen und es ist schwierig, den Ursprung der großen Gefäße mit den eingesetzten Sequenzen zuverlässig zu beurteilen.

Zahlreiche Pulssequenzen wurden in der Anfangszeit der MRA zur Bilderstellung eingesetzt. Einige basieren auf dem schnellen Inflow von relaxiertem Blut in eine Region mit stationärem satturiertem (gesättigtem) Gewebe, z. B. die TOF- oder die Flow-related-enhancement- (FRE-)Technik, eine andere auf dem geschwindigkeitsabhängigen Phasenwechsel des fließenden Bluts in Gegenwart eines Gradientenfelds, die sog. Phasenkontrasttechnik.

TOF- oder Phasenkontrastmethoden waren bei der MRA der Aorta thoracica und Aorta abdominalis nicht immer zufriedenstellend. Sie unterliegen aufgrund der langen Sequenzdauer (5–10 Minuten) willkürlichen oder unwillkürlichen Bewegungen des Patienten, die zu Bildartefakten führen; hinzu kommen Flußartefakte und Probleme mit der Sättigung, die eine Beurteilung insbesondere kleinerer Gefäße erschweren oder unmöglich machen können.

Die Einführung der kontrastunterstützten 3dimensionalen MRA in Atemanhaltetechnik mit intravenöser Gd-Applikation hat die Einsatzmöglichkeiten der MRA nicht nur in bezug auf die Aorta thoracica, sondern auch auf zahlreiche weitere Gefäße einschließlich der Pulmonalarterien verbessert.

Der prinzipielle Unterschied der Gd-unterstützten MRA zu anderen magnetresonanztomographischen Gefäßdarstellungen ist die fehlende Flußabhängigkeit. Das paramagnetische Kontrastmittel führt während der Datenakquisition zu einer Verkürzung der T1-Relaxationszeit im Intravasalraum, die zur Bilderstellung genutzt wird. Hierdurch werden zugleich Saturationsprobleme überwunden, die mit Turbulenzen oder langsamer Strömung zusammenhängen. In der Längsachse des Gefäßes kann ein großer Volumendatensatz erfaßt werden. Eine EKG-Triggerung ist bei der kontrastunterstützten MRA nicht erforderlich; das Bild repräsentiert eine Mischung aus systolischem und diastolischem Zustand des Gefäßes. Die Beurteilung der Gefäßwand wie auch der den Gefäßen benachbarten Strukturen kann mit einer Post-Kontrast-T1-gewichteten Spin-Echo-Sequenz im Anschluß an die Angiographie erfolgen.

Da der Bildkontrast von der T1-Relaxation stärker abhängt als von Einstromphänomenen, ist diese Methode für Strömungsartefakte wenig anfällig. Das infolge der Gd-Infusion günstige Signal-Rausch-Verhältnis erlaubt eine zufriedenstellende Auflösung zur Darstellung und Beurteilung der Ursprünge der supraaortalen Gefäße auch ohne Atemanhaltetechnik und EKG-Triggerung. Die Bilder sehen denen ähnlich, die im Rahmen einer Röntgenangiographie gewonnen werden.

In den ersten Studien mit der neuen schnellen 3dimensionalen Sequenz in Atemanhaltetechnik wurden 60 ml Gd-DTPA eingesetzt und somit die vom Hersteller empfohlene Dosis von 0,1–0,2 mmol/kg Körpergewicht z.T. erheblich überschritten. In neueren Untersuchungen konnte gezeigt werden, daß bei gutem Bolustiming mit Kontrastmittelmengen von 40 bzw. 20 ml gleichermaßen gute Ergebnisse zu erzielen sind.

Im Vergleich zur DSA sind die geringere Invasivität infolge peripher venöser Kontrastmittelapplikation sowie die fehlende Strahlenexposition besonders hervorzuheben. In bezug auf die Kontrastmittelgabe ist die Spiral-CT-Angiographie ebenfalls minimal-invasiv; neben der fehlenden Strahlenexposition bietet die MRA jedoch noch den Vorzug, einen größeren Gefäßabschnitt in einem Atemanhalt darzustellen. Hierbei kommt der aufnahmetechnische Vorteil der koronaren Datenakquisition zum Tragen.

## Anatomische Grundlagen (Abb. 5.1)

Die Aorta ascendens entspringt dem linken Herzventrikel. Die anatomische Grenze beider Strukturen wird durch die semilunare Aortenklappe gebildet. An der Basis der Aorta ascendens unmittelbar oberhalb der Aortenklappe entspringen die linke und die rechte Koronararterie. Der Aorta ascendens schließt sich gleich einem von ventral nach dorsal gerichteten Korbhenkel der Aortenbogen nach distal an, der diese mit der deszendierenden Aorta verbindet.

3 Hauptgefäße entspringen dem Aortenbogen:

- Truncus brachiocephalicus,
- linke A. carotis communis,
- linke A. subclavia.

Diese Hauptgefäße versorgen Kopf, Hals, Schultergürtel und die oberen Extremitäten mit arterialisiertem Blut. Die deszendierende Aorta wird in einen supradiaphragmalen und einen – hier nicht zu besprechenden – infradiaphragmalen Anteil (abdominale Aorta) unterteilt; aus der supradiaphragmalen Aorta descendens entspringen die paarigen Interkostalarterien, ferner die Rr. bronchiales, mediastinales, oesophagei, pericardiaci und die Aa. phrenicae superiores.

Die in transversalen MR-Tomogrammen bei jungen Erwachsenen gemessenen Durchmesser der thorakalen Aorta werden mit 3,3 ± 0,4 cm im Bereich des Sinus Valsalvae, 3,0 ± 0,4 cm in der Mitte der Aorta ascendens und 2,4 ± 0,4 cm in der proximalen Aorta descendens angegeben.

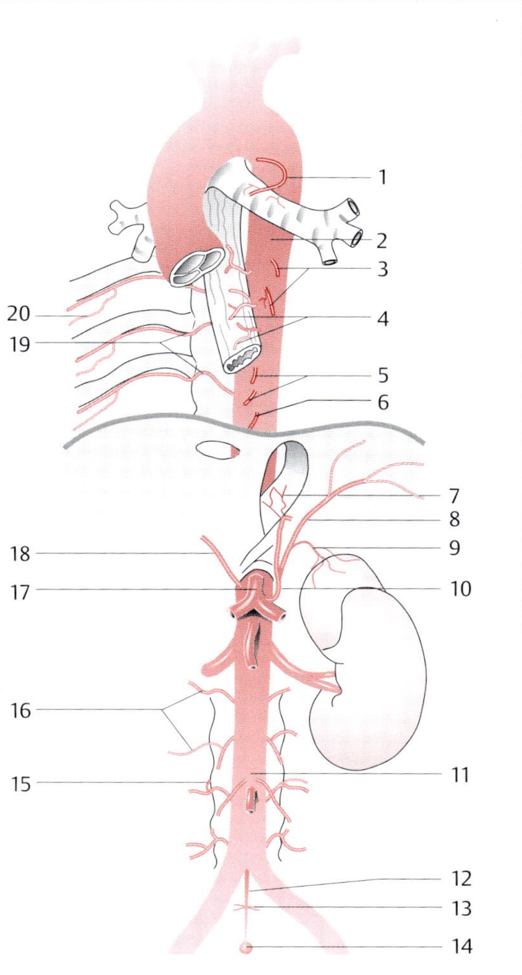


Abb. 5.**1** Anatomische Darstellung der Aorta mit ihren thorakalen und abdominalen Abgängen.
1 Rr. bronchiales
2 Aorta thoracica
3 Rr. mediastinales
4 Rr. oesophagei
5 Rr. pericardiaci
6 Aa. phrenicae superiores
7 Rr. oesophagei
8 Aa. phrenicae inferiores
9 A. suprarenalis superior
10 A. gastrica sinistra
11 Aorta abdominalis
12 A. sacralis mediana
13 A. lumbalis
14 Corpus coccygeum
15 R. dorsalis
16 Aa. lumbales
17 Truncus coeliacus
18 Aa. phrenicae inferiores
19 Aa. intercostales posteriores (III–XI)
20 R. collateralis

## Untersuchungstechnik

Die in bezug auf die Untersuchung der supradiaphragmalen Aorta am besten geeignete Untersuchungstechnik, die ultraschnelle kontrastunterstützte 3dimensionale MRA, ist in Untersuchungszeiten durchzuführen, die einen bequemen Atemanhalt ermöglichen. Die erforderliche Hardware, deren Kernstück Hochleistungsgradientensysteme sind, ist in zahlreichen kommerziell zu erwerbenden MR-Systemen implementiert. Die Untersuchungen können an einem handelsüblichen MR-Tomographen durchgeführt werden. Die Verkürzung der Akquisitionszeit (TA) wird durch eine größtmögliche Verminderung der Repetitionszeit (TR) und der Echozeit (TE) erreicht. Die so gewonnenen Bilder weisen – verglichen mit früher eingesetzten Techniken wie der TOF-Technik oder der 2dimensionale FLASH-MRA – eine deutlich bessere Bildqualität auf.

Das Sequenzdesign der Gd-unterstützten MRA basiert auf einer 3dimensionalen Fourier-transformierenden Gradienten-Echo-Sequenz. In einem Hochleistungsgradientensystem kann TR auf unter 4,0 ms und TE auf unter 1,5 ms abgesenkt werden. Wesentlich für die Qualität einer 3dimensionalen MRA ist die zeitliche Abstimmung der Gd-Injektion und der Datenakquisition.

Initial werden in den Raumrichtungen Spin-Echo-Bilder oder Turbo-FLASH-Bilder (Topogramme) angefertigt, die als Orientierungshilfe für die MRA dienen. Im Anschluß werden koronare Gd-unterstützte 3dimensionale Gradienten-Echo-Sequenzen der Aorta thoracica angefertigt. Um die Aufnahmezeit zu verkürzen und so die Bilder in einem komfortablen Atemanhalt zu erhalten, wird eine sehr kurze TR angewendet. Eine sehr kurze TE, die durch ein asymmetrisches Echo erreicht wird, minimiert die durch die hohe Flußgeschwindigkeit verursachte Dephasierung innerhalb der Voxel.

In eine Kubitalvene appliziertes Kontrastmittel ist in Abhängigkeit von der kardialen Leistungsfähigkeit des Patienten (Herzzeitvolumen) in 8–27 s in der Aorta ascendens zu erwarten. Zur Abschätzung der Transitzeit kann der Untersuchung eine Sequenz mit einem Testbolus (1–2 ml Kontrastmittel, ad 20 ml NaCl; anschließend 20 ml NaCl) vorgeschaltet werden.

Für die MRA applizieren wir bei einem normalgewichtigen Erwachsenen über eine kubital plazierte 20 G Verweilkanüle zunächst 15 ml Gd-DTPA – mit NaCl (0,9%) auf 20 ml Gesamtvolumen verdünnt („Streckung des Bolus") – und anschließend 20 ml NaCl (0,9%) bolusförmig. Die verabreichte Gd-Menge beträgt zwischen 0,1 und 0,2 mmol Gd-DTPA/kg Körpergewicht.

Die Messung erfolgt beim ersten Durchgang des Bolus, wobei die maximale Gd-Konzentration mit der Mitte der Akquisitionsphase zusammen fallen soll. Der Beginn der Messung und die Länge der Akquisitionszeit (TA) müssen daher mit dem Bolus abgestimmt sein.

Die kontrastverstärkte MRA macht sich die Verkürzung der T1-Zeit des Bluts durch Gd-basierte Kontrastmittel zunutze. Die kurze T1-Zeit vermindert auch die Sättigung von residentem Blut im aufgenommenen Volumen. Die Möglichkeit der Subtraktion des kontrastunterstützten Datensatzes von einem zuvor aufgenommenen Nativdatensatz führt zu einer weiteren Reduktion von nicht zur Bildinformation beitragenden Signalen. Eine EKG-Triggerung ist nicht erforderlich. Da Sättigungseffekte nicht auftreten, kann ein großes FOV gewählt werden.

Die Signalintensität einer FLASH-Sequenz hängt u. a. vom Flipwinkel ab. Mit Gd-basierten Kontrastmitteln läßt sich das Signal deutlich verbessern, wenn die Gd-Konzentration ausreichend hoch ist, um die T1-Zeit von Blut deutlich geringer zu setzen als die von Fett.

Die akquirierten 3dimensionalen Daten tragen Informationen zu stationärem Gewebe und zu fließendem Blut. Man kann die gewonnenen Bilder Schicht für Schicht betrachten; eine Bildnachverarbeitung mit der MIP-Technik hebt die signalreichen (Gefäß-) Strukturen heraus und projiziert sie in eine Ebene (Abb. 5.**2**).

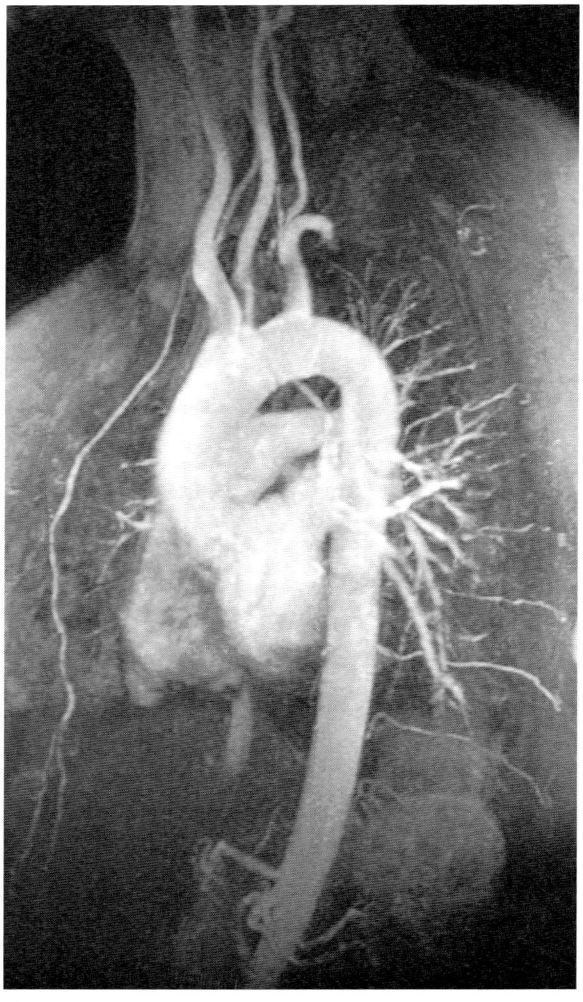

Abb. 5.**2** 35jährige Patientin. Im transösophagealen Sonogramm Verdacht auf Dissektion im Bereich der Aorta ascendens. Kontrastmittelunterstützte MRA in 3dimensionaler FLASH-Technik. Nach Subtraktion und MIP regelrechte Darstellung der Aorta thoracica und ihrer Abgänge.

## Klinische Grundlagen

Die klinischen Fragestellungen, die zur Abklärung mittels MRA anstehen, umfassen das gesamte Erkrankungsspektrum der thorakalen Aorta. Wesentliche Voraussetzung ist neben der Verfügbarkeit eines geeigneten MR-Tomographen, daß bei dem zu untersuchenden Patienten keine MR-Kontraindikationen (s. oben) vorliegen. Die wichtigste klinische Fragestellung im Bereich der Aorta thoracica ist die nach einem *Aneurysma* (Abb. 5.**3**–5.**5**) oder einer *Aortendissektion*; daneben ist insbesondere der Darstellung *kongenitaler Anomalien* eine große Bedeutung beizumessen.

Am häufigsten wird die Aorta thoracica zum Nachweis oder Ausschluß einer Dissektion bzw. eines Aneurysmas untersucht. So kann beispielsweise eine auffällige Aortenkontur oder -größe in der Thoraxröntgenaufnahme zur MRA führen. Es steht dann die Frage nach der Differenzierung zwischen einem mediastinalen Tumor und einer Gefäßerkrankung im Mittelpunkt. Auch bei entsprechender klinischer Symptomatik kann der Nachweis oder der Ausschluß einer Aortendissektion sowie die Diagnose und Beurteilung der Ausdehnung eines rupturierten oder nichtrupturierten thorakalen Aortenaneurysmas im Vordergrund stehen. Ferner eignet sich die MRA der Aorta als Verlaufsuntersuchung nach operativer oder konservativer Behandlung einer Aortendissektion (Abb. 5.**6a**–**c**).

Darüber hinaus können aortale Ursachen bei peripheren Embolien nachgewiesen oder ausgeschlossen, die Diagnose eines Sinus-Valsalvae-Aneurysmas gestellt und dessen Ausdehnung beurteilt werden. Angeborene Fehlbildungen im Bereich des Aortenbogens, z.B. im Rahmen einer Fallot-Tetralogie oder auch eine angeborene Aortenstenose (Coarctatio aortae) können nachgewiesen werden. Die Beurteilung des Befunds nach aortaler Angioplastie, die Kontrolle der Aorta bei Patienten mit Marfan-Syndrom sowie die Diagnose eines paraaortalen Abszesses oder eines infektiösen Pseudoaneurysmas bei bekannter Endokarditis der

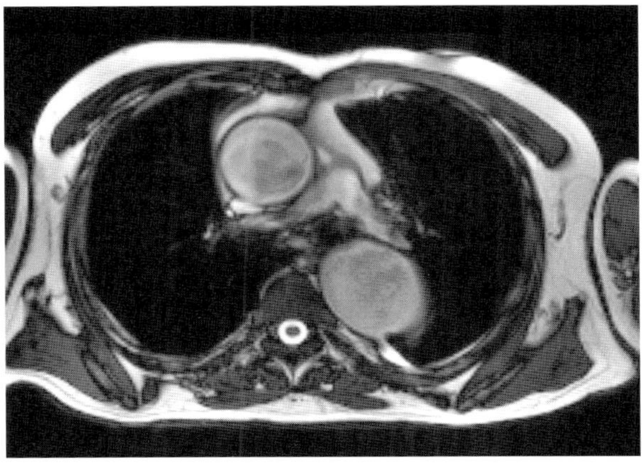

Abb. 5.**3** Aneurysmatisch erweiterte Aorta ohne Nachweis einer Dissektionsmembran. TRUE-FISP in transversaler Schnittführung. 56jähriger Patient.

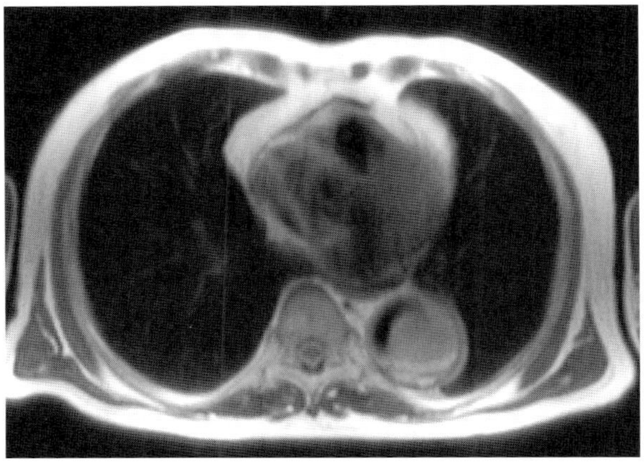

Abb. 5.**4** Nachweis eines parietalen Abscheidungsthrombus im thorakalen Anteil der Aorta descendens. T2-gewichtete HASTE-Sequenz. Gleicher Patient wie in Abb. 5.**3**.

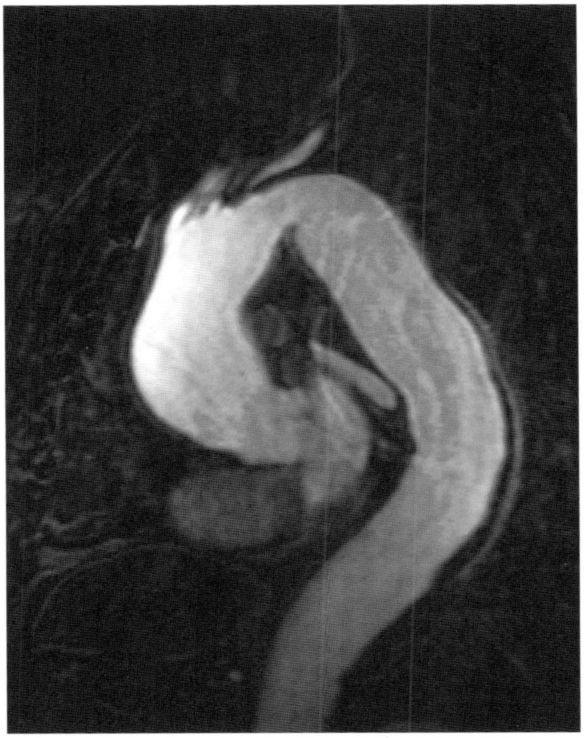

Abb. 5.**5** Kontrastmittelunterstützte MRA in 3dimensionaler FLASH-Technik. Befund nach Subtraktion und MIP. Dilatative Arteriopathie der Aorta ascendens, Aneurysma der Aorta descendens mit maximal 6 cm Durchmesser. Auch in der MRA kein Anhalt für Dissektion. Gleicher Patient wie in Abb. 5.**3**.

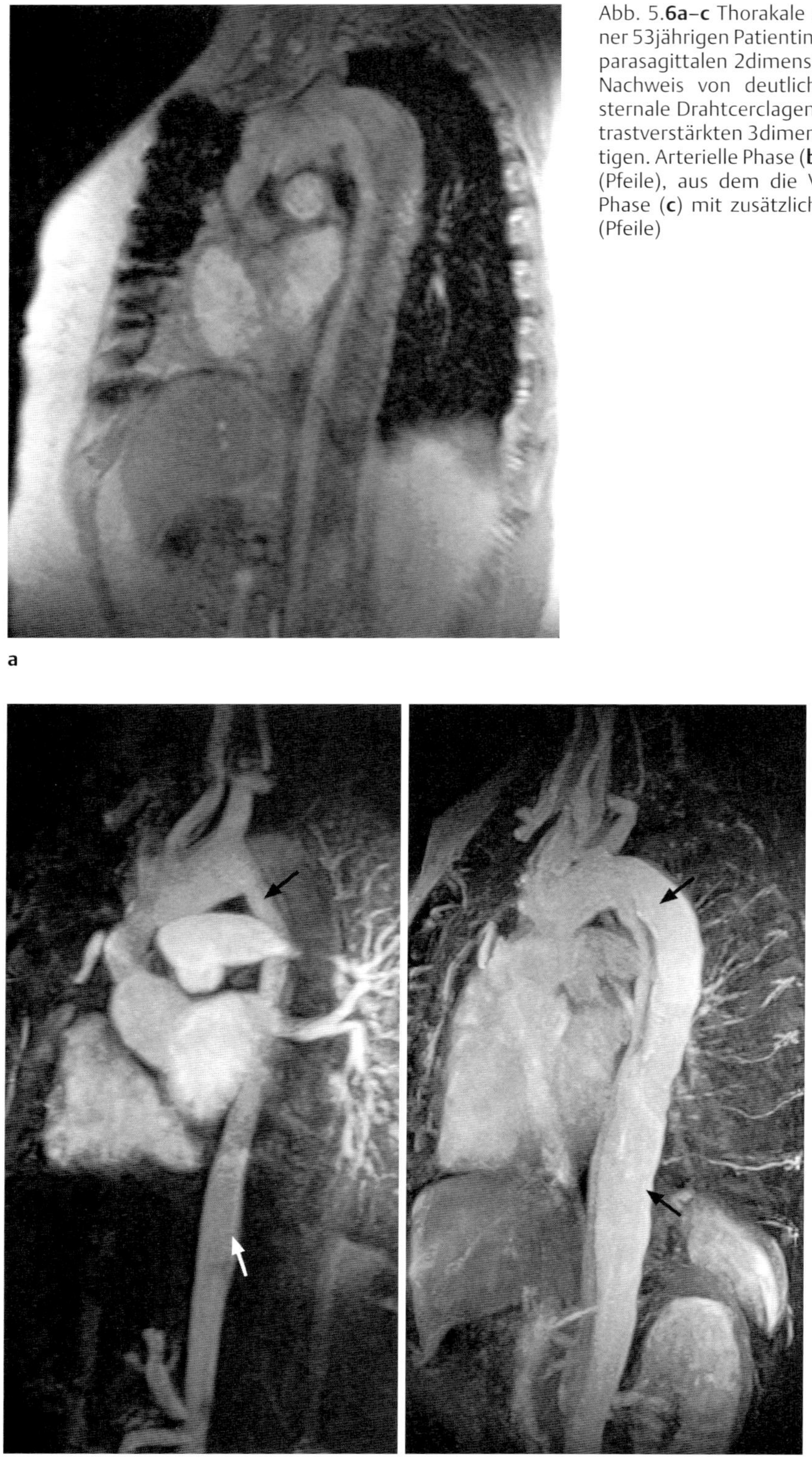


Abb. 5.**6a–c** Thorakale Aortendissektion (DeBakey III) bei einer 53jährigen Patientin mit Zustand nach Sternotomie. In der parasagittalen 2dimensionalen Gradienten-Echo-Sequenz (**a**) Nachweis von deutlichen Suszeptibilitätsartefakten durch sternale Drahtcerclagen, welche jedoch die Qualität der kontrastverstärkten 3dimensionalen MRA (**b, c**) nicht beeinträchtigen. Arterielle Phase (**b**) mit Darstellung des wahren Lumens (Pfeile), aus dem die Viszeralarterien entspringen. Venöse Phase (**c**) mit zusätzlicher Darstellung des falschen Lumens (Pfeile)

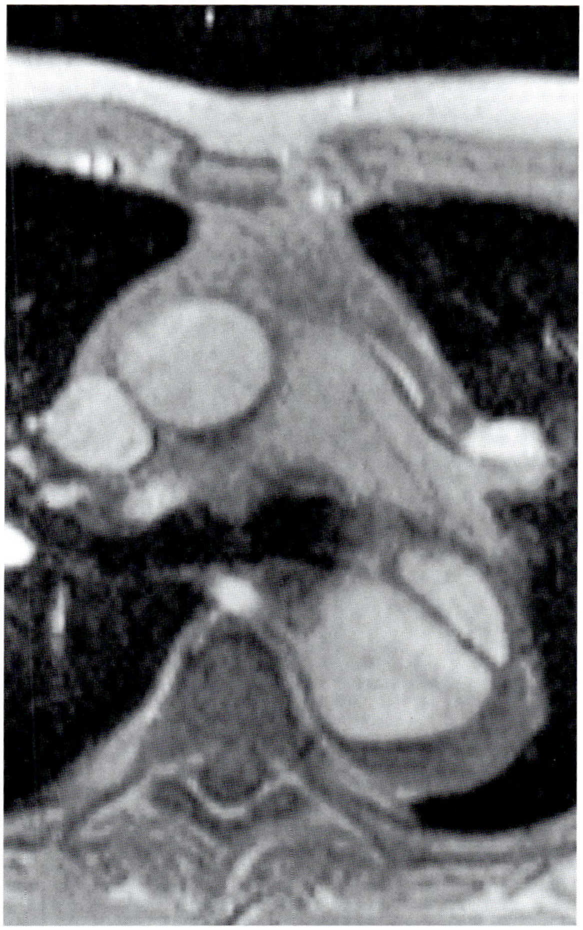

Abb. 5.**7** Darstellung der Dissektionsmembran im deszendierenden Teil der Aorta thoracica (die sich bis in die Lumbalaorta verfolgen läßt) bei einem 49jährigen Patienten. T1-gewichtete Gradienten-Echo-Sequenz.

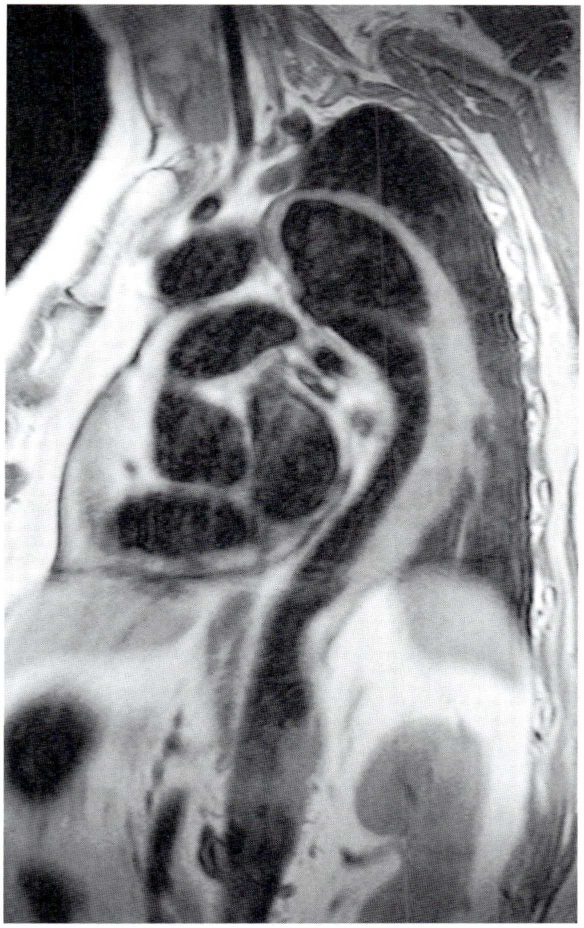

Abb. 5.**8** Sagittale Darstellung des Befundes in einer Turbo-Spin-Echo-Sequenz. Gleicher Patient wie in Abb. 5.**7**.

Aortenklappe und der Nachweis einer Invasion oder Ummauerung der Aorta bei Malignomen, z.B. der Lunge oder der Speiseröhre, stellen weitere mögliche Fragestellungen dar.

Die Aortendissektion entsteht durch Einriß der Tunica intima. Ätiologisch stehen degenerative Mediaerkrankungen und die arterielle Hypertonie im Vordergrund.

Als Ursachen eines thorakalen Aortenaneurysmas kommen vorrangig in Betracht:

- Entzündung,
- zystische Mediaerkrankungen der Aortenwand,
- Arteriosklerose,
- Thoraxtrauma.

Bei der anuloaortalen Ektasie stehen zystisch-nekrotisierende Mediaerkrankungen ätiologisch im Vordergrund, die Erkrankung wird zumeist im 4. bis 6. Dezennium beobachtet.

**Einteilung der Aortendissektionen nach De Bakey:**
- Die Typen I und II nach De Bakey entspringen im Bereich der Aorta ascendens, wobei Typ I sich über den Bogen in die deszendierende Aorta fortsetzt.
- Typ III nach De Bakey beginnt distal des Ursprungs der linksseitigen A. subclavia.

Die Typen I und II werden in zahlreichen Publikationen als *Typ Stanford A* zusammengefaßt, um sie vom Typ III (*Typ Stanford B*) zu unterscheiden.

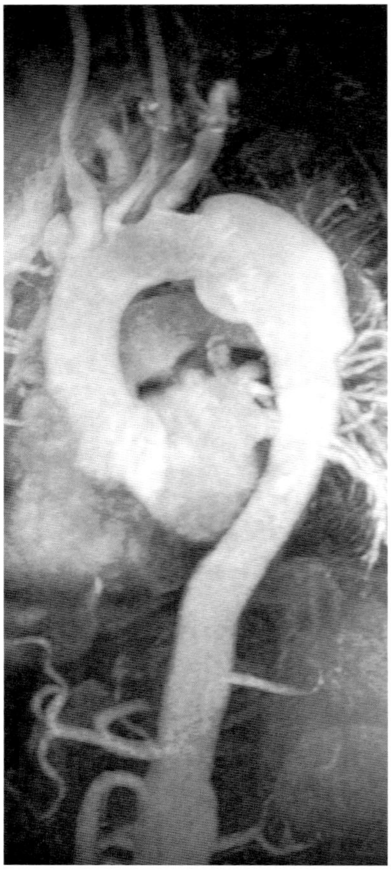

◀
Abb. 5.**9** Kontrastmittelunterstützte MRA in 3dimensionaler FLASH-Technik. Nach Subtraktion und MIP-Darstellung der gesamten Aorta thoracica. Gleicher Patient wie in Abb. 5.**7**.
Diagnose: Aortenaneurysma vom Typ III nach De Bakey.

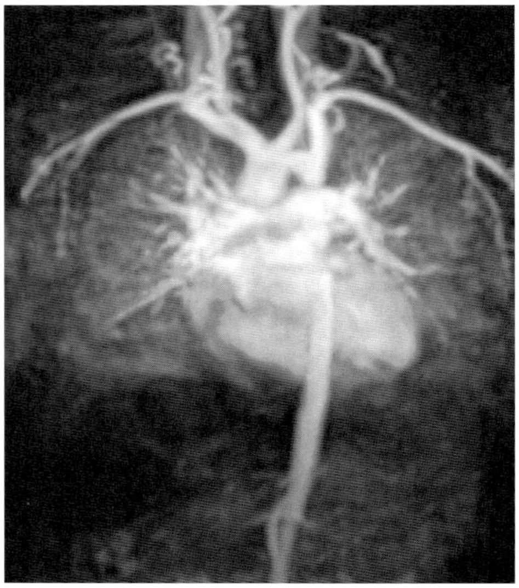

Abb. 5.**10** Echokardiographisch nachgewiesene Aortenisthmusstenose, Gradient 60 mmHg. Kontrastmittelunterstützte MRA in 3dimensionaler FLASH-Technik. Befund nach Subtraktion und MIP. 7jähriger Patient.

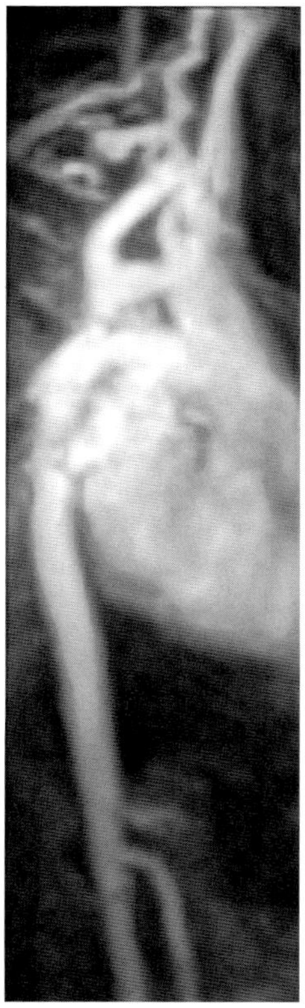

◀
Abb. 5.**11** Andere Projektion des MIP-Datensatzes. Gleicher Patient wie in Abb. 5.**10**.

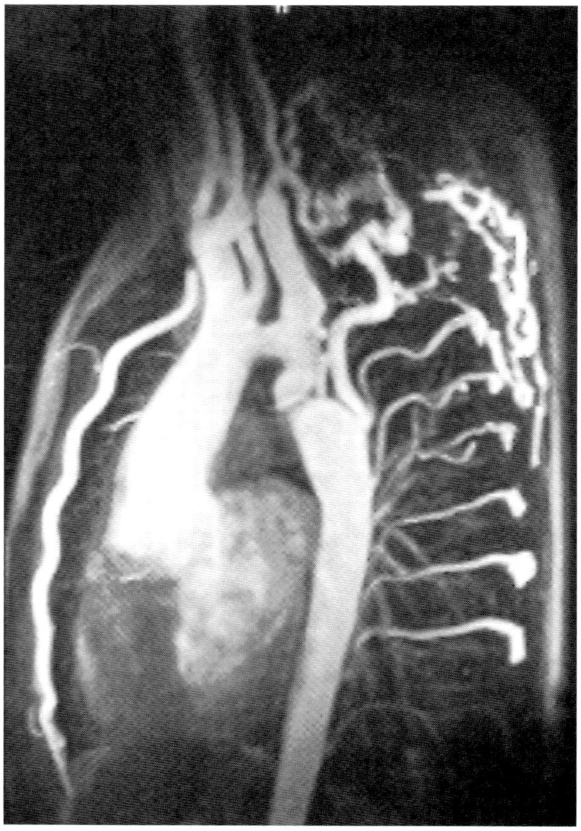

▶
Abb. 5.**12** 18jähriger Patient mit viel zu spät diagnostizierter Coarctatio aortae. Sehr ausgeprägter Kollateralkreislauf über die Interkostalarterien. Kontrastmittelunterstützte MRA in 3dimensionaler FLASH-Technik. Darstellung nach Subtraktion und MIP.

Tabelle 5.**1** Nichtinvasive Diagnostik bei klinischem Verdacht auf thorakale Aortendissektion (n = 47) (nach Nienaber u. Mitarb.)

| | Dissektionsort | Sensitivität | Spezifität | Trefferrate | PPV | NPV |
|---|---|---|---|---|---|---|
| Aorta ascendens | TTS | 94,7 | 81,5 | 86,9 | 78,2 | 95,6 |
| | TÖS | 100 | 82,1 | 89,4 | 79,2 | 100 |
| | CT 78,9 | 100 | 91,5 | 100 | 85,5 | |
| | MRT | 100 | 100 | 100 | 100 | 100 |
| Aortenbogen | TTS | 26,1 | 93,5 | 79,5 | 75,0 | 80,5 |
| | TÖS | 92,3 | 93,9 | 93,5 | 85,7 | 96,9 |
| | CT 92,8 | 93,9 | 93,6 | 86,7 | 96,9 | |
| | MRT | 92,8 | 100 | 97,9 | 100 | 97,0 |
| Aorta descendens | TTS | 41,7 | 100 | 66,7 | 100 | 56,2 |
| | TÖS | 100 | 95,4 | 97,9 | 96,1 | 100 |
| | CT 88,0 | 86,4 | 87,2 | 88 | 86,4 | |
| | MRT | 100 | 100 | 100 | 100 | 100 |

NPV negativer Vorhersagewert
PPV positiver Vorhersagewert
TÖS transösophageale Sonographie
TTS transthorakale Sonographie

Das dissezierende Aortenaneurysma ist durch die Dissektion der Wandschichten der Aorta charakterisiert. Es ist oft mit einer Dilatation vergesellschaftet. Eine Stanford-B-Dissektion kann in einigen Fällen zunächst beobachtet bzw. konservativ therapiert werden, wogegen die Stanford-A-Dissektion in jedem Fall einer unverzüglichen chirurgischen Intervention bedarf (Abb. 5.**7**–5.**9**).

Neben dem Nachweis einer Aortendissektion ist eine möglichst genaue Beschreibung der Befundausdehnung bedeutsam. Aufgrund der herausragenden klinischen Konsequenz muß das gewählte Verfahren eine hohe Sensitivität und Spezifität besitzen. Die Zuverlässigkeit der MRA in diesem Bereich wurde vielfach evaluiert und bestätigt. Die 1993 von Nienaber u. Mitarb. publizierten Ergebnisse sind in Tab. 5.**1** zusammengefaßt.

Postoperative Komplikationen nach Stanford-A-Dissektionen diagnostizierten Fedriga u. Mitarb. (1993). Hier sind vor allem zu beachten:

- Dilatation proximal oder distal des Interponats,
- Redissektion, sog. Persistant intimal flap,
- bei Vorliegen einer Redissektion der Abgang supraaortaler Gefäße vom falschen Lumen.

Die wichtigsten Anomalien, also angeborene Erkrankungen der Aorta thoracica, sind:

- angeborene Dilatation der Aorta ascendens,
- Fehllage der Aorta descendens,
- Fallot-Tetralogie,
- Coarctatio aortae, die in 98 % der Fälle als Aortenisthmusstenose beobachtet wird (Abb. 5.**10**–5.**12**).

Aufgrund der Nichtinvasivität ist die ultraschnelle kontrastunterstützte 3dimensionale MRA zur Evaluierung kongenitaler vaskulärer Anomalien gut geeignet (Abb. 5.**13** u. 5.**14**).

## Tips und Tricks

- Die einfachste Technik ist die 2dimensionale TOF-MRA-Technik mit EKG-Triggerung; so werden Artefakte vermindert, die durch das Pulsieren hervorgerufen werden. Die kurze Akquisitionszeit erlaubt die Durchführung der Untersuchung in Atemanhaltetechnik.
- Aussagefähigere Bilder erhält man mit der dynamischen Gd-unterstützten MRA. Diese schließt die intravenöse Applikation eines Gd-Chelat-Kompexes in einer Dosierung von 0,1–0,2 mmol/kg Körpergewicht ein und wird als 3dimensionale Gradienten-Echo-MRA durchgeführt. Die Kombination aus sehr kurzer Repetitionszeit und zügiger Gd-Applikation führt zu einem günstigen Signal-Rausch-Verhältnis.
- Die Diagnostik erfolgt mit kontrastunterstützten 3dimensionalen Fourier-transformierten Gradienten-Echo-Sequenzen in der Ebene des Aortenbogens unter Verwendung einer Phased-array-Oberflächenspule. Kontrastunterstützte Bilder liefern morphologische und funktionelle Informationen, die mit gewöhnlichen Spin-Echo-Sequenzen nicht zu erlangen sind. Die MR-Diagnose der Aortendissektion beruht auf dem Nachweis eines Tunica-intima-Flap. In axialen Bildern können Bewegungsartefakte (und Interferenzen) der proximalen Anteile der supraaortalen Äste eine Dissektion simu-

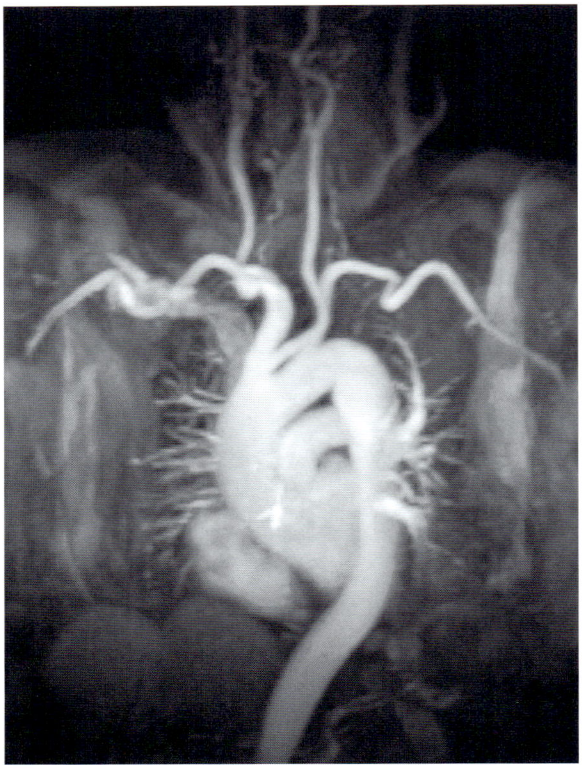

Abb. 5.**13** Kontrastmittelunterstützte MRA in 3dimensionaler FLASH-Technik mit Fettsuppression. Befund nach Subtraktion und MIP-Darstellung. Truncus bicaroticus links sowie bilateral hypoplastische Aa. vertebrales. 63jährige Patientin.

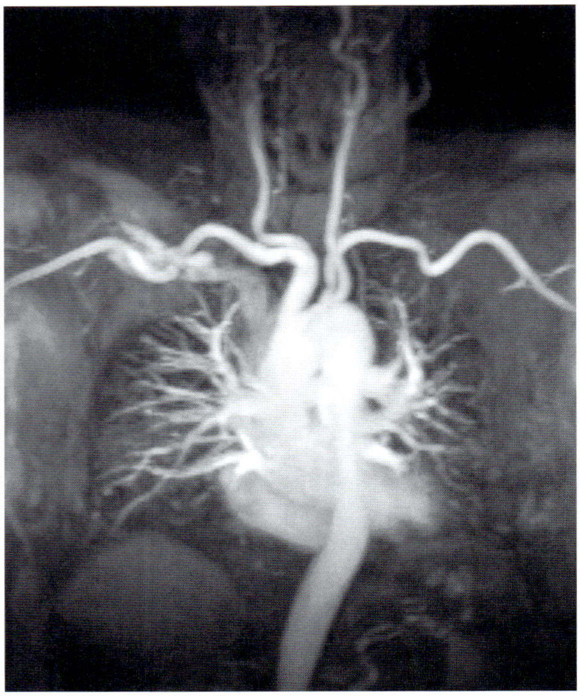

Abb. 5.**14** MIP-Darstellung in anderem Blickwinkel. Gleiche Patientin wie in Abb. 5.**13**.

lieren. Chemical-shift-Artefakte können durch mediastinales Fett eine Dissektionsmembran vortäuschen.

- Postoperative Komplikationen nach Stanford-A-Dissektionen untersuchten Fedriga u. Mitarb. (1993). Hier sind insbesondere die Dilatation proximal oder distal des Interponats, die Redissektion, sog. Persistant intimal flap, und bei Vorliegen einer Redissektion der Abgang supraaortaler Gefäße vom falschen Lumen zu beachten.

## Ausblick

Die ultraschnelle kontrastunterstützte 3dimensionale MRA erweitert die diagnostischen Möglichkeiten der MR-Bildgebung im Bereich der morphologischen Beurteilung des kardiovaskulären Systems erheblich. Die Technik ermöglicht die genaue Darstellung der gesamten thorakalen Aorta mit hohem Gefäßkontrast auf der Basis von Daten, die in einem Atemanhalt ohne EKG-Triggerung akquiriert werden. Sie ist die schnellste derzeit verfügbare MRA-Technik. Die Untersuchung liefert Bilder, die wie Projektionsangiogramme zu betrachten sind, ferner Schnittbilder in frei zu wählenden Ebenen. Durch Nachbearbeitung der Datensätze kann weitere Information gewonnen werden, nach MIP in verschiedenen Richtungen der untersuchte Gefäßabschnitt gedreht werden. 3dimensionale Bilder können dem Chirurgen zur Operationsplanung zur Verfügung gestellt werden.

Weitere Informationen können durch Einbeziehung von Flußquantifizierung und insbesondere Flußprofilerstellung gewonnen werden. Die Problematik des Kontrastmitteltimings könnte künftig an Bedeutung verlieren, wenn geeignete Blutpoolkontrastmittel entwickelt werden.

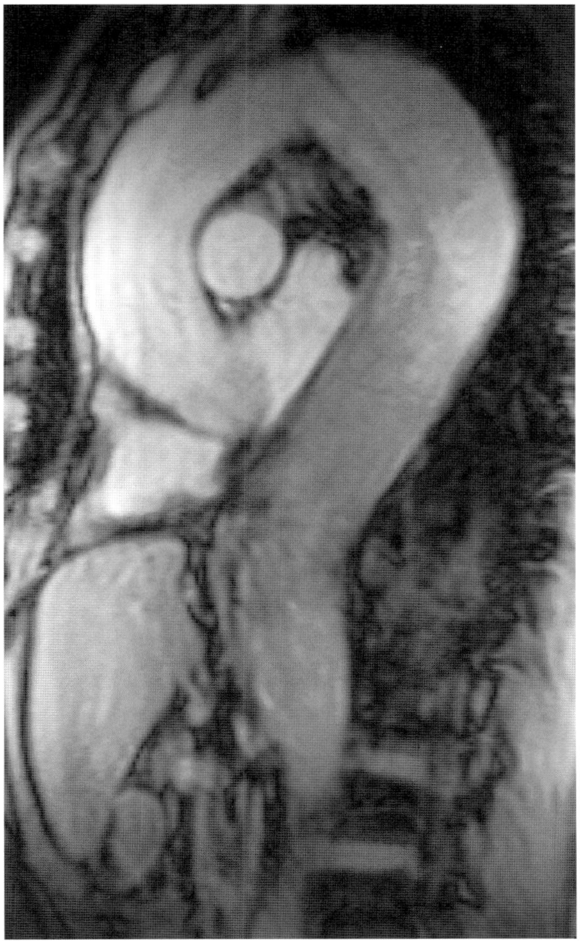

Abb. 5.15 Parasagittale Darstellung der dissezierten Aorta thoracica in segmentierter 2dimensionaler FLASH-Technik mit EKG-Triggerung unter Verwendung der Body-phased-array-Spule.

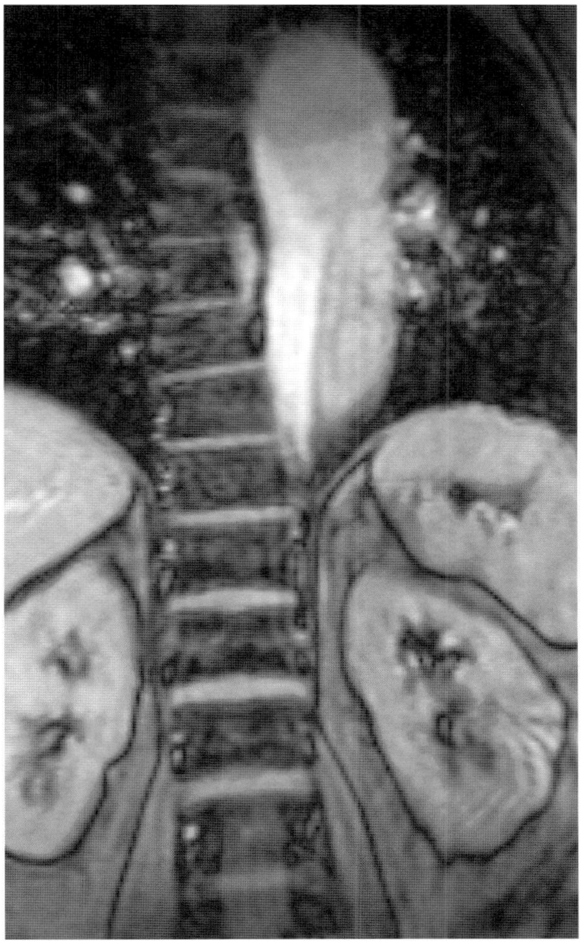

Abb. 5.16 Koronare Darstellung der dissezierten Aorta thoracica in segmentierter 2dimensionaler FLASH-Technik mit EKG-Triggerung unter Verwendung der Body-phased-array-Spule.

## Literatur


Bongartz, G., M. Boos, K. Winter, M. Brandli, K. Scheffler: MR-Angiographie der thorakalen Blutgefäße. Radiologe 37 (1997) 529–538

Chernoff. D. M., N. Derugin, H. A. Rajasinghe, F. L. Hanley, C. B. Higgins, C. A. Gooding: Measurement of collateral blood flow in a porcine model of aortic coarctation by velocity-encoded cine MRI. J. Magn. Reson. Imaging 7 (1997) 557–563

Fedriga, E., V. Gordini, A. Pellegrini, L. Papagni: Postoperative MR follow-up of type A aortic dissection. J. Comput. assist. Tomogr. 17 (1993) 873–877

Fischer, U., R. Vosshenrich, L. Kopka, D. Keating, J. W. Oestmann, E. Grabbe: Dissection of the thoracic aorta: pre- and postoperative findings on turbo-FLASH MR images obtained in the plane of the aortic arch. Amer. J. Roentgenol. 163 (1994) 1069–1072

Gaubert, J. Y., G. Moulin, T. Mesana et al.: Type A dissection of the thoracic aorta: use of MR imaging for long-term follow-up. Radiology 196 (1995) 363–369

Kopka, L., R. Vosshenrich, D. Müller, U. Fischer, J. Rodenwaldt, E. Grabbe: Ergebnisse einer 3D MR-Angiographie in Atemstillstand nach Optimierung des Kontrastmittelbolus. Fortschr. Röntgenstr. 166 (1997) 290–295

Krinsky, G. A., N. M. Rofsky, D. R. DeCorato et al.: Thoracic aorta: comparision of Gadolinium-enhanced three-dimensional MR angiography with conventional MR imaging. Radiology 202 (1997) 183–193

Krinsky, G., M. Maya, N. Rofsky et al.: Gadolinium-enhanced 3D MRA of the aortic vessels in the detection of atherosclerotic cerebrovascular occlussive disease. J. Comput. assist. Tomogr. 22 (1998) 167–178

Leung, D. A., G. C. Mc Kinnon, C. P. Davis, T. Pfammatter, G. P. Krestin, J. F. Debatin: Breath-hold contrast-enhanced three dimensional MR angiography. Radiology 201 (1996) 569–571

Leung, D. A., J. F. Debatin: Three-dimensional contrast-enhanced magnetic resonance angiography of the thoracic vasculature. Europ. Radiol. 7 (1997) 981–989

Nienaber, C. A., Y. von Kodolitsch, V. Nicolas et al.: The diagnosis of thoracic aortic dissection by noninvasive imaging procedures. New Engl. J. Med. 328 (1993) 1–9

Oliver, T. B., J. T. Murchison, J. H. Reid: Serial MRI in the management of intramural haemorrhage of the thoracic aorta. Brit. J. Radiol. 70 (1997) 1288–1290

Prince, M. R., D. L. Narasimham, W. T. Jacoby et al.: Three-dimensional Gadolinium-enhanced MR angiography of the thoracic aorta. Amer. J. Roentgenol. 166 (1996) 1387–1397

Sakuma, H., M. W. Bourne, M. O'Sullivan et al.: Evaluation of thoracic aortic dissection using breath-holding cne MRI. J. Comput. assist. Tomogr. 20 (1996) 45–50

Shetty, A. N., A. Shirkhoda, K. A. Bis, A. Alcantara: Contrast-enhanced three-dimensional MR angiography in a single breath-hold: a novel technique. Amer. J. Roentgenol. 165 (1995) 1290–1292

Tomiguchi, S., S. Morishita, R. Nakashima et al.: Usefullness of turbo-FLASH dynamic MR imaging of dissecting aneurysms of the thoracic aorta. Cardiovasc. intervent. Radiol. 17 (1994) 17–21

# 6 MRA der Lungengefäße

J. Gaa

## Einführung

Die Darstellung der Lungenstrombahn mit der MRT ist aus mehreren Gründen schwierig. Neben der komplexen Anatomie der verzweigten Lungengefäße sowie der unterschiedlichen Blutflußgeschwindigkeiten erschweren insbesondere Artefakte durch die Herzpulsation und Atmung eine zufriedenstellende Bildqualität. Darüber hinaus können aufgrund von Magnetfeldinhomogenitäten an den Grenzen von Lungenparenchym und Pulmonalgefäßen verschiedene Artefakte resultieren.

Unter den Erkrankungen der Lungengefäße kommt der Lungenembolie aufgrund ihrer hohen Inzidenz (600 000 Fälle pro Jahr in den USA) sowie einer Mortalitätsrate von 50 000 pro Jahr die wichtigste Bedeutung zu (Moser 1990). Wird die Lungenembolie rechtzeitig erkannt und therapiert, kann die Letalität innerhalb der ersten 8 Wochen signifikant reduziert werden (Gallus u. Mitarb. 1986, Stein u- Mitarb. 1993).

## Anatomische Grundlagen

Der Pulmonalishauptstamm teilt sich unterhalb des Aortenbogens in die rechte und die linke Pulmonalarterie. Die weiteren Verzweigungen über die meist kurzen Lappenarterien bis zu den Segmentarterien ist in Abb. 6.**1** (a.-p. Projektion) schematisch dargestellt.

## Untersuchungstechnik

Zahlreiche MR- und MRA-Techniken wurden bisher zur Darstellung der Lungenstrombahn angewendet (Wielopolski 1993). Nur wenige Techniken – wie beispielsweise 2dimensionale TOF-Sequenzen – erlangten eine gewisse Bedeutung. Durch die technische Fortschritte in der Hard- und Software konnte die Bildqualität auch bei Aufnahmen des Thorax erheblich verbessert werden.

Die kontrastverstärkte 3dimensionale MRA kann derzeit als die Standardtechnik zur Darstellung der Lungengefäße angesehen werden (Abb. 6.**2** u. 6.**3**).

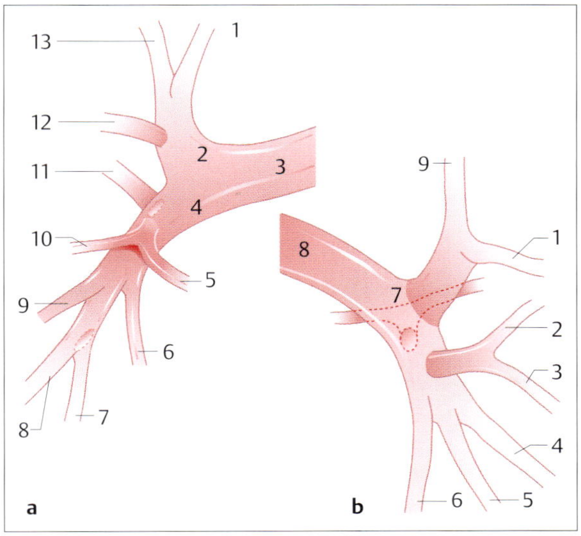


Abb. 6.**1 a**, **b** Schematische Darstellung der Anatomie von rechter und linker A. pulmonalis:

**a** A. pulmonalis rechts.
1 Segmentarterie für apikales Oberlappensegment
2 aszendierender Ast der rechten A. pulmonalis
3 rechte A. pulmonalis
4 deszendierender Ast der rechten A. pulmonalis
5 Segmentarterie für mediales Mittellappensegment
6 Segmentarterie für mediobasales Unterlappensegment
7 Segmentarterie für posterobasales Unterlappensegment
8 Segmentarterie für laterobasales Unterlappensegement
9 Segmentarterie für anterobasales Unterlappensegemnt
10 Segmentarterie für laterales Mittellappensegment
11 Segmentarterie für apikales Unterlappensegment
12 Segmentarterie für anteriores Oberlappensegment
13 Segmentarterie für posteriores Oberlappensegment

**b** A. pulmonalis links.
1 Segmentarterie für anteriores Oberlappensegment
2 Segmentarterie für superiores Lingulasegment
3 Segmentarterie für inferiores Lingulasegment
4 Segmentarterie für anterobasales Unterlappensegment
5 Segmentarterie für laterobasales Unterlappensegment
6 Segmentarterie für posterobasales Unterlappensegement
7 Segmentarterie für apikales Unterlappensegment
8 linke A. pulmonalis
9 Segmentarterie für apikoposteriores Oberlappensegment

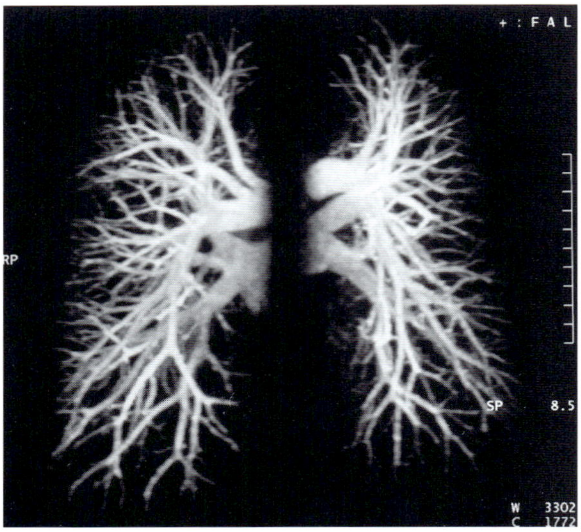


Abb. 6.**2** Kontrastverstärkte 3dimensionale MRA (2 sagittale Slabs) mit ausgezeichneter Darstellung der Lungengefäße (mit freundlicher Genehmigung von Dr. P. Wielopolski und Dr. M. Oudkerk, Rotterdam).

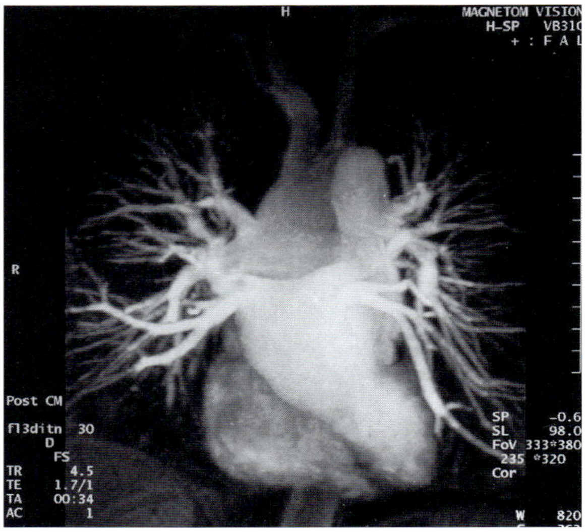


Abb. 6.**3** Kontrastverstärkte 3dimensionale MRA mit koronarer Slabpositionierung.

Die schlechte Kontrastauflösung und ein niedriges Signal-Rausch-Verhältnis im Thorax erschweren nicht nur die Abbildung der Lungengefäße, sondern auch eine Differenzierung von fließendem Blut und intraluminalen Thromben. Durch die Injektion paramagnetischer Kontrastmittel können diese Probleme in der Regel umgangen werden. Steht eine moderner MR-Tomograph mit leistungsfähigem Gradientensystem zur Verfügung, kann ein kompletter 3dimensionaler Datensatz in Atemstillstand angefertigt werden.

Für die kontrastverstärkte MRA-Darstellung der Lungengefäße bieten sich derzeit 2 unterschiedliche Ansätze an:

- Akquisition eines Slabs in koronarer Schnittführung (Abb. 6.**4 a**),
- Akquisition von 2 Slabs in sagittaler Schnittführung (Abb. 6.**4 b**).

Die Akquisition von 2 Slabs in sagittaler Schnittführung ermöglicht eine höhere Ortsauflösung und reduziert die Gefahr von Einfaltungsartefakten. Allerdings erfordert diese Methode einen 2maligen Atemstillstand sowie die 2malige Injektion von 0,1 mmol/kg Gd-DTPA (Magnevist). Für eine möglichst überlagerungsfreie Darstellung der Pulmonalarterien hat sich die Durchführung eines Testbolus bewährt. Zur Reduktion der Atemanhaltezeit sollte eine 3dimensionale Gradienten-Echo-Sequenz mit möglichst kurzer Repetitionszeit (TR zwischen 2,5 und 5 ms). eingesetzt werden. Der Flipwinkel der verwendeten 3dimensionalen Gradienten-Echo-Sequenzen sollte je nach verwendeter Repetetitionszeit sowie der erwarteten T1-Relaxationszeitverkürzung durch Gd-DTPA zwischen 15 und 25° liegen. Auf eine Fettsuppression kann bei dem nahezu signalfreien Lungenparenchym verzichtet werden, wodurch die Akquisitionszeit um ca. 4–5 s verringert wird. Der Einsatz einer Phased-array-Oberflächenspule zur Verbesserung des Signal-Rausch-Verhältnisses bzw. der Ortsauflösung ist wie auch in anderen Organregionen empfehlenswert.

Einen anderen, derzeit noch experimentellen Ansatz zur selektiven Abbildung der Lungenarterien gelingt mit der Turbo-STAR-Technik. Hierbei handelt es sich um eine Subtraktionstechnik, die durch ein Tagging des Bluts im rechtsventrikulären Ausflußtrakt eine überlagerungsfreie Darstellung der Lungenarterien ermöglicht (Abb. 6.**5**).

Als Auslesemodul wird bei dieser ebenfalls in Atemstillstand durchgeführten Sequenz ein Single-shot-Verfahren (HASTE) verwendet.

## Aktueller Stand

Einen Überblick über die Ergebnisse der MRA in der Diagnostik der Lungenembolie ist in Tab. 6.**1** gegeben.

Trotz der unterschiedlichen bzw. teilweise sehr kleinen Patientenkollektive dieser aufgelisteten Studien zeigt sich die Tendenz, daß die kontrastverstärkte 3dimensionale MRA eine klinisch relevante Lungenembolie mit hoher Sensitivität und Spezifität nachweisen kann und den konventionellen 2dimensionalen TOF-Techniken überlegen ist (Tab. 6.**1**).

In diesem Zusammenhang sei darauf hingewiesen, daß für die Interpretation der MR-Angiogramme die sorgfältige Analyse der Einzelbilder wichtiger ist als lediglich die Analyse der MIP-Projektionen (Abb. 6.**6**).

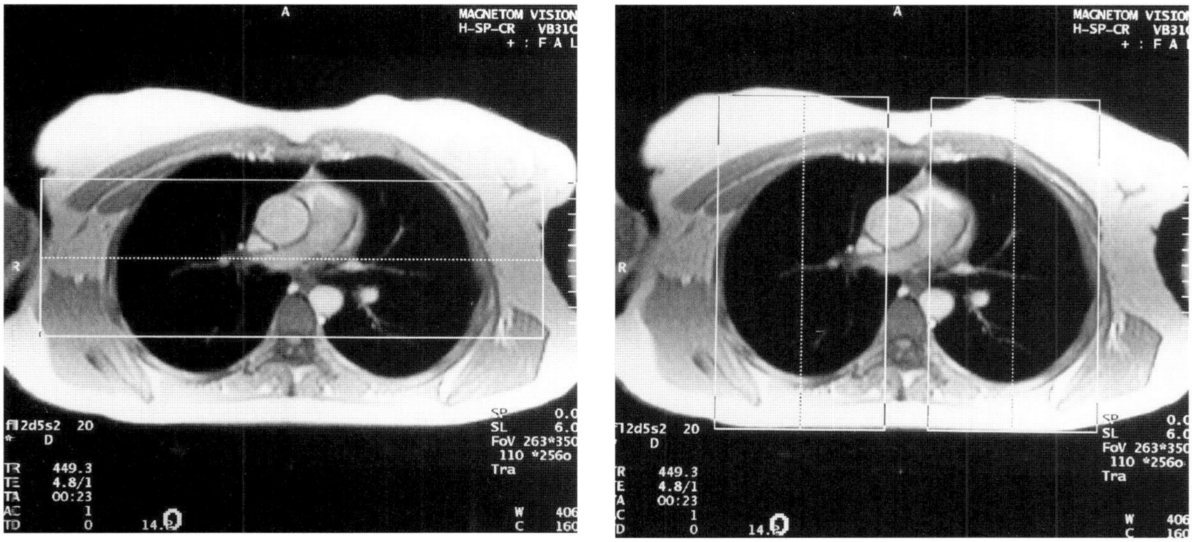

Abb. 6.4 a, b Slabpositionierung der kontrastverstärkten 3dimensionalen MRA:

a Koronare Schnittführung.

b Sagittale Schriftführung.

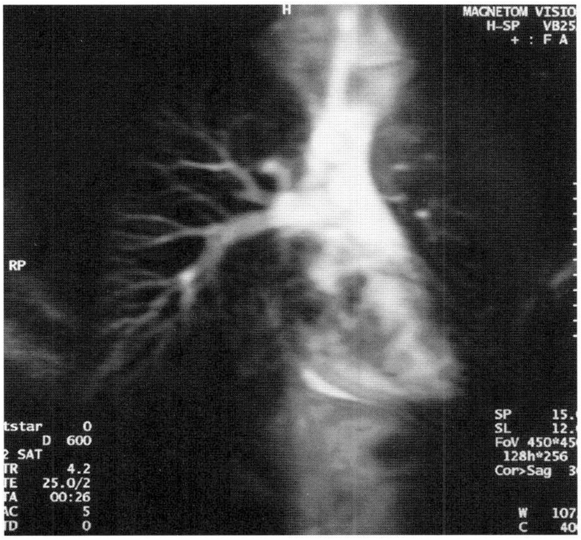

▶

Abb. 6.5 Pulmonalis-MRA unter Verwendung der Turbo-STAR-Technik. Durch die Markierung des Bluts im rechtsventrikulären Ausflßtrakt kommt es zur selektiven Darstellung der Lungenarterien.

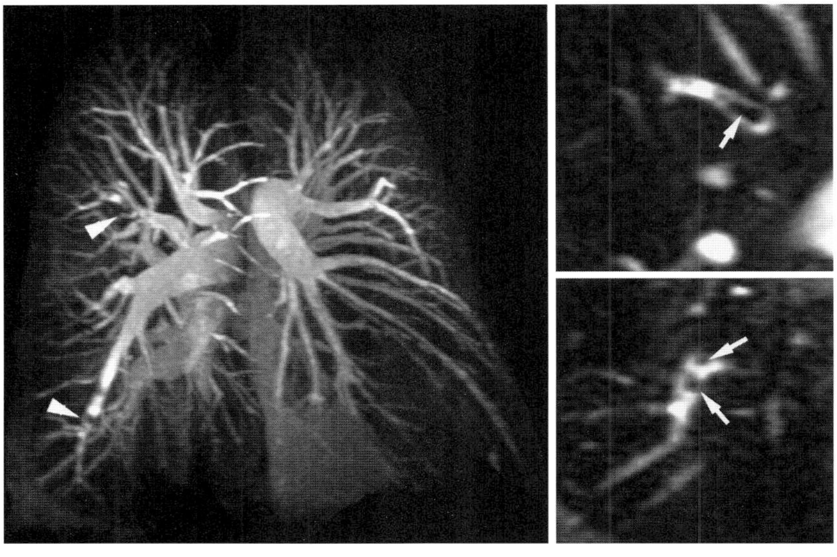

Abb. 6.6 a, b Kontrastverstärkte 3dimensionale MRA bei akuter Lungenembolie (mit freundlicher Genehmigung von Dr. P. Wielopolski und Dr. M. Oudkerk, Daniel den Hoed Cancer Center, Rotterdam):

a MIP des gesamten Datensatzes.

b Die Einzelbilder erlauben eine bessere Darstellung der Thromben (Pfeile).

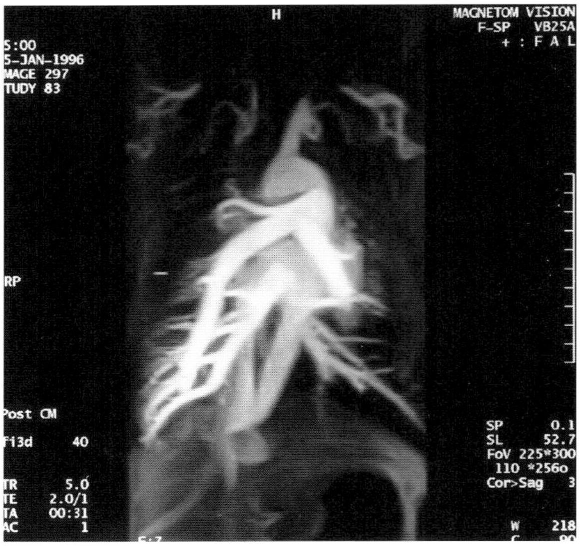


a

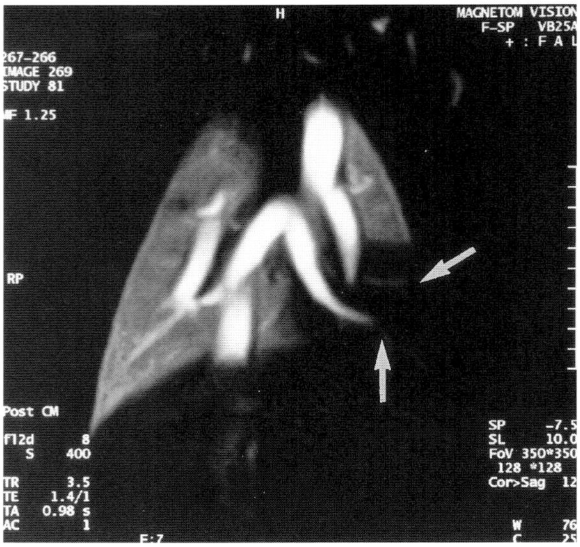


b

Abb. 6.**7 a**, **b** Kombination von kontrastverstärkter 3dimensionaler MRA und Lungenperfusion bei Lungenembolie im Tierexperiment. In der Perfusion, die mit einer Inversion-recovery-Turbo-FLASH-Sequenz durchgeführt wurde, Nachweis eines segmentalen Perfusionsdefekts (Pfeile):

**a** 3dimensionale MRA.

**b** Lungenperfusion.

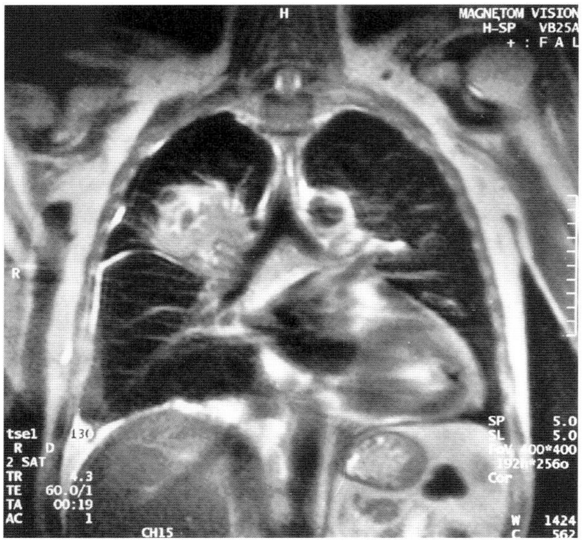


a

Abb. 6.**8 a–c** Bronchialkarzinom im rechten Lungenoberlappen:

**a** T2-gewichtete Single-shot-Turbo-Spin-Echo-Sequenz (HASTE) in koronarer Schnittführung.

**b** T2-gewichtete Single-shot-Turbo-Spin-Echo-Sequenz (HASTE) in sagittaler Schnittführung.

**c** In der kontrastverstärkten 3dimensionalen MRA Nachweis einer eindeutigen Gefäßinfiltration.

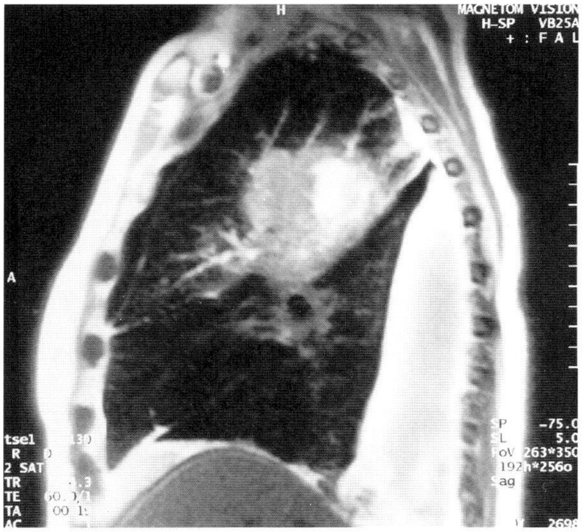


b

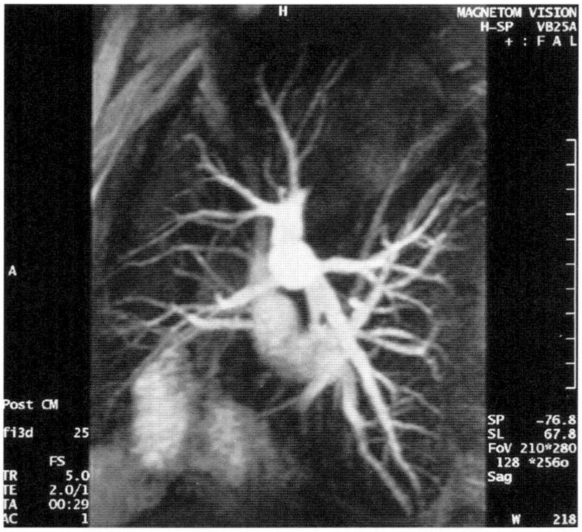


c

Tabelle 6.**1** Sensitivität und Spezifität verschiedener MRA-Techniken in der Diagnostik der Lungenembolie

| | Autor | MRA-Technik | Anzahl der Patienten (n) | Sensitivität (%) | Spezifität (%) |
|---|---|---|---|---|---|
| Konventionelle TOF-Techniken | Grist u. Mitarb. (1993) | 2dimensionale TOF-Gradienten-Echo-Sequenz | 20 | 92/100 | 62 |
| | Schiebler u. Mitarb. (1993) | 2dimensionale TOF-Gradienten-Echo-Sequenz | 18 | 85/42 | – |
| | Sostman u. Mitarb. (1996) | 2dimensionale TOF-Gradienten-Echo-Sequenz | 25 | 71 | 97 |
| Kontrastverstärkte Techniken | Loubeyre u. Mitarb. (1994) | 2dimensionale Gradienten-Echo-Sequenz | 23 | 70 | 100 |
| | Meany u. Mitarb. (1997) | 3dimensionale Gradienten-Echo-Sequenz | 30 | 100 | 95 |
| | Oudkerk (1999) | 3dimensionale Gradienten-Echo-Sequenz | 82 | 83 | 97 |

Neben dem Nachweis intraluminaler Thromben ist bei der Lungenembolie die funktionelle Beurteilung der vorhandenen Perfusion bzw. die Darstellung des Ausmaßes des Perfusionsdefekts wichtig. Bisher waren derartige Aussagen nur mit Hilfe nuklearmedizinischer Methoden möglich. Neue Entwicklungen auf dem Gebiet der funktionellen MRT erlauben nicht nur Aussagen bzgl. der Ventilation (beispielsweise bei Inhalation von molekularem Sauerstoff), sondern auch eine Beurteilung hinsichtlich der Lungenperfusion (Edelman u. Mitarb. 1996, Hatabu u. Mitarb. 1996) (Abb. 6.**7**).

Welche Bedeutung diesen derzeit noch experimentellen Techniken zukommt, muß in weiteren klinischen Studien untersucht werden.

## Ausblick

Die enormen technischen Fortschritte ermöglichen seit kurzem die 3dimensionale Darstellung der Pulmonalgefäße in Atemanhaltetechnik. Neben der deutlich verbesserten Bildqualität durch die kontrastverstärkte MRA eröffnet die MRT-Beurteilung von Perfusion und Ventilation neue diagnostische Möglichkeiten, insbesondere in der Diagnostik der Lungenembolie. Abgesehen von der Diagnostik der Lungenembolie kann die kontrastverstärkte 3dimensionale MRA auch zur Diagnostik arteriovenöser Malformationen sowie zum Staging von Lungentumoren eingesetzt werden (Abb. 6.**8**).

Allerdings liegen für diese Fragestellungen noch keine größeren Studien vor, so daß der Stellenwert der MRA noch nicht abschließend beurteilbar ist.

## Literatur

Edelman, R. R., H. Hatabu, E. Tadamura, W. Li, P. V. Prasad: Noninvasive assessment of regional ventilation in the human lungs using oxygen-enhanced magnetic resonance imaging. Nature Med. 2 (1996) 1236–1239

Gallus, A., J. Tillett, J. Jackson, W. Mills, A. Wycherley: Safety and efficacy of warfarin started early after submassive venous thrombosis or pulmonary embolism. Lancet II (1986) 1293–1296

Grist, T. M., H. D. Sostman, J. R. MacFall et al.: Pulmonary angiography with MR imaging: preliminary clinical experience. Radiology 189 (1993) 523–530

Hatabu, H., J. Gaa, D. Kim, P. V. Prasad, R. R. Edelman: Pulmonary perfusion: quantitative assessment with dynamic contrast-enhanced MRI using ultrashort TE and inversion recovery Turbo Flash. Magn. Reson. Med. 36 (1996) 503–508

Loubeyre, P., D. Revel, P. Douek et al.: Dynamic contrast-enhanced MR angiography of pulmonary embolism: comparison with pulmonary angiography. Amer. J. Roentgenol. 162 (1994) 1035–1039

Meany, J. F., J. G. Weg, T. L. Chenevert, D. Stafford-Johnson, B. H. Hamilton, M. R. Prince: Diagnosis of pulmonary embolism with magnetic resonance angiography. New Engl. J. Med. 336 (1997) 1422–1427

Moser, K. M.: Venous thromboembolism. Amer. Rev. resp. Dis. 141 (1990) 235–249

Oudkerk, M.: persönliche Mitteilung (1999)

Schiebler, M. L., G. A. Holland, H. Hatabu et al.: Suspected pulmonary embolism: prospective evaluation with pulmonary MR angiography. Radiology 189 (1993) 125–131

Sostman, H. D., D. T. Layish, V. F. Tapson et al.: Prospective comparison of helical CT and MR imaging in clinically suspected acute pulmonary embolism. J. Magn. Reson. Imag. 6 (1996) 275–281

Stein, P. D., R. D. Hull, H. A. Saltzman, G. Pineo: Strategy for diagnosis of patients with suspected acute pulmonary embolism. Chest 103 (1993) 1553–1559

Wielopolski, P.A.: Pulmonary arteriography. MRI Clin. N. Amer. 1 (1993) 295–313

# 7 MRA der Koronararterien

J. Gaa

## Einführung

Kardiovaskuläre Erkrankungen sind die häufigste Todesursache in der westlichen Welt. In den USA werden jährlich ca. 1,2 Mio. Myokardinfarkte und ca. 600.000 Todesfälle im Zusammenhang mit einer KHK beobachtet.

Der Goldstandard für die Untersuchung der Koronargefäße ist unverändert die Koronarangiographie.

In den USA werden pro Jahr ca. 500 000 diagnostische Herzkatheteruntersuchungen durchgeführt. Obwohl mehrere nichtinvasive Verfahren für den Nachweis bzw. Ausschluß einer myokardialen Ischämie zur Verfügung stehen, ergeben bis zu 20 % aller Koronarangiographien keine Hinweise für das Vorliegen einer KHK (Johnson u. Mitarb. 1989). Die im Rahmen einer Katheteruntersuchung erhobenen Befunde stellen jedoch die Voraussetzung für eine Intervention (aortokoronare Bypassoperation bzw. perkutane transluminale Angioplastie) oder medikamentöse Therapie dar. Die Krankenhauskosten belaufen sich jährlich auf über 1,8 Billionen Dollar. Für den Patienten besteht bei der Koronarangiographie ein zwar geringes, jedoch nicht vernachlässigbares Risiko. Die Möglichkeit der direkten, nichtinvasiven Darstellung der Koronararterien ist daher ein entscheidender Fortschritt für Patienten mit Verdacht auf das Vorliegen einer KHK.

Die MRT ist für die Untersuchung des Herzens ideal geeignet, da sie – neben der Möglichkeit der multiplanaren Schnittführung – einen ausgezeichnteten Weichteilkontrast aufweist. Während die Darstellung thorakaler Aortenaneurysmen, Erkrankungen des Perikards oder die Untersuchung von angeborenen Herzvitien gesicherte Indikationen für die MRT darstellen, widmeten sich bisher nur wenige Zentren der MRA-Darstellung der Koronararterien.

## Anatomische Grundlagen

Die Blutversorgung des Herzmuskels wird von den Aa. coronariae cordis (Abb. 7.**1**) sowie den Vasa privata übernommen.

Die A. coronaria sinistra entspringt im Sinus aortae sinister oberhalb des freien Rands der Aortenklappe, zieht zwischen linkem Herzrohr und Truncus pulmonalis nach ventral und teilt sich in den R. circumflexus und in den R. interventricularis anterior. Der R. circumflexus verläuft im Sulcus coronarius sinister bis zur Fascies diaphragmatica. Der R. interventricularis (descendens) anterior zieht im Sulcus interventricularis anterior bis zur Herzspitze. Das Versorgungsgebiet umfaß den linken Vorhof, die Wand des linken Ventrikels einschließlich eines Großteils des Septum interventriculare und eines kleinen Anteils der Vorderwand der rechten Kammer.

Die A. coronaria dextra entspringt im Sinus aortae dexter, verläuft zunächst unter dem rechten Herzrohr im Sulcus corinarius dexter nach rechts, biegt in den Sulcus interventricularis posterior ab und folgt ihm als R. interventricularis (descendens) posterior auf der Fascies diaphragmatica bis zur Herzspitze. Das Versorgungsgebiet umfaßt den rechten Vorhof, die rechte Kammer, den hinteren Abschnitt des Septum interventriculare sowie den Sinus- und atrioventrikulären (AV-)Knoten.

## Untersuchungstechnik

Die physiologischen und anatomischen Gegebenheiten der Koronararterien bedingen mehrere technische Probleme für eine angiographische Darstellung mittels MRT:

- Die Koronararterien sind relativ dünnkalibrig und von epikardialem Fettgewebe umgeben.
- Der Hauptstamm der linken Koronararterie weist einen Durchmesser von 4–6 mm auf und der R. interventricularis anterior (RIVA) sowie der R. circumflexus (RCX) haben in ihren proximalen Abschnitten einen Durchmesser von lediglich 3–4 mm (Dodge u. Mitarb. 1992).

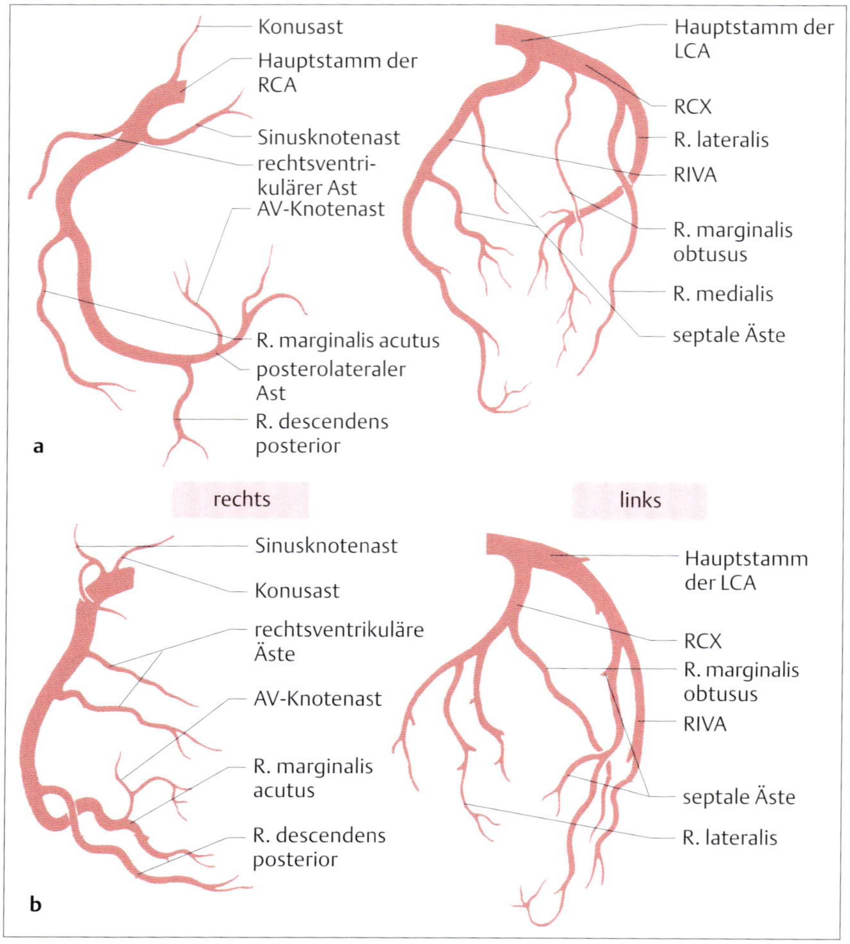


Abb. 7.**1a**, **b** Auf einem gewöhnlichen Koronarangiogramm sichtbare Aufzweigungen von linker (LCA) und rechter (RCA) Koronararterie:
**a** LAO-Projektion (linksanterior oblique).
**b** RAO-Projektion (rechtsanterior oblique).

- Die rechte Koronararterie (RCA) hat in der Regel proximal einen Durchmesser von 3–4 mm, sie kann allerdings bei Dominanz des linken Herzkranzsystems nur 2 mm betragen.
- Neben dem geringen Kaliber erschweren der geschwungene Verlauf sowie die ausgeprägten Pulsationen der Koronargefäße während des Herzzyklus und die Atemexkursionen des Patienten die artefaktfreie Darstellung der Herzkranzgefäße in einer vorgewählten Schichtebene.

Unter Verwendung EKG-getriggerter Spin-Echo-Sequenzen können gelegentlich die proximalen Abschnitte der Koronararterien erfaßt werden. Paulin u. Mitarb. (1987) gelang mit einer EKG-getriggerten Mehrschicht-Spin-Echo-Sequenz erstmalig die Darstellung der Aortenwurzel und der Koronarostien. Trotz mehrminütiger Datenakquisition und fehlender Atemtriggerung konnten die proximalen 1–2 cm des Hauptstamms der linken Koronararterie erfaßt werden. Der direkte Nachweis von Koronararterienstenosen gelang damals mit dieser Technik nicht.

In den letzten Jahren wurden von verschiedenen Arbeitsgruppen neue MRT-Techniken zur Darstellung der Herzkranzgefäße entwickelt (Edelman u. Mitarb. 1991, Wang u. Mitarb. 1991, Meyer u. Mitarb. 1992, Pennell u. Mitarb. 1993, Debiao u. Mitarb. 1993, Manning u. Mitarb. 1993a, b, Duerinckx u. Mitarb. 1994, Hofman u. Mitarb. 1995, Wielopolski u. Mitarb. 1995, Li u. Mitarb. 1996, Post u. Mitarb. 1996, Wielopolski u. Mitarb. 1997, Goldfarb u. Mitarb. 1998):

- schnelle 3dimensionale Gradienten-Echo-Sequenzen,
- Subtraktionsmethoden,
- Spiraltechniken,
- ultraschnelle Gradienten-Echo-Sequenzen mit k-Raum-Segmentation und Navigator-Echo-Sequenzen.

Neben den sog. Navigator-Echo-Techniken wurden die wichtigsten Fortschritte in der Entwicklung ultraschneller Gradienten-Echo-Sequenzen (z.B. Turbo-FLASH) mit k-Raum-Segmentation erzielt (Edelman u. Mitarb. 1991, Pennell u. Mitarb. 1993, Manning u. Mitarb. 1993a, b, Duerinckx u. Urman 1994, Goldfarb u. Edelman 1998). Bei der k-Raum-Segmentation wird die Akquisition in mehrere Segmente unterteilt, wobei jedes Segment z.B. aus 8 Phasenkodierschritten besteht. Bei Verwendung einer 128 × 256-Matrix werden die Linien 1–8 im 1. Segment akquiriert, gefolgt von den Linien 9–16 im 2. Segment, den Linien 17–24 im 3. Segment bis zur Auffüllung des k-Raums. Zur Vermeidung relativ großer Signalsprünge bei Übergang z.B. der 8. Linie des 1. Segments zu der 9. Linie des 2. Segments empfiehlt sich eine verzahnte Datenakquisition.

Bei Verwendung einer fettsupprimierten, segmentierten 2dimensionalen Turbo-FLASH-Sequenz empfiehlt sich folgendes Vorgehen:

Nach der Lokalisierung des Herzens im Isozentrum des MR-Tomographen wird zunächst in Höhe des Sinus aortae in 5 mm dicken, überlappenden transversalen Schnitten nach kaudel geschichtet und der Abgang der RCA aufgesucht (Abb. 7.**2**).

Anschließend erfolgen überlappende, 3–4 mm dicke Schrägschnitte durch die Längsachse der RCA (Abb. 7.**3**).

Bei dieser Schnittführung wird das linke Koronarsystem orthograd getroffen. Danach werden sukzessiv in überlappenden, 3–4 mm dicken Schichten bei transversaler Schnittführung der Hauptstamm der linken Koronararterie (LCA) (Abb. 7.**4**), des RIVA (Abb. 7.**5**) und der RCX (R. circumflexus) (Abb. 7.**6**) untersucht.

Die Auswertung erfolgt anhand der Einzelbilder, die vorzugsweise im Cine-Modus betrachtet werden. Zur Verbesserung des Gefäßkontrasts ist bei Verwen-

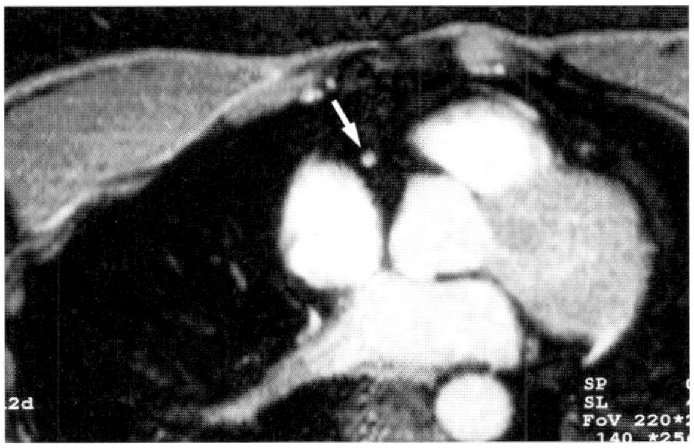


Abb. 7.**2** Axialer Schnitt in Höhe des Abgangs der RCA. Fettsupprimierte, segmentierte 2dimensionale Turbo-FLASH-Sequenz (TR/TE/Flipwinkelinkrement/9 ms/7 ms/10–40°, Schichtdicke 4 mm, FOV 220 mm, Matrixgröße 140 × 256, Akquisitionszeit ca. 16 s). Kontrastreiche Darstellung der RCA (Pfeil) durch Suppression des epikardialen Fettgewebes.

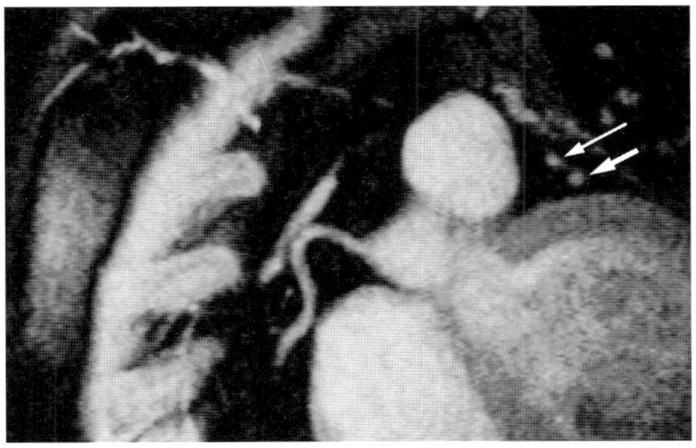

▶ Abb. 7.**3** Schrägschnitt durch die Längsachse der RCA mit orthograder Darstellung von RIVA und RCX (Pfeile).

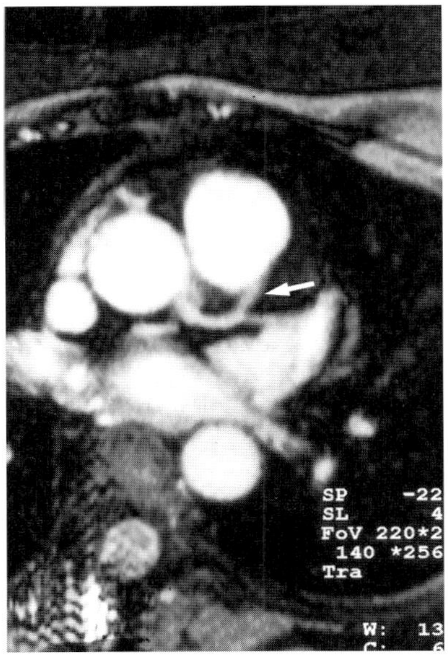


Abb. 7.**4** Axialer Schnitt durch den Hauptstamm der linken Koronararterie und den Abgang des RIVA (Pfeil).

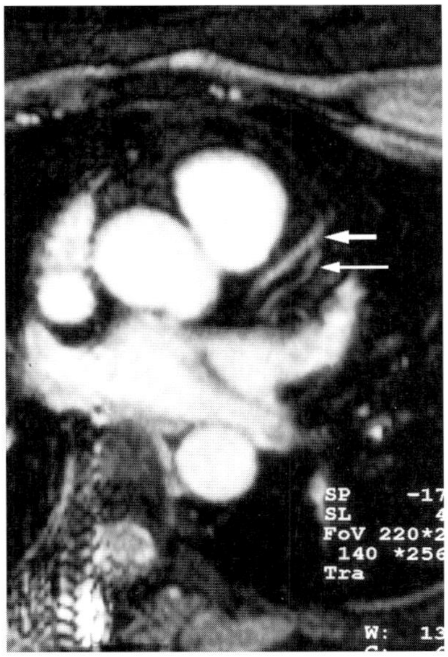


Abb. 7.**5** Axiale Schnittführung 5 mm kaudal von Abb. 7.**4**. Gute Darstellung des distalen Abschnitts des RIVA (kurzer Pfeil) und des R. diagonalis.

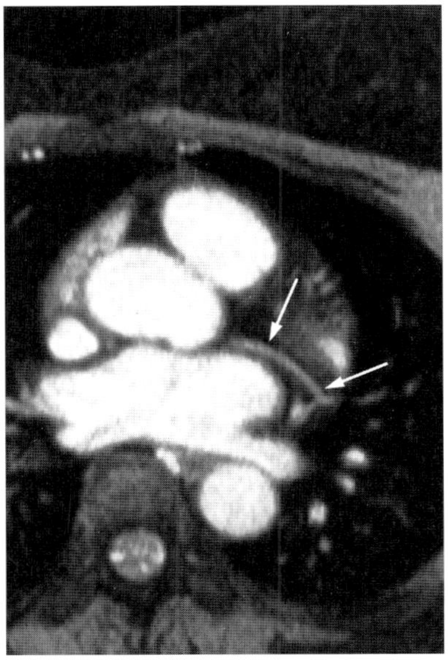

Abb. 7.**6** Axialer Schnitt durch den RCX (Pfeile) unmittelbar nach dem Abgang aus dem Hauptstamm.

dung dieser Technik eine gute Fettsuppression besonders wichtig, da die Koronararterien von Fettgewebe umgeben sind. Da ein gute Magnetfeldhomogenität im Thorax schwer zu erzielen ist, empfiehlt sich die Verwendung abgespeicherter geeigneter Shimströme oder die vorherige Durchführung eines selektiven 3dimensionalen Shims.

Im Gegensatz zu dieser 2dimensionalen Sequenz, deren Erfolg in hohem Maße von der Patientenkooperation und der Erfahrung des Untersuchers abhängig ist, stellen sog. Navigator-Echo-Sequenzen sowohl für den Arzt als auch den Patienten keine hohen Anforderungen (Hofman u. Mitarb. 1995, Li u. Mitarb. 1996, Post u. Mitarb. 1996). Mittels 2–3 aneinander gereihter transversaler 3dimensionaler Slabs wird das Koronararteriensystem komplett abgebildet und anhand der Einzelbilder sowie der MIP-Projektionen und der multiplanaren Rekonstruktionen beurteilt.

## Aktueller Stand

Erste Ergebnisse mit einer segmentierten 2dimensionalen Turbo-FLASH-Sequenz wurden von Manning u. Mitarb. (1993b) publiziert. Bei 39 untersuchten Patienten ergab sich für die MRA im Nachweis von signifikanten (> 50%) Stenosen der großen epikardialen Koronararterien eine Sensitivität von 90%. Im einzelnen betrug die Sensitivität jeweils 100% bei Vorliegen signifikanter Hauptstamm- und RCA-Stenosen bzw. 87% und 71% bei einer signifikanten Stenosierung im Bereich des RIVA und des RCX. Generell war aufgrund stenosebedingter Turbulenzen und der daraus resultierenden Spindephasierung eine Tendenz zur Überbewertung des Stenosegrads zu beobachten (Abb. 7.**7**).

Diese guten Ergebnisse konnten allerdings von anderen Arbeitsgruppen nicht reproduziert werden (Pennell u. Mitarb. 1993, Duerinckx 1994) (Tab. 7.**1** u. 7.**2**).

Auch bei Verwendung von 3dimensionalen Navigator-Gradienten-Echo-Sequenzen (Abb. 7.**8)** konnten die von Manning u. Mitarb. (1993a,b) mitgeteilten Resultate nicht erreicht werden (Hofman u. Mitarb. 1995, Li u. Mitarb. 1996, Post u. Mitarb. 1996). Post u. Mitarb. (1996) erzielten mit dieser Technik bei 20 Patienten mit Verdacht auf das Vorliegen einer KHK eine Sensitivität von lediglich 38% bei einer Spezifität von 95%.

## Ausblick

Die Schwerpunkte gegenwärtiger Forschungen konzentrieren sich – abgesehen von der Entwicklung geeigneter intravasaler Kontrastmittel – auf die weitere Optimierung von Hard- und Software (Wielopolski u. Mitarb. 1995, 1997) (Abb. 7.**9** u. 7.**10**).

Durch die Entwicklung sehr leistungsfähiger Systeme (dedicated systems) mit Gradientenamplituden bis 50 mT/m ergeben sich neue Möglichkeiten in der Anfertigung von speziellen Pulssequenzen. In Anlehnung an die in anderen Gefäßregionen gewonnenen

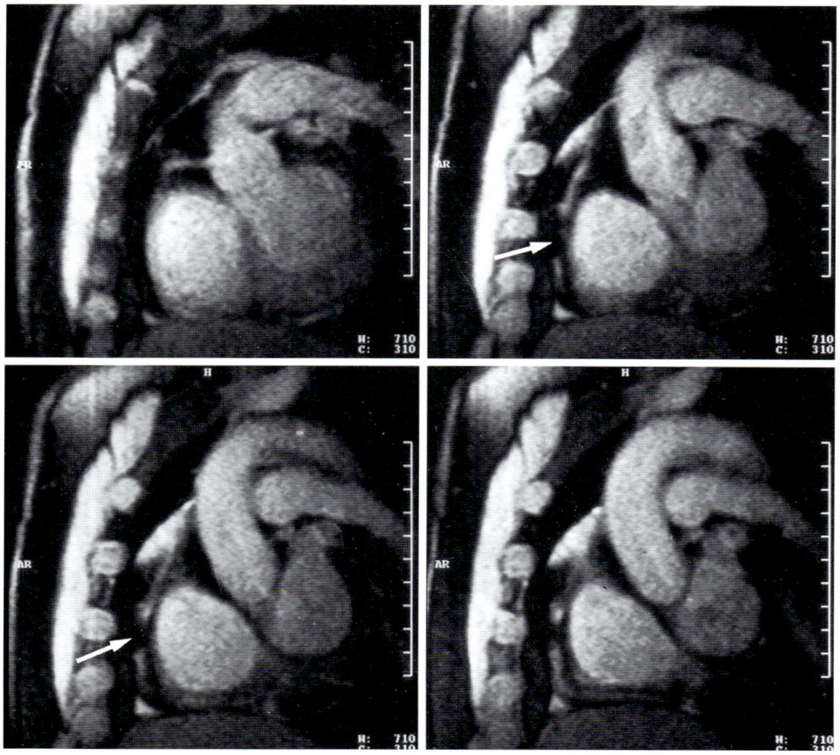

Abb. 7.**7** Überlappende, 3 mm dicke Schnitte durch die Achse der RCA bei einem Patienten mit einer koronarangiographisch nachgewiesenen, kurzstreckigen, filiformen RCA-Stenose. In der fettsupprimierten, segmentierten 2dimensionalen Turbo-FLASH-Sequenz findet sich ein vollständiger Signalverlust in Höhe der Stenose (Pfeile) bei unauffälliger Darstellung der distalen RCA.

Tabelle 7.**1** Darstellbarkeit und Längenausdehnung der Koronararterien in der MR-Koronarangiographie unter Verwendung einer fettsupprimierten, segmentierten 2dimensionalen Turbo-FLASH-Sequenz (Manning u. Mitarb. 1993a, Pennel u. Mitarb. 1993, Duerinckx u. Mitarb. 1994) und einer 3dimensionalen Navigator-Gradienten-Echo-Sequenz (Post u. Mitarb. 1996)

| Autor | | Darstellbarkeit | Längenausdehnung |
|---|---|---|---|
| Manning u. Mitarb. (1993a) (n = 25) | Hauptstamm | 24/25 (96%) | 10 (8– 14) mm |
| | RIVA | 25/25 (100%) | 44 (28– 93) mm |
| | RCX | 19/25 (76%) | 25 (9– 42) mm |
| | RCA | 25/25 (100%) | 58 (24–122) mm |
| Pennell u. Mitarb. (1993) (n = 22) | Hauptstamm | 21/22 (95%) | 10 (4–20) mm |
| | RIVA | 20/22 (91%) | 47 (14–94) mm |
| | RCX | 16/22 (76%) | 26 (5–63) mm |
| | RCA | 21/22 (95%) | 54 (14–94) mm |
| Duerinckx u. Mitarb. (1994) (n = 22) | Hauptstamm | 21/22 (95%) | keine Angabe |
| | RIVA | 19/22 (86%) | keine Angabe |
| | RCX | 17/22 (77%) | keine Angabe |
| | RCA | 22/22 (100%) | keine Angabe |
| Post u. Mitarb. (1996) (n = 20) | Hauptstamm | 20/20 (100%) | 9 (4–14) mm |
| | RIVA | 20/20 (100%) | 59 (43–75) mm |
| | RCX | 19/20 (95%) | 24 (14–34) mm |
| | RCA | 18/20 (90%) | 58 (45–71) mm |

RCA rechte Koronararterie
RCX R. circumflexus
RIVA R. interventricularis anterior

Tabelle 7.**2** Sensitivität und Spezifität der MR-Koronarangiographie in der Diagnostik von Koronararterienstenosen unter Verwendung einer fettsupprimierten, segmentierten 2dimensionalen Turbo-FLASH-Sequenz

| Autor | | Sensitivität | Spezifität |
|---|---|---|---|
| Manning u. Mitarb. (1993b) (n = 39) | | 90% | 92% |
| | Hauptstamm | 100% | 100% |
| | RIVA | 87% | 92% |
| | RCX | 71% | 90% |
| | RCA | 100% | 78% |
| Duerinckx u. Mitarb. (1994) (n = 22) | | 63% | – |
| | Hauptstamm | 50% | 84% |
| | RIVA | 73% | 37% |
| | RCX | 0% | 82% |
| | RCA | 62% | 56% |

RCA rechte Koronararterie
RCX R. circumflexus
RIVA R. interventricularis anterior

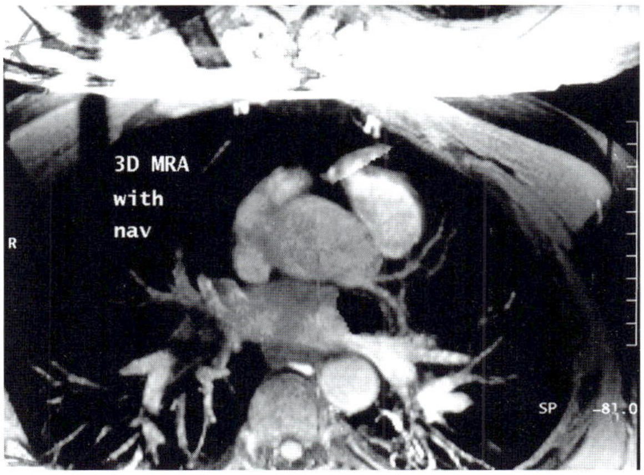


Abb. 7.**8** MIP-Darstellung einer 3dimensionalen Navigator-Gradienten-Echo-Sequenz mit unauffälliger Darstellung des linksseitigen Koronararteriensystems.

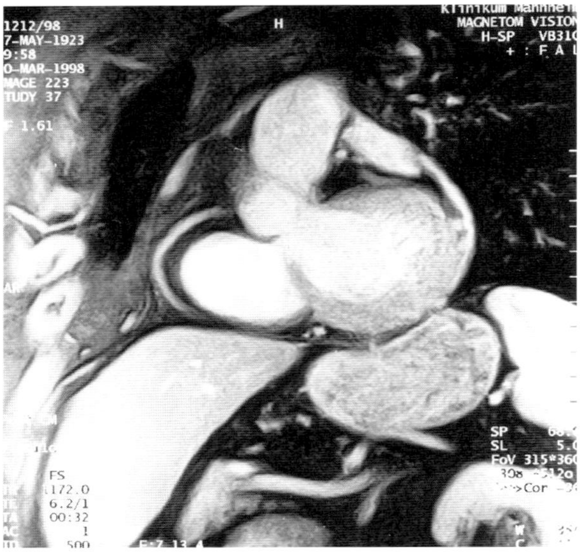


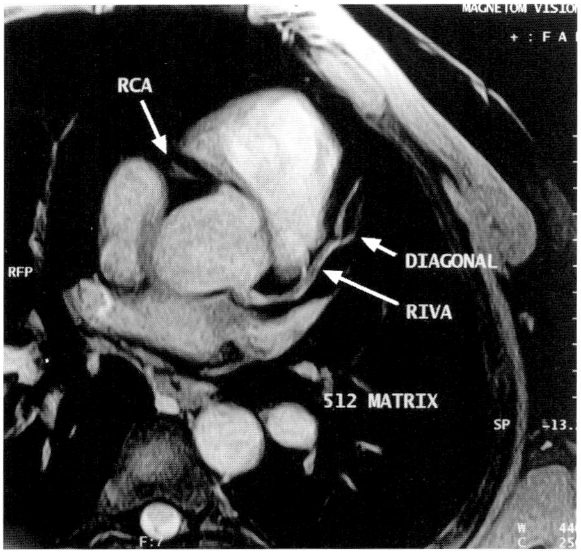


Abb. 7.**9 a**, **b** Hochauflösende (Matrixgröße 192 × 512) fettsupprimierte, segmentierte Turbo-FLASH-Sequenz:
**a** RCA.
**b** LCA.

Erfahrungen erscheint auch für die MRA-Darstellung der Koronararterien die Verwendung kontrastverstärkter Techniken vielversprechend zu sein (Goldfarb u. Mitarb. 1998).

MRA-Techniken unter Verwendung ultraschneller 2dimensionaler Gradienten-Echo-Sequenzen bzw. 3dimensionaler Gradienten-Echo-Sequenzen mit Navigator-Echos ermöglichen in vielen Fällen eine Darstellung der großen, epikardialen Koronararterien. Weitere methodische Verbesserungen und vergleichende klinische Untersuchungen sind jedoch erforderlich, um den Stellenwert der MRA im Vergleich zu der Koronarangiographie einordnen zu können. Inwieweit intrakoronare Flußmessungen eine exaktere Stenosequantifizierung ermöglichen, muß durch weitere Studien untersucht werden (Edelman u. Mitarb. 1993). Aufgrund der verminderten Ortsauflösung sowie derzeit noch nicht befriedigenden, zuverlässigen Quantifizierung von Stenosegraden erscheint es unwahrscheinlich, daß die MRA die konventionelle Koronarangiographie vollständig ersetzen kann. Allerdings ist mit der MRA ein nichtinvasives Screening asymptomatischer Patienten mit mehreren Risikofaktoren zum jetzigen Zeitpunkt bereits denkbar (Gaa u. Mitarb. 1994). Neben der morphologischen Darstellung werden magnetresonanztomographische Pefusions- und Diffusionsstudien zur funktionellen Beurteilung der myokardialen Struktur bzw. Viabilität in Zukunft zunehmende Bedeutung erlangen (Edelman u. Mitarb. 1993a, b, 1994).

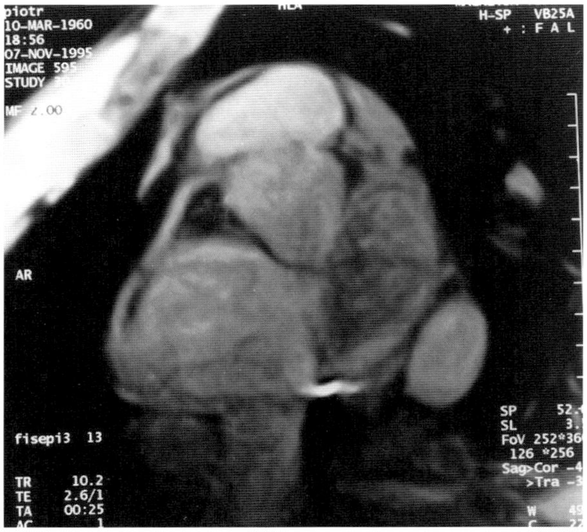


◄
Abb. 7.**10** Unauffällige Darstellung der RCA mit einer segmentierten 3dimensionalen echoplanaren Gradienten-Echo-Sequenz. Es wurden jeweils 2 Slabs in Atemstillstand aufgenommen (mit freundlicher Genehmigung von Dr. P. Wielopolski und Dr. M. Oudkerk, Daniel den Hoed Cancer Center, Rotterdam).

## Literatur

Debiao, L., C. B. Paschal, E. M. Haacke, L. P. Adler: Coronary arteries: three-dimensional MR imaging with fat saturation and magnetization transfer contrast. Radiology 187 (1993) 401–406

Dodge, T. J. Jr.,B. G. Brown, E. L. Bolson, H. T. Dodge: Lumen diameter of normal human coronary arteries: influence of age, sex, anatomic variation, and left ventricular hypertrophy or dilatation. Circulation 86 (1992) 232–246

Duerinckx, A. J., M. K. Urman: Two-dimensional coronary MR Angiography: analysis of initial clinical results. Radiology 193 (1994) 731–738

Edelman, R. R., W. J. Manning, D. Burstein, S. Paulin: Coronary arteries: breath-hold MR angiography. Radiology 181 (1991) 641–643

Edelman, R. R., J. Gaa, W. Li, P. V. Prasad, J. D. Pearlman: Diffusion imaging of the human heart. Radiology 189 (1993a) 303 (abstract)

Edelman, R. R., J. Gaa, W. Manning, W. Li: Susceptibility-weighted perfusion imaging of the human heart with a whole-body echo-planar system. Radiology 189 (1993b) 279 (abstract)

Edelman, R. R., W. J. Manning, E. Gervino, W. Li: Flow velocity quantification in human coronary arteries with fast, breath-hold MR angiography. J. Magn. Reson. Imag. 3 (1993c) 699–703

Edelman, R. R., J. Gaa, V. J. Wedeen, E. Loh, J. Hare, P. Prasad, W. Li: In vivo measurement of water diffusion in the human heart. Magn. Reson. Med. 32 (1994) 423–432

Gaa, J., W. J. Manning, W. Li., F. Schmitt, R. R. Edelman: Aktueller Stand der kernspintomographischen Koronardiagnostik. Röntgenpraxis 47 (1994) 326–330

Goldfarb, J. W., R. R. Edelman: Coronary arteries: breath-hold, gadolinium-enhanced, three-dimensional MR angiography. Radiology 206 (1998) 830–834

Hofman, M. B. M., C. B. Paschal, D. Li, E. M. Haacke, A. C. van Rossum, M. Sprenger: MRI of coronary arteries: 2D breath-hold versus 3D respiratory gated acquisitions. J. Comput. assist. Tomogr. 19 (1995) 56–62

Johnson, L.W., E. C. Lozner, S. Johnson et al.: Coronary arteriography 1984–1987: a report of the registry of the Society of Cardiac Angiography and Interventions: I. Results and complications. Catheter. cardiovasc. Diagn. 17 (1989) 5–10

Li, D., S. Kaushikkar, E. M. Haacke et al.: Coronary arteries: three-dimensional imaging with retrospective respiratory gating. Radiology 201 (1996) 857–863

Manning, W. J., W. Li, N. G. Boule, R. R. Edelman: Fat-suppressed breath-hold magnetic resonance coronary angiography. Circulation 87 (1993a) 94–104

Manning, W. J., W. Li, R. R. Edelman: A preliminary report comparing magnetic resonance coronary angiography with conventional angiography. New Engl. J. Med. 328 (1993b) 828–832

Meyer, C.H., B. S. Hu, D. Nishimura, A. Makovski: Fast spiral coronary artery imaging. Magn. Reson. Med. 28 (1992) 202–213

Paulin, S., G. K. von Schulthess, E. Fossel, H. P. Krayenbühl: MR imaging of the aortic root and proximal coronary arteries. Amer. J. Roentgenol. 148 (1987) 665–670

Pennell, D. J., J. Keegan, D. N. Firmin, P. D. Gatehouse, S. R. Underwood, D. B. Longmore: Magnetic resonance imaging of coronary arteries: technique and preliminary results. Brit. Heart J. 70 (1993) 315–326

Post, J. C., A. C. van Rossum, M. B. M. Hofman, J. Valk, C. A. Visser: Three-dimensional respiratory gated MR angiography of coronary arteries: comparison with conventional coronary angiography. Amer. J. Roentgenol. 166 (1996) 1399–1404

Wielopolski, P. A., W. J. Manning, R. R. Edelman: Single breath-hold volumetric imaging of the heart using magnetization-prepared 3-dimensional segmented echo-planar imaging. J. Magn. Reson. Imag. 4 (1995) 403–409

Wielopolski, P. A., R. J. van Geuns, P. J. de Feijter, H. G. de Bruin, M. Oudkerk: Breath-hold 3D MR coronary angiography. In Oudkerk, M., R. R. Edelman: High-Power Gradient MR Imaging, Blackwell, Berlin 1997

Wang, S.J., B. S. Hu, A. Makovski, D. G. Nishimura: Coronary angiography using fast selective inversion recovery. Magn. Reson. Med. 18 (1991) 417–423

# 8 MRA und MR-Venographie der Abdominalgefäße

J. Gaa

## Einführung

Die MRA hat sich unter Verwendung von TOF- bzw. Phasenkontrasttechniken als nichtinvasives Verfahren zum Nachweis morphologischer Veränderungen der Hals- bzw. intrakraniellen Gefäße bereits seit mehreren Jahren etabliert (Edelman 1993). Demgegenüber erwies sich die Durchführbarkeit von MRA-Untersuchungen im Abdomen aufgrund von bewegungsinduzierten Artefakten durch Atmung, Herz- und Gefäßpulsationen sowie Peristaltik des Gastrointestinaltrakts als weitaus schwieriger.

Durch die Fortschritte in der Gradiententechnologie moderner MR-Tomographen können jetzt erstmals durch die erhebliche Reduktion der Repetitions- und Echozeiten größere 3dimensionale Datensätze in Atemstillstand erstellt werden. In Verbindung mit der intravenösen Injektion eines paramagnetischen Kontrastmittels (z.B: Gd-DTPA, Magnevist, Schering AG, Berlin) wird die T1-Relaxationszeit des Bluts erheblich verkürzt, und Blutgefäße werden bei fehlenden Saturationseffekten signalintens dargestellt. Erste vielversprechende Ergebnisse mit der kontrastverstärkten MRA im Abdomen wurden 1993 von Prince u. Mitarb. publiziert. In den darauffolgenden Jahren wurde die Bildqualität aufgrund optimierter Pulssequenzen sowie dem Einsatz von speziellen Oberflächenspulen erheblich verbessert (Prince 1994, Prince u. Mitarb. 1995a,b, Shetty u. Mitarb. 1995, Holland u. Mitarb. 1996, Leung u. Mitarb. 1996, Gaa u. Georgi 1998, Gaa u. Mitarb. 1998) (Abb. 8.**1** u. 8.**2**).

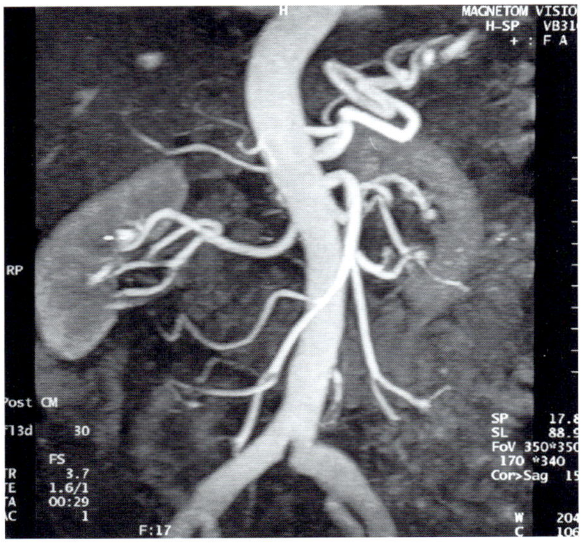


Abb. 8.**1** Kontrastverstärkte, abdominale 3dimensionale MRA nach intravenöser Injektion von Gd-DTPA (0,1 mmol/kg Körpergewicht) (TR/TE/effektive Schichtdicke/FOV/3,7 ms/1,6 ms/1 mm/350 mm).

## Anatomische Grundlagen

Die Aorta abdominalis (Abb. 8.**3**) erstreckt sich vom Hiatus aortae bis zur Aortenbifurkation, wo sie sich in die beiden Aa. iliacae communes teilt.

Es können folgende Ästen der Aorta abdominalis unterschieden werden:

- laterale Äste:
  - Aa. phrenicae inferiores,
  - Aa. suprarenales mediae,
  - Aa. renales,
- dorsale Äste:
  - Aa. lumbales,
  - A. sacralis mediana,
- ventrale Äste:
  - Truncus coeliacus,
  - A. mesenterica superior,
  - A. mesenterica inferior.

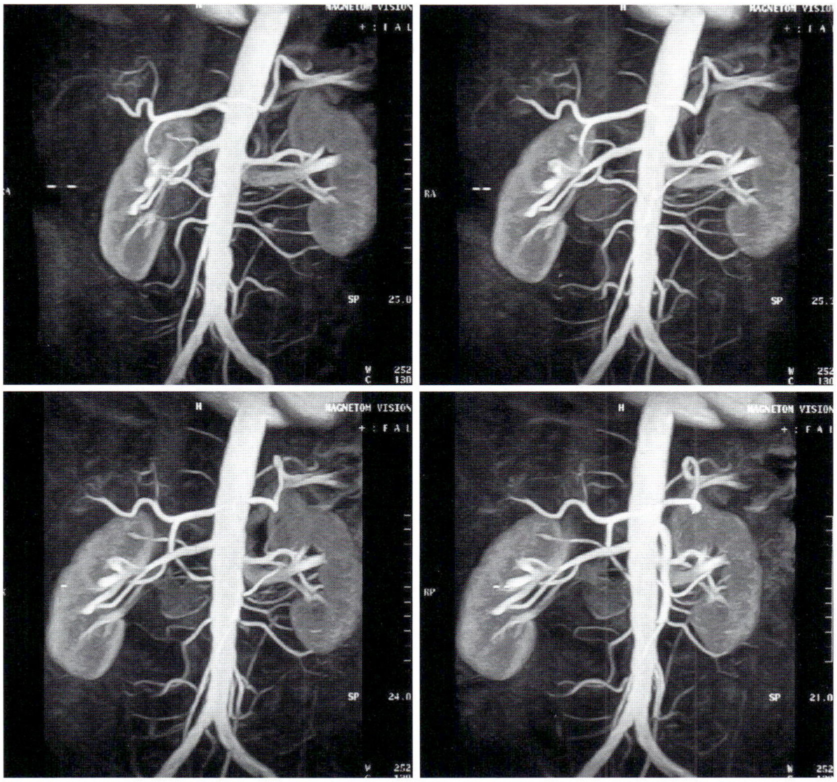

Abb. 8.**2** Kontrastverstärkte, abdominale 3dimensionale MRA. Die rekonstruierten Datensätze wurden in verschiedenen, um jeweils 15° versetzten Projektionen abgebildet.

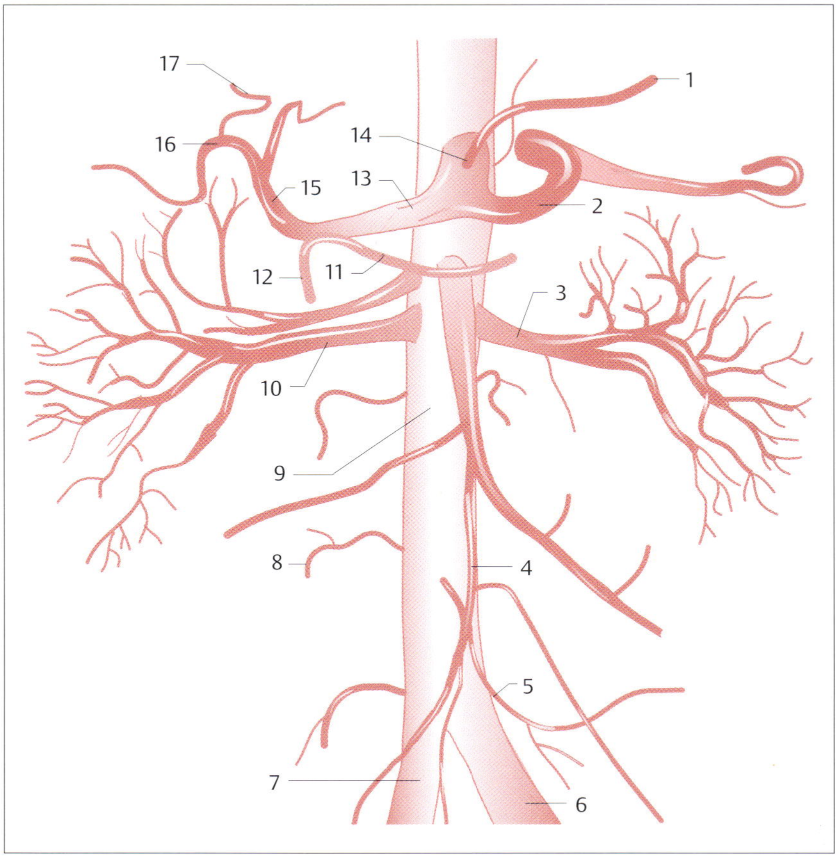


Abb. 8.**3** Schematische Darstellung der Aorta abdominalis und ihrer Äste.

1 A. gastrica sinistra
2 A. lienalis
3 A. renalis sinistra
4 A. mesenterica superior
5 A. mesenterica inferior
6 A. iliaca communis dextra
7 A. iliaca communis sinistra
8 A. lumbalis
9 Aorta abdominalis
10 A. renalis dextra
11 A. gastro-epiploica
12 A. gastroduodenalis
13 A. hepatica communis
14 Truncus coeliacus
15 A. hepatica propria
16 A. hepatica dextra
17 A. hepatica sinistra

Tabelle 8.**1** Sequenzparameter (3dimensionale Gradienten-Echo-Sequenzen vom Typ FLASH) für die abdominale MRA (Magnetom Vision, Siemens AG, Erlangen). Bei Sequenz A wird ein Standardgradientensystem und bei Sequenz B eine sog. Gradient-overdrive-System (EPI-Booster) eingesetzt

| | Sequenz A | Sequenz B |
|---|---|---|
| Repetitionszeit (TR) | 5 ms | 2,5 ms |
| Echozeit (TE) | 2 ms | 1,0 ms |
| Flipwinkel | 40° | 30° |
| Bandbreite | 488 Hz/Pixel | 975 Hz/Pixel |
| Partitionen | 36–40 | 36–50 |
| Effektive Schichtdicke | 2 mm | 2 mm |
| Akquisitionsmatrix | 128 x 256 | 161 x 256 |
| Meßfeld (FOV) | 270–350 mm | 350 mm |
| Akquisitionszeit | 26–29 s | 17–21 s |

## Untersuchungstechnik

Für die MRA werden in der Regel schnelle 3dimensionale Gradienten-Echo-Sequenzen vom Typ FLASH verwendet. Tab. 8.**1** zeigt eine Auflistung typischer Sequenzparameter für die abominale MRA.

Neue Pulssequenzen mit Schichtinterpolation erlauben kürzere Repetitionszeiten sowie eine höhere Ortsauflösung.

Um eine möglichst optimale Bildqualität zu erzielen, sind folgende Gesichtspunkte zu beachten:

### Timing des Kontrastmittelbolus

Ein korrektes Timing der Sequenz hinsichtlich des Kontrastmittelbolus ist die wichtigste Voraussetzung für eine aussagekräftige MRA.

Da die zentralen Zeilen des k-Raums für den Kontrast verantwortlich sind, muß die durch das Kontrastmittel bedingte Verkürzung der T1-Relaxationszeit mit den zentralen k-Raum-Linien zusammenfallen. Falls noch keine Erfahrungen mit der kontrastverstärkten MRA vorliegen, empfiehlt sich die Durchführung eines *Testbolus* nach Injektion von ca 1–2 ml Gd-DTPA. Wird der Testbolus korrekt durchgeführt, ist es äußerst unwahrscheinlich, daß der Kontrastmittelbolus verpaßt oder die Sequenz zu früh gestartet wird. Noch einfacher zu handhaben sind Sequenzen mit automatischer Erkennung des Kontrastmittelbolus im Sinne eines *Smart-Prep*. In der eigenen Abteilung hat sich die sog. *Best-guess-Technik* in über 95% aller Fälle bewährt (Gaa u. Mitarb. 1998). Wichtig ist hierbei neben dem Patientenalter die Berücksichtigung der kardialen Anamnese.

**Native Messung.** Vor der Kontrastmittelinjektion empfiehlt sich die Akquisition einer nativen 3dimensionalen Sequenz. Damit kann einerseits die korrekte Position des Slabs beurteilt werden, andererseits kann überprüft werden, ob der Patient während der gesamten Datenakquisition den Atem zufriedenstellend anhalten konnte. Die native Messung kann schließlich am Ende der Untersuchung für die Bildsubtraktion verwendet werden (Abb. 8.**4**).

**Fettsuppression.** Mit Ausnahme der thorakalen MRA werden alle 3dimensionalen MRA zur Verbesserung des Gefäßkontrasts mit Fettsuppression durchgeführt. Besonders bei abdominalen MR-Splenoportographien ist auf einen guten Shim zur maximalen Homogensierung des Magnetfelds zu achten.

**Flipwinkel.** Für Sequenzen mit einer Repetitionszeit um 5 ms sind Flipwinkel um 40° nach den eigenen Erfahrungen vorteilhaft, bei Repetitionszeiten um 2,5 ms sollte der Flipwinkel zwischen 25–30° liegen.

### Gradientensystem

Leistungsfähige Gradientensysteme erlauben eine Verkürzung der Repetitionszeiten und somit eine Verkürzung der Atemanhaltezeit.

Alternativ können schnellere Gradienten für eine Verbesserung der Ortsauflösung und Bildqualität genutzt werden. Steht ein sehr leistungsfähiges Gradientensystem (gradient overdrive) zur Verfügung, kann eine 3dimensionale MRA mit hoher zeitlicher Auflösung (Akquisitionszeit ca. 4–5 s) unter Inkaufnahme einer reduzierten Ortsauflösung durchgeführt werden (Abb. 8.**5**).

**Datenrekonstruktion.** In der Regel werden für die Erstellung der MRA eine MIP oder eine multiplanare Rekonstruktion durchgeführt. Neben der Rekonstruktion des gesamten Datensatzes empfiehlt sich zur besseren Detailerkennung einerseits die Rekonstruktion von partiellen Datensätzen (targeted MIP) (Abb. 8.**6** u. 8.**7**) sowie andererseits die Analyse der Einzelbilder.

## Klinische Grundlagen

### Erkrankungen der Aorta abdominalis

**Indikationen für die Abklärung von Erkrankungen der Aorta abdominalis:**
- Aortenaneurysma,
- Aortendissektion,
- Aortenulzera.

### Aortenaneurysma

Abdominale Aortenaneurysmen sind mit einer in Autopsiestudien nachgewiesenen Inzidenz von 1,8–6,6% häufige Erkrankungen. Die meisten Aneurysmen entstehen sekundär im Rahmen der Arteriosklerose.

Seltenere Ursachen sind:

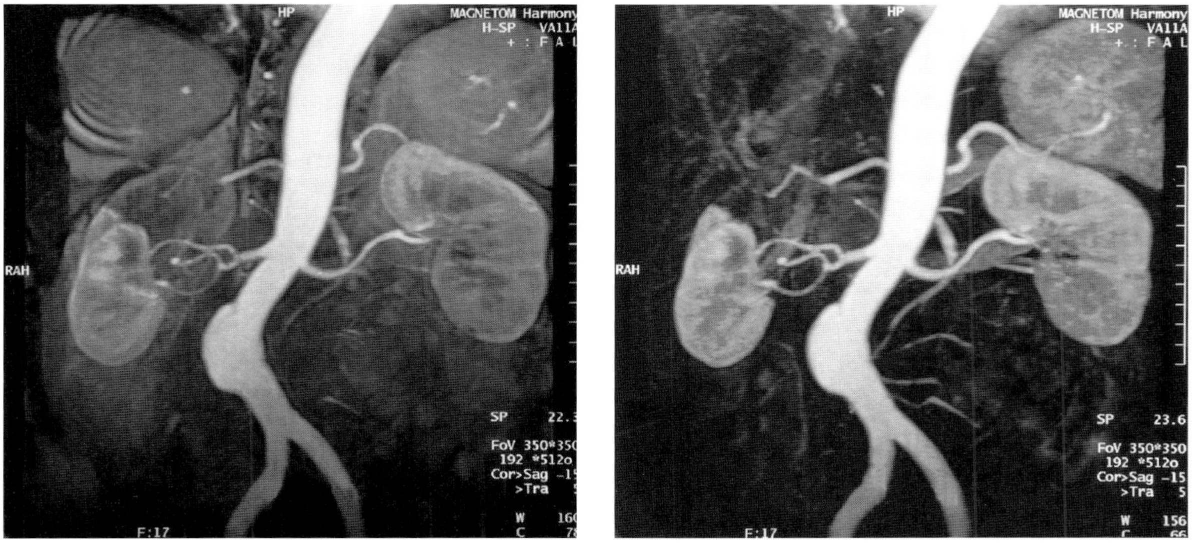


a b

Abb. 8.**4 a, b** Kontrastverstärkte 3dimensionale MRA bei einem Patienten mit Urothelkarzinom der rechten Niere und infrarenalem Aortenaneurysma:

**a** Nichtsubtrahierter Datensatz.
**b** Subtrahierter Datensatz mit besserer Bildqualität als in Abb. **a**.

Abb. 8.**5** Kontrastverstärkte 3dimensionale MRA (TR/TE/2,5 ms/0,8 ms) mit hoher zeitlicher Auflösung. Mehrere 3dimensionale Datensätze wurden in jeweils 4 s erstellt.

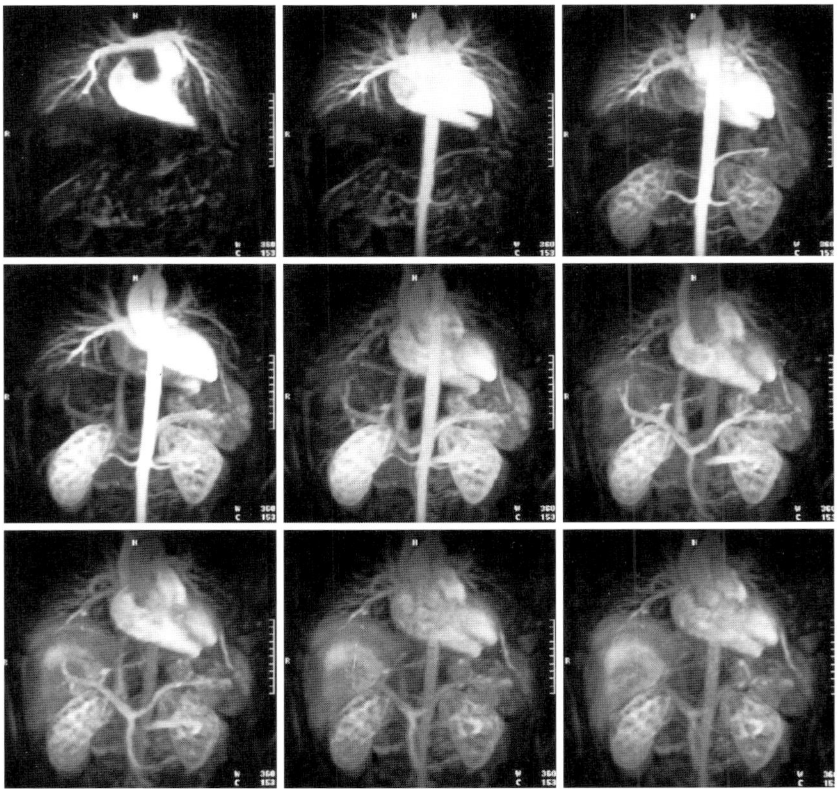

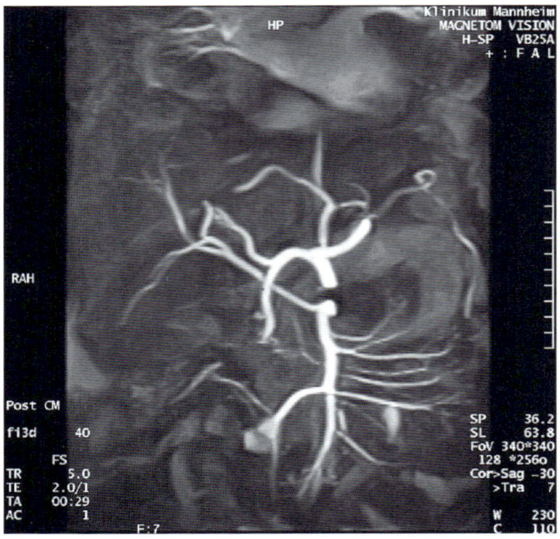


Abb. 8.**6** Überlagerungsfreie Darstellung einer aberrierenden, aus der A. mesenterica superior entspringenden rechten Leberarterie durch eine selektive (targeted) MIP.

a

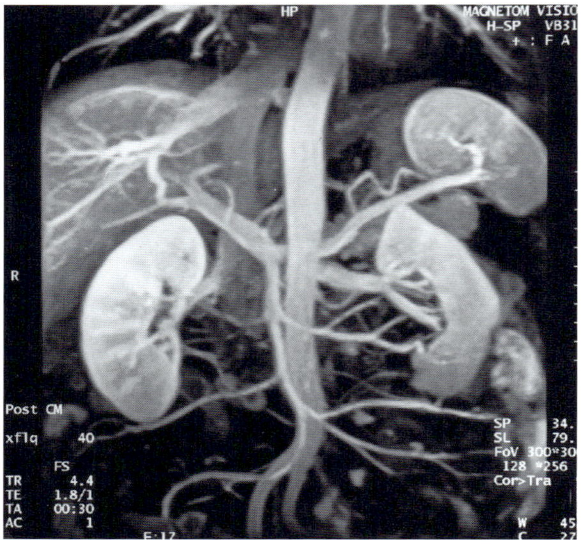


b

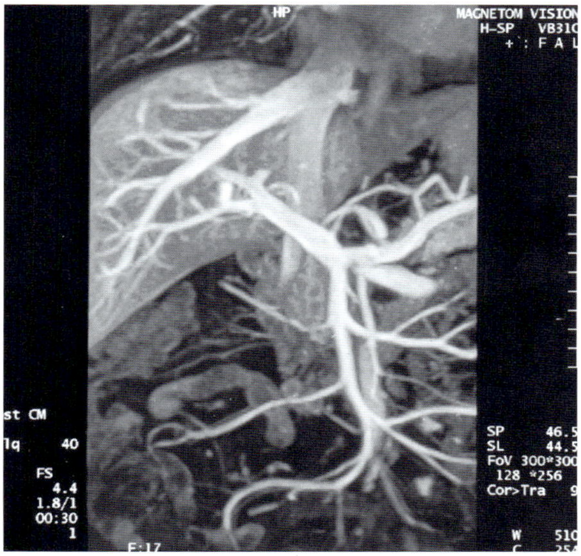


- Entzündungen,
- Traumen,
- Syphilis,
- zystische Medianekrose.

Von einem *wahren* Aneurysma wird gesprochen, wenn der Durchmesser über 3 cm beträgt und – im Gegensatz zu einem *falschen* bzw. *Pseudoaneurysma* – alle Wandschichten (Tunica intima, Tunica media und Tunica adventitia) betroffen sind. Die meisten Patienten mit einem abdominalem Aortenaneurysma sind klinisch asymptomatisch. Abdominale Aortenaneurysmen mit einem Durchmesser zwischen 3–6 cm wachsen im Durchschnitt um 4 mm/Jahr. Das Risiko der Ruptur zeigt dabei eine Abhängigkeit von der Größe. Bei einer Größe über 7 cm beträgt das Rupturrisiko ca. 50%. Allerdings haben auch kleinere Aneurysmen eine relativ große Rupturgefahr, wenn sie bei Verlaufskontrollen eine signifikante Größenzunahme aufweisen.

In der präoperativen Abklärung von abdominalen Aortenaneurysmen galt die konventionelle Katheterangiographie lange Zeit als Goldstandard. Mit ihr konnte insbesondere die Lagebeziehung zu den Viszeral-, Nieren- und Beckenarterien exakt beurteilt werden. Bei fehlenden Verkalkungen war jedoch die Beurteilung der exakten Größenausdehnung erschwert. Die Sonographie ist eine geeignete Methode zum Screening sowie zur Verlaufskontrolle abdominaler Aortenaneurysmen. Erschwerte Untersuchungsbedingungen ergeben sich bei Vorliegen eines Meteorismus bzw einer ausgeprägten Adipositas.

Im Gegensatz zur Sonographie und konventionellen CT gelingt mit der Spiral-CT eine exaktere Darstellung der Lagebeziehung von Aneurysma und Nieren- bzw. Viszeralarterien (Costello u.Gaa 1993, 1995).

Verschiedene MR-Techniken wurden bisher für die Diagnostik von Aortenaneurysmen angewandt. Im Gegensatz zu TOF- und Phasenkontrastsequenzen hat die kontrastverstärkte MRA mehrere Vorteile (Prince 1994, Gaa u. Mitarb. 1998), z.B::

- Fehlen von unerwünschten Saturationseffekten,
- deutlich kürzere Untersuchungszeit.

Derzeit scheint die kontrastverstärkte 3dimensionale MRA die vielversprechendste Methode zur präoperativen Abklärung von Aortenaneurysmen zu sein (Yucel 1994, Prince u. Mitarb. 1995a, b, Gaa u. Georgi 1998) (Abb. 8.**8**).

Weitere Vorteile der MRA:

Abb. 8.**7 a, b** Im Vergleich zu der Rekonstruktion des gesamten Datensatzes ermöglicht die selektive MIP eine bessere und überlagerungsfreie Darstellung auch des splenoportalen Gefäßsystems:
**a** Gesamter Datensatz.
**b** Selektive MIP.

- Fehlen ionisierender Strahlung,
- Fehlen relevanter nephrotoxischer Effekte bei intravenöser Injektion von Gd-DTPA.

Auch seltene Komplikationen von Aortenaneurysmen wie beispielsweise das Vorliegen einer aortokavalen Fistel sind mit der kontrastverstärkten 3dimensionalen MRA schnell und übersichtlich darstellbar (Gaa u. Mitarb. 1999) (Abb. 8.**9**).

Ebenso können Gefäßanomalien mit der kontrastverstärkten Technik nachgewiesen werden. Generell empfiehlt sich neben der Analyse der Einzelbilder des 3dimensionalen Datensatzes die zusätzliche Anfertigung von multiplanaren Schnittbildsequenzen zur genauen Größenbestimmung des Aneurysmas (Abb. 8.**10**).

Das *inflammatorische Aortenaneurysma* ist durch eine deutliche Verdickung der Aortenwand sowie eine dicke perianeurysmatische Fibrose charakterisiert (Walker u. Mitarb. 1972). Die Inzidenz beträgt ca. 4,5–12% aller Aneurysmen. Patienten mit dieser Er-

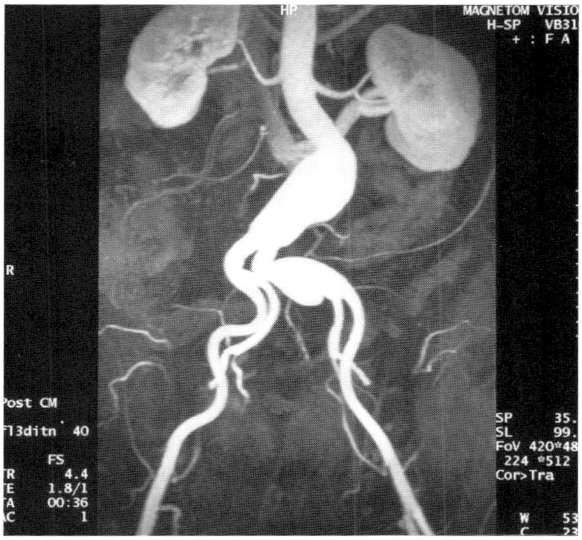


Abb. 8.**8** Kontrastverstärkte 3dimensionale MRA mit infrarenalem Aortenaneurysma und Aneurysma der linken A. iliaca communis. Die linke Nierenvene verläuft retroaortal.

Abb. 8.**9** 63jähriger Patient mit sonographisch nachgewiesenen 10 cm großen infrarenalem Aortenaneurysma. In der präoperativ durchgeführten 3dimensionalen MRA überraschender Nachweis einer aortokavalen Fistel (Pfeil). ▶

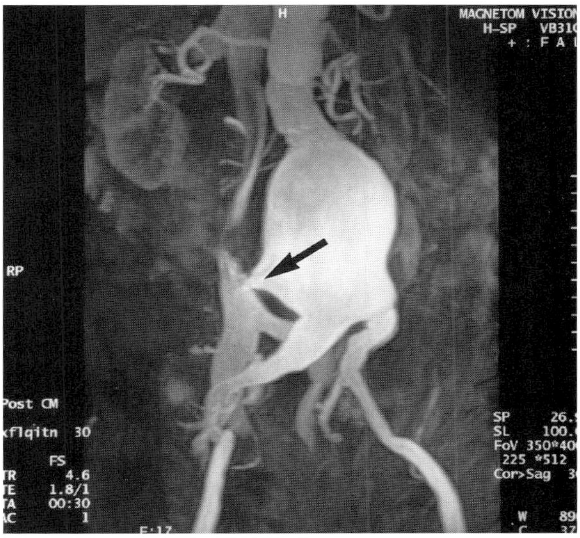


Abb. 8.1**0 a, b** Exakte Größenbestimmung eines infrarenalen Aortenaneurysmas:

**a** Kontrastverstärkte 3dimensionale MRA.

**b** Transversale, fettsuppriminierte 2 dimensionale Gradienten-Echo-Sequenz.

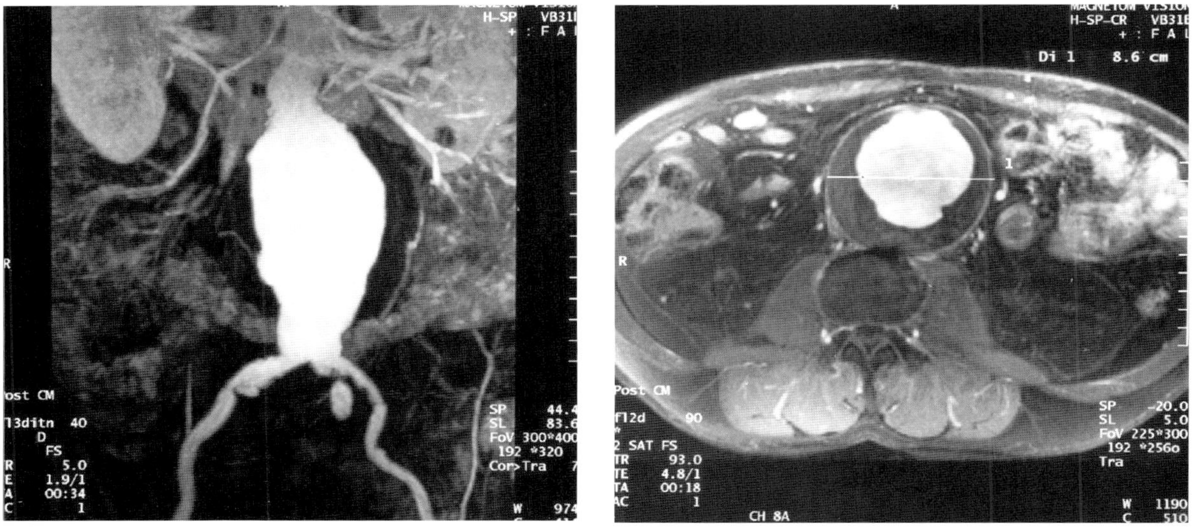


a b

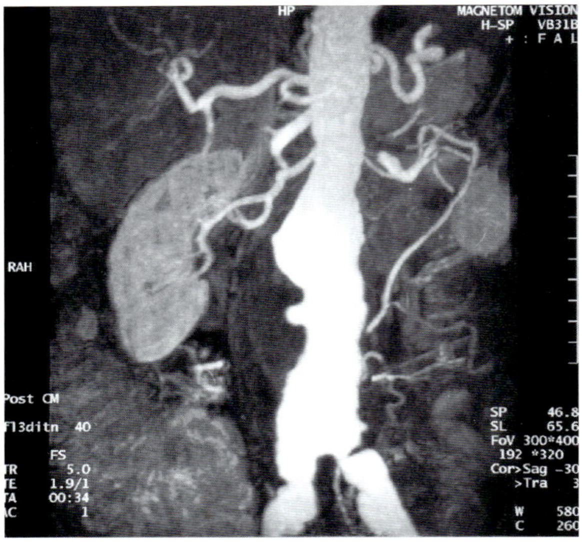

a

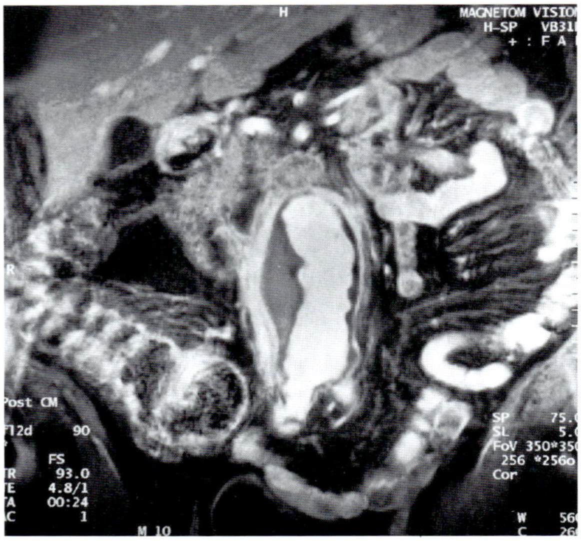

b

Abb. 8.**11 a, b** Inflammatorisches Aortenaneurysma mit hochgradiger Nierenarterienabgangsstenose links und hochgradiger Abgangsstenose der linken A. iliaca communis. Im Gegensatz zu der 3dimensionalen MRA gelingt die Diagnose des inflammatorischen Aortenaneurysmas nur in der fettsuprimierten 2dimensionalen Gradienten-Echo-Sequenz nach intravenöser Gd-Gabe mit Nachweis einer entzündlich veränderten und deutlich verdickten Aortenwand:
**a** 3dimensionale MRA.
**b** Fettsupprimierte 2dimensionale Gradienten-Echo-Sequenz.

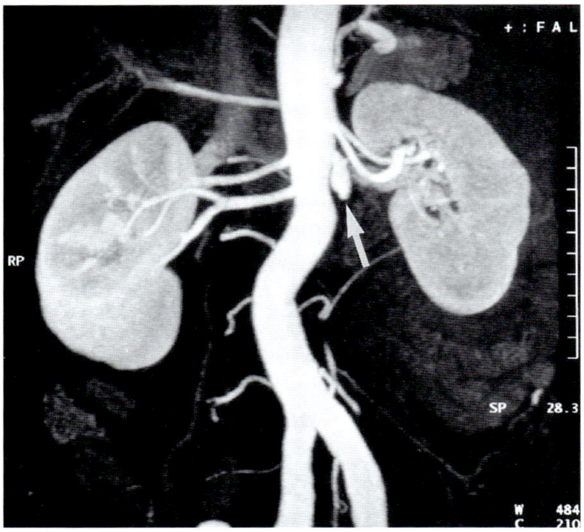

Abb. 8.**12** Kontrastverstärkte 3dimensionale MRA mit Nachweis eines tiefen Ulkus (Pfeil) in der Aortenwand.

krankung sind in der Regel (90 %) symptomatisch und weisen eine erhöhte Blutsenkung auf. Nach Literaturangaben ist das zuverlässigste Verfahren in der präoperativen Diagnostik die Bolus-CT (Cullenward u. Mitarb. 1986). Aber auch mit der MRA kann die Diagnose eines inflammatorischen Aortenaneurysmas gestellt werden, wenn diese in Kombination mit Schnittbildsequenzen durchgeführt wird (Abb. 8.**11**).

## *Aortendissektion*

Die Dissektion der abdominalen Aorta wird häufig im Rahmen der kaudalen Ausdehnung eines thorakalen Aortenaneurysmas gefunden. Eine isolierte Dissektion der abdominalen Aorta ist mit einer Inzidenz von 0,02–4 % selten und in der Regel Folge eines Traumas (Kadir 1986, Baum 1997). Die hohe Sensitivität der MRA in der Diagnostik von Aortendissektionen ist hinreichend bekannt, allerdings muß bei der Untersuchung dieses Krankheitsbilds auch der klinische Zustand des Patienten berücksichtigt werden (Gaa u. Georgi 1998). Da diese Patienten in der Regel ein intensives Monitoring bedürfen, erscheint die Spiral-CT oder – falls verfügbar – die EBCT die geeignetere Methode, zumal der Wert der Sonographie in der Beurteilung der thorakalen Aorta begrenzt ist.

## *Aortenulzera*

Patienten mit Aortenulzerationen haben oftmals eine der typischen Aortendissektion vergleichbare klinische Symptomatik. Mit der MRT können sowohl die Ulzerationen in der Aortenwand als auch – falls vorhanden – ein intramurales Hämatom nachgewiesen werden (Yucel u. Mitarb. 1990) (Abb. 8.**12**).

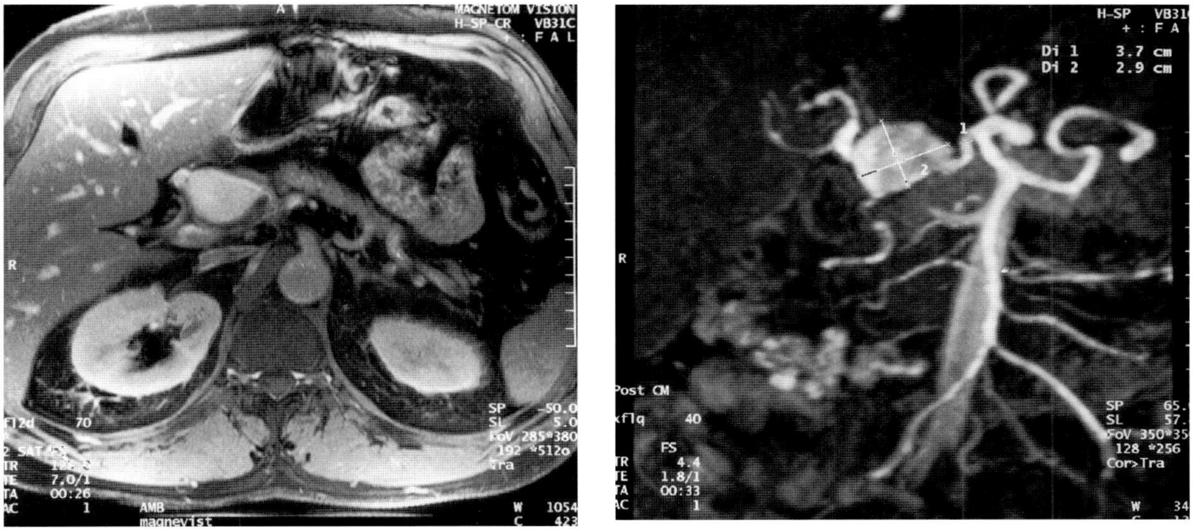


a b

Abb. 8.**13 a, b** Zufallsbefund eines Aneurysmas der Leberarterie:
- **a** Fettsupprimierte 2dimensionale Gradienten-Echo-Sequenz nach intravenöser Gd-Applikation.
- **b** Kontrastverstärkte 3dimensionale MRA.

## *Aneurysmen der viszeralen Gefäße*

Aneurysmen der Viszeralgefäße sind insgesamt selten und werden üblicherweise als Zufallsbefunde diagnostiziert. Am häufigsten werden sie in der Milz- und Leberarterie (Abb. 8.**13**) sowie in der A. mesenterica superior (Abb. 8.**14**) gefunden, nur sehr selten in der A. gastroduodenalis und der A. pancreaticoduodenalis (Kadir 1986, Baum 1997).

Aneurysmen der A. hepatica sind gewöhnlich traumatischen Ursprungs. Demgegenüber können Aneurysmen der A. lienalis als Komplikation einer akuten Pankreatitis gefunden werden. Die meisten Aneurysmen der A. mesenterica superior sind mykotischen Ursprungs. Obwohl diese Aneurysmen auch mit der kontrastverstärkten MRA nachgewiesen werden können, bleibt die konventionelle Katherangiographie das Verfahren der Wahl, da sie gleichzeitig mit einer evtl. erforderlichen Embolisation kombiniert werden kann.

## *Mesenteriale Ischämie*

Die Duplex- bzw. Doppler-Sonographie ist das primäre, nichtinvasive Verfahren zum Nachweis einer mesenterialen Durchblutungsstörung (Lewis u. James 1989). Relativ häufig ist ihre Aussagekraft aufgrund von Darmgasüberlagerungen eingeschränkt. In der Diagnostik der chronischen intestinalen Ischämie mit der MRT haben sich Phasenkontrasttechniken in Ver-

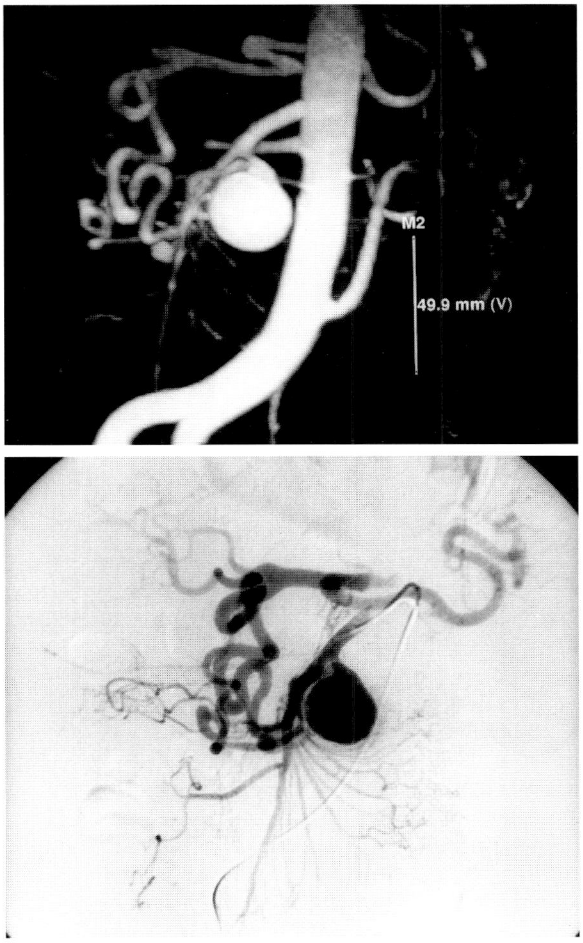


a b

Abb. 8.**14 a, b** Sackförmiges Aneurysma der A. mesenterica superior mit kräftigen Kollateralen zur Leberarterie bei Abgangsstenose des Truncus coeliacus. Es besteht eine gute Korrelation zwischen kontrastverstärkter 3dimensionaler MRA und selektiver Mesenterikographie (mit freundlicher Genehmigung von Dr. M. Aschauer, Universitätsklinik Graz):
- **a** Kontrastverstärkte 3dimensionale MRA.
- **b** Selektive Mesenterikographie.

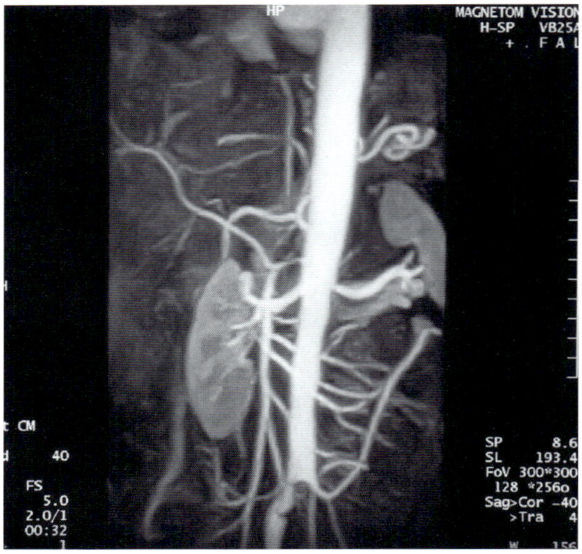


Abb. 8.**15** 47jähriger Patient mit Angina abdominalis. In der kontrastverstärkten 3dimensionalen MRA Nachweis einer höhergradigen Abgangsstenose der A. mesenterica superior sowie einer aberrierenden rechten Leberarterie und einem Verschluß der linken A. iliaca communis.

bindung mit einer Flußquantifizierung als hilfreich erwiesen (Li u. Mitarb. 1994).

Trotz der verbesserten Darstellbarkeit der Viszeralgefäße mit der CT-Angiographie und der kontrastverstärkten 3dimensionalen MRA (Abb. 8.**15**) sollten Patienten mit klinischem Verdacht auf eine mesenteriale Ischämie und pathologischem Doppler- bzw. Duplexbefund mit der Katheterangiographie untersucht und falls erforderlich dilatiert werden.

## *Erkrankungen des Pfortaderkreislaufs*

Die wichtigsten pathologischen Veränderungen des Pfortaderkreislaufs sind:

- portaler Hochdruck,
- Pfortaderthrombose.

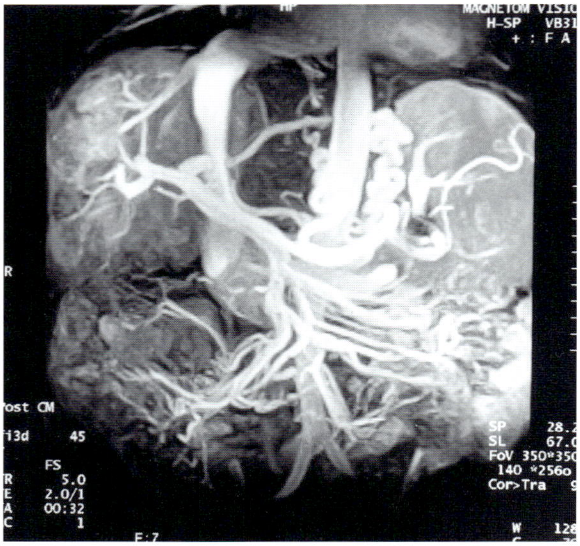


a

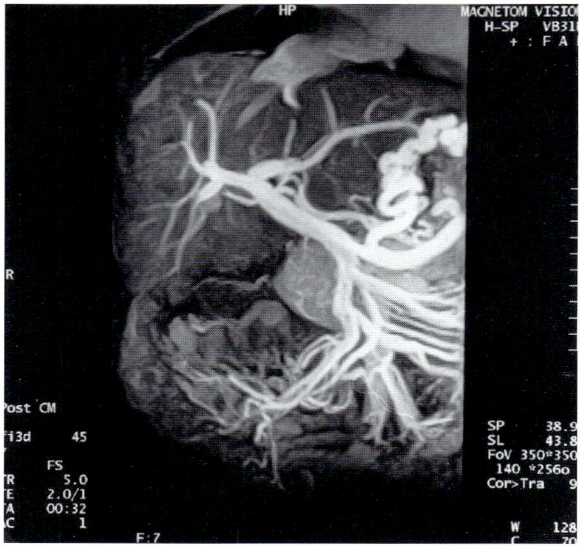


b

Abb. 8.**16 a, b** Kontrastverstärkte 3dimensionale MRA bei Leberzirrhose und portaler Hypertension mit ausgeprägten paragastralen Varizen:
**a** MIP-Rekonstruktion des gesamten Datensatzes.
**b** Sog. selektive (targeted) MIP-Rekonstruktion.

In den meisten Fällen ist ein portaler Hochdruck auf eine alkoholtoxisch bedingte Leberzirrhose zurückzuführen. Durch die Druckerhöhung resultiert eine Umleitung des Bluts von der Leber in systemische Venen. Der häufigste und klinisch wichtigste Kollateralkreislauf erfolgt über die V. coronaria ventriculi und den ösophagealen Venenplexus. Andere Kollateralen verlaufen über gastrosplenische, splenorenale, retroperitoneale sowie periumbilikale Venen. Mit der Doppler- bzw. Duplexsonographie als initiales Untersuchungsverfahren können nicht nur Flußrichtung und -geschwindigkeit in der Pfortader, sondern auch andere Veränderungen (z.B: Aszites, Splenomegalie) in der Regel gut beurteilt werden (Lewis u. James 1989). Aufgrund des großen Meßfelds ermöglicht die MRA im Vergleich zur Sonographie insbesondere bei Verwendung kontrastverstärkter 3dimensionaler Gradienten-Echo-Sequenzen eine übersichtliche und überlagerungsfreie Darstellung des splenoportalen Gefäßsystems sowie der Kollateralen (Abb. 8.**16** u. 8.**17**).

Trotz der überzeugenden Bildqualität ist die fehlende Beurteilbarkeit der Flußrichtung und der Flußgeschwindigkeit in der Pfortader ein Nachteil kontrastverstärkter Techniken. Demgegenüber ermöglichen Phasenkontrasttechniken eine Quantifizie-

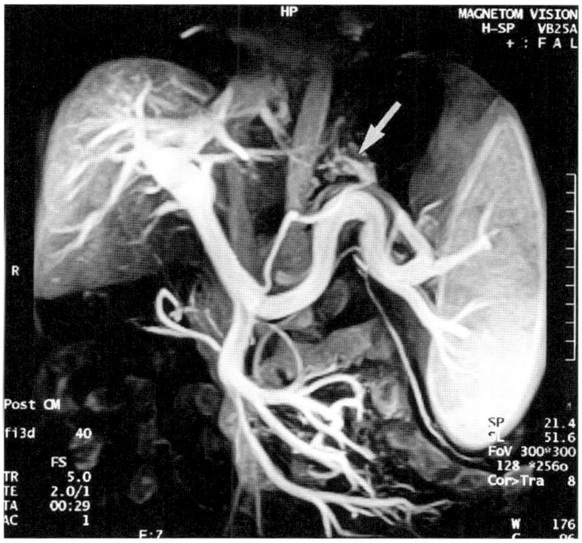


Abb. 8.**17** Kontrastverstärkte 3dimensionale MRA bei einem 48jährigen Patienten mit alkoholtoxischer Leberzirrhose und portaler Hypertension. Über die erweiterte V. coronaria ventriculi Nachweis von Fundusvarizen (Pfeil).

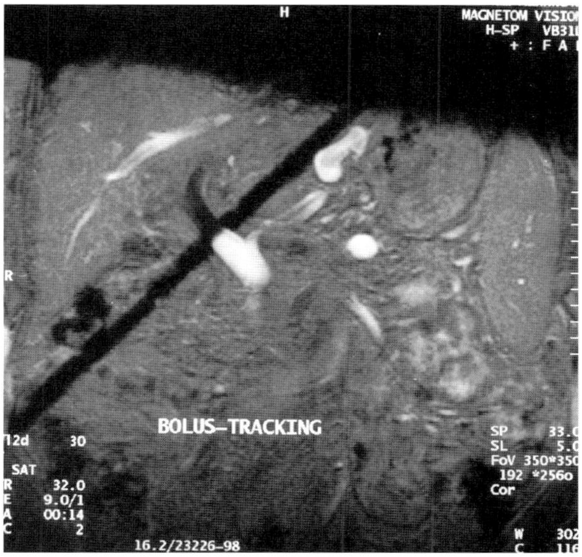


Abb. 8.**18** Bolustracking bei Leberzirrhose mit hepatopedalem Fluß in der Pfortader.

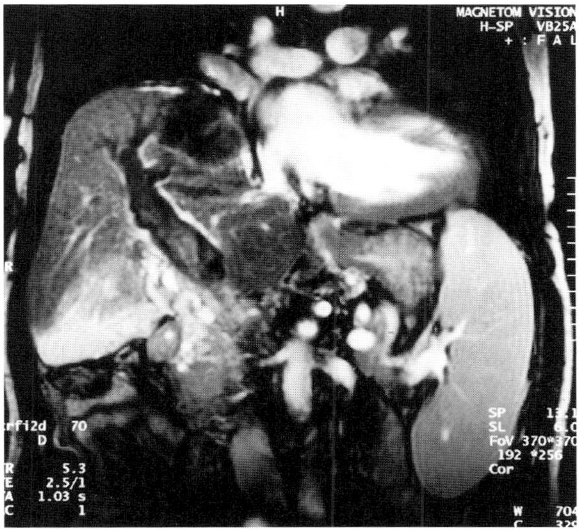


Abb. 8.**19** Koronare TRUE-FISP-Sequenz mit Nachweis einer Pfortaderthrombose durch ein infiltrativ wachsendes Leberzellkarzinom.

rung des Blutflusses in der Pfortader. 2dimensionale TOF-Sequenzen können in Form des Bolustracking zur Beurteilung eines hepatofugalen oder hepatopedalen Blutflusses verwendet werden (Abb. 8.**18**).

Die Ursachen für eine Thrombose der Pfortader sind vielfältig. Neben der Infiltration durch Tumoren oder einer lymphombedingten Obstruktion kann eine Thrombose der Pfortader sekundär bei abdominalen Infektionen, Traumen, bei Patienten mit Polycythaemia vera oder nach Einnahme oraler Kontrazeptiva beobachtet werden. Mit einer Sensitivität von nahezu 100 % und einer Spezifität von 93 % ist die Sonographie das wichtigste, nichtinvasive Verfahren in der Diagnostik der Pfortaderthrombose (Lewis u. James 1989). Deutlich eingeschränkt ist die Wertigkeit der Sonographie im Nachweis von Thrombosen der Pfortaderseitenäste oder bei schlechten Untersuchungsverhältnissen durch störende Darmgasüberlagerungen. Unter diesen Bedingungen ist der Einsatz der MRA unter Verwendung von 2dimensionalen TOF- oder TRUE-FISP-Sequenzen (Abb. 8.**19**) sowie kontrastverstärkter 3dimensionaler MRA-Techniken vorteilhaft.

Die zuverlässige Beurteilung einer Tumorinfiltration sowohl der Pfortader als auch der Milz- und Mesenterialgefäße ist neben dem Ausschluß von Lebermetastasen das wichtigste Kriterium im Staging von Pankreastumoren. Das duktale Adenokarzinom des Pankreas stellt mit 95 % den überwiegenden Anteil der malignen Pankreastumoren dar.

Die Inzidenz dieses Tumors hat in den letzten Jahren konstant zugenommen, und unter den Krebstodesfällen in der westlichen Welt rangiert das Adenokarzinom nunmehr an vierter Stelle. Trotz der in den meisten Fällen ungünstigen Prognose kommt den radiologischen Verfahren zur Diagnostik und Stadieneinteilung von Pankreastumoren eine wichtige Bedeutung zu. Im Gegensatz zu der Spiral-CT, die in den meisten Zentren als das Verfahren der Wahl gilt, war die MRT aufgrund ihrer langen Meßzeiten und den damit verbundenen Bewegungsartefakten in der Pankreasdiagnostik von untergeordneter Bedeutung. Aufgrund der jüngsten technischen Weiterentwicklungen moderner MR-Geräte hat sich jedoch in der abdominalen MR-Diagnostik ein grundlegender Wandel vollzogen (Gaa u. Mitarb. 1997). Neben der verbesserten Bildqualität durch schnelle, in Atemanhaltetechnik durchgeführte Sequenzen ergeben sich durch den Einsatz neuer Techniken wie der Magnetresonanzcholangiopankreatikographie (MRCP) und der kontrastverstärkten 3dimensionalen MRA bei abdominalen Fragestellungen neue diagnostische Möglichkeiten (Gaa u. Mitarb. 1998).

Die durch die Fortschritte in der Hard-und Software zu erwartenden theoretischen Vorteile der kontrastverstärkten 3dimensionalen MRA wurden kürzlich in einer prospektiven Studie bei 58 Patienten mit gesicherten Pankreastumoren untersucht und mit den Ergebnissen der konventionellen Katheterangiographie verglichen (Trede u. Mitarb. 1997). Verwendet wurde dabei neben verschiedenen Schnittbild- und MRCP-Sequenzen die Technik der kontrastverstärkten 3dimensionalen 2-Phasen-MRA (One-stop-shop-MR-Protokoll; Tab. 8.**2**) mit separater Darstellung der Arterien und Venen in jeweils 2 Atemstillstandsperioden (Abb. 8.**20**).

Die globale Treffsicherheit der konventionellen Angiographie zur Frage der Gefäßinfiltration betrug 69% bei einer Sensitivität von 43% und einer Spezifität von 100%. Demgegenüber betrug die globale Treffsicherheit der 3dimensionalen MRA 89% bei einer Sensitivität von 81% und einer Spezifität von 96% (Tab. 8.**3** u. Abb. 8.**21** u. 8.**22**).

Alle relevanten Gefäßanomalien konnten mit der MRA zuverlässig präoperativ dargestellt werden. Die hieraus gezogene Konsequenz war der vollständige Verzicht auf die invasive konventionelle Angiographie (Gaa u. Mitarb. 1997, Georgi u. Gaa 1997).

## Erkrankungen der Nierengefäße

### Nierenarterienstenose

Die Prävalenz der renovaskulären Hypertonie wird in der Literatur mit 1–5% angegeben (Hillman 1989). In der Diagnostik der renovaskulären Hypertonie kommt den radiologischen Verfahren eine wesentliche Bedeutung zu, wobei sich das Interesse auf eine Vorfelddiagnostik konzentriert, die den Patienten wenig belastet. Neben der Captopril-Nierenfunktionsszintigraphie hat die farbkodierte Duplexsonographie eine zunehmende Bedeutung erlangt (Greene u. Mitarb. 1987, Taylor u. Mitarb. 1988). Aufgrund der niedrigen Prävalenz von hämodynamisch relevanten Nierenarterienstenosen ist die invasive Katheterangiographie als Screeningtest wenig geeignet. Neben der Spiral-CT-Angiographie ist die MRA das wichtigste nichtinvasive Verfahren in der Diagnostik der renovaskulären Hypertonie. Seit mehreren Jahren wurden sowohl 2- als auch 3dimensionale Akquisitionen in TOF- oder Phasenkontrasttechnik für die Darstellung der Nierenarterien eingesetzt werden (Dumoulin u. Mitarb. 1989, 1990, Kim u. Mitarb. 1990, Debatin u. Mitarb. 1991). Diese erlaubten zwar eine befriedigende Darstellung der proximalen Äste, die distalen Gefäßabschnitte sowie akzessorische Arterien waren jedoch nur unzureichend beurteilbar.

Die beste MRA-Technik zur Darstellung der Nierenarterien besteht in der Anwendung kontrastverstärkten 3dimensionaler Gradienten-Echo-Sequenzen in Atemanhaltetechnik.

Mit dieser Methode wird eine Sensitivität von 95–100% im Nachweis hämodynamisch relevanter Nierenarterienstenosen erzielt (Prince u. Mitarb. 1995a, Siegelmann u. Mitarb. 1997) (Abb. 8.**23**).

Auch akzessorische Nierenarterien (Abb. 8.**24**) sowie eine fibromuskuläre Dysplasie (Abb. 8.**25**) sind mit dieser Technik zuverlässig darstellbar.

Eine weitere Anwendungsmöglichkeit der kontrastverstärkten MRA besteht in der Beurteilung der Perfusion von Transplantatnieren sowie in der direkten Darstellung der arteriellen und venösen Anastomose der Transplantatniere. Zum Nachweis umschriebener Perfusionsdefekte oder traumatisch bedingter Gefäßverletzungen in der transplantierten Niere ist die subtile Beurteilung der Einzelbilder des 3dimensionalen Datensatzes erforderlich (Abb. 8.**26** u. 8.**27**).

Als alternative Technik zum Nachweis von Nierenarterienstenosen bietet sich die STAR-Sequenz an (Edelman u. Mitarb. 1994). *STAR (signal targeting with alternating radiofrequency)* ist eine in Atemstillstand durchgeführte, EKG-getriggerte 2dimensionale TOF-Subtraktionstechnik, bei der die longitudinale Magnetisierung des in die Nierenarterien einströmenden Bluts in alternierenden Akquisitionen invertiert wird. Das Signal des umgebenden Gewebes wird durch Präsaturationsulse unterdrückt (Abb. 8.**28**).

Die Pulssequenz besteht im einzelnen aus folgenden Schritten:

- Ein transversaler Präsaturationspuls wird entlang der Nierenarterien appliziert.
- Ein longitudinaler Inversionshochfrequenzpuls (sog. Tagging-Puls) wird entlang der abdominalen und thorakalen Aorta oberhalb des Nierenartienabgangs in alternierenden Akquisitionen eingestrahlt. Dieser Puls erfolgt EKG-getriggert nach einer frei wählbaren Zeit nach der R-Zacke.
- Nach einer frei wählbaren Einstromzeit TI erfolgt die Datenakquisition mittels eines segmentierten Turbo-FLASH Auslesegradienten. Durch die selektive Markierung des arteriellen Bluts kommt es bei der STAR-Sequenz nicht zu einer störenden Überlagerung mit den Nierenvenen (Abb. 8.**29**). Nachteilig ist die erforderliche EKG-Triggerung sowie die im Vergleich zu der kontrastverstärkten 3dimensionalen MRA aufgrund der längeren Echozeiten schlechtere Quantifizierung des Stenosegrads.
- Durch Verwendung eines echoplanaren Auslesegradienten (EPISTAR) ist eine signifikante Verkürzung der Atemanhaltezeit möglich.

Tabelle 8.**2** Sequenzprotokoll (one-stop shop) bei der Untersuchung von Pankreastumoren. Ist ein sog. Gradienten-Overdrive (EPI-Booster) vorhanden, kann anstelle der Turbo-STIR eine EPI-STIR-Sequenz eingesetzt werden

| **Parameter** | **Sequenzen** | | | | |
|---|---|---|---|---|---|
| | **FLASH** | **TSE** | **Turbo-STIR** | **MRCP** | **3dimensionale MRA** |
| Repetitionszeit (TR) | 117 ms | 5000 ms | 4500 | ∞ | 5 ms |
| Echozeit (TE | 4 ms | 120 ms | 76 ms | 1200 ms | 2 ms |
| Echozug | 1 | 65 | 33 | 240 | 1 ms |
| Flipwinkel | 80° | 120° | 160° | 160° | 40° |
| Akquisition | 1 | 1 | 1 | 1 | 1 |
| Fettsuppression | nein | nein | nein | ja | ja |
| Präsaturation | ja | ja | ja | nein | nein |
| Matrixgröße | 128 × 256 | 130 × 256 | 99 × 256 | 240 × 256 | 128 × 256 |
| Bandbreite | 260 Hz/Pixel | 557 Hz/Pixel | 325 Hz/Pixel | – | 488 Hz/Pixel |
| Anzahl der Schichten | 15 | 15 | 11 | 1 | 32–40 |
| Meßzeit | 15 s | 15 s | 17 s | 5 s | 26–29 s |

FLASH Fast low angle shot
MRCP Magnetresonanzcholangiopankreatikographie
STIR Short T1 inversion recovery
TSE Turbo-Spin-Echo

Tabelle 8.**3** Vergleich von Ultraschall, Spiral-CT, MRA und konventioneller Angiographie in der Beurteilung der Gefäßinfiltration. Ergebnisse einer prospektiven Studie bei 58 Patienten mit gesicherten Pankreastumoren (Trede u. Mitarb. 1997)

| | **Ultraschall** | **Spiral-CT** | **3dimensionale MRA** | **Angiographie** |
|---|---|---|---|---|
| Sensitivität | 81,8% | 73,7% | 81,0% | 42,9% |
| Spezifität | 84,0% | 85,0% | 96,0% | 100% |
| Genauigkeit | 83,0% | 79,5% | 89,1% | 68,8% |

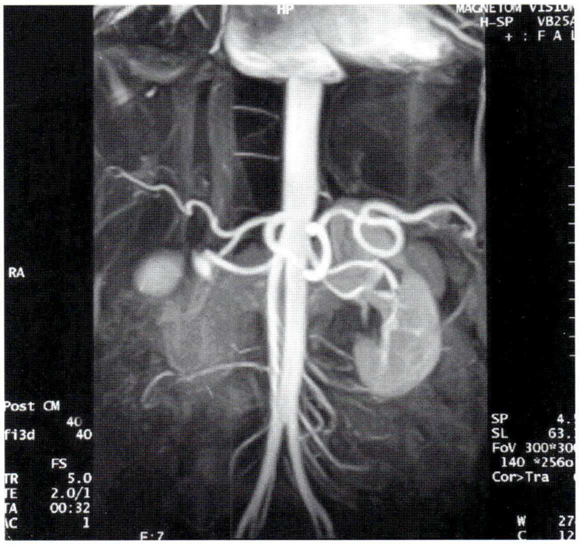

a

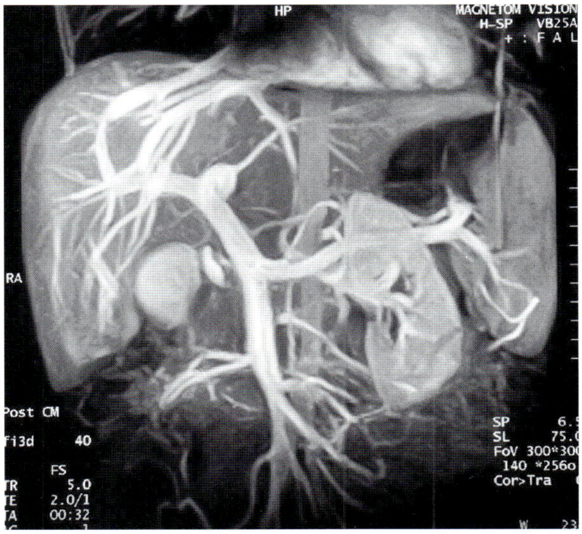

b

Abb. 8.**20 a, b** Kontrastverstärkte 3dimensionale 2-Phasen-MRA mit separater Darstellung der Arterien und Venen nach einmaliger Gd-Injektion. Der zeitliche Abstand zwischen Start der ersten, in der arteriellen Phase durchgeführten Akquisition und Beginn der zweiten, in der portal-venösen Phase durchgeführten Messung betrug 45 s:
**a** Darstellung der Arterien.
**b** Darstellung der Venen.

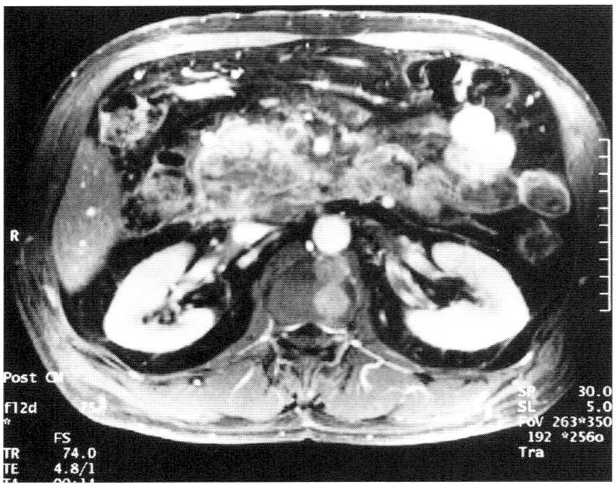

a

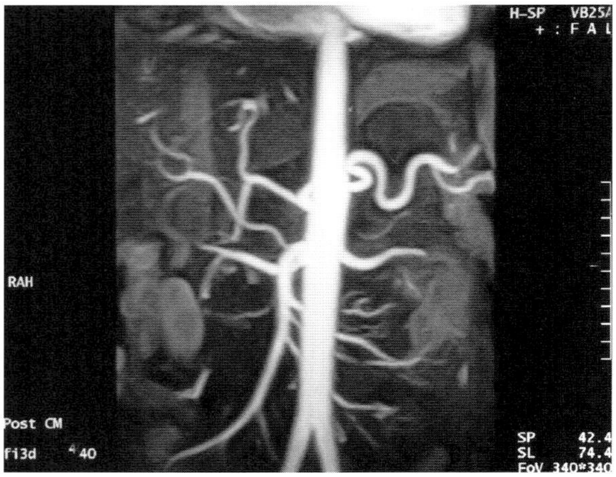

b

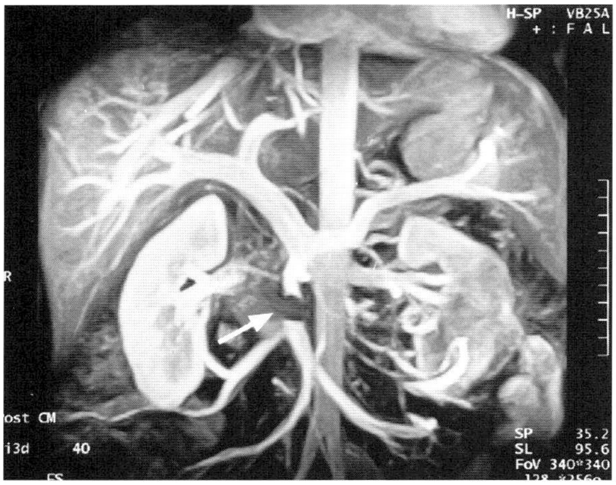

c

Abb. 8.**21 a, b** Inoperables Pankreaskopfkarzinom mit Nachweis einer aberrierenden rechten Leberarterie und Infiltration der V. mesenterica superior:

**a** Pankreaskopfkarzinom.
**b** Rechte Leberarterie.
**c** V. mesenterica superior.

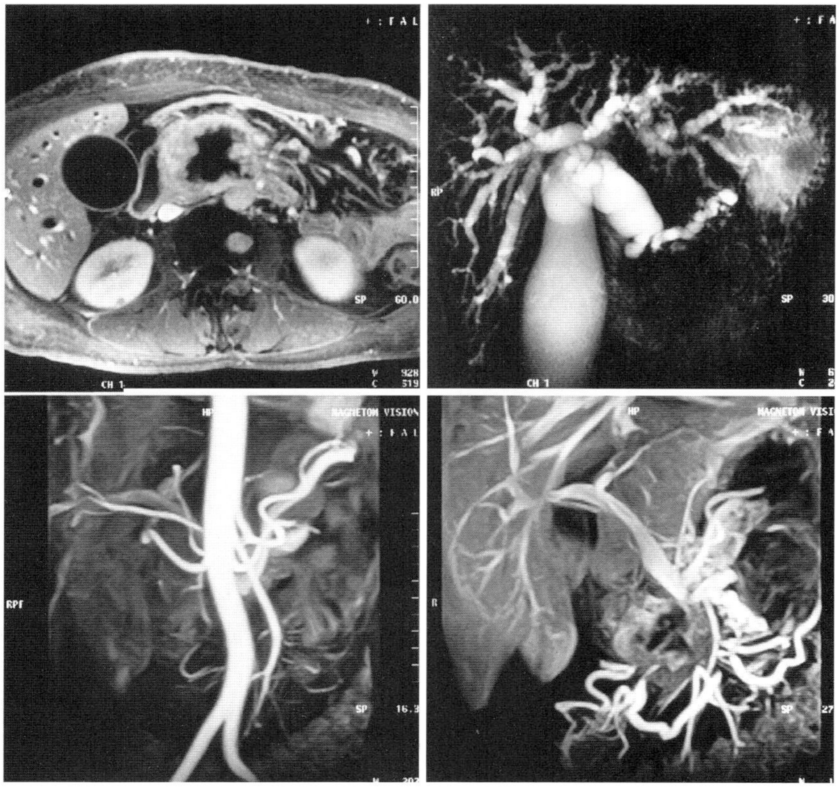

Abb. 8.**22** One-stop-shop-MR-Protokoll (Schnittbild, MRCP, arterielle und portal-venöse 3dimensionale MRA) bei inoperablem Pankreaskopfkarzinom mit ausgeprägter extra- und intrahepatischer Cholestase und Verschluß der V. mesenterica superior.

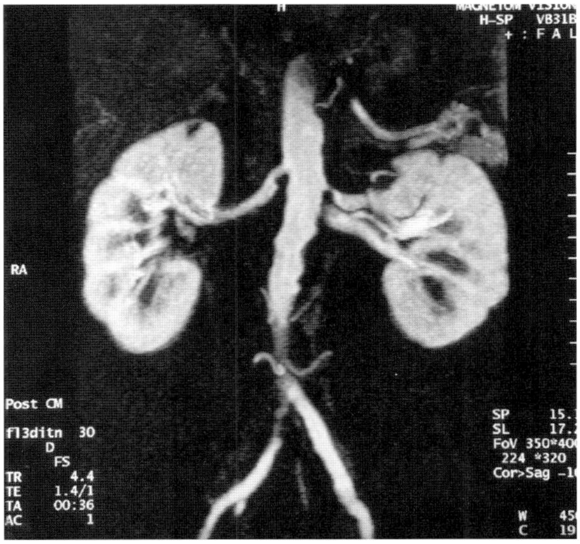


Abb. 8.**23** Kontrastverstärkte 3dimensionale MRA mit Nachweis einer 50%igen Nierenarterienstenose rechts und einer 90%igen Nierenarterienstenose links.

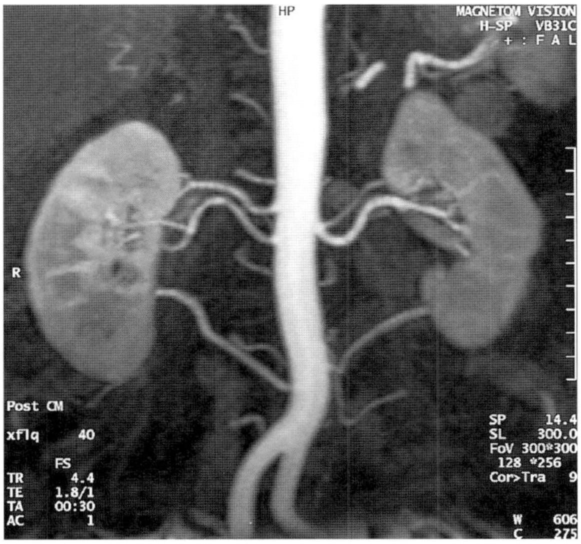


Abb. 8.**24** Kontrastverstärkte 3dimensionale MRA mit Nachweis akzessorischer Nierenarterien beidseits.

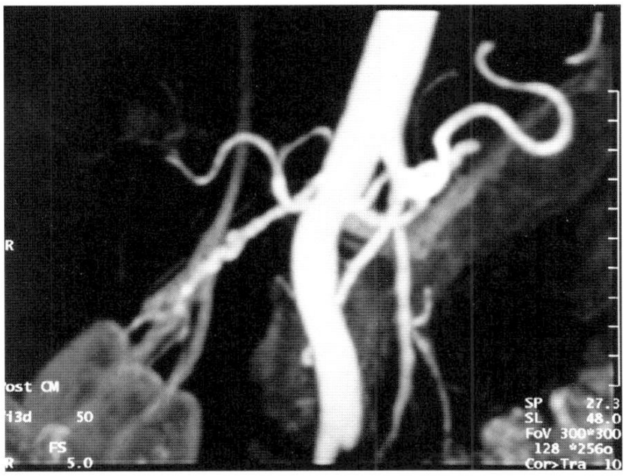


Abb. 8.**25** Kontrastverstärkte 3dimensionale MRA bei fibromuskulärer Dysplasie der rechten Nierenarterie.

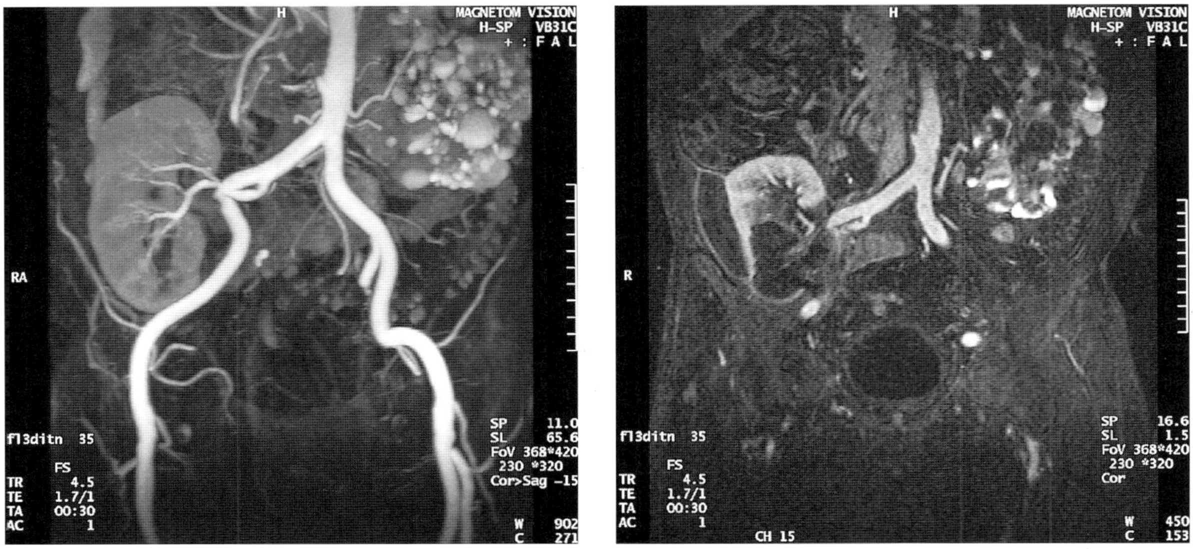


a b

Abb. 8.**26 a, b** Kontrastverstärkte 3dimensionale MRA einer Transplantatniere. Der durch eine Dissektion im Bereich der anastomosierten Nierenarterie entstandene Perfusionsdefekt ist nur in den Einzelbildern zu erkennen:
**a** Kontrastverstärkte 3dimensionale MRA.
**b** Einzelbild.

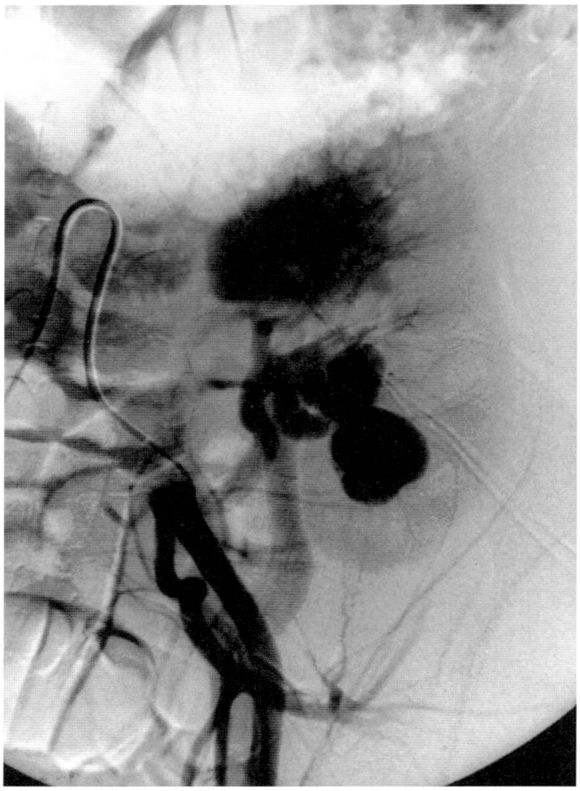

a

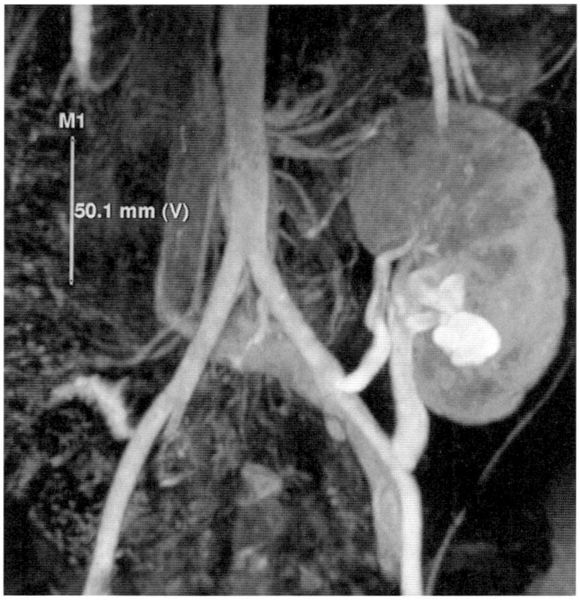


b

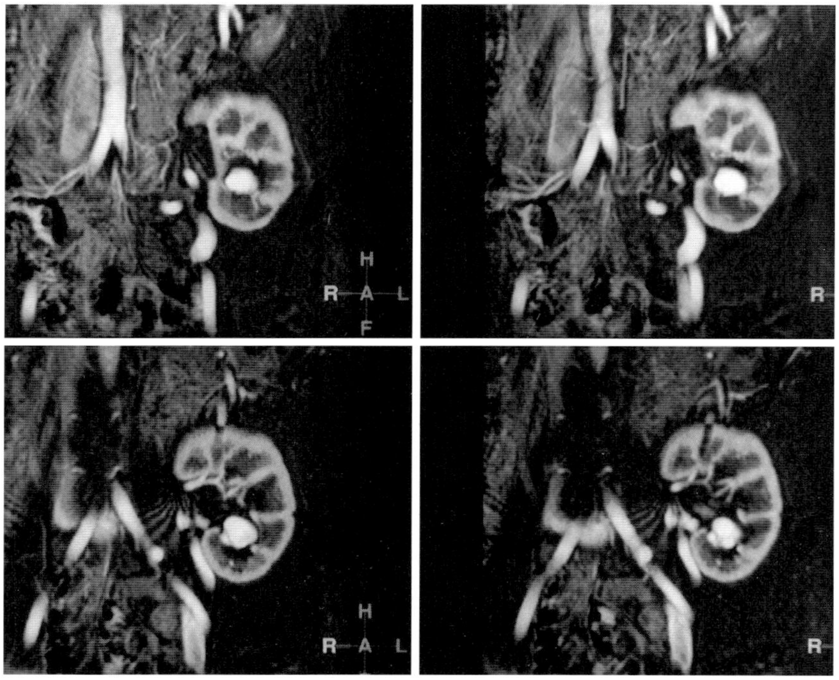


c

Abb. 8.**27 a-c** Punktionsbedingtes intrarenales Aneurysma am Unterpol der Transplantatniere. Es besteht eine gute Korrelation zwischen DSA und kontrastverstärkter 3dimensionaler MRA. Bei der Befundinterpretation ist die Analyse der Einzelbilder hilfreich (mit freundlicher Genehmigung von Dr. M. Aschauer, Universitätsklinik Graz):

**a** DSA.
**b** Kontrastverstärkte 3dimensionale MRA.
**c** Einzelbilder.

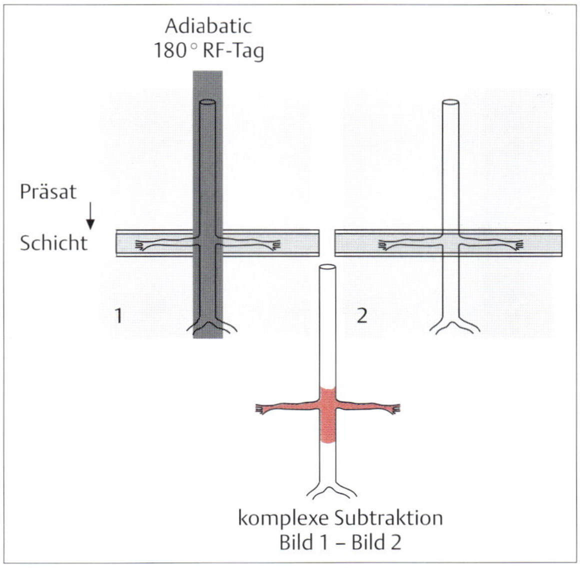


Abb. 8.**28** Prinzip der STAR- bzw. EPISTAR-Sequenz für die MRA der Nierenarterien. Ein transversaler Präsaturationspuls wird entlang der Nierenarterien eingestrahlt. Entlang der Aorta wird ein longitudinaler 180°-Hochfrequenzpuls (RF-Tag) appliziert. Nach einer frei wählbaren Einstromzeit erfolgt die Datenakquisition mittels eines segmentierten Turbo-FLASH- oder echoplanaren Auslesegradienten. Durch eine komplexe Subtraktion (Bild 1–Bild 2) innerhalb der Pulssequenz entsteht das endgültige MR-Angiogramm. Eine zeitaufwendige Nachverarbeitung (MIP) entfällt.

Abb. 8.**29 a-d** Kontrastverstärkte 3dimensionale MRA und 2dimensionale STAR-MRA in 3 verschiedenen Projektionen. Im Gegensatz zu der kontrastverstärkten 3dimensionalen MRA ermöglicht die STAR-MRA eine überlagerungsfreie Darstellung der Nierenarterien:
**a** Kontrastverstärkte 3dimensionale MRA.
**b** 2dimensionale STAR-MRA: axiale Projektion.
**c** 2dimensionale STAR-MRA der rechten Nierenarterie.
**d** 2dimensionale STAR-MRA der linken Nierenarterie.

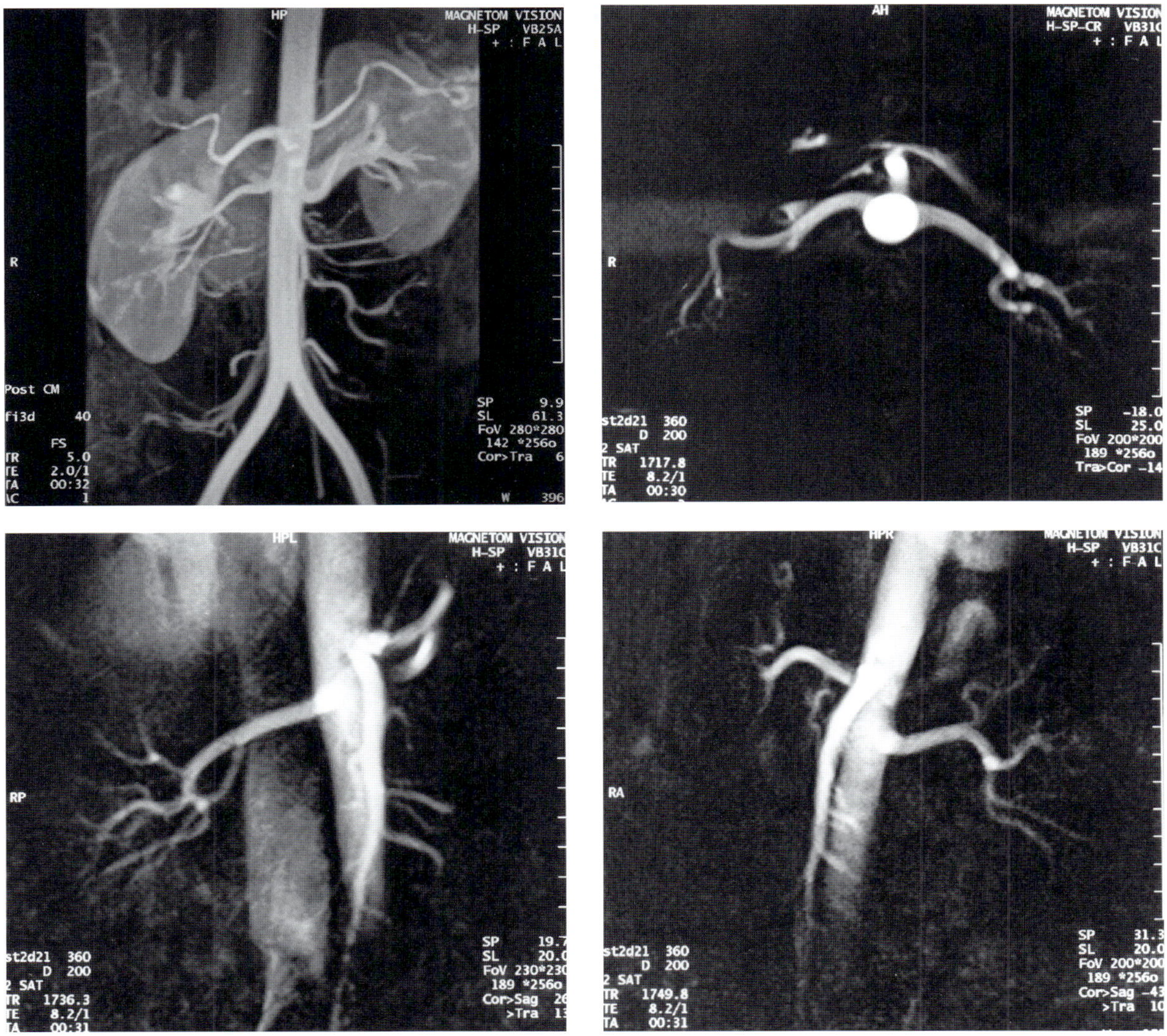

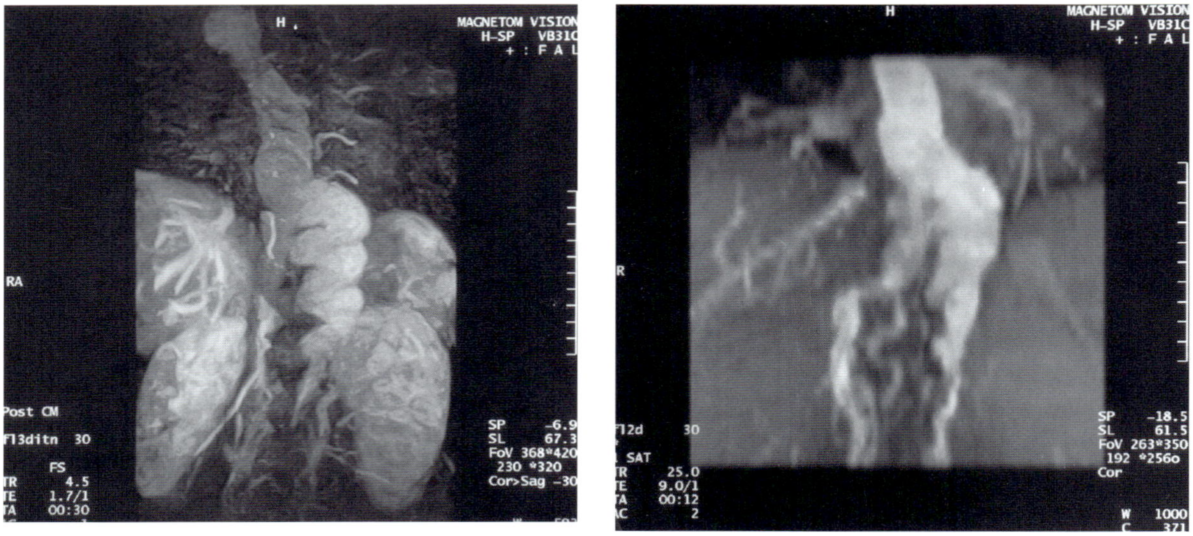


a, b

Abb. 8.**30** **a, b** Aplasie der V. cava inferior mit Kontinuation der V. azygos/hemiazygos. Der Befund ist sowohl mit der kontrastverstärkten 3dimensionalen MRA als auch mit der 2dimensionalen TOF-Technik nachweisbar:

**a** Kontrastverstärkte 3dimensionale MRA.

**b** 2dimensionale TOF-Technik.

## *Erkrankungen der Vena cava inferior*

### *Angeborene Anomalien*

Unter den seltenen kongenitalen Anomalien der V. cava inferior werden am häufigsten Duplikaturen der V. cava sowie eine Aplasie der V. cava inferior mit Kontinuation der V. azygos/hemiazygos gefunden. Diese Veränderungen sind sowohl mit 2dimensionalen TOF-Techniken als auch mit der kontrastverstärkten 3dimensionalen MRA sicher diagnostizierbar (Abb. 8.**29**).

### *Thrombose der Vena cava inferior*

Eine Tumorinfiltration sowie eine thrombotische Verlegung der V. cava inferior ist magnetresonanztomographisch sowohl mit TOF-Techniken, der TRUE-FISP-Sequenz als auch mit der kontrastverstärkten MRA gut nachweisbar (Abb. 8.**29** u. 8.**30**).

Ebenso kann mit der MRA eine Differenzierung zwischen einer Kompression der Vene von außen oder einer Infiltration getroffen werden, wenn die kontrastverstärkte 3dimeniosnale MRA mit Schnittbildsequenzen kombiniert wird. Eine Differenzierung zwischen blandem und tumorösen Thrombus erfordert die intravenöse Injektion paramagnetischer Kontrastmittel, wobei im Gegensatz zu blanden Thromben eine Kontrastmittelaufnahme bei tumorösen Thromben gefunden werden kann (Abb. 8.**31** u. 8.**32**).

## Ausblick

Durch die Kombination von kontrastverstärkter MRA und leistungsfähigen Phased-array-Oberflächenspulen wurde in der abdominalen Gefäßdiagnostik ein Quantensprung erzielt. Die in Atemanhaltetechnik durchgeführte kontrastverstärkte 3dimensionale MRA hat das Potential, die konventionelle Katheterangiographie in der abdominalen Gefäßdiagnostik bei zahlreichen Fragestellungen (Ausnahme: Angiographie in Interventationsbereitschaft) zu ersetzen. Weitere, künftige Entwicklungen bestehen in dem Einsatz opti-

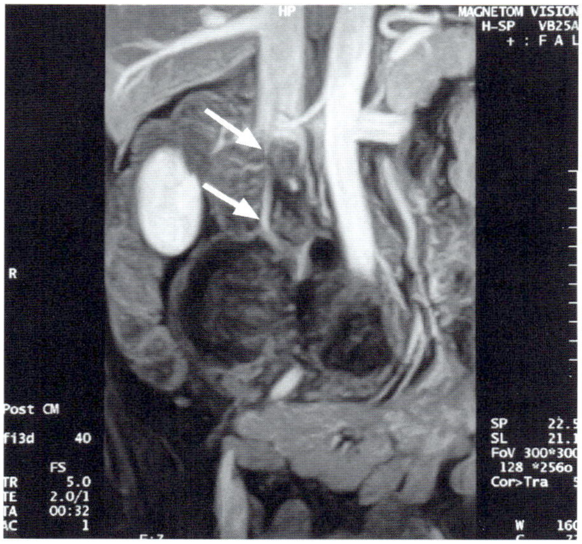


Abb. 8.**31** Kontrastverstärkte 3dimensionale MRA bei einem Patienten mit Dottersacktumor und Tumorthrombus in der V. cava inferior (Pfeile).

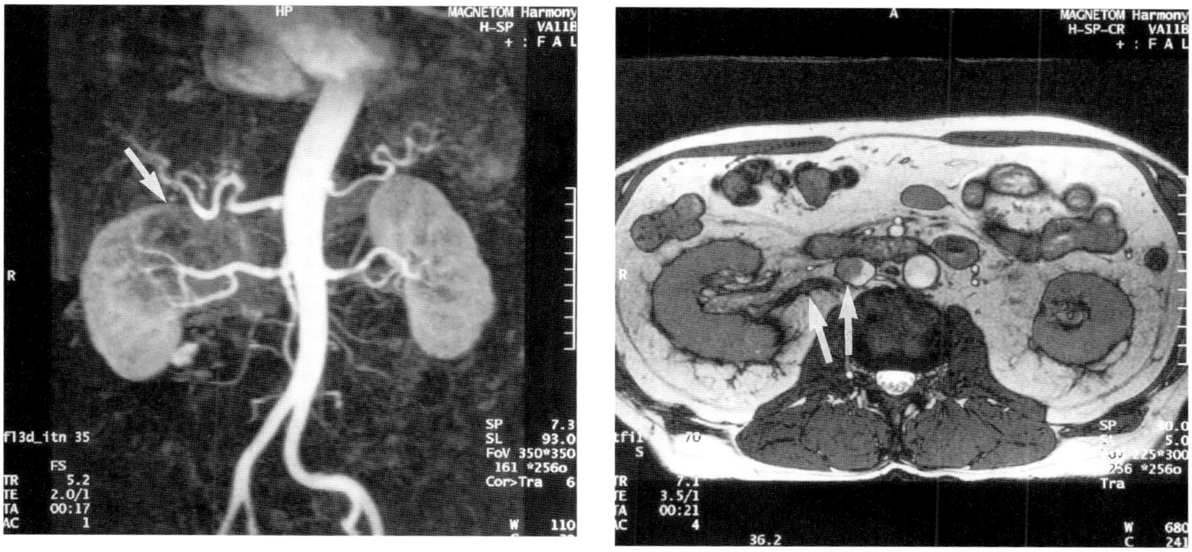


a b

Abb. 8.**32 a, b** Kontrastverstärkte 3dimensionale MRA mit Hypernephrom am rechten Nierenoberpol (Pfeil). In der 2dimensionalen TRUE-FISP Sequenz Nachweis eines Tumorthrombus in der V. renalis und der V. cava inferior (Pfeile):
**a** Kontrastverstärkte 3dimensionale MRA.
**b** 2dimensionale TRUE-FISP-Sequenz.

mierten Sequenzen mit höherer Ortsauflösung bzw. verbesserter Oberflächenspulen sowie in der Verwendung von neu entwickelten Kontrastmitteln (z.B: mit höherer T1-Relaxation, Blutpoolkontrastmittel).

## ■ Literatur

Baum, S.: Abram's Angiography, 4th ed. Little Brown and Company, Boston 1997

Costello, P., J. Gaa: Spiral CT angiography of the abdominal aorta and its branches. Europ. Radiol. 3 (1993) 359–365

Costello, P., J. Gaa: Spiral CT angiography of abdominal aortic aneurysms. Radiographics 15 (1995) 397–406

Cullenward, M. J., K. A. Scanlan, M. A. Pozniak, C. A. Acher: Inflammatory aortic aneurysm (peri-aortic fibrosis): radiologic imaging. Radiology 159 (1986) 75–82

Debatin, J. F., C. E. Spritzer, T. M. Grist et al.: Imaging of the renal arteries: value of MR angiography. Amer. J. Roentgenol. 157 (1991) 981–990

Dumoulin, C. L., S.P. Souza, M. F. Walker, W. Wagle: Three-dimensional phase contrast angiography. Magn. Reson. Med. 9 (1989) 139–149

Dumoulin, C. L, E. K. Yucel, P. Vock et al.: Two- and three-dimensional phase contrast MR angiography of the abdomen. J. Comput. assist. Tomogr. 14 (1990) 779–784

Edelman, R. R.: MR angiography: present and future. Amer. J. Roentgenol. 161 (1993) 1–11

Edelman, R. R., B. Siewert, M. Adamis, J. Gaa, P. Wielopolski, G. Laub: Signal targeting with alternating radiofrequency (STAR) sequences: application to MR angiography. Magn. Reson. Med. 31 (1994) 233–238

Gaa, J., M. Georgi: Non-invasive imaging of abdominal vascular pathologies. Europ. Radiol. 8 (1998) 507–516

Gaa, J., G. Laub, R. R. Edelman, M. Georgi: Erste klinische Ergebnisse mit der ultraschnellen, kontrastverstärkten 2-Phasen-3D-MR-Angiographie im Abdomen. Fortschr. Röntgenstr. 169 (1998) 135–139

Gaa, J., M. Georgi, M. Trede: New concepts in MR imaging of pancreatic tumors. Imag. Dec. MRI 2 (1997) 2–7

Gaa, J., A. Richter, M. Trede, M. Georgi: Fortschritte in der kernspintomographischen Diagnostik von Pankreastumoren. Dtsch. med. Wschr. 123 (1998) 773–776

Gaa, J., C. Böhm; A. Richter, M. Trede, M. Georgi: Aortocaval fistula complicating abdominal aortic aneurysm: diagnosis with gadolinium-enhanced 3D-MR-angiography. Europ. Radiol. 9 (1999) 1438–1440

Georgi, M., J. Gaa: Präoperative Diagnostik: Ist die konventionelle abdominale Angiographie obsolet? Fortschr. Röntgenstr. 167 (1997) 445–447

Greene, E. R., P. S. Avasthi, J. W. Hodges: Noninvasive Doppler assessment of renal artery stenosis and renovascular resistance: experimental and clinical studies. J. clin. Ultrasound 15 (1987) 653–659

Hillman, B. J.: Imaging advances in the diagnosis of renovascular hypertension. Amer. J. Roentgenol. 153 (1989) 5–14

Holland, G. A., L. Dougherty, J. P. Carpenter et al.: Breath-hold ultrafast three-dimensional gadolinium-enhanced MR angiography of the aorta and the renal and other visceral abdominal arteries. Amer. J. Roentgenol. 166 (1996) 971–981

Kadir S: Diagnostic angiography. Saunders (1986), Philadelphia

Kim, D., R. R. Edelman, K. C. Kent, D. H. Porter, J. J. Skillman: Abdominal aorta and renal artery stenosis: evaluation with MR angiography. Radiology 174 (1990) 727–731

Lewis, B. D., E. M. James: Current applications of Duplex and color Doppler ultrasound imaging: abdomen. Mayo Clin. Proc. 64 (1989) 1158–1169

Leung, D., G. C. McKinnon, C. P. Davis, T. Pfammater, G. P. Krestin, J. F. Debatin: Breath-hold, contrast-enhanced, three-dimensional MR angiography. Radiology 201 (1996) 569–571

Li, K. C. P., W. S. Whitney, C. H. McDonnel et al.: Chronic mesenteric ischemia: evaluation with phase-contrast cine MR imaging. Radiology 194 (1994) 321–325

Prince, M. R.: Gadolinium-enhanced MR angiography. Radiology 191 (1994) 155–164

Prince, M. R,. E. K. Yucel, J. A. Kaufman, D. C. Harrison, S. C. Geller: Dynamic gadolinium-enhanced three-dimensional abdominal MR arteriography. J. Magn. Reson. Imag. 3 (1993) 877–881

Prince, M. R., D. L. Narasimham, J. C. Stanley et al.: Breath-hold gadolinium-enhanced MR angiography of the abdominal aorta and its major branches. Radiology 197 (1995a) 785–792

Prince, M. R., D. L. Narasimham, J. C. Stanley, T. W. Wakefield, L. M. Messina: Gadolinium-enhanced magnetic resonance angiography of abdominal aortic aneurysms. J. vasc. Surg. 21 (1995b) 656–669

Shetty, A. N., A. Shirkhoda, K. Bis, A. Alcantara: Contrast-enhanced three-dimensional MR angiography in a single breath-hold. Amer. J. Roentgenol. 165 (1995) 1290–1292

Siegelman, E. S., M. Gilfeather, G. A. Holland et al.: Breath-hold ultrafast three-dimensional gadolinium-enhanced MR angiography of the renovascular system. Amer. J. Roentgenol. 168 (1997) 1035–1040

Taylor, D. C., M. D. Kettler, G. L. Moneta et al.: Duplex ultrasound scanning in the diagnosis of renal artery stenosis: a prospective evaluation. J. vasc. Surg. 7 (1988) 363–368

Trede, M., B. Rumstadt, K. Wendl et al.: Ultrafast Magnetic Resonance imaging improves the staging of pancreatic tumors. Ann. Surg. 226 (1997) 393–407

Walker, D. I., K. Bloor, G. Williams, I. Gillie: Inflammatory aneurysms of the abdominal aorta. Brit. J. Surg. 59 (1972) 604–614

Yucel, E. K.: MR angiography for the evaluation of abdominal aortic aneurysms. Has the time come? Radiology 192 (1994) 321–323

Yucel, E. K., F. L. Steinberg, T. K. Egglin, S. C. Geller, A. C. Waltman, C. A. Athanasoulis: Penetrating aortic ulcers: diagnosis with MR imaging. Radiology 177 (1990) 779–781

# 9 MRA der Becken-Bein-Strombahn

St.J. Diehl

## Einführung

Die diagnostische Abklärung vaskulärer Erkrankungen der Becken-Bein-Region, zumeist bei bestehender peripherer AVK, ist bis heute Domäne der invasiven Arteriographie. Insbesondere vor operativen Gefäßeingriffen liefert sie dem Chirurgen die erforderlichen Informationen. Trotz generell zuverlässiger moderner Angiographietechniken besteht jedoch das Risiko kontrastmittelinduzierter oder punktionsbedingter Komplikationen.

Neben der intraarteriellen Arteriographie existieren eine Reihe nichtinvasiver Untersuchungsmethoden:

- Doppler-assistierte Druckmessungen,
- Darstellung von arteriellen Flußkurven,
- Duplexsonographie.

Basierend auf der Berechnung von Flußgeschwindigkeiten ist mit Hilfe der Duplexsonographie die Beurteilung von Gefäßstenosen möglich. Die farbkodierte Doppler-Sonographie wird heute vielfach als nichtinvasives Screeningverfahren bei peripheren Gefäßerkrankungen genutzt.

Zunehmend findet die MRA als weiteres nichtinvasives Verfahren Eingang in die klinische Routine. Zu beachten sind dabei physiologische und anatomische Besonderheiten der peripheren Gefäße. Im Gegensatz zum Blutfluß in den Halsarterien findet man in den peripheren Gefäßen ein 3phasiges Flußprofil. Einem antegraden systolischen Fluß folgt ein kurzer, frühdiastolischer, retrograder Fluß, sowie ein langsamer Fluß in der mittleren und späten Diastole. Weiter zu beachten ist die Änderung des Gefäßdurchmessers von ca. 20–30 mm in der distalen Bauchaorta bis ca. 2–3 mm in den Unterschenkelarterien.

Die MRA der peripheren Gefäße findet heute Anwendung zur Bestimmung des Befundausmaßes einer bestehenden AVK oder einer aneurysmatischen Gefäßerkrankung (Abb. 9.**3** u. 9.**5**).

Zum anderen dient sie der Ergebnisdokumentation nach vorangegangenen chirugischen und interventionellen Eingriffen (Abb. 9.**4**).

Die Abklärung anderer Krankheitsentitäten spielt in der Becken-Bein-Region eine untergeordnete Rolle.

## Anatomische Grundlagen

Siehe hierzu Abb. 9.**1** u. 9.**2**.

## Untersuchungstechnik

Prinzipiell unterscheidet man die native von der kontrastverstärkten MRA (Abb. 9.**6**).

**Native MRA.** Zu den Verfahren der nativen MRA zählen:

- TOF- oder Inflow-Technik,
- Phasenkontrastmethode.

Zahlreiche Studien belegen die diagnostische Wertigkeit der 2dimensionalen TOF-Methoden in der Praxis.

Limitierungen der 2dimensionalen TOF-Methode in der Becken-Bein-Region:

- begrenzte Ortsauflösung,
- Überbewertung von Stenosen,
- begrenzter Bildausschnitt und die daraus resultierenden langen Meßzeiten.

Vorteil der Methode ist die Möglichkeit der Beurteilbarkeit der Gefäßwand. Bedeutung kommt der Methode somit vor und nach Gefäßinterventionen zu. Sowohl die TOF-MRA als auch die Phasenkontrast-MRA sollten zur Verbesserung des intravasalen Signals mit EKG-Triggerung erfolgen. Bei Vorliegen von Herzrhythmusstörungen kann es jedoch zu einer deutlichen Verlängerung der Meßzeit kommen, teilweise ist eine EKG-Triggerung auch unmöglich. Weiterer Nachteil ist, daß es im Rahmen einer TOF-MRA mit EKG-Triggerung zu Überbewertungen von Stenosen kommt, was sowohl Lage, Ausprägung und Anzahl betrifft.

Vorteil der Phasenkontrast-MRA in 2dimensionaler Technik gegenüber der TOF-Technik sind kürzere Untersuchungszeiten. Ursächlich hierfür ist ein größeres darstellbares Meßvolumen, zum anderen die Tatsache, daß die bei der TOF-MRA auftretenden Bewegungsartefakte der axialen Einzelschichten gegeneinander und Sättigungsphänomene (In-plane-

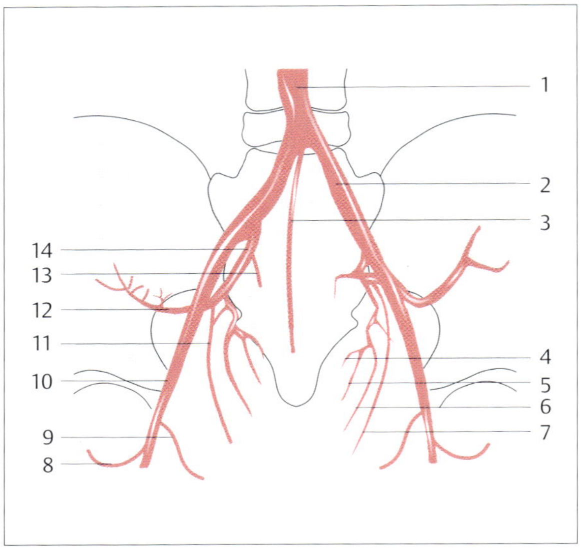


Abb. 9.**1** Anatomie der Beckenarterien.
1 Aorta abdominalis
2 A. iliaca communis
3 A. sacralis mediana
4 A. rectalis media
5 A. uterina
6 A. pudenda interna
7 A. vesicalis superior
8 A. circumflexa femoris lateralis
9 A. circumflexa femoris medialis
10 A. iliaca externa
11 A. glutaealis inferior
12 A. glutaealis superior
13 A. sacralis lateralis
14 A. iliaca interna

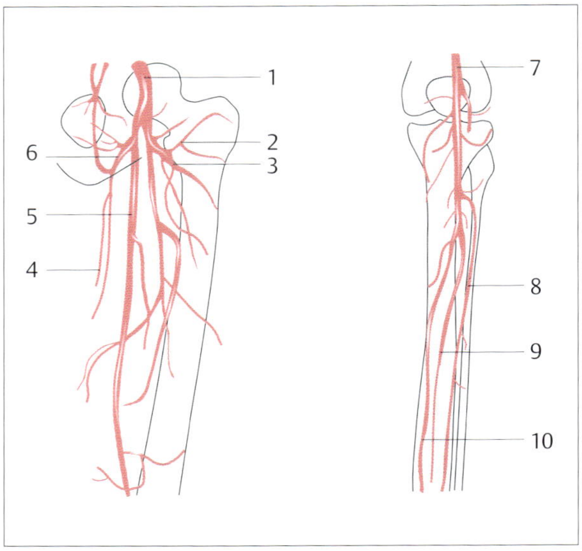


Abb. 9.**2** Anatomie der Beinarterien.
1 A. femoralis
2 A. circumflexa femoris lateralis
3 A. profunda femoris
4 A. saphena
5 A. femoralis superficialis
6 A. circumflexa femoris medialis
7 A. poplitea
8 A. tibialis anterior
9 A. fibularis
10 A. tibilais posterior

Saturation) nicht auftreten (Abb. 9.**6**). Weiterhin beinhaltet der akquirierte Datensatz bestimmter Phasenkontrastsequenzen bei Verwendung der EKG-Triggerung neben der reinen Flußdarstellung funktionelle Informationen wie Flußrichtung und Flußgeschwindigkeitsprofile. Verschiedene Studien zeigen eine gute Übereinstimmung in der Beurteilung pathologischer Gefäßveränderungen zwischen Phasenkontrast-MRA und intraarterieller DSA im Bereich der Becken- und Beinregion. Nachteil der Phasenkontrast-MRA ist die Abhängigkeit von der Flußgeschwindigkeit. In der Praxis kommt der Wahl der Flußgeschwindigkeitskodierung (velocity encoding; venc) entscheidende Bedeutung zu. Die Phasenkontrast-MRA liefert dann das höchste Gefäßsignal, wenn die Flußgeschwindigkeitskodierung der mittleren Flußgeschwindigkeit im Gefäß entspricht, und entsprechend nimmt das Gefäßsignal bei zunehmender Differenz von Flußgeschwindigkeitskodierung und tatsächlicher Flußgeschwindigkeit ab. Eine ungeeignete Geschwindigkeitskodierung kann auch zu einer Überlagerung durch venöse Strukturen führen (Abb. 9.**7**).

Neuere Phasenkontrastsequenzen für die Becken-Bein-Region besitzen deshalb eine variable Geschwindigkeitskodierung (variable venc). Nachteil dieser Methode ist eine Verlängerung der Meßzeit.

Abb. 9.**5** **a**, **b** Segmentaler Verschluß im Bereich der linken A. femoralis superficialis sowie geringgradige Stenose der rechten A. femoralis superficialis: ►

**a** Die intraarterielle DSA zeigt den Verschluß linksseitig mit Ausbildung von Kollateralen und eine nur schemenhafte Kontrastierung der distalen Gefäßabschnitte.

**b** Die kontrastmittelverstärkte 3dimensionale Gradienten-Echo-MRA dokumentiert ebenfalls die Kollateralkreisläufe und das exakte Ausmaß der Stenosierung. Überdies zeigt sie verglichen mit der intraarteriellen DSA eine bessere Kontrastierung der distal der Stenose gelegenen Gefäßabschnitte.

a b c

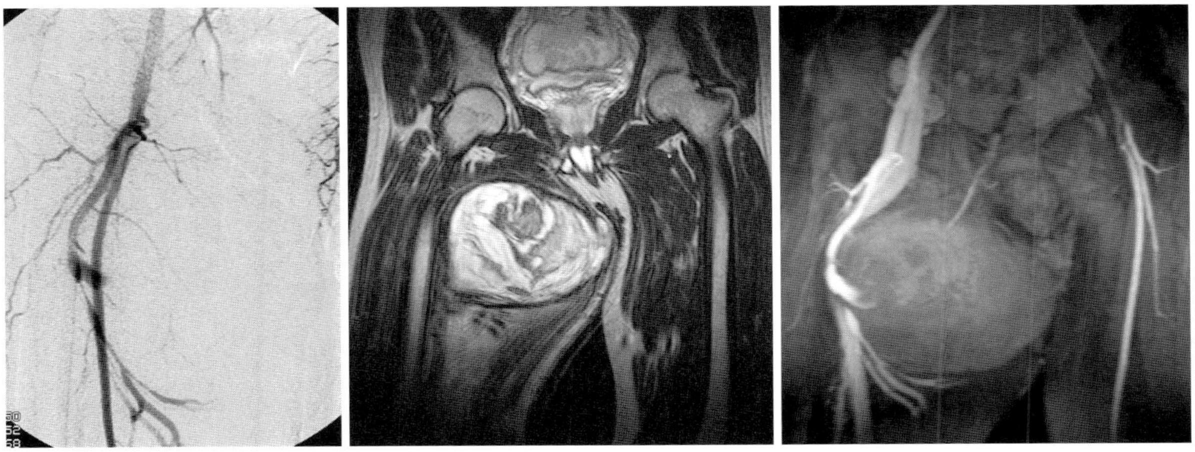

Abb. 9.3 **a–c** Falsches Aneurysma im Bereich der rechten A. femoralis superficialis nach einer Schußverletzung mit Ausbildung einer arteriovenösen Fistel:

**a** DSA intraarteriell.
**b** Koronare T2-gewichtete Sequenz (TRUE-FISP).
**c** Kontrastmittelverstärkte 3dimensionale MRA.

Abb. 9.4 **a**, **b** Kontrastverstärkte 3dimensionale Gradienten-Echo-MRA der Beckenregion bei einem Patienten mit iliakofemoralen Bypass linksseitig. Ausbildung eines Aneurysmas im Bereich der distalen Anastomose:

**a** Ansicht von ventral.
**b** 45°-LAO-Projektion.

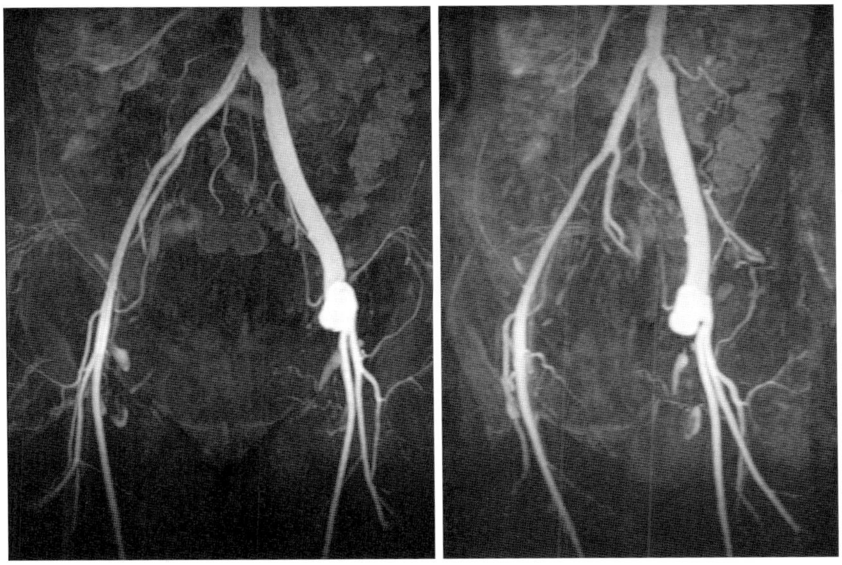

a b

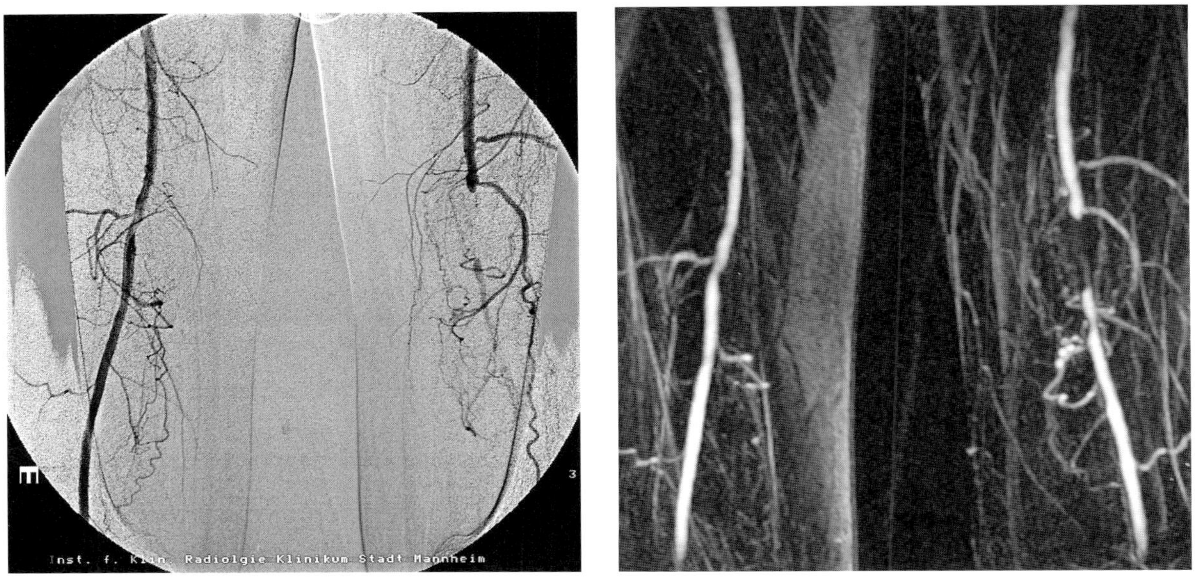


a b

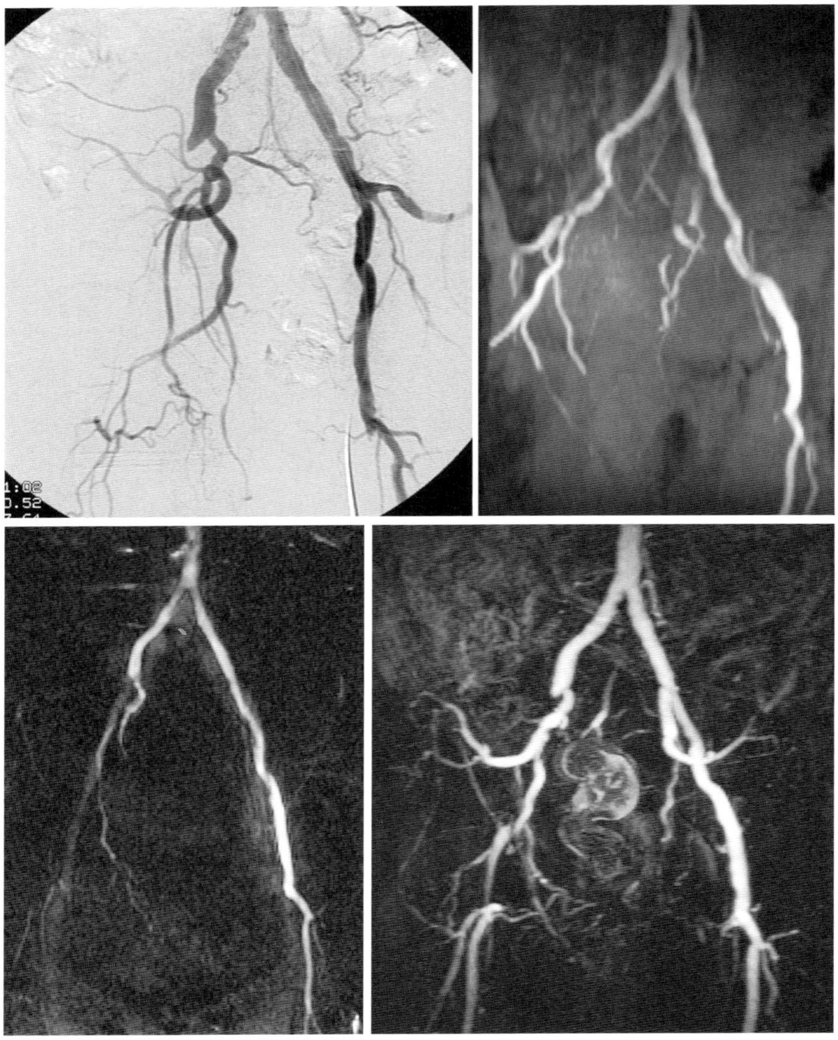

a b c d

Abb. 9.**6a–d** Verschluß der A. iliaca externa rechts:

**a** Konventionelle intraarterielle Arteriographie.

**b** 2dimensionale TOF-MRA.

**c** 2dimensionale Phasenkontrast-MRA mit unidirektionaler Phasenkodierrichtung,

**d** Kontrastmittelverstärkte 3dimensionale Gradienten-Echo-MRA.

Alle MRA zeigen die Okklusion rechts. Die beste Korrelation zur intraarteriellen Arteriographie zeigt die kontrastmittelverstärkte 3dimensionale Gradienten-Echo-MRA, insbesondere die schmalkalibrigen und horizontal verlaufende Gefäße werden ausreichend dargestellt. Bedingt durch die unidirektionale Phasenkodierrichtung werden in der Phasenkontrast-MRA die horizontal und nach kranial verlaufenden Gefäße nicht dargestellt. In der TOF-MRA Auslöschung horizontal verlaufender Gefäße durch Sättigungsphänomene.

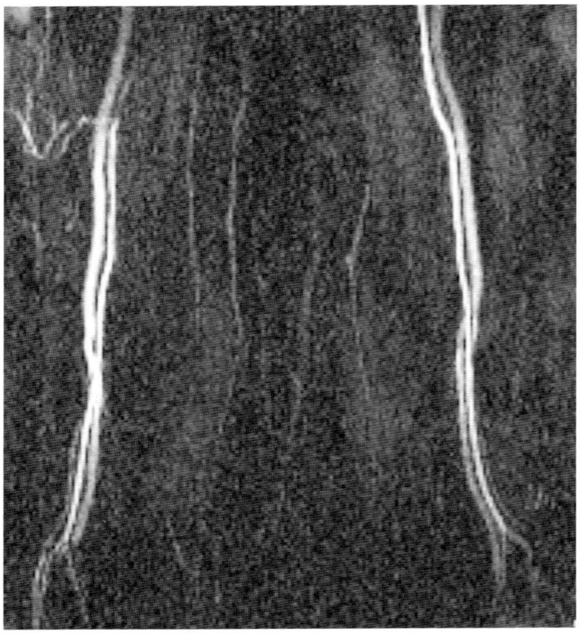

Abb. 9.**7** 2dimensionale Phasenkontrast-MRA der Oberschenkelregion. Überlagerung der Arterien durch venöse Strukturen durch eine ungeeignete Wahl der Geschwindigkeitskodierung.

**Kontrastverstärkte MRA.** Als Alternative zu den nativen Techniken halten zunehmend kontrastverstärkte, (ultra-) schnelle 3dimensionale MRA Einzug in die klinische Routine. Im Vergleich zur 2dimensionalen TOF- und Phasenkontrastmethode gelingt mit dieser Technik eine bessere Stenoseabbildung, insbesondere bei höheren Flußgeschwindigkeiten. Dies betrifft sowohl den Nachweis als auch die Graduierung der Stenosen. Ein weiterer Vorteil ist die Verkürzung der Gesamtuntersuchungszeit. Nachteil der Methode ist die Tatsache, daß zur Erfassung der gesamten Becken-Bein-Region von der distalen Bauchaorta bis einschließlich der Unterschenkelarterien (ca. 120 cm) mit der gängigen Gerätetechnologie eine zweite Kontrastmittelgabe erforderlich ist. Dadurch kommt es zu einer Kontrastmittelanreicherung in den Venen und gut vaskularisierten Organen (z.B. Darm) und damit zu störenden Überlagerungen. Abhilfe kann hierbei die „Subtraktions-MRA" schaffen. Dabei erfolgt vor der zweiten Kontrastmittelgabe die Durchführung einer Nativserie über der darzustellenden Gefäßregion. Dieser Datensatz wird später von der zweiten Kontrastmittelserie subtrahiert, wodurch signalintense Hintergrundstrukturen unterdrückt werden. Ein neuer, vielversprechender Ansatzpunkt dieses Problem zu lösen, ist die MRA in Tischverschiebetechnik. Dieses neue Verfahren ermöglicht mittels computergesteuerter Tischbewegung und Applikation eines einmaligen Kontrastmittelbolus die Dokumentation der gesamten Becken- und Beinregion (Abb. 9.**8**).

Bezüglich der Kontrastmittelmenge müssen sowohl das Volumen als auch die Injektionsbedingungen den jeweiligen Untersuchungsprotokollen angepaßt werden. Dabei ist für die periphere MRA eine Dosis von 0,1–0,15 mmol Gd-DTPA/kg Körpergewicht bei einer Flußrate von ca. 2 ml/s gefolgt von einem Kochsalzbolus als ausreichend anzusehen. Von entscheidender Bedeutung ist das Timing des Bolus. Dieser muß so optimiert werden, daß die gezielte Kontrastmittelapplikation an der Stelle des k-Raums erfolgt, die für den Gefäßkontrast ausschlaggebend ist. Hierfür ist die Durchführung eines Testbolus zu empfehlen. Neueste MR-Scanner verfügen hierfür bereits über eine Bolustriggerung. Ob in Zukunft durch den Einsatz von MR-spezifischen intravasalen Kontrastmitteln (blood-pool agents) eine Verbesserung der kontrastverstärkten MRA im Becken-Bein-Bereich zu erzielen ist, bleibt offen. Erforderlich hierzu sind geeignete Nachverarbeitungsalgorithmen, die eine schnelle Segmentierung von Arterien und Venen ermöglichen.

**Spulenwahl.** Ein weiteres Problem ist die Wahl der geeigneten Spule. Mit einer *Extremitätenspule* erhält man lediglich einen kleinen Ausschnitt in guter Bildqualität. Bei Verwendung der *Körperspule* erhält man zwar einen Überblick über längere Gefäßabschnitte, doch mindert das reduzierte Signal-Rausch-Verhältnis die Bildqualität. Einen Kompromiß stellt derzeit die Anwendung von *Body-array-Spulen* dar, die ein hohes Signal-Rausch-Verhältnis und ein homogen ausgeleuchtetes Meßfeld von ca. 480 mm in der z-Achse liefern. Dennoch muß auch hier der Patient mehrfach umgelagert werden. Neuere Ansätze sind die Entwicklung von längeren *Extremitäten-* bzw. *Teleskopspulen* mit denen eine bzw. beide Extremitäten komplett erfaßt werden.

Nachteile der MRA-Verfahren:

- Nachteil aller MRA-Techniken ist die Empfindlichkeit gegenüber einer Phasendispersion innerhalb eines Voxels. Durch die hieraus resultierende Signalminderung kann es zu einer Überbewertung der Stenose kommen. Bei hochgradigen Stenosen kann sogar ein kompletter Verschluß vorgetäuscht werden. Neben einer Verkleinerung der Voxelgröße und einer Reduktion der Schichtdicke ist die Reduktion der Echozeit (TE) die effektivste Methode zur Verringerung der Phasendispersion. Durch die Anwendung schneller kontrastmittelverstärkter 3dimensionaler Gradienten-Echo-Sequenzen mit niedrigem TE gelingt im Vergleich zu den nativen MRA (TOF- und Phasenkontrasttechnik) eine bessere Beurteilung der Stenose. Bei höheren Flußgeschwindigkeiten treten jedoch auch bei der kontrastmittelgestützten MRA Dephasierungen mit poststenotischen Signalverlusten auf. Verbesserungen dürften in Zukunft durch schnellere Gradienten-Systeme zu erwarten sein, die eine Reduktion der Einzelpartitionsdicke bei vergleichbarer Meßzeit und Ortsauflösung ermöglichen.
- Weiterer Nachteil aller MRA-Verfahren sind Artefaktüberlagerungen durch Metallimplantate bzw. -fremdkörper, die eine Beurteilung erschweren bzw. unmöglich machen (Abb. 9.**9**).

## MRA der Beckenstrombahn

Aufgrund anatomischer Begebenheiten ist die sonographische Abklärung vaskulärer Erkrankungen im Beckenbereich oft erschwert. Dadurch kommt der MRA als nichtinvasives bildgebendes Verfahren zunehmend klinische Bedeutung zu. Insbesondere neuere, EKG-getriggerte Vefahren sowie die ultraschnelle, kontrastverstärkte MRA spielen dabei eine entscheidende Rolle.

Ein geeignetes, wenn auch vergleichsweise zeitaufwendiges Verfahren zur Darstellung der Beckenstrombahn ist die 2dimensionale TOF-MRA mit EKG-Triggerung. Das höchste Signal der fließenden Protonen wird dabei erzielt, wenn die Bildebene senkrecht zur Längsachse der Blutgefäße steht. Das bedeutet, daß zur MRA der Beckenregion eine transversale Schnittführung zu bevorzugen ist. Ergänzend ist die Applikation eines Vorsättigungspulses kaudal der Bildebene erforderlich, um venöse Gefäßstrukturen zu unterdrücken. Die Optimierung der Methode stellt die schichtselektive Vorsättigung (travelling bzw. tracking saturation pulse) dar. Bei dieser Technik läuft kaudal

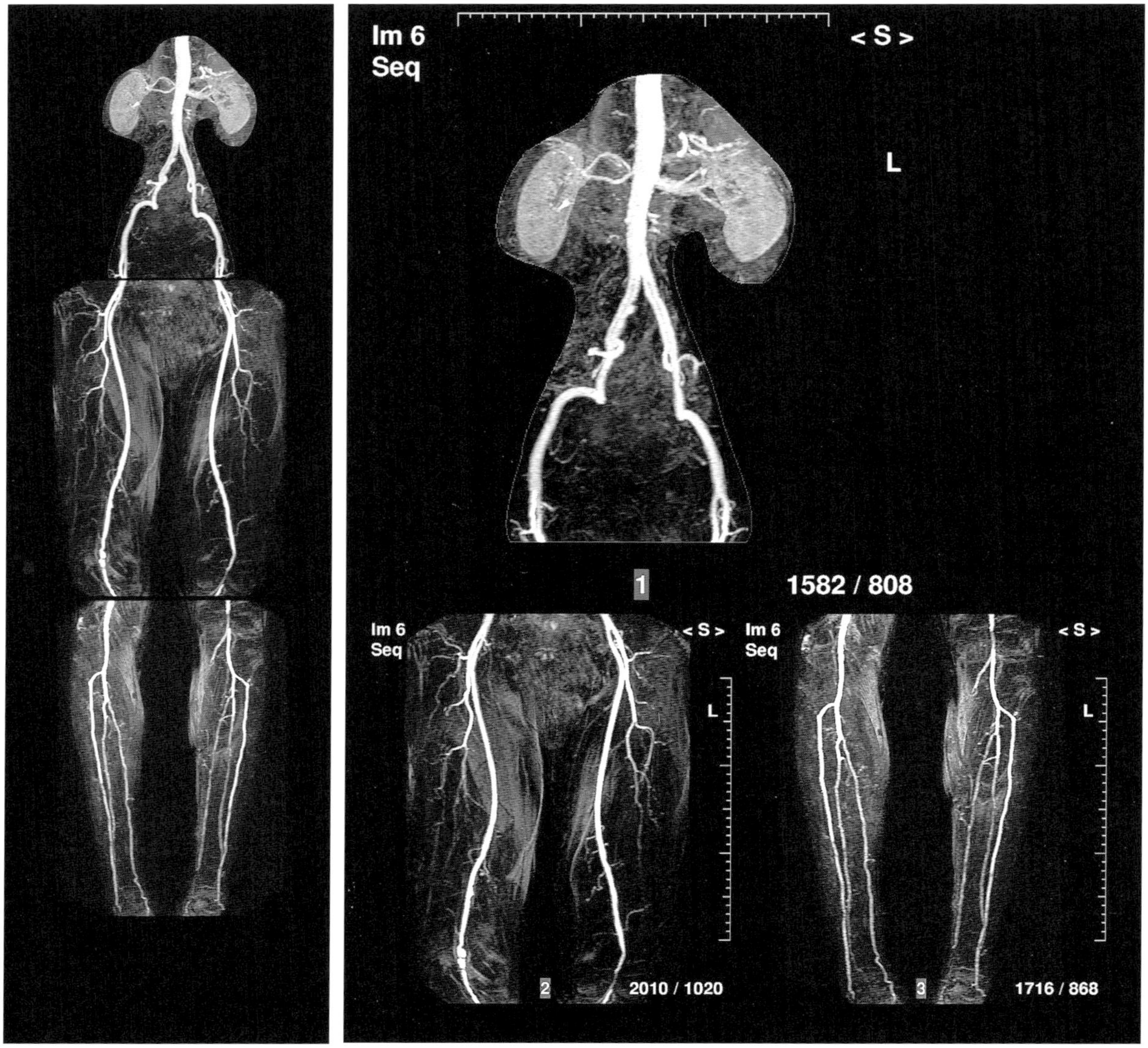


a b

Abb. 9.**8a**, **b** Tischverschiebeangiographie unter Verwendung der Body-Spule sowie einer kontrastmittelverstärkten 3dimensionalen Gradienten-Echo-Sequenz. Zusammengesetzte Panoramaaufnahme (**a**) mittels 3 einzeln erstellten Datensätzen (**b**). Höhergradiger Verschluß im Bereich der A. poplitea links sowie segmentale Stenosen im Bereich der rechten A. poplitea (mit freundlicher Genehmigung von Prof. Dr. Dipl. Phys. H.-P. Busch, Krankenhaus der Barmherzigen Brüder, Trier).

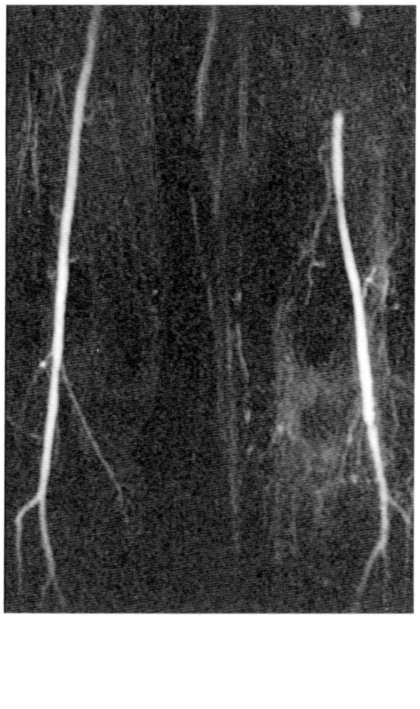

Abb. 9.**9** Zustand nach Stentimplantation in der A. femoralis superficialis in Höhe des Adduktorenkanals. Signalauslöschung in der MRA in Höhe des Stents.

jeder bildgebenden Schicht ein Vorsättigungsimpuls mit, der die Position ändert wie die abzubildende Schicht. Bezüglich der Ortsauflösung im Becken wird allgemein eine Schichtdicke von 4 bzw. 5 mm als ausreichend erachtet. Durch partielle Überlagerung der Einzelschichten ist zudem eine 3dimensionale Rekonstruktion möglich.

Besondere Beachtung muß den horizontal verlaufenden Gefäßabschnitten der Beckenetage gelten. Aufgrund des Blutflusses in der Schichtebene (in-plane flow) kann es bei Anwendung von TOF-Sequenzen zu einer unvollständigen Sättigung der fließenden Spins kommen, was eine Signalintensitätsminderung in diesen Gefäßabschnitten zur Folge hat. Durch eine Nachverarbeitung mittels MIP-Algorithmen kann dieser Effekt noch verstärkt werden.

Während sich die 3dimensionale TOF-Technik bei der Darstellung der supraaortalen Gefäße etabliert hat, ist sie für die Beckenarterien ebenso wenig geeignet wie für die peripheren Gefäße, da mehrere Etagen abgebildet werden müssen und dies unzumutbar lange Untersuchungszeiten zur Folge hätte, zudem kann es zu sättigungsbedingten Signalabfällen kommen.

Weniger zeitaufwendig ist die Anwendung der 2dimensionalen Phasenkontrasttechnik, Die Phasenkontrast-MRA sollte ebenfalls mit EKG-Triggerung durchgeführt werden und die Flußgeschwindigkeitskodierung (velocity encoding) sollte in der Beckenregion zwischen 30 und 45 cm/s gewählt werden. Zum Einsatz kommen vorwiegend die 2dimensionale Phasenkontrasttechnik mit 3dimensionaler Flußkodierung sowie die Phasenkontrasttechnik mit unidirektionaler Phasenkodierrichtung und variabler Phasenkodiergeschwindigkeit (Multi-Venc-Sequenz). Die Multi-Venc-Sequenz bietet dabei den Vorteil einer genauen Abbildung verschiedener Flußgeschwindigkeiten, wie sie im Becken aufgrund unterschiedlicher Gefäßkaliber vorkommen. Nachteile der Phasenkontrasttechnik sind venöse Überlagerungen, insbesondere bei ungeeigneter Phasenkodiergeschwindigkeit sowie fragliche Befunde aufgrund des 2dimensionalen Charakters der Sequenz.

Die Vorteile der kontrastverstärkten MRA in der Beckenregion liegen, wie bereits oben beschrieben, in der schnellen Durchführbarkeit und in der exakteren Beurteilung von Stenosen. Auch die horizontal verlaufenden Gefäße werden frei von Artefakten dargestellt. Zusätzlicher Vorteil ist die Möglichkeit der Einzelschichtbeurteilung, was einen Zugewinn an diagnostischer Sicherheit bedeutet.

## MRA der Extremitäten

Die Unterschenkelarterien besitzen einen Durchmesser von ca. 2–3 mm, so daß für eine TOF-MRA die Schichtdicke mindestens 2–3 mm betragen sollte. Zudem empfiehlt sich eine höhere Auflösung als in den oberen Gefäßabschnitten. Nur so gelingt eine suffiziente Darstellung insbesondere des horizontalen Anteils der A. tibialis anterior (Abb. 9.**10** u. 9.**11**).

Mit Hilfe der kontrastmittelgestützten 3dimensionalen Gradienten-Echo-MRA in koronarer Schnittführung kann auch hier eine Verbesserung der Abbildungsqualität erzielt werden. Auswirkung hat dies bei der Darstellung des proximalen Anteils der A. tibialis anterior sowie bei der Darstellung schmalkalibriger Seitenäste und Kollateralen bei Gefäßokklusion (Abb. 9.**3**). Geeignet ist die 2dimensionale TOF-MRA zur Darstellung angiographisch nicht nachweisbarer Runoff-Gefäße der Unterschenkeletage, was von Baum u. Mitarb. (1995) nachgewiesen werden konnte.

Eine weitere Einschränkung der verwendeten 2dimensionalen TOF-Technik und der ultraschnellen kontrastmittelgestützten 3dimensionalen MRA stellt die limitierte 256er Bildmatrix dar. Probleme ergeben sich hierbei bei Arterien im Unterschenkelbereich, wo eine exakte Beurteilung des Stenoseausmaßes erschwert wird. Alternativ stehen heute 3dimensionale Gradienten-Echo-Sequenzen mit einer 512er Matrix zur Verfügung. Diese sind durch kurze Repetitions- (TR < 10 ms) und Echoszeiten (TE > 3 ms) charakterisiert. Die höhere Bildmatrix führt jedoch zu einer Verlängerung der Meßzeit auf teilweise über 1 Minute. Erste Ergebnisse zeigen eine gute Korrelation zwischen diesen hochauflösenden 3dimensionalen Sequenzen und der intraarteriellen Arteriographie. Ein Problem der kontrastverstärkten MRA im Bereich der Extremitäten stellen seitendifferente hämodynamisch wirksame Pathologien dar.

Die MR-Angiogramme können daher ein seitengetrenntes, unterschiedlich hohes intravasales Signal aufweisen, was im Extremfall dazu führt, daß Arterien einer Extremität nicht abgebildet werden. Der Einsatz eines Testbolus bzw. einer Bolustriggerung schafft hier nur bedingt Abhilfe. Deshalb sollten für die ultraschnelle kontrastmittelverstärkte MRA der peripheren Gefäße immer 2, unmittelbar aufeinanderfolgende, Datensätze akquiriert werden. Probleme ergeben sich im Unterschenkelbereich durch venöse Überlagerungen, die durch eine bestehende venöse Insuffizienz noch weiter verstärkt werden. Abhilfe kann hier die Hochlagerung der Unterschenkel zum besseren venösen Abfluß schaffen.

Beim Einsatz der Phasenkontrast-MRA im Ober- und Unterschenkelbereich sollte aufgrund des oben erwähnten pulsatilen Flusses unbedingt eine EKG-Triggerung verwendet werden. Als Flußgeschwindigkeitskodierung sollte für die Oberschenkelarterien 20–30 cm/s gewählt werden. Popliteal und im Bereich des Unterschenkels sollte der Wert bei 10–20 cm/s liegen.

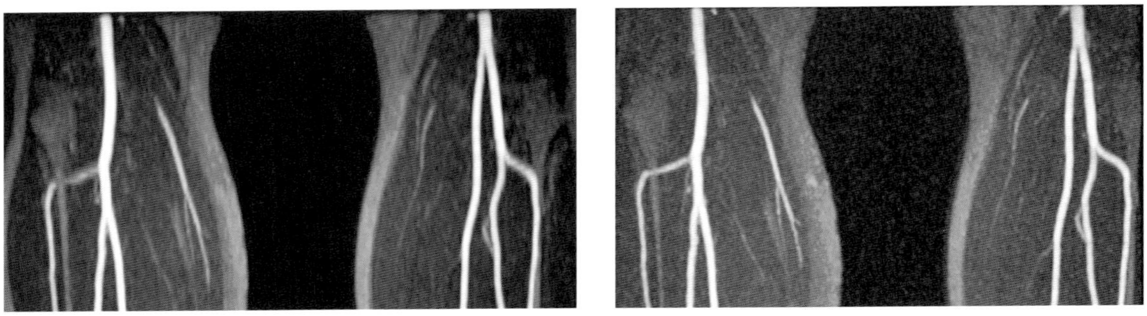

a b

Abb. 9.**10a, b** MIP-Rekonstruktionen einer 2dimensionalen TOF-MRA:

**a** Die Rekonstruktionen mit einer Einzelschichtdicke von 4 mm zeigen deutliche Stufenartefakte in den horizontalen Abschnitten der A. tibialis anterior.

**b** Suffiziente Darstellung bei einer Schichtdicke von 2 mm.

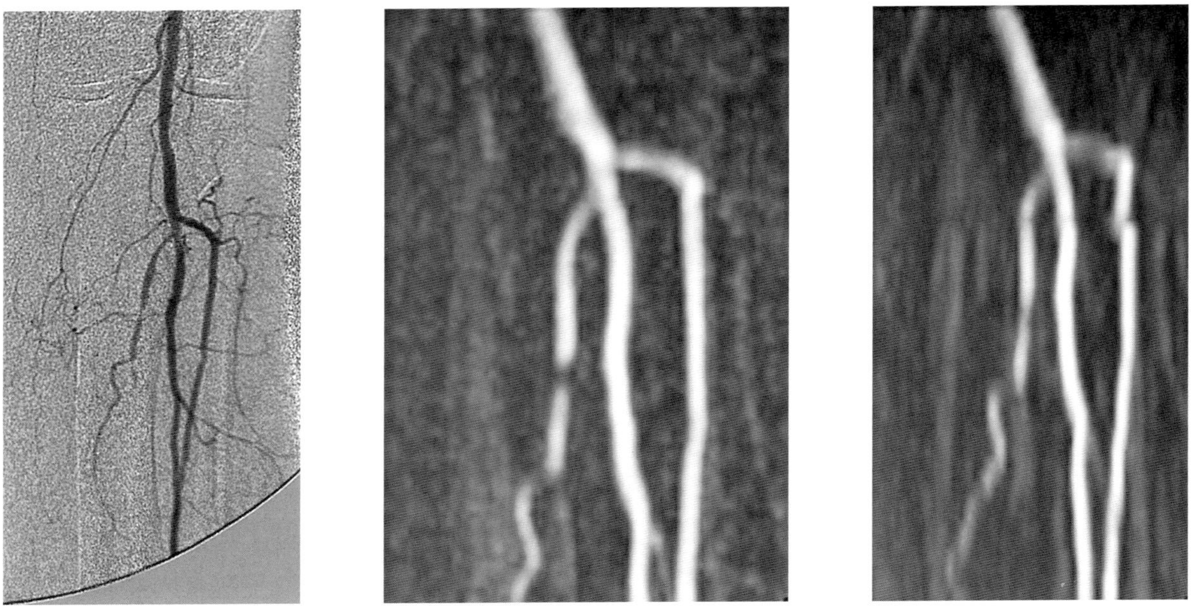

a b c

Abb. 9.**11a-c** Nachweis einer hochgradigen Stenose im proximalen Anteil der A. tibialis posterior:

**a** DSA intraarteriell.

**b** 2dimensionale TOF-MRA. Deutliche Überbewertung der Stenose bei Wahl einer Schichtdicke von 4 mm.

**c** 2dimensionale TOF-MRA: Schichtdicke 2 mm.

## Ausblick

Während die TOF- und die Phasenkontrast-MRA auch in Zukunft nur für spezielle Indikationen im Bereich der Becken-Bein-Gefäße eingesetzt werden, hat die kontrastverstärkte MRA in Tischverschiebetechnik das Potential für eine breitflächige Anwendung. Dem Nachteil der Überbewertung höhergradiger Stenosen stehen die einfache, wenig invasive Durchführbarkeit und die Darstellung der gesamten Becken-Bein-Strombahn mittels einmaliger Kontrastmittelapplikation gegenüber. Die zunehmende Verbreitung der Technik und die Entwicklung neuer Extremitätenspulen mit verbessertem Signal-Rausch-Verhältnis können dazu beitragen, die MRA in Tischverschiebetechnik als Screeningverfahren vor interventionellen oder chirugischen Eingriffen zu etablieren.

## Literatur

Baum, R., C. Rutter, J. Sunshine et al.: Multicenter trial to evaluate vascular magnetic resonance angiography of the lower extremity. J. Amer. med. Ass. 274 (1995) 875–800

Baumgartner, I., S. E. Maier, M. Koch, E. Schneider, G. K. von Schulthess, A. Bollinger: Magnetresonanzarteriographie, Duplexsonographie und konventionelle Arteriographie zur Beurteilung der peripheren arteriellen Verschlußkrankheit. Fortschr. Röntgenstr. 159 (1993) 167–173

Fürst, G., M. Hofer, U. Mödder: Einflußgrößen flußinduzierter Signalverluste: Versuche an einem technischen Röhrensystem. Zbl. Radiol. 150 (1994) 256

Ho, K. Y., M. W. de Haan, A. G. H. Kessels, P. J. Kitslaar, J. M. A. van Engelshoven: Peripheral vascular tree stenoses: detection with subtracted and nonsubtracted MR angiography. Radiology 206 (1998a) 673–681

Ho, K. Y., T. Leiner, M. W. de Haan, A. G. H. Kessels, P. J. Kitslaar, J. M. A. van Engelshoven: Peripheral vascular tree stenoses: evaluation with moving-bed infusion-tracking MR angiography. Radiology 206 (1998) 683–692

Meany, J. F. M., J. P. Ridgway, A. Radjenovic et al.: Stepping-table (MOBITRAK) Gadolinium-enhanced digital-subtraction magnetic resonance angiography of the aorta and lower extremity arteries. ISMRM, 6th Scientific Meeting 1998 (p. 66)

Owen R. S., R. A. Baum, J. P. Carpenter, G. A. Holland, C. Cope: Symptomatic peripheral vascular disease: selection of imaging parameters and clinical evaluation with MR angiography. Radiology 187 (1993) 627–635

Prince, M. R., D. L. Narasimham, J. C. Stanley et al.: Breath-hold gadolinium-enhanced MR angiography of the abdominal aorta and ist major branches. Radiology 197 (1995) 785–792

Reimer, P., M. Wilhelm, M. Lentschig et al.: Phasenkontrast-MR-Angiographie der unteren Extremität. Radiologe 37 (1997) 572–578

Reimer, P., M. Wilhelm, M. Lentschig et al.: Kombinierter Einsatz der EKG-getriggerten 2D-Phasenkontrast-MR-Angiographie und der 2D-Time-of-Flight-MR-Angiographie zur Planung und Verlaufskontrolle vor und nach Gefäßinterventionen der Becken- und Beinarterien. Fortschr. Röntgenstr. 168 (1998) 243–249

Steffens, J. C., J. Link, G. Brinkmann, M. Reuter, M. Heller: MR-Angiographie der Beckenarterien. Radiologe 37 (1997) 566–571

Vosshenrich, R., L. Kopka, E. Grabbe: Kontrastmittelgestützte MR-Angiographie der peripheren Gefäße. Radiologe 37 (1997) 579–586

Yucel, E. K., J. A. Kaufman, S. C. Geller, A. C. Waltman: Atherosclerotic occlusive disease of the lower extremity: prospective evaluation with two-dimensional time-of-flight MR angiography. Radiology 187 (1993) 637–641

# 10 MR-Phlebographie peripherer Gefäße

K.-P. Jungius

## Einführung

Der Diagnostik und Behandlung der akuten tiefen Beinvenenthrombose (TVT) kommt eine große akutmedizinische Bedeutung zu, da die Lungenembolie als wichtige Todesursache in 90% der Fälle Folge einer TVT ist (Spritzer u. Mitarb. 1988). Klinisch kann eine TVT oft nicht sicher diagnostiziert werden; daher ist vielfach zusätzlich ein bildgebendes Verfahren erforderlich. Als Goldstandard für den Nachweis der TVT gilt die Röntgenphlebographie; die weniger invasive Doppler-Sonographie mit der Möglichkeit der farbkodierten Darstellung der Flußrichtung und -geschwindigkeit gewinnt zunehmend an Bedeutung und wird vorwiegend als erstes apparatives Diagnoseverfahren eingesetzt. Die Röntgenphlebographie wird im Rahmen der Thrombosediagnostik vorwiegend bei unklaren dopplersonographischen Befunden im Ober- und Unterschenkel bzw. bei nicht ausreichender Beurteilbarkeit der Venen im Becken eingesetzt. Als nichtinvasives Screeningverfahren mit hoher Sensitivität wurde kürzlich von Sproule u. Mitarb. (1997) die Light-reflection-Rheographie vorgestellt.

Die MR-Phlebographie wird von mehreren Autoren als ebenso zuverlässig wie die Röntgenphlebographie angesehen (Erdmann u. Mitarb. 1990, Huch-Boni u. Mitarb. 1995); darüber hinaus erlaubt sie im gleichen Untersuchungsgang das Anfertigen von Schnittbildern in frei zu wählenden Ebenen. So kann z.B. eine Baker-Zyste oder eine anders verursachte Kompression von außen (Kompartmentsyndrom) dargestellt werden.

Aufgrund des höheren Untersuchungsaufwands wird sie jedoch bislang nur vereinzelt zur Abklärung phlebologischer Fragen eingesetzt. Mit Hilfe der Darstellung des Thrombus kann die Differenzierung einer akuten von Residuen einer früher stattgehabten Thrombose möglich werden (Spritzer u. Mitarb. 1988). Auch kann über den Phasenkontrasteffekt eine Flußquantifizierung durchgeführt werden (Pelc u. Mitarb. 1992).

## Anatomische Grundlagen (Abb. 10.1)

Im Bereich der unteren Extremität erfolgt die venöse Ableitung über ein oberflächliches und ein tiefes Venensystem; in beiden Systemen können Thrombosen auftreten, es sind jedoch lediglich Thrombosen des tiefen Venensystems als Ursache pulmonaler Embolien beschrieben. Beide Systeme kommunizieren durch die sog. Perforansvenen (Cockett-, Boyd- und Dodd-Gruppe) miteinander, wobei die Flußrichtung physiologischerweise vom oberflächlichen in das tiefe Venensystem gerichtet ist. Der überwiegende Blutrückfluß aus der Peripherie erfolgt über das tiefe Venensystem.

Das tiefe Venensystem bilden im Unterschenkelbereich typischerweise 3 paarig vorhandene Venen, die Vv. tibiales anteriores, tibiales posteriores und fibulares, die sich unterhalb des Kniegelenks zur V. poplitea vereinen. Knapp unterhalb des Leistenbands mündet die V. saphena magna als letztes oberflächliches Gefäß in die V. femoralis.

Die längsten Venen des oberflächlichen Systems sind die V. saphena magna und die V. saphena parva. Im Fall einer tiefen Venenthrombose stellt der Weg über die V. saphena magna den venösen Abfluß sicher, falls zusätzlich eine V.-cava-inferior-Thrombose vorliegt, kann das Blut über oberflächliche epigastrische Venen und laterale thorakale Venen in die V. cava superior geleitet werden.

Die Venen beider Systeme haben Venenklappen, die das Zurückfließen des Bluts in der Diastole verhindern. Insuffiziente Klappen der oberflächlichen Venen führen zum Krankheitsbild der Varikosis.

Das tiefe Venensystem begleitet die gleichnamigen Arterien; distal der V. poplitea sind sie in der Regel gedoppelt. Bunders u. Mitarb. (1995) wiesen explizit darauf hin, daß die V. femoralis superficialis – anders als es die anatomische Bezeichnung vermuten läßt – dem tiefen Venensystem zuzuordnen ist und eine dort nachgewiesene Thrombose nicht ungefährlich ist.

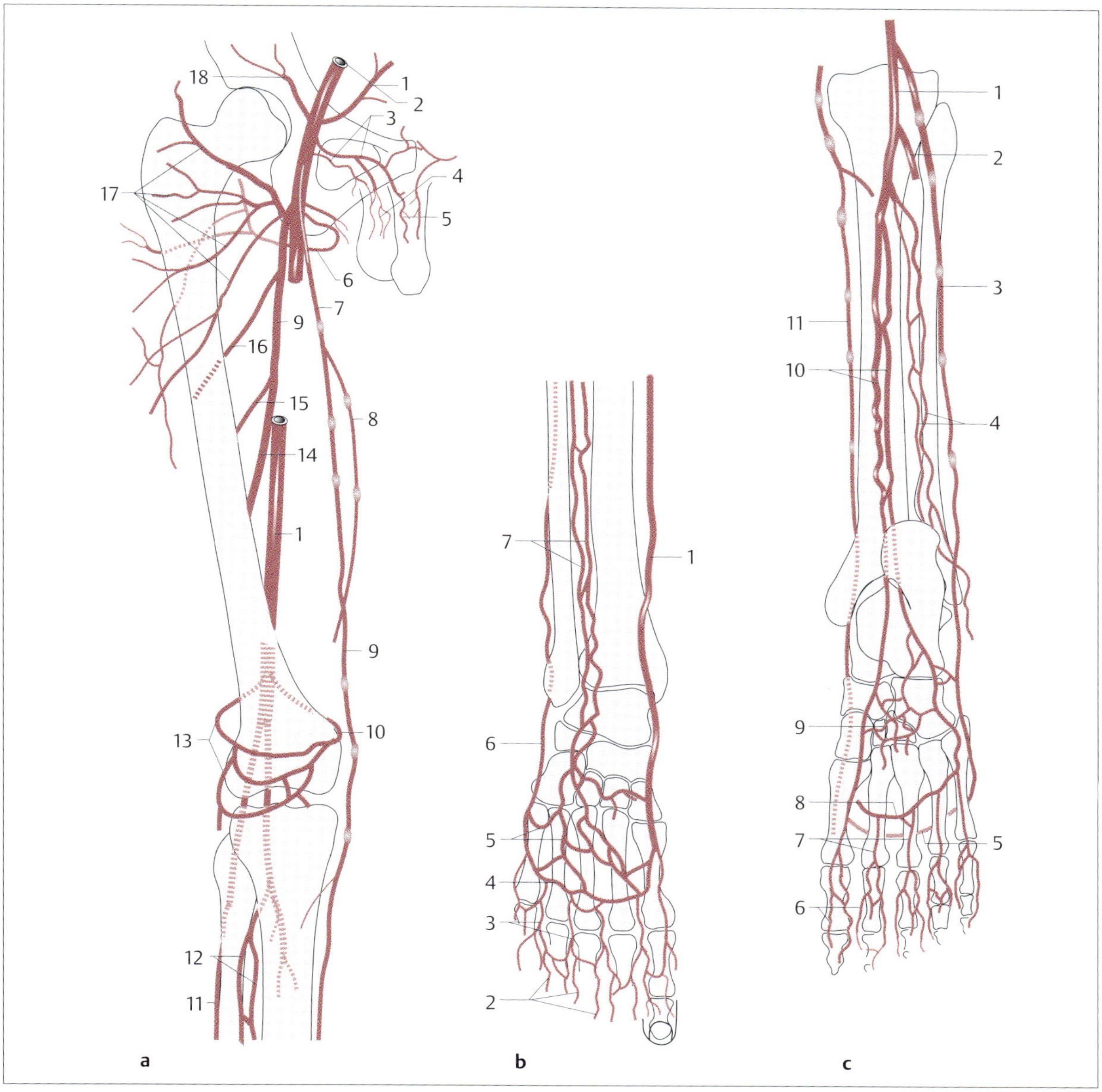


Abb. 10.1 **a-c** Darstellung der Beinvenen:

**a** Beinvenen von vorne:
1 V. epigastrica superficialis
2 V. femoralis
3 Vv. pudendae externae
4 Vv. scrotales (vel labiales) anteriores
5 Vv. dorsales penis (vel clitoridis) superficialis
6 Vv. circumflexae femoris mediales
7, 9 V. saphena magna
8 V. saphena accessoria
10, 13 Vv. genus
11 V. saphena parva
12 Vv. tibiales anteriores
14–16 Vv. perforantes
17 Vv. circumflexae femoris laterales
18 V. circumflexa ilium superficialis

**b** Venen des Fußrückens:
1 V. saphena magna
2 Vv. digitales dorsales pedis
3 Vv. metatarseae dorsales pedis
4 Arcus venosus dorsalis pedis
5 Rete venosum dorsale pedis
6 V. saphena parva
7 Vv. tibiales anteriores

**c** Unterschenkel- und Fußsohlenvenen:
1 V. poplitea
2 Vv. tibiales anteriores
3 V. saphena parva
4 Vv. peronaeae (fibulares)
5 Arcus venosus dorsalis pedis
6 Vv. digitales plantares
7 Vv. metatarseae plantares
8 Arcus venosus plantaris
9 Rete venosum plantare
10 Vv. tibiales posteriores
11 V. saphena magna

## Untersuchungstechnik

Mit der TOF-Technik werden Venen, in denen eine sehr geringe Flußgeschwindigkeit vorliegt, insbesondere Varizen, „ausgeblendet". 2dimensionale Fast-Spin-Echo-Techniken sind in schwachen MR-Tomographen, in denen sehr lange TR-Zeiten nicht verfügbar sind, nicht durchzuführen; in einem 0,5-Tesla-MR-Tomographen z.B. sind jedoch Untersuchungen der Beinvenen mit 3dimensionalen Fast-STIR-Sequenzen möglich. Man erhält Bilder, die in ihrer Aussagefähigkeit einer Röntgenphlebographie nicht nachstehen und insbesondere auch die Varizen darstellen.

Mit einer 2dimensionalen TOF-Technik kann z.B. eine tiefe Venenthrombose leicht nachgewiesen werden. TRUE-FISP-Sequenzen erlauben bereits in Nativtechnik in vielen Fällen eine gute Darstellung einer Thrombose im Oberschenkel-/Beckenbereich.

Wegen der Nähe der Venen und Arterien in der unteren Extremität sollte eine MR-Phlebographie immer mit proximaler Satturierung durchgeführt werden, um das arterielle Signal zu eliminieren.

In den meisten Fällen wird eine MR-Phlebographie als 2dimensionale TOF durchgeführt.

**2 unterschiedliche Techniken der MR-Phlebographie:**
- gespoilte Sequenzen, die alleine den Bluteinstrom zur intravasalen Signalgewinnung nutzen, z.B. FLASH (fast low-angle shot) und gespoilte GRASS (gradient recalled acquisition in a steady state),
- Sequenzen, die eine T2*-Wichtung mit für die Bilderstellung verwenden, wie FISP (fast imaging sequence with partial refocussing) und ungespoilte GRASS.

Zum Nachweis einer tiefen Venenthrombose ist eine transversale Schnittführung am besten geeignet. Die V.-subclavia-Darstellung hingegen erfordert eine sagittale Signalakquisition.

Nach peripherer Gd-Applikation (2 ml Magnevist peripher intravenös) resultiert für etwa 10 Minuten eine Signalerhöhung, die mit einer konventionellen Gadienten-Echo-Sequenz erfaßt werden kann.

Eine Verlängerung der Repetitionszeit (TR) führt zu einem Anstieg von relaxiertem Blut, welches die Schicht erreicht, allerdings um den Preis einer Verlängerung der Akquisitionszeit (TA). Die Echozeit (TE) sollte kurz gewählt werden. Wichtiger als die exakte Echozeit ist aber die Wahl des Flipwinkels. Ein zu geringer Flipwinkel führt zu einem schlechten Signal-Rausch-Verhältnis, ein zu großer Flipwinkel bewirkt eine Satturierung des venösen Signals.

Der zu wählende Flipwinkel hängt davon ab, ob in Flußrichtung oder quer zur Flußrichtung akquiriert wird. Für den longitudinalen Fluß sind Flipwinkel um 20–25° geeignet, bei transversalen Fluß 40–45°. Kleinere Flipwinkel vermindern störende Pulsationsartefakte durch venennah verlaufende Arterien. Eine Probeschicht kann helfen, den Flipwinkel zu optimieren.

Die kontrastunterstützte MR-Phlebographie mittels Gd-DTPA-Infusion über eine Fußrückenvene unter Applikation von 10 ml Gd-DTPA (1:1 in 0,9% wäßriger NaCl-Lösung verdünnt) langsam appliziert ermöglicht mittels einer Oberflächenspule (Phased-array-Spule) eine gute Darstellung klinisch relevanter Befunde.

## Klinische Grundlagen

Das wichtigste phlebologische Krankheitsbild ist die Thrombose, also der Verschluß durch ein Blutgerinsel, den Thrombus. Als Folge einer Thrombose kann der Patient eine Lungenembolie erleiden, die in nicht wenigen Fällen unbehandelt, aber auch unter sachgerechter Therapie zum Tode des Patienten führen kann.

Die TVT tritt häufig im Zusammenhang mit folgenden Ereignissen auf:

- bei größeren Operationen,
- nach einem Trauma,
- nach längerer Immobilisation,
- paraneoplastisch,
- bei Hyperkoagulopathien.

Ferner ist der Gebrauch oraler Kontrazeptiva, insbesondere in Verbindung mit Nikotinabusus, hervorzuheben. Die TVT beginnt an einer oder – häufiger – mehreren Venenklappen. Von dort ausgehend bildet sich ein Thrombus. Einer akuten Thrombose liegt nur selten eine Gefäßokklusion zugrunde. Zumeist umströmt ein Blutsaum den zentralen oder exzentrischen Thrombus („Schienenphänomen").

Eine TVT kann sich vollständig zurückbilden. Als Residuum einer Thrombose der unteren Extremität kann jedoch auch ein postthrombotisches Syndrom mit persistierenden Kollateralkreisläufen verbleiben, welches sich klinisch zum Ulcus cruris venosum weiterentwickeln kann.

Eine Thrombose der V. poplitea oder femoralis superficialis geht typischerweise mit Schmerzen und einer Schwellung des Beins einher. Im Rahmen der klinischen Untersuchung findet sich ein positives Homan-Zeichen. Da die klinischen Symptome aber unspezifisch sind und zahlreiche andere Erkrankungen differentialdiagnostisch in Frage kommen (z.B. Lymphödem, Hämatom), ist eine Abklärung mit technischen Untersuchungen indiziert bzw. erforderlich. Auf der anderen Seite sind zahlreiche asymptomatische TVT beobachtet worden, zum einen im Rahmen von Autopsien, jedoch auch in Studien, in denen ein Screening nach Implantation einer Hüftendoprothese durchgeführt wurde.

Die MR-Phlebographie der TVT erfordert die Beurteilung der transversalen Einzelbilder der 2dimensionalen TOF-Daten, da zentrale Füllungsdefekte in den a.-p. Projektionen maskiert werden können. Eine vergleichende Beurteilung von MIP-Rekonstruktion und Einzelbildern ist auch im Rahmen der Abklärung einer TVT stets indiziert (Abb. 10.**2**–10.**4**).

Abb. 10.**2 a,b** Tiefe Venenthrombose links. Dargestellt mit Röntgenphlebographie.

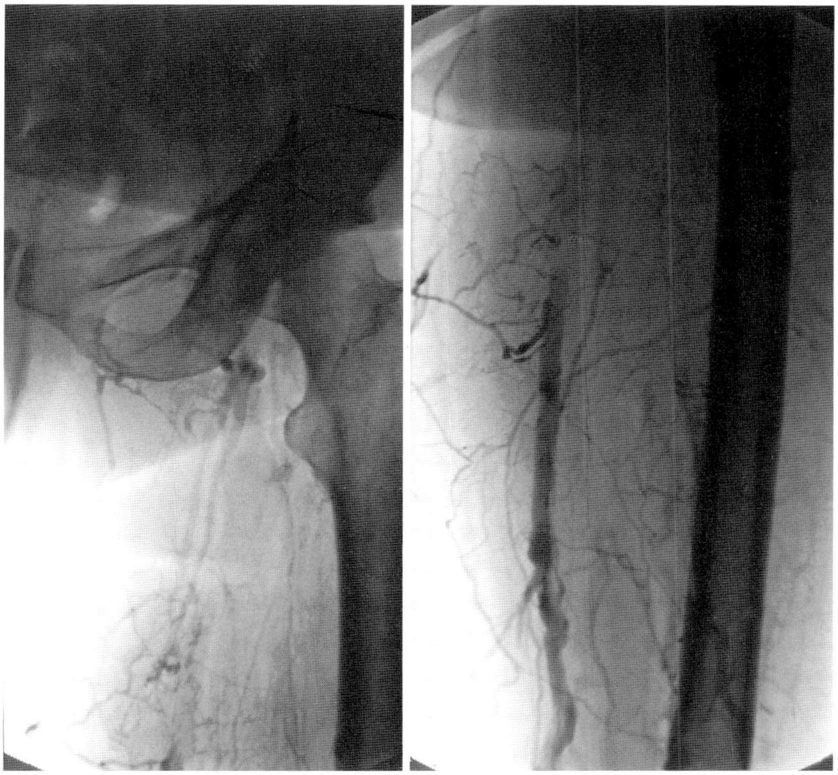

a b

Abb. 10.**3 a-c** Phasenkontrastangiographie:
**a** Darstellung der Arterien.
**b** Darstellung der Venen, mit Thrombose links.
**c** Gleichzeitige Darstellung der arteriellen und venösen Gefäße.

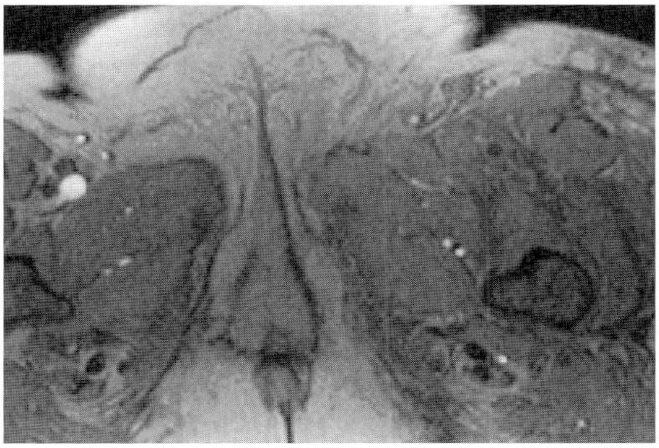

b

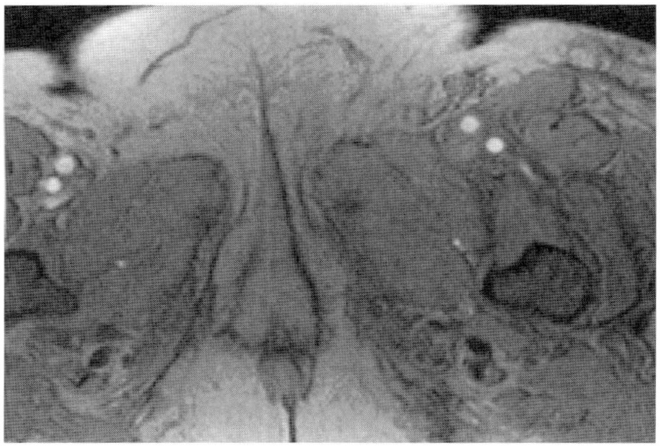

a

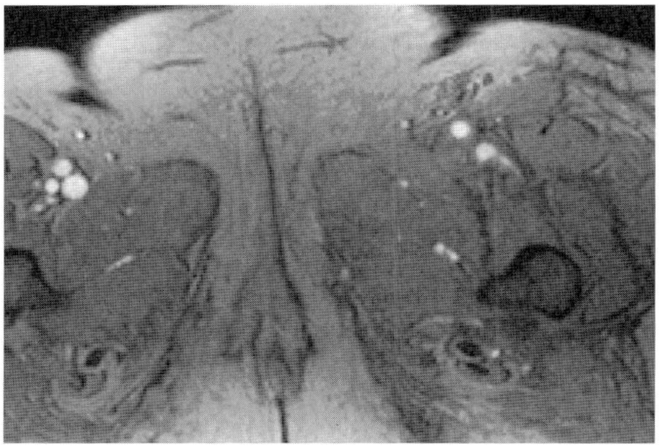

c

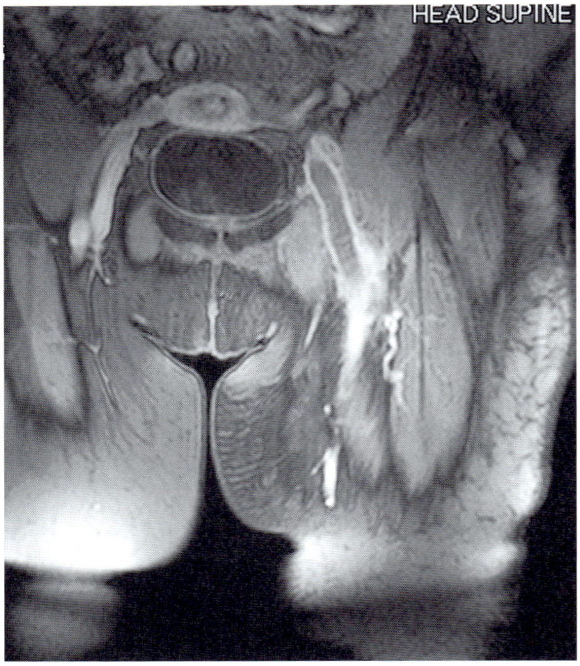


a

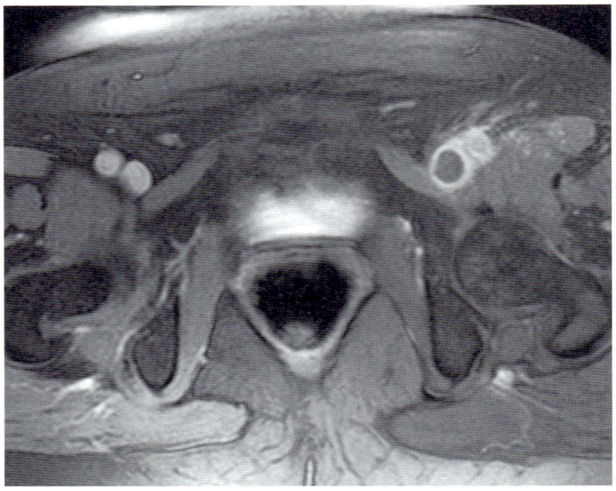

b

Abb. 10.**4 a, b** Fettsupprimierte T1-FLASH-Sequenz nach intravenöser Gd-Applikation. Neben der Darstellung des Gefäßverschlusses in der linken V. femoralis communis Nachweis der ödematösen Weichteilschwellung:
**a** Koronare Schnittführung.
**b** Transaxiale Schnittführung.

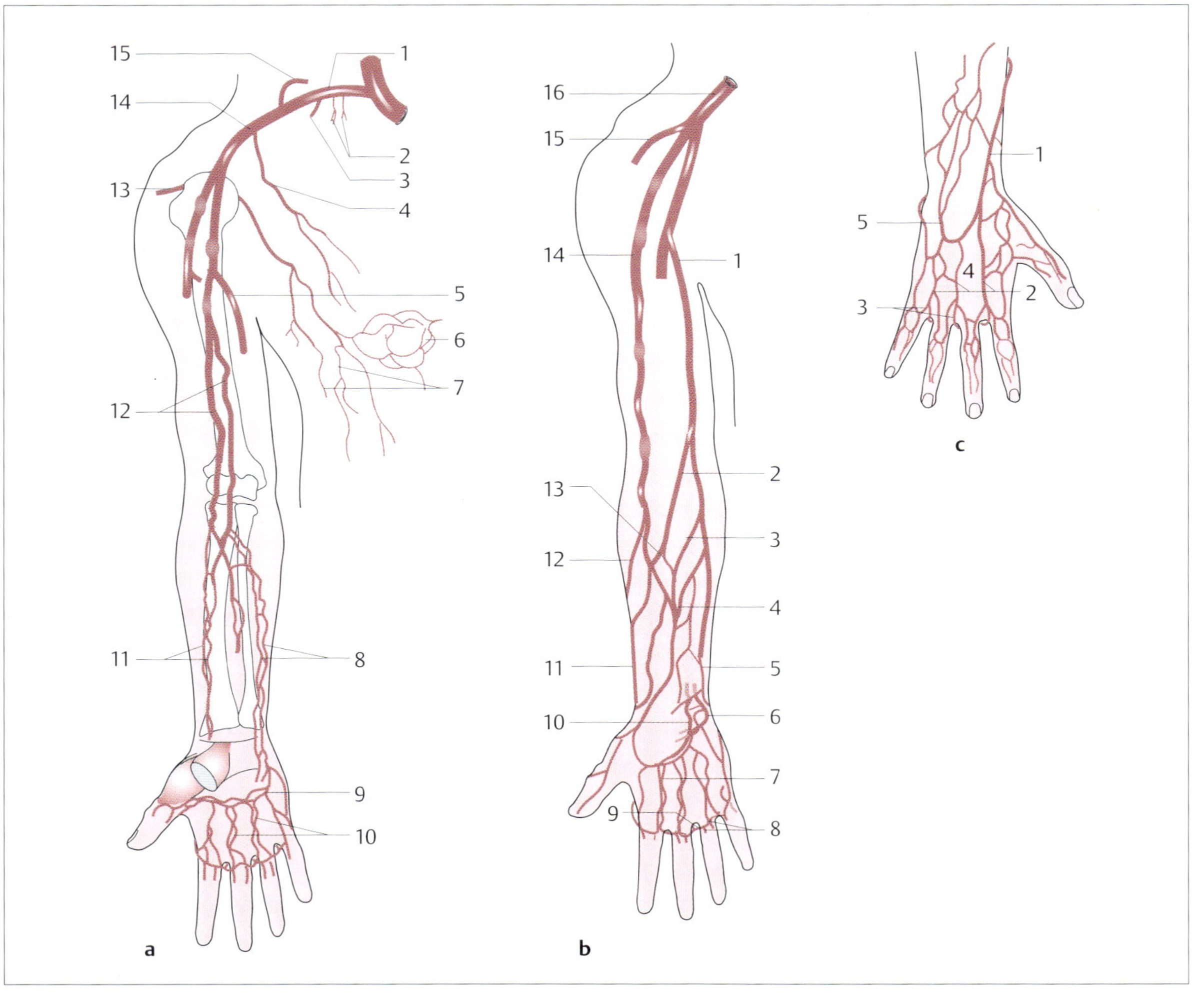

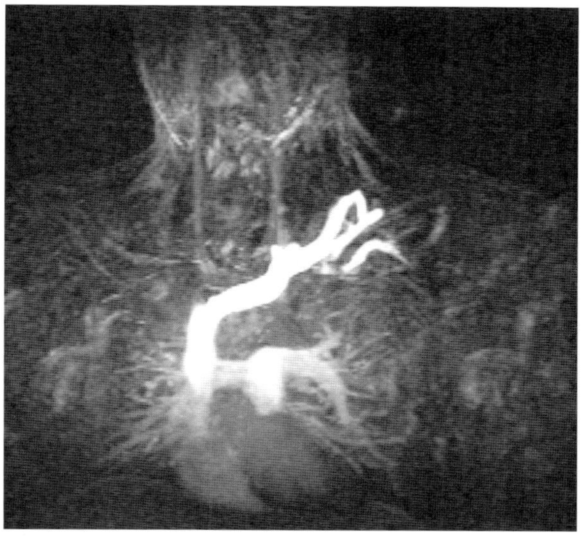

Abb. 10.**6** In der kontrastunterstützten MR-Venographie Nachweis einer Phlebothrombose der V. subclavia und V. axillaris links. 28jähriger Patient.

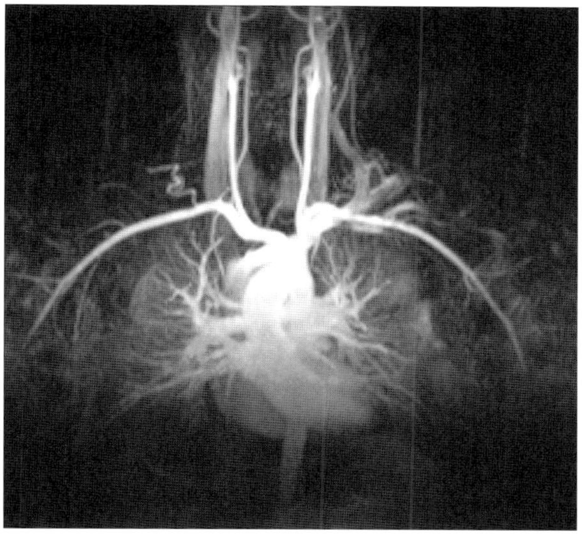

Abb. 10.**7** Die MR-Arteriographie ergab einen regelrechten Befund. In den axialen Bildern war kein Hinweis auf eine Ursache der Phlebothrombose nachweisbar. Gleicher Patient wie in Abb. 10.**6**.

## MR-Phlebographie der oberen Extremität (Abb. 10.5)

Am Venensystem der oberen Extremität gibt es lediglich im Handrücken eine Verbindung zwischen oberflächlichem und tiefem System. Die oberflächlichen Venen münden über die V. cephalica oder basilica in die V. axillaris. Im Ellbogen- und Unterarmbereich sind zahlreiche Varianten beschrieben, denen jedoch in der Regel keine klinische Bedeutung zukommt. Über die V. axillaris und subclavia wird das Blut in die obere Hohlvene geleitet.

Im Bereich der oberen Extremität wird die MRT einschließlich MR-Phlebographie zur Beurteilung der Einflußstauung wie auch nach traumatischen Läsionen eingesetzt (Abb. 10.**6** u. 10.**7**).

Die MR-Phlebographie der oberen Extremität wird – ähnlich wie auch die Röntgenphlebographie –, wenn die Beurteilung der Einflußverhältnisse gefragt ist, mittels bilateraler Kontrastmittelapplikation durchgeführt (Abb. 10.**8**).

◄

Abb. 10.**5 a-c** Darstellung der Armvenen:

**a** Tiefe Armvenen von vorne.
1 V. subclavia
2 Vv. pectorales
3 V. thoracoabdominalis
4 V. thoracica lateralis
5 V. basilica
6 Plexus venosus areolaris
7 Vv. thoracoepigastrica
8 Vv. ulnares
9 Arcus venosus palmaris profundus
10 Vv. metacarpeae plamares
11 11 Vv. radiales
12 Vv. brachiales
13 V. thoracoacromialis
14 V. axillaris
15 V. scapularis dorsalis

**b** Hautvenen des Arms.
1, 5 V. basilica
2 V. mediana cubiti
3 V. mediana basilica
4 V. mediana antebrachii
6 Arcus venosus plamaris profundus
7 Vv. metacarpeae palmares
8 Vv. digitales plamares
9 Vv. intercapitales
10 Arcus venosus plamaris superficialis
11, 14 V. cephalica
12 V. cephalica accessoria
13 V. mediana cephalica
15 V. thoracoacromialis
16 V. axillaris

**c** Venen am Handrücken:
1 V. cephalica
2 Vv. metacarpeae dorsales
3 Vv. intercapitales
4 Rete venosum dorsale manus
5 V. cephalica accessoria

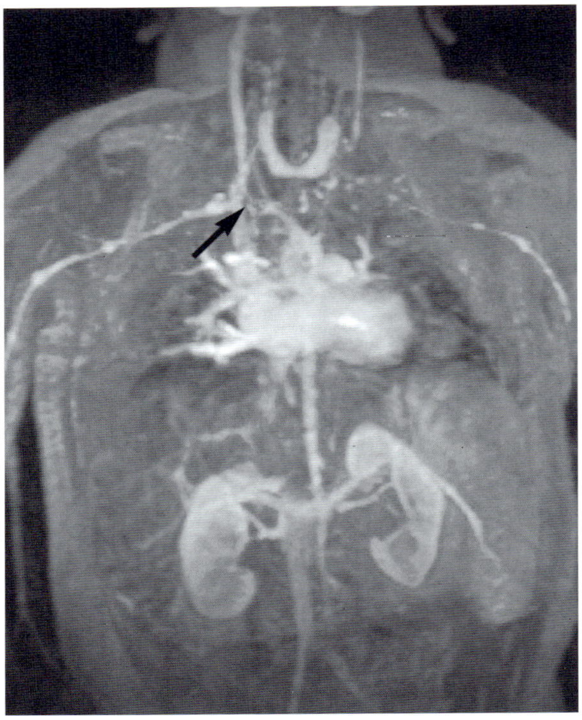

Abb. 10.**8** Kontrastmittelunterstützte MR-Venographie in 3dimensionaler FLASH-Technik. Abbildung nach Subtraktion und MIP. Im Bereich der V. cava superior Nachweis einer Signalauslöschung (Pfeil), einem kleinen Thrombus entsprechend, der unmittelbar bis an den Eingang des rechten Vorhofs reicht. Verschluß der linksseitigen V. subclavia (proximal) und der V. anonyma. 9jähriger Patient.

## Ausblick

Die MR-Phlebographie erbrachte nach Spritzer u. Mitarb. (1988) in 215 von 216 Fällen eine zufriedenstellende Bildqualität. Die MR-Phlebographie erwies sich mit einer Sensitivität von 97 % und einer Spezifität von 95 % als sehr zuverlässig. Carpenter u. Mitarb. (1993) verglichen im Jahr 1993 84 MR-Phlebographien sowohl mit der Röntgenphlebographie als auch mit der Duplexsonographie; in 33 Fällen lag eine TVT in der Höhe Knie bis Becken vor. Die Sensitivität betrug 100 %, und Spezifität 96 % sowohl für die die MR-Phlebographie als auch die Duplexsonographie.

Die MR-Phlebographie wird insbesondere durch die Weiterentwicklung von Blutpoolkontrastmitteln weiter an Bedeutung gewinnen. Neben der bei Verdacht auf TVT als Screening eingesetzten Doppler-Sonographie kann so eine weitere Technik etabliert werden, die ohne den Einsatz ionisierender Strahlung aussagefähige Abbildungen liefert.

Im Bereich der Venen der oberen Extremität ist die MR-Phlebographie distal im Bereich der Einmündung in die obere Hohlvene schon heute das Verfahren der Wahl, wenn die technischen Voraussetzungen gegeben sind. Es ist zu wünschen und zu erwarten, daß MR-Phlebographien der oberen Extremität in Zukunft flächendeckend zur Verfügung stehen wird.

## Literatur


Bunders, W. P., J. J. Bergan, A. H. Nicholas, J. Murray, M. Drehobl: The superficial femoral vein: a potentially lethal misnomer. J. Amer. med. Ass. 274 (1995) 1296–1298

Burn, P. R., D. M. Blunt, H. E. Sansom, M. S. Phelan: The radiological investigation of suspected lower limb deep vein thrombosis. Clin. radiol. 52 (1997) 625–628

Carpenter, J. P., G. A. Holland, R. A. Baum, R. S. Owen, J. T. Carpenter, C. Cope C: Magnetic resonance venography for the detection of deep venous thrombosis: comparision with contrast venography and duplex Doppler ultrasonography. J. vasc. Surg. 18 (1993) 734–741

Erdman, W. A., H. T. Jayson, H. C. Redman, G. M. Miller, R. W. Parkey, R. W. Peshok: Deep venous thrombosis of extremities: role of MR imaging in the diagnosis. Radiology 174 (1990) 425–431

Forbes, K., A. J. Stevenson: The use of power Doppler ultrasound in the diagnosis of isolated deep venous thrombosis in the calf. Clin. Radiol. 53 (1998) 752–754

Huch-Boni, R. A., U. Brunner, A. Bollinger, J. F. Debatin, M. Hauser, G. P. Krestin: Managment of congenital angiodysplasia of the lower limb: magnetic resonance imaging and angiography versus conventional angiography. Brit. J. Radiol. 68 (1995) 1308–1315

Lensing, A. W., C. I. Doris, F. P. Mc Grath et al.: A comparison of compression ultrasound with color Doppler ultrasound for the diagnosis of symtomless postoperative deep vein thrombosis. Arch. intern. Med. 157 (1997) 765–768

Pelc, R. C., N. J. Pelc, S. C. Rayhill et al.: Arterial and venous blood flow: quantification with MR imaging. Radiology 185 (1992) 809–812

Saltzman, E. W.: Venous thrombosis made easy. New Engl. J. Med. 34 (1986) 847

Siewert, B., W. A. Kaiser, G. Layer, F. Traber, U. Kania, J. Hartlapp: MR-Venographie bei tiefen Bein- und Beckenvenenthrombosen. Vergleich von 2D-Einzelschichtbildern und 3D-MIP-Rekonstruktionen mit der Phlebography. Fortschr. Röntgenstr. 156 (1992) 549–554

Sigel, B.: A brief history of Doppler ultrasound in the diagnosis of peripheral vascular disease. Ultrasound Med. Biol. 24 (1998) 169–176

Spritzer, C. E., S. K. Sussman, R. A. Blinder, M. Saeed, R. J. Herfkens: Deep venous thrombosis evaluation with limited-flip-angle, gradient-focussed MR imaging: preliminary experience. Radiology 166 (1988) 371–375

Sproule, M. W., D. J. Alcorn, A. W. Reid: The value of light reflection rheography as a screening tool for deep venous thrombosis. Brit. J. radiol. 70 (1997) 782–785

Wallner, B., K. A. Schumacher, J. M. Friedrich, J. Vogel, W. Weidenmaier, G. W. Bargon: MR-Angiographie okklusiver Veränderungen der oberen thorakalen Einstrombahn. Fortschr. Röntgenstr. 156 (1992) 24–28

# Elektronenstrahl-Computertomographie – Angiographie (EBCT)

Die Aufstellung des für die CT-Angiographie eingesetzten Computertomographen wurde über ein HBFG-/DFG-Verfahren gefördert, wobei die Installation in Mannheim einen von 3 Standorten an deutschen Universitäten darstellt. Darüber hinaus liegt für die CT-Angiographie eine Förderung der DFG unter der Projektnummer LE-1138/1-1 sowie eine Förderung seitens des Forschungsfonds der Fakultät für Klinische Medizin Mannheim der Universität Heidelberg (Projektnummer 001/97) vor.

# 11 Technische Grundlagen der EBCT

G. Weisser

## Einführung

Seit der Verfügbarkeit der Spiral-CT besteht die Möglichkeit der Erfassung großer Volumina mit verhältnismäßig guter z-Achsen-Auflösung. Die Spiral-CT bietet damit die geeignete Grundlage für vielfältige 2- und 3dimensionale Nachverarbeitungen wie:

- Reformatierungen,
- Projektionstechniken,
- 3dimensionale Oberflächendarstellungen.

Daher hat diese Technik seit Anfang der 90er Jahre zunehmend auch Anwendung für die Gefäßdarstellung in verschiedenen Körperregionen gefunden. Sie steht dabei in direkter Konkurrenz zur MR-Angiographie (Gaa u. Mitarb. 1993, Cumming u. Morrow 1994, Kalender u. Mitarb. 1994).

Die *Elektronenstrahlcomputertomographie* oder *Electron-beam-CT (EBCT)* war dagegen bis vor kurzem trotz der prinzipiell höheren Scangeschwindigkeit nur für die Erfassung von kleinen Volumina geeignet, da die Schichtanzahl auf maximal 40 Schichten pro Scan begrenzt war. Ihre Domäne blieb daher die Anwendung bei Untersuchungen am Herzen zur Darstellung der Koronargefäße, bei der die Möglichkeit der EKG-getriggerten Bildgebung mit Schichtzeiten von 100 ms eine mit der Spiral-CT bisher unerreichbare Bildqualität erzielt.

Seit Mai 1997 ist nun auch mit der EBCT durch eine Erhöhung der maximalen Schichtanzahl auf 140 die Erfassung großer Volumina mit kleiner Schichtdicke möglich, bei einer Schichtzeit von 100–200 ms und 3-mm-Kollimation sind dabei Tischgeschwindigkeiten bis zu 30 mm/s mit bis zu 9 Schichten/s möglich.

Zum Verständnis der sich ergebenden Vor- und Nachteile im Vergleich zur Spiral-CT-Angiographie ist jedoch die Kenntnis der unterschiedlichen Aufnahmeverfahren und Rekonstruktionstechniken notwendig.

## Funktionsprinzip des EBCT-Scanners

Der Elektronenstrahlcomputertomograph C-150XP (Fa. Imatron, San Francisco, USA) ist mit der Softwareversion 12.34 ausgestattet. Die Erzeugung der Röntgenstrahlung erfolgt mit einer feststehenden Elektronenstrahlkanone (Beschleunigungsspannung 130 kV, Strom 620 mA), die elektronisch gesteuerte Ablenkung des Elektronenstrahls trifft auf 4 anwählbare, feststehende Wolfram-Targetringe (210° semizirkulär, Abb. 11.**1**).

Ein Durchgang des Elektronenstrahls über ein Target erfolgt je nach gewähltem Betriebsmodus in 50 oder 100 ms, eine Mittelung mehrerer aufeinanderfolgender Durchgänge ist möglich (maximal 20 Durchgänge entsprechend 2000 ms Expositionszeit). Bei ununterbrochenem Betrieb der Elektronenstrahlkanone ist eine maximale Betriebsdauer von 17 s (bei einzelnen Protokollen bis 20 s) möglich. Das feststehende Detektorsystem enthält 2 parallele Detektorringe in einer semizirkulären Anordnung über jeweils 210°, hierbei ist einer der Detektorringe mit einer höheren Zahl von Einzeldetektoren ausgestattet (864 Elemente). Damit enthält der Scanner außer dem Patiententisch im Scanbetrieb keine beweglichen Teile.

Die Veränderung der Kollimation erfolgt über das mechanische Verfahren eines ringförmigen Kollimatorsystemes in der z-Achse. Es lassen sich nominelle Kollimatorweiten von 1,5, 3 und 6 mm einstellen (Einzelschichtmodus und CVS), zusätzlich existiert eine Betriebsart mit einer Kollimation von 7 mm und gleichzeitiger Kollimationsmöglichkeit von 8 benachbarten Schichten ohne Tischbewegung (Herzmodus).

Der Patiententisch erlaubt eine inkrementelle und eine kontinuierliche Bewegung in Längsrichtung (z-Achse), er kann zusätzlich in der Horizontalebene um ± 25° geschwenkt werden (Abb. 11.**2**).

Die Gantry des EBCT-Geräts kann prinzipbedingt nicht gekippt werden, als Ausgleich hierzu kann eine Tieflagerung des Fußteils um bis zu 20° vorgenommen werden.

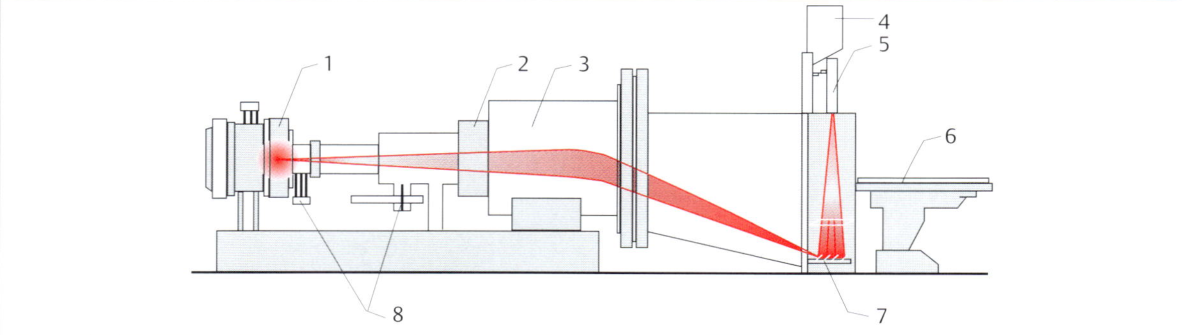


Abb. 11.1 Darstellung des Funktionsprinzips der Elektronenstrahltomographie mit feststehender Elektronenkanone (links), Strahlbündelung des Elektronenstrahls, Ablenkung durch eine Quadrupolspule und Erzeugen des Röntgenstrahls beim Auftreffen auf die Targets (rechts).

1 Elektronenkanone
2 Fokusspule
3 Deflektionsspule
4 Datenakquisitionssystem (DAS)
5 Detektor
6 Patientenliege
7 Targetringe
8 Vakuumpumpen

## Betriebsarten

Folgende Betriebsarten, die durch die Art der Tischbewegung charakterisiert sind (kontinuierlich, inkrementell und ohne Tischvorschub), können unterschieden werden:

- *Volumenmodus (Continuous-volume-Scan [CVS]):* CVS mit kontinuierlichem Tischvorschub bis maximal 30 mm/s und Expositionszeiten von 100–2000 ms in Schritten von 100 ms. Im Overlap- (OL-) und im Cone-beam- (CB-)Modus sind Expositionszeiten von 200–2000 ms in Schritten von 200 ms möglich. 2 CVS-Studien können als sog. Back-to-back-Studie kombiniert werden, die Anzahl der Schichten beider Studien darf gemeinsam 140 nicht überschreiten.
- *Einzelschichtmodus (Single-slice-Modus [SSM]):* SSM mit inkrementellem Tischvorschub 0,5–10 mm und Expositionszeiten von 100–2000 ms in Schritten von 100 ms. Eine Zeit- oder EKG-Triggerung (minimal 0,7 s Zeitabstand zwischen den Schichten) ist möglich.

Im CVS und SSM ist die Wahl einer Kollimation von 1,5, 3 und 6 mm möglich. Es sind Bildmatrizen von $256^2$, $360^2$ und $512^2$ wählbar. Zur Bildaufnahme wird ausschließlich das Röntgentarget C (wassergekühlt) benutzt sowie der hochauflösende Detektorring. Es stehen 7 wählbare Rekonstruktionsalgorithmen mit verschiedenen Optimierungen zur Verfügung, z.B.: zur Kantenanhebung ein Sharp-Algorithmus, zur Felsenbeindarstellung ein Very-sharp-Algorithmus oder für die zerebrale Diagnostik 2 Head-Algorithmen. Abhängig vom Algorithmus und der gewählten Bildgröße werden maximal 7 Linienpaare/cm Hochkontrastauflösung erreicht; dies liegt damit ca. 35 % unterhalb der bei Spiral-CT-Scannern im Spiralbetrieb erreichbaren Auflösung.

- *Herzmodus (Multi-Slice-Modus [MSM]):* MSM mit dem auf maximal 8 Schichtleveln mit 7 mm Schichtdicke ohne Tischvorschub, einer festen Kollimation von 7 mm und einer festen Expositionszeit von 50 ms fortlaufend Aufnahmen zeit- oder EKG-getriggert angefertigt werden können (maximal 17 Bilder/s). Mit einem erzeugten Röntgenstrahl (frei wählbare Röntgentargets A-D) werden dabei simultan beide Detektorringe mit geringer Elementeanzahl belichtet und dabei 2 Bilder mit einer Schichtdicke von 7 mm und einem Schichtabstand von 9 mm erzeugt. Bei der Bildrekonstruktion sind aufgrund der geringeren Detektordichte nur Bildmatrizen von $256^2$ und $360^2$ sinnvoll. Es sind keine unterschiedlichen Rekonstruktionsalgorithmen wählbar. Maximal können 128 Bilder mit einer Bildmatrix von $360^2$ in einer Messung erzeugt werden.

Die wichtigste Betriebsart außerhalb des Herzens bildet der CVS mit kontinuierlichem Tischvorschub, der am ehesten mit der Spiral-CT-Bildgebung verglichen werden kann.

## Anpassung des Stromzeitprodukts

Die Veränderung der Dosis ist bei der EBCT bei gegebener Kollimation nur durch die Variation der Aufnahmezeit pro Schicht und der Tischgeschwindigkeit möglich. Bei einem vorgegebenen Betriebsstrom der Elektronenkanone von ca. 620 mA und der Dauer eines einzelnen Durchgangs des Elektronenstrahls von 100 ms ist somit eine Änderung des Stromzeitprodukts in Stufen von 62 mAs möglich (100 ms ≅ 62 mAs, 200 ms ≅ 124 mAs usw.). Die Wahl einer Scanzeit von z.B. 300 ms (ca. 186 mAs) wird dabei durch eine Mittelung eines 3maligen Durchgangs des Elektronenstrahls mit jeweils 100 ms realisiert.

Durch dieses Prinzip ist beim CVS im Gegensatz zum Spiral-CT eine direkte Beziehung zwischen dem

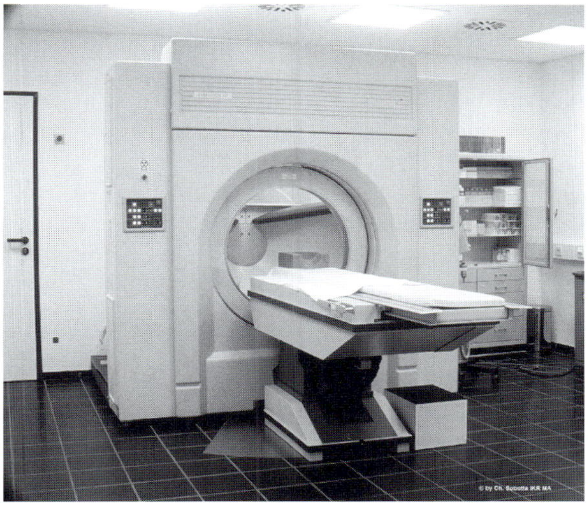

Abb. 11.**2**: Elektronenstrahltomograph C-150 XP mit schwenk- und kippbarem Patiententisch.

Stromzeitprodukt und der Meßgeschwindigkeit vorhanden. Bei kurzen Expositionszeiten limitiert die maximale Tischgeschwindigkeit von 30 mm/s die Aufnahmemöglichkeiten. So ist im CVS bei einer Kollimation von 6 mm und einem Tischvorschub von 6 mm eine Expositionszeit von 100 ms (62 mAs) nicht möglich, da ein Tischvorschub von 52 mm/s erforderlich wäre. Bei der möglichen Expositionszeit von 200 ms (124 mAs) und 6 mm Tischvorschub beträgt die Tischgeschwindigkeit 25,6 mm/s, bei 300 ms (184 mAs) 18,5 mm/s. Aufgrund der maximalen Betriebsdauer der Elektronenstrahlkanone (maximal 17–20 s) muß die Wahl von Expositionszeit und Tischvorschub für den Einzelfall als Kompromiß zwischen der gewünschten Dosis (Expositionszeit), dem Scanbereich und der Auflösung entlang der z-Achse (Tischvorschub) definiert werden.

In Tab. 11.**1** sind einige mögliche Kombinationen von Kollimation, Expositionszeit und Tischvorschub mit ihren maximalen Scanstrecken aufgeführt.

## *Aufnahmeparameter und Bildrekonstruktion im Volumenmodus*

Bei der Beschreibung der Aufnahmeparameter eines Spiral-CT werden Kollimation, Tischvorschub und Abstand der rekonstruierten Schichten angegeben, z.B. 7/10,5/7 (7 mm Kollimation, 10,5 mm Tischvorschub, 7 mm Schichtabstand). Die Rekonstruktion eines Bilds in der Spiral-CT ist an beliebiger Stelle möglich, die effektive Schichtdicke variiert bei unterschiedlichen Rekonstruktionsalgorithmen (180°- bzw. 360°-Algorithmen [Kalender u. Mitarb. 1994]). Die Angabe der Aufnahmeparameter im CVS des EBCT ist in äquivalenter Weise möglich, allerdings gelten für die Parameter Tischvorschub, Schichtabstand und Schichtposition je nach gewählter Betriebsart (Standard-, OL- oder CB-Modus) bestimmte Einschränkungen.

**Standardmodus.** Bei der Wahl des Standardmodus ist eine Modifikation des Tischvorschubs ähnlich wie bei der Spiral-CT möglich, allerdings ist der Schichtabstand und die Schichtposition der berechneten Bilder nicht frei wählbar. Der Schichtabstand entspricht immer dem Tischvorschub (z. B. bedeutet 3/4/4 CVS eine Kollimation von 3 mm sowie einen Tischvorschub und einen Schichtabstand von 4 mm).

**OL-Modus.** Im sog. OL-Modus, in dem nur Expositionszeiten mit einem vielfachen von 200 ms möglich sind, werden pro nominellem Tischvorschub jeweils 2 Datensätze berechnet (z. B. bei 3-mm-Kollimation, 4 mm Tischvorschub und 200 ms Expositionszeit nach 100 ms und 2 mm Tischvorschub der erste Datensatz, nach 200 ms und insgesamt 4 mm Vorschub der zweite Datensatz). Anschließend wird durch gleitende Mittelung aus jeweils 2 benachbarten Datensätzen ein Bild berechnet. Somit werden z.B. bei einer Scanstrecke von 120 mm, 3 mm Kollimation und 4 mm Tischvorschub insgesamt 61 Datensätze berechnet, hieraus entstehen nach der Mittelung 60 Bilder in 2-mm-Abständen. Im Vergleich zur Spiral-CT entspricht dies einer Bildaufnahme mit Pitch 1,33 und überlappender Bildrekonstruktion.

Tabelle 11.**1** Beispiele und Grenzen der Bildgebung mit dem CVS: maximale Schichtzahl und Scanstrecke bei vorgegebener Kollimation, Tischvorschub und Expositionszeit

| Modus | Kollimation | Schichtzeit | Tischvorschub | Tischgeschwindigkeit | Maximale Scanzeit | Maximale Schichtzahl | Maximale Scanstrecke | Beispiel Anwendungsbereich |
|---|---|---|---|---|---|---|---|---|
| CVS | 6 mm | 200 ms | 7 mm | 30 mm/s | 20 s | 85 | 595 mm | Thorax, Becken |
| CVS CB | 6 mm | 400 ms | 8 mm | 17 mm/s | 20 s | 85 | 344 mm | Abdomen |
| CVS | 3 mm | 100 ms | 3 mm | 26 mm/s | 16 s | 140 | 423 mm | Päd., CTA |
| CVS CB | 3 mm | 200 ms | 3 mm | 13 mm/s | 15 s | 140 | 212 mm | Päd. OBB |
| CVS OL | 3 mm | 200 ms | 4 mm | 17 mm/s | 15 s | 140 | 282 mm | CTA |
| CVS OL | 3 mm | 200 ms | 6 mm | 26 mm/s | 16 s | 140 | 422 mm | Thorax, CTA |
| CVS OL | 3 mm | 200 ms | 7 mm | 30 mm/s | 17 s | 140 | 494 mm | CTA |
| CVS OL | 1,5 mm | 200 ms | 2 mm | 9 mm/s | 17 s | 140 | 141 mm | CTA |

CB Cone-beam-Modus; CTA CT-Angiographie; CVS Volumenmodus; OL Overlap-Modus; Päd. Kinder: Thorax; Päd.OBB Kinder: Oberbauch und Abdomen

**CB-Modus.** Für den CB-Modus gilt äquivalentes, hier wird bei der gleitenden Mittelung jedoch die Keilform des Strahlprofils mit erhöhtem Rechenaufwand berücksichtigt, so daß Artefakte wie Rippenschatten deutlich reduziert werden können. Hauptanwendungsgebiet des CB-Modus ist die Darstellung des Leberparenchyms.

Sind Patientenaufnahmen im Standardmodus vorgenommen worden, so lassen sich OL- und CB-Modus nicht für die nachträgliche Rekonstruktion von Bildern verwenden. Bei der Aufnahme des Patienten im CB- oder OL-Modus läßt sich jedoch nachträglich der jeweils andere Algorithmus zur nochmaligen Berechnung von Bilddaten aus den gespeicherten Rohdaten verwenden.

## Dosisbelastung

Die dem Patienten applizierte Dosis bei einer EBCT-Untersuchung ist prinzipiell mit der einer CT vergleichbar (Weisser u. Mitarb. 1998). Aufgrund der konstruktiven Unterschiede ergeben sich jedoch deutliche Unterschiede in der Dosisverteilung. So wird bei der EBCT die Röntgenstrahlung nur über einen Winkel von ca. 220° in einem Halbkreis unterhalb des Patienten erzeugt, was zu einem deutlichen Dosisabfall von dorsal nach ventral führt (Abb. 11.**3**).

Bei Untersuchungen im Thoraxbereich führt dies zu einer deutlich geringeren Mammadosis bei gleichzeitig erhöhter Dosis dorsal, z.B. im Bereich des Spinalmarks.

Es bestehen außerdem einige konstruktionsbedingte Einschränkungen bei den Möglichkeiten der Kollimation des erzeugten Röntgenstrahls im EBCT-Scanner. So stehen Target, Kollimator und Detektor nicht exakt in einer Ebene aufgrund der Tatsache, daß Target und Detektor jeweils Winkelbereiche von über 220° abdecken müssen und sich daher in den Randbereichen überlappen. Aufgrund dieser Kippung von Detektor und Targetebene ergibt sich im Zusammenhang mit dem kreisförmigen Detektorring ein bogenförmiger Strahllauf auf dem Detektor.

Mißt man die Strahlbreite des in den Patienten eintretenden Röntgenstrahls, so ergeben sich bei der EBCT auffällige Unterschiede im Vergleich zu einem konventionellen Spiral-CT, bei dem in der Regel die effektive Breite dieses Röntgenstrahls ungefähr der nominellen Kollimation entspricht. In der EBCT hingegen zeigten sich bei Messungen dieser Röntgenstrahlbreite Werte von ca. 11,5 mm für die 6-mm-Kollimation sowie von 3,5 mm sowohl für die 1,5-mm- als auch für die 3-mm-Kollimation (Abb. 11.**4**).

Dies bedeutet, daß aufgrund der oben geschilderten Problematik der gekippten Detektor- und Targetebene bei der Kollimation von 6 mm diese nur durch eine detektorseitige Kollimation erreicht wird und ein erheblicher Anteil der eingestrahlten Dosisleistung nicht zur Bildgebung beiträgt. Ebenso wird auch bei der 1,5-mm-Kollimation nur detektorseitig auf 1,5 mm kollimiert, die Breite des Röntgenstrahls ist deutlich größer. Als Folge zeigen sich bei Dosismessungen im Vergleich zu einem aktuellen Spiral-CT-Scanner bei Verwendung der Kollimationen 6 und 1,5 mm deutlich erhöhte Dosiswerte (Tab. 11.**2**).

Als Schlußfolgerung hieraus ist die Verwendung der 3-mm-Kollimation aus strahlenhygienischer Sicht bei Patientenuntersuchungen generell zu empfehlen, wenn nicht die 1,5-mm-Kollimation zur Erzielung einer minimalen Schichtdicke bzw. die 6-mm-Kollimation aufgrund des besseren Signal-Rausch-Verhältnisses erforderlich sind. Muß die 6-mm-Kollimation verwendet werden, z.B. für die Darstellung des Leberparenchyms, so sollte die erhöhte Strahlenbelastung im Vergleich zur Spiral-CT bedacht werden.

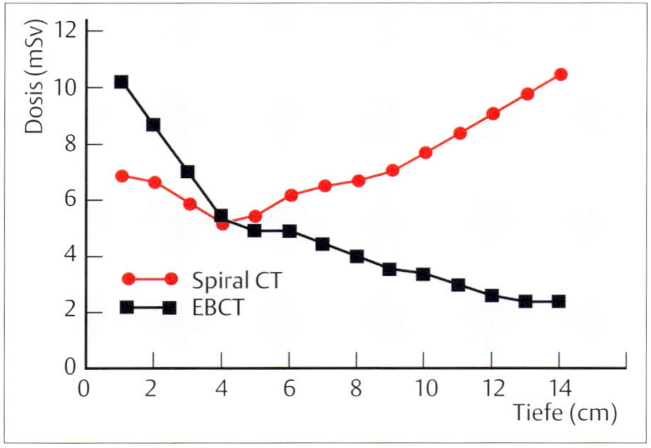


Abb. 11.**3** Dosisverteilung im Thorax bei EBCT und Spiral-CT: Verlauf der Dosis von dorsal nach ventral in der Mittellinie eines Ganzkörperphantoms. Die dorsal niedrigere Dosis bei der Spiral-CT wird durch die Dämpfung des Patiententischs erklärt, der deutliche Abfall nach ventral bei der EBCT entsteht aufgrund der Lage der Röntgentargets hinter dem Patienten (3 mm Kollimation, Pitch 1,5, 124 mA).

Tabelle 11.**2** Average dose ($D_{ave}$) bei Messung einer Einzelschicht mit Ionisationskammer in einem Plexiglasphantom von 32 cm Durchmesser; Vergleich von EBCT (1,5/3/6 mm) und Spiral-CT (1/3/7 mm) bei unterschiedlichen Kollimationen

| Kollimation | EBCT | Spiral-CT |
|---|---|---|
| 1,5/1 mm | 9,3 mSv | 5,3 mSv |
| 3 mm | 5,0 mSv | 5,0 mSv |
| 6/7 mm | 9,8 mSv | 4,7 mSv |

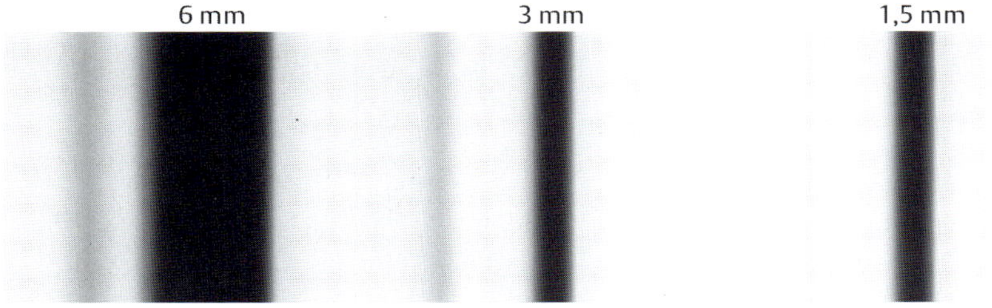


Abb. 11.**4** Patientenseitige Kollimation des EBCT, Messung mittels direkter Filmexposition in 15 cm Abstand vom Isozentrum der Patientengantry.

## Auswahl des geeigneten Aufnahmeprotokolls und Fehlermöglichkeiten

Da bei der CT-Angiographie die Schichtdicke für die Qualität der Nachverarbeitung eine wesentliche Rolle spielt, stellt die Wahl der geeigneten Kollimation und des Tischvorschubs einen Hauptbestandteil der CT-Angiographie-Protokolle dar.

Bei der EBCT-Angiographie steht aus genannten Gründen die Wahl der 3-mm-Kollimation an erster Stelle, da sie die besten Bedingungen in bezug auf applizierte Dosis und erreichte Bildqualität darstellt. Die Wahl des Tischvorschubs spielt dann eine wesentliche Rolle, da bei einer Begrenzung der EBCT auf 140 Schichten dieser die maximale Scanstrecke bestimmt. Dabei können Werte von 2–7 mm sinnvoll sein, dies entspricht bei der Verwendung des OL-Modus (Berechnung von Zwischenschichten mit deutlicher Verbesserung der Nachverarbeitungsqualität) einer maximalen Scanstrecke von 140–490 mm.

In Regionen mit einer geringen Absorption der Röntgenstrahlen (z.B. Hals, Kinder) kann auch die Verwendung der 1,5-mm-Kollimation sinnvoll sein. Hier muß der Vorteil der EBCT mit ihrer höheren Scangeschwindigkeit jedoch gegen die im Vergleich zur Spiral-CT erhöhte Strahlenbelastung abgewogen werden.

Die Verwendung von EKG-getriggerten Einzelschichten sollte aufgrund der erheblich langsameren Scangeschwindigkeit und der Einschränkungen des kurzen Scanbereichs nur auf die Darstellung der Koronararterien begrenzt werden. Im Bereich der großen herznahen Gefäße ist dagegen in der Regel der CVS mit geringen Einschränkungen bzgl. der Qualität der Reformatierungen ausreichend. Bei der Reformatierung von im CVS aufgenommenen Herzbildern kommt es zu deutlichen Stufenartefakten an den Oberflächenstrukturen aufgrund der Kontraktionsbewegung des Herzens und der Pulsation der herznahen Gefäßanteile (Kymogrammeffekt). Die axialen Originalschichten zeigen aufgrund der kurzen Aufnahmezeiten von 100 ms keine Unschärfen.

## Bildnachverarbeitung

Zur Nachverarbeitung der in der EBCT erhaltenen Volumendatensätze stehen auf heutigen Bildnachverarbeitungsworkstations eine ganze Reihe von Rekonstruktionsverfahren zur Verfügung. Aufgrund der geringen Schichtdicke der bis zu 140 Einzelschichten, der guten Auflösung innerhalb der Schicht mit 512 x 512 Bildpunkten sowie der regelhaft hohen und homogenen Kontrastierung der interessierenden Gefäßstrukturen stellen die EBCT-Daten dabei eine ideale Grundlage für die 2- und 3dimensionalen Verfahren dar. Die Nachverarbeitungsmethoden unterscheiden sich dabei nicht von den in der Spiral-CT üblichen Verfahren.

Häufig in der täglichen Routine verwendet und am schnellsten in der Berechnung ist dabei die 2dimensionale, *multiplanare Reformatierung (MPR)*, die die Berechnung von Schnittbildern in allen Raumrichtungen (koronar, sagittal, schräg) aus den axialen Originalbilddaten erlaubt. Hierbei ist bei komplexen Gefäßverläufen wie den Koronararterien auch eine Reformatierung entlang eines gekrümmten Pfads (curved reformat) möglich, wenn auch hierbei die Erstellung dieses Pfads eine sehr mühselige Angelegenheit sein kann. Die Qualität der reformatierten Bilder hängt dabei entscheidend von der Qualität der Originalbilder ab (Schichtdicke, Auflösung), sie kann allerdings auch nachträglich, z. B. durch die Berechnung von dickeren Schichten in bezug auf das Bildrauschen, verbessert werden (Abb. 11.**5**).

Als Beispiele für 3dimensionale Verfahren sollen folgende Verfahren genannt werden:

- Maximum-intensity-Projektion (MIP),
- Oberflächendarstellung (shaded surface display [SSD]),
- Volumenrendering (VRT),
- virtuelle Endoskopie (VE).

Für diese Verfahren muß oft eine Entfernung von störenden Umgebungsstrukturen erfolgen. Dies kann zum einen durch das manuelle Ausschneiden der interessierenden Strukturen als ersten Arbeitsschritt erfolgen (Zeitaufwand ca. 10–20 Minuten), es kann jedoch auch die Auswahl eines geeigneten Teilvolumens (Volume of interest [VOI]) erfolgen, womit oft bereits eine zufriedenstellende Aufsicht auf das Gefäßobjekt ohne störende Überlagerung von Knochenstrukturen erreicht werden kann (Beispiel s. Kap. 13).

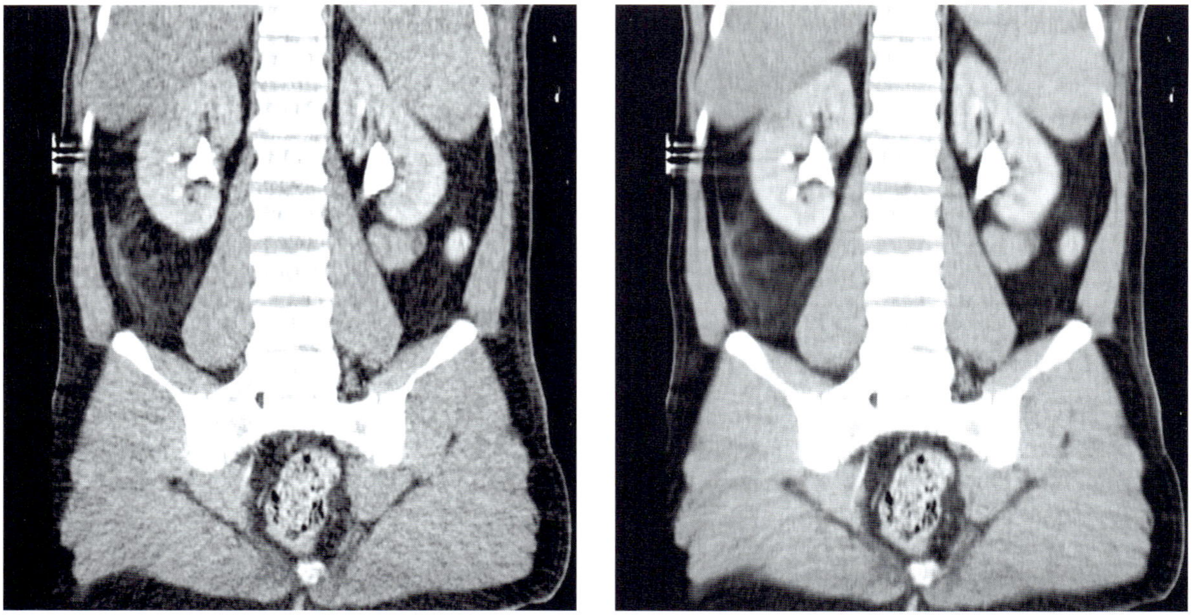

a b

Abb. 11.**5** **a**, **b** Koronare multiplanare Reformatierung eines EBCT-Datensatzes (3 mm Kollimation, 4 mm Tischvorschub, 200 ms Expositionszeit, 124 mAs):
**a** Mit 0,7 mm (1 Pixel) Schichtdicke.
**b** Mit 5 mm Schichtdicke.
Man beachte die deutliche Verringerung des Bildrauschens.

Für die *MIP* wird in einer Projektionsrichtung eine Darstellung der höchsten Dichtewerte in dem untersuchten (Teil-)Volumen berechnet. Dies führt zu Darstellungen, die der konventionellen Subtraktionsangiographie sehr ähnlich sind. Bei Verkalkungen von Gefäßen ist jedoch im Gegensatz zur digitalen Subtraktionsangiographie (DSA) die Kalkdarstellung deutlich zu sehen. Sie führt zu einer Verdeckung des Gefäßlumens und einer eingeschränkten Beurteilbarkeit dieses Gefäßabschnitts. In der Regel werden mehrere Projektionen der MIP über einen Schwenkbereich von 180 ° mit Winkelabständen von 10–15 ° berechnet.

Die *SSD* benötigt die Angabe zweier Schwellenwerte zur Definition eines Dichtebereichs (z. B. von 150–400 HE). Alle Punkte des Volumendatensatzes innerhalb dieses Dichtebereichs werden anschließend als 3dimensionale Objekte dargestellt. Die Betrachtung dieser Objekte kann in der Regel interaktiv verändert werden, dies schließt die Wahl der Beleuchtung und des Standpunkt des Beobachters ein. Für die Beurteilung von Gefäßverläufen stellt die SSD ein hervorragendes Hilfsmittel dar, allerdings ist die Wahl der Schwellenwerte und die sich daraus ergebende Darstellung stark von folgenden Untersuchungsparametern abhängig:

- erreichte Dichteanhebung im Gefäß,
- homogone Kontrastmittelverteilung,
- fehlende Kontrastierung von überlagernden Gefäßstrukturen wie z. B. Venen.

Durch ungeeignete Wahl dieser Schwellenwerte können sowohl Pseudostenosen von Gefäßen erzeugt als auch bestehende Gefäßverengungen unterbewertet werden (Wittenberg u. Mitarb. 1998).

Das *VRT* geht im Gegensatz zur SSD ein Stück weiter und gestattet die Definition mehrerer Dichtebereiche verschiedener Objekte (z. B. Gefäße, Knochen, Weichteile, Fett), denen man zusätzlich verschiedene Transparenzen und Farben zuordnen kann. Die Dichtebereiche sind hier zudem mit Übergangsbereichen versehen. Diese Werte werden nur dann einem Objekt zugeordnet, wenn benachbarte Punkte ebenfalls diesem Objekt angehören. Dadurch erscheinen die 3dimensionalen Objekte glatter und natürlicher, einige Artefaktmöglichkeiten werden reduziert. Durch die im Vergleich zur SSD deutlich höhere Komplexität steigt die Rechenzeit erheblich. Selbst auf modernen, gut ausgestatteten Workstations (z.B. UltraSPARC) liegen die Zeiten zur Berechnung einer einzelnen 3dimensionalen Ansicht bei bis zu 10 Minuten (je nach Komplexität des definierten Modells). Eine interaktive Betrachtung dieser Objekte ist auf den meisten Workstations aufgrund dieser hohen Rechenzeit nicht möglich. Probleme der VRT sind ebenso wie bei der SSD durch ungeeignete Wahl der Schwellenwerte möglich, insbesondere bei der Definition von mehreren Objekten finden sich oft Überschneidungen der Dichtebereiche mit falscher Zuordnung z.B. von schlecht kontrastierten Gefäßen zu Weichteilgewebe oder von hochkontrastierten Gefäßen zu Knochen.

Die *VE* stellt einen relativ neuen Ansatz zur Visualisierung von Volumendaten dar. Hier kann im Gegensatz zu SSD und VRT nicht nur die Blickrichtung auf ein 3dimensionales Modell, sondern auch die Beobachterposition verändert werden. Insbesondere ist da-

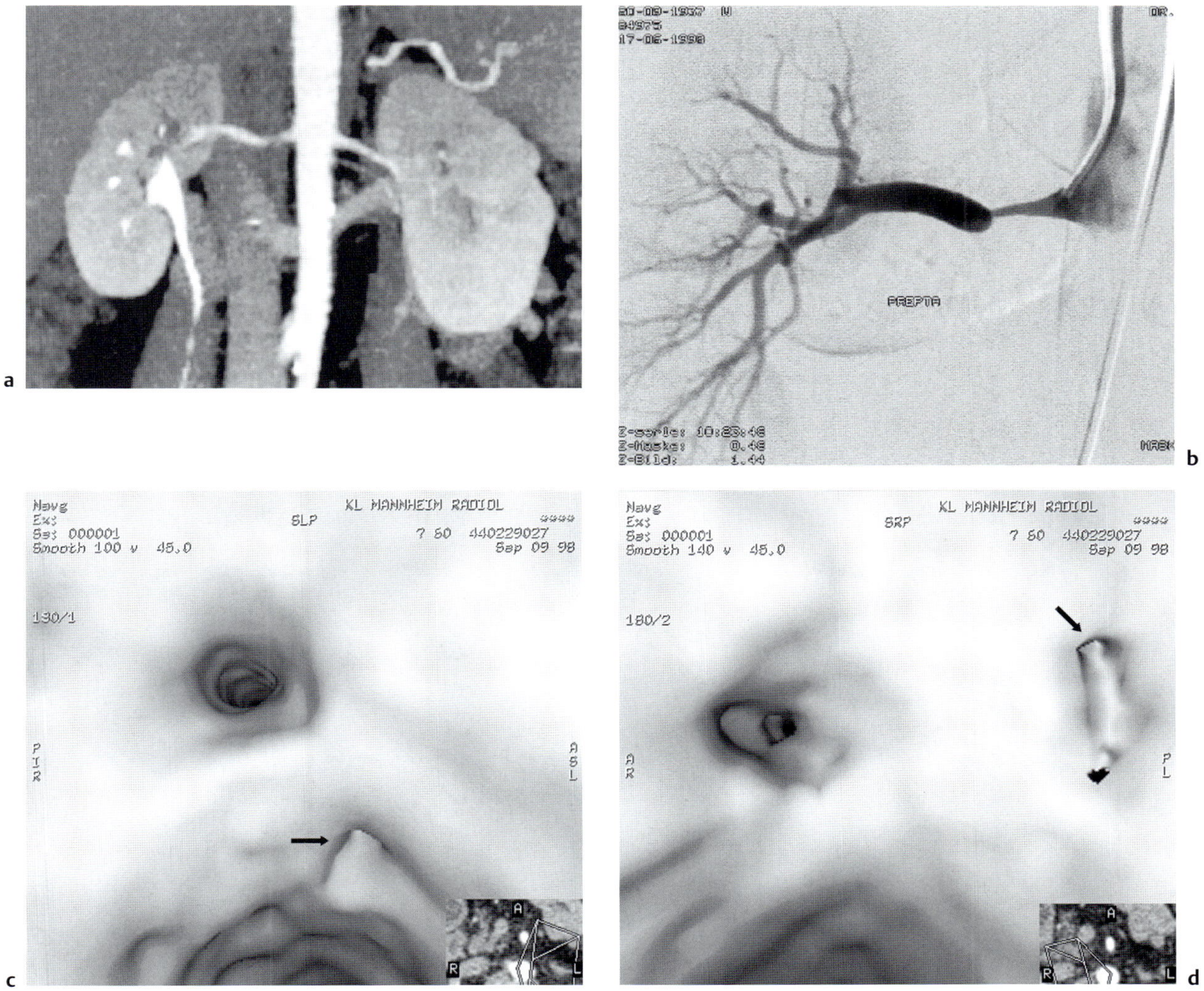


Abb. 11.**6 a–d** Virtuelle Endoskopie auf Basis eines EBCT-Datensatzes (3 mm Kollimation, 2 mm Tischvorschub, 200 ms Expositionszeit, 124 mAs):

**a** MIP-Darstellung der solitären Nierenarterie rechts mit Abgangsstenose sowie der beiden Nierenarterien links.
**b** DSA der rechten Nierenarterie vor Dilatation.
**c** Virtuelle Endoskopie der offenen oberen linken Nierenarterie, darunter ist als Einbuchtung der Abgang der unteren, kleineren Arterie zu sehen.
**d** Rechte Nierenarterie mit deutlicher Lumeneinengung, rechts im Bild ist der Abgang einer Lumbalarterie zu sehen.

mit eine Beobachterposition innerhalb eines Organs selbst möglich, so daß sich sich die Möglichkeiten einer intraluminalen räumlichen Darstellung ergeben (Gefäß = virtuelle Angioskopie, Kolon = virtuelle Koloskopie, Tracheobronchialsystem = virtuelle Bronchoskopie). Als Parameter wird dabei ein Schwellenwert ausgewertet, anhand dessen das Programm die virtuelle Oberfläche definiert und berechnet. Ebenso wie in der SSD und VRT ist dabei die Wahl dieses Parameters kritisch und mit der Möglichkeit der künstlichen Erzeugung von Stenosen oder Fisteln verbunden.

Die Frage nach dem klinischen Nutzen dieser neuen Visualisierungsmethoden ist Gegenstand der aktuellen Forschung. Als Beispiel (Abb. 11.**6**) sei die Visualisierung von Gefäßostien bei Abgangsstenosen genannt.

## Ausblick

Für die Spiral-CT zeichnen sich weitere Entwicklungsmöglichkeiten ab, insbesondere in bezug auf die Geschwindigkeit der Datenaufnahme und der Bildqualität. Gegenstand der aktuellen Geräteforschung in der Spiral-CT ist z.B. die Multidetektortechnologie. Diese läßt eine für die CT-Angiographie relevante Reduktion der Scanzeiten um den Faktor 2–4 erwarten und könnte damit Scangeschwindigkeiten wie in der EBCT erreichen, die gleichzeitig mit einer besseren Hochkontrastauflösung verbunden sind.

Auch die EBCT läßt in ihrer derzeitigen Ausführung deutlichen Spielraum für technische Verbesserungen. Bereits verfügbar sind in den neuesten Geräten der

EBCT-Scanner eine Verlängerung der Scanzeit auf bis zu 27 s und eine weiter verbesserte Detektorqualität (erhöhte Zahl von Einzelelementen), die Hochkontrastauflösungen bis 11 Linienpaare/cm zuläßt. Durch die geringe Zahl von entsprechend ausgestatteten Geräten ist jedoch noch keine ausreichende klinische Erfahrung vorhanden.

## Literatur

Cumming, M. J., I. M. Morrow: Carotid artery stenosis: a prospective comparison of CT angiography and conventional angiography. Amer. J. Roentgenol. 163 (1994) 517–523

Gaa, J., M. K. Stehling, P. Costello: Erste klinische Erfahrungen mit der Spiral-CT-Angiographie im Abdomen. Röntgenpraxis 46 (1993) 310–312

Kalender, W. A., K. Wedding, A. Polacin, M. Prokop, C. Schaefer-Prokop, M. Galanski: Grundlagen der Gefäßdarstellung mit Spiral-CT. Akt. Radiol. 4 (1994) 287–297

Weisser, G., K.-J. Lehmann, R. Scheck, E. Coppenrath, D. Fehrantz, M. Georgi: Abbildungseigenschaften der Elektronenstrahl-CT. Radiologe 38 (1998) 993–998

Wittenberg, G., G. Lenk, M. Jenett et al.: In-Vitro-Versuche zur Stenosegradbestimmung mit der Spiral-CT-Angiographie. Fortschr. Roentgenstr. 168 (1998) 557–561

# 12 EBCT der hirnversorgenden Gefäße

K.-J. Lehmann

## Einführung

Die CT-Angiographie der hirnversorgenden Gefäße dient der Darstellung der extrakraniellen Anteile der Aa. carotis und vertebralis sowie intrakraniell der Abbildung der A. basilaris und der Hauptstämme der Aa. cerebri anterior und cerebri media. Eine zusammenhängende Abbildung der A.-carotis-Strombahn vom Aortenbogen bis zur Mediatrifurkation ist mit Hilfe der CT-Angiographie bisher nicht möglich. Auf Höhe der Schultern bestehen Bildqualitätseinschränkungen durch Aufhärtungsartefakte, so daß in dieser Region die selektive Segmentierung der arteriellen Gefäße erschwert wird. Auf Höhe des Oropharynx liegen meist erhebliche Artefakte durch metallische Zahnimplantate vor, die die kontinuierliche Gefäßdarstellung unterbrechen können. Schließlich erschwert die enge Nachbarschaft zwischen Gefäß und Knochen im Bereich der Schädelbasis und in den intervertebralen Verlaufsabschnitten der Aa. vertebrales die kontinuierliche Gefäßdarstellung. Andererseits gelingt eine isolierte Abbildung der A.-carotis-Gabel und der intrakraniellen Strombahn zuverlässig, so daß die CT-Angiographie für die klinisch wichtigen Fragen nach arteriosklerotischen Veränderungen der A.-carotis-Gabel und der intrakraniellen Hauptstämme schon heute einen anerkannten Wert besitzt (Katz u. Mitarb. 1995, Leclere u. Mitarb. 1995, Lehmann u. Mitarb. 1996). Mit der Einführung der EBCT wurden für die durchgehende Abbildung der kraniellen Gefäße die Voraussetzungen verbessert. Die schnellere Scanzeit erlaubt eine bessere Ausnutzung des Kontrastmittelbolus, die höhere Dichtewerte in den Gefäßen ermöglicht. Hiermit wird die Abgrenzung gegenüber den Weichteilen erleichtert, die Dichtedifferenz zum Knochen sinkt jedoch. Die Maximalzahl von 140 Schichten in 17 s erlaubt eine enge Schichtrekonstruktion, die eine gegenüber der Spiral-CT bessere z-Achsen-Auflösung auf mittleren und langen Scanstrecken (> 10 cm) ermöglicht. Prinzipiell bietet die EBCT somit gute Voraussetzungen für die zusammenhängende Abbildung der hirnversorgenden Gefäße mittels CT-Angiographie, aufgrund unserer bisherigen Erfahrung können die Segmentationsprobleme an der Schädelbasis und im Schulterbereich jedoch auch in Datensätzen des EBCT in vertretbarer Zeit nicht befriedigend gelöst werden. Zusätzlich bleiben die Qualitätseinschränkung durch Bildartefakte (Zahnimplantate) bestehen. Daher werden auch mit dem EBCT getrennte Darstellungen extrakraniell für die A.-carotis-Gabel und intrakraniell für die A. basilaris oder für die Darstellung des Circulus Willisii mit den Aa. cerebri anteriores und mediae angefertigt. Die Möglichkeiten der CT-Angiographie zur Diagnostik intrakranieller Aneurysmen, der Sinusvenenthrombose und von arteriovenösen Malformationen wurden bereits ausgiebig beschrieben (Hagen u. Mitarb. 1996, Hope u. Mitarb. 1996, Anzalone u. Mitarb. 1998). Bei der kurzen Scanstrecke, wie sie für die Aneurysmadarstellung ausreicht, besitzen moderne Spiral-CT-Scanner Qualitätsvorteile gegenüber der EBCT. Insbesondere die flexibleren Möglichkeiten der Bildrekonstruktion mit hoher Bildüberlappung wird von der zur Zeit verfügbaren Ausstattung des EBCT nicht erreicht. Daher kann im Moment für diesen Indikationsbereich von der EBCT kein wesentlicher Fortschritt erwartet werden.

Grundsätzlich befindet sich die CT-Angiographie bei der Abbildung der kraniellen Gefäße in Konkurrenz zur Ultraschalldiagnostik einschließlich Doppler-Sonographie und zur MRA. Den bekannten Nachteilen der CT wie der Notwendigkeit von Kontrastmittelinjektion und ionisierender Strahlung steht als möglicher Anwendungsvorteil die häufige Nativ-CT-Untersuchung von Patienten mit zerebralen Ischämiesymptomen gegenüber, in die eine CT-Angiographie mit äußerst geringem Zeitaufwand integriert werden kann. Allerdings dürfte wegen des eingeschränkten Signal-Rausch-Verhältnisses die intrakranielle CT-Diagnostik nur selten auf einem der im Moment verfügbaren Elektronenstrahl-CT-Scanner vorgenommen werden.

## Anatomische Grundlagen

Die Gefäßanatomie der hirnversorgenden Gefäße, ihre Variationen und die präformierten Kollateralwege sind aufgrund der eminenten Bedeutung für die zerebrovaskulären Erkrankungen in der Literatur schon häufig detailiert beschrieben worden. Eine Schemazeichnung der für die CT-Angiographie wichtigen Hauptstämme ist in Abb. 12.**1** wiedergegeben.

Die A.-carotis-Gabel befindet sich meist auf Höhe von HWK 4/5, Abweichungen hiervon kommen jedoch in beiden Richtungen vor.

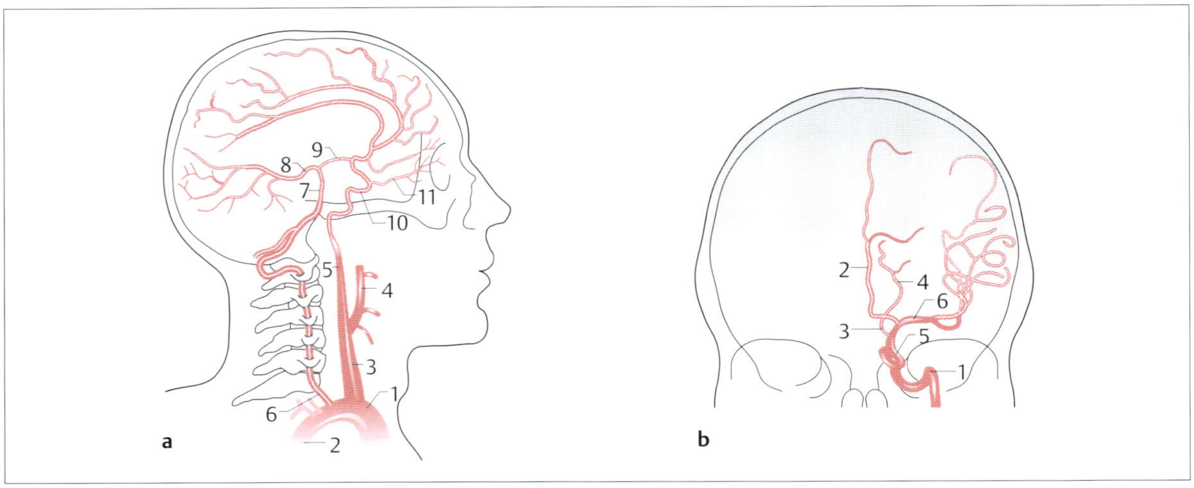


Abb. 12.**1 a,b** Wichtige Hauptstämme für die CT-Angiographie:

**a** Darstellung der Hauptverzweigungen der A. carotis interna und der Aa. vertebrales.

1 Truncus brachiocephalicus
2 A. subclavia
3 A. carotis communis
4 A. carotis externa
5 A. carotis interna
6 A. vertebralis
7 A. basilaris
8 A. cerebri posterior
9 A. communicans posterior
10 Karotissiphon
11 A. ophthalmica

**b** Verzweigungen der A. carotis interna (Ansicht von vorne). Die A. cerebri posterior (Verzweigung der A. vertebralis) wird ebenfalls dargestellt.

1 A. carotis interna
2 A. cerebri anterior
3 A. communicans posterior
4 A. cerebri posterior
5 Karotissiphon
6 A. cerebri media

## Untersuchungstechnik

Die kraniellen Gefäße werden je nach Fragestellung mit unterschiedlichen Aufnahmeprotokollen untersucht:

### *Intrakranielle Strombahn*

Die intrakraniellen Gefäße werden mit der höchsten erzielbaren Auflösung in z-Richtung aufgenommen. Dies entspricht den folgenden Parametern:

Kollimation 1,5 mm, Tischvorschub 1,0 mm, überlappende Bildrekonstruktion alle 0,5 mm, Expositionszeit 200 ms, Rechenalgorithmus „normal", Scandauer: maximal 17 s, Injektion 60–80 ml Kontrastmittel mit einem Fluß von 4 ml/s.

Aus den gewählten Parametern ergibt sich eine maximale Scanstrecke von 7 cm, die für die intrakraniellen Fragestellungen ausreicht. Mit einem Tischvorschub von 1.5 mm (maximale Scanlänge 10,5 cm) kann die intrakranielle Strombahn vollständig erfaßt werden. Da eine Gantrykippung nicht möglich ist, kann die transversale Schichtführung dem Verlauf der Schädelbasis nur durch Lagerungsmanöver am Kopf des Patienten oder durch ein Absenken des Fußendes des Patiententischs angepaßt werden. Meist kann hierauf jedoch verzichtet werden. Die knöcherne Schädelbasis stellt die untere Scangrenze dar. Es ist zu beachten, daß die A. carotis im Durchtritt durch die Schädelbasis nur auf den axialen Schichten oder auf 2dimensionalen Reformatierungen abgrenzbar ist, nicht jedoch auf den 3dimensionalen Rekonstruktionen. Daher kann für Fragestellungen im A.-carotis-Gebiet der Scan auf Höhe der Oberkante der Schädelbasis begonnen werden. Für die Darstellung des hinteren Kreislaufs muß dagegen deutlich tiefer, nämlich unterhalb des Foramen magnum, begonnen werden, so daß die Endabschnitte der A. vertebralis ausreichend erfaßt werden. Der Eintritt der A. basilaris in den Schädel bereitet deutlich geringere Segmentierungsprobleme als der Durchtritt der A. caotis durch die Schädelbasis.

### *Extrakranielle Strombahn*

Der extrakranielle Verlauf der hirnversorgenden Gefäße wird meist unter dem Gesichtspunkt arteriosklerotischer Veränderungen der A.-carotis-Gabel abgebildet. Der zervikale Verlauf der A. vertebralis ist schwierig zu segmentieren und klinisch nur selten von Interesse. Die einseitige Hypoplasie der A. vertebralis kann auf den axialen Schichten nachgewiesen werden. Prinzipiell werden für die Abbildung der

A.-carotis-Gabel die gleichen Parameter wie für die intrakranielle Strombahn genutzt (1,5 mm Kollimation). Es besteht jedoch die Möglichkeit, die Scanstrecke auf 14 cm auszuweiten, um den Verlauf der A. carotis vom Aortenbogen bis kurz vor die Schädelbasis komplett zu erfassen. Hierfür werden folgende Parameter genutzt:

Kollimation 3 mm, Tischvorschub 2 mm, überlappende Bildrekonstruktion alle 1 mm, Expositionszeit 200 ms, Rechenalgorithmus „normal", Scandauer: maximal 17 s, Injektion 60–80 ml Kontrastmittel mit einem Fluß von 4 ml/s.

Zur Bestimmung des optimalen Startzeitpunkts für den Scan wird eine Bolustriggerung vorgenommen. Ungefähr 15 ml Kontrastmittel werden mit 4 ml/s injiziert, während alle 2 s im SSM Aufnahmen mit 100 ms Expositionszeit und 3 mm Kollimation über der A. carotis communis angefertigt werden. Aus diesen maximal 20 Aufnahmen wird eine Flowkurve abgeleitet, in der die Dichte im Gefäß gegen die Zeit aufgetragen wird. Das Erreichen des Dichtemaximums markiert den optimalen Startzeitpunkt für die CT-Angiographie. Um einen unbehinderten Kontrastmittelfluß zu gewährleisten, sollte die Injektion kubital über eine Kanüle mit nicht weniger als 18 G bei gestrecktem Arm erfolgen. Die Bildpräsentation erfolgt auf modifizierten MIP-Darstellungen, die eine überlagerungsfreie Abbildung der A.-carotis-Strombahn im interessierenden Verlaufsabschnitt zum Ziel haben.

## Klinische Grundlagen

Die Diagnostik arteriosklerotischer Veränderungen der Halsgefäße beruht neben der CT-Angiographie und MRA insbesondere auf der Ultraschalldiagnostik. Neben der Detektion stenosierender Plaques und manifester Stenosen kann sonographisch die Abgrenzung glatter von rauhen, ulzerierten oder eingebluteten Plaques zuverlässig vollzogen werden. Für die Einschätzung der Thrombogenität eines ulzerierten Plaques und für die Einstufung als potentielle Emboliequelle ist diese Unterscheidung wichtig. Während die konventionelle Angiographie diese Information bietet, ist der Wert der Schnittbildtechniken hierfür noch unklar. Eine Wandeinblutung kann besser in der MRT visualisiert werden, die Verkalkungen im Plaque besser in der CT. Die Ortsauflösung beider Schnittbildtechniken ist niedriger als die der Angiographie, die Konfiguration von A.-carotis-Stenosen kann jedoch ausreichend visualisiert werden. Die Flußdynamik in Kollateralkreisläufen und hinter höchstgradigen Stenosen wird in der Schnittbilddarstellung nicht adäquat erfaßt. Weder CT noch MRT bieten für den extrakraniellen Verlauf der A. carotis prinzipielle Vorteile gegenüber der Sonographie. Ihr Einsatz beschränkt sich daher auf das präoperative Mapping und die Abklärung sonographisch zweifelhafter Befunde. Aufgrund der optimierten Gefäßkontrastierung während der kürzeren Scanzeit bietet die Elektronenstrahl-CT-Angiographie Vorteile gegenüber der Spiral-CT-Angiographie, die für die Abbildung der A.-carotis-Strombahn genutzt werden können Abb. 12.**2**–12.**8**).

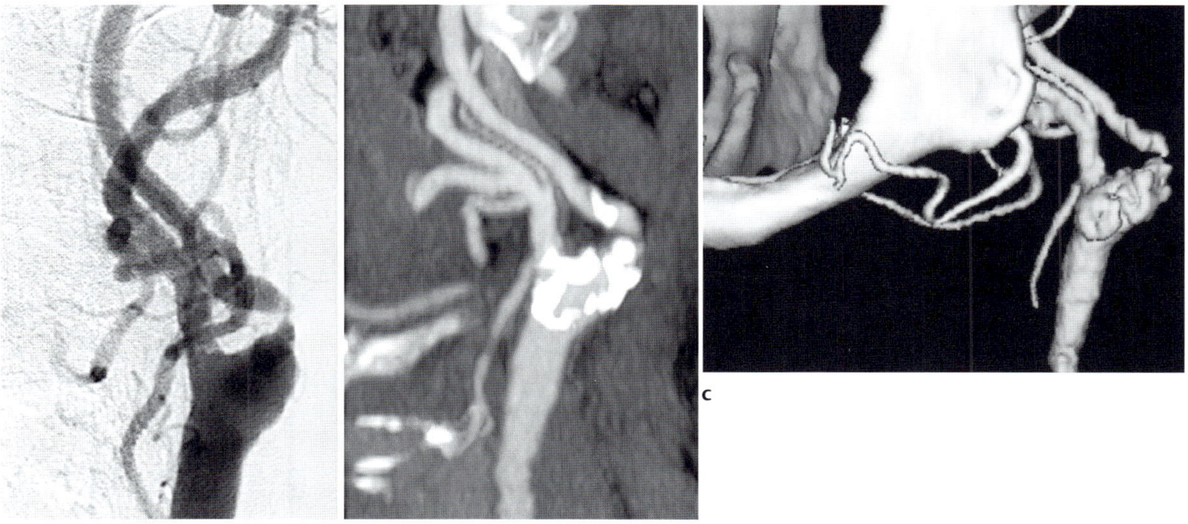

a b c

Abb. 12.**2 a-c** Hochgradige Stenose am Abgang der A. carotis interna. Ausgedehnte Verkalkungen der A.-carotis-Gabel. Der Stenosegrad kann nur auf der Angiographie und der MIP korrekt eingeschätzt werden:
**a** Konventionelle Angiographie.
**b** MIP-Darstellung.
**c** SSD-Darstellung.

a b c

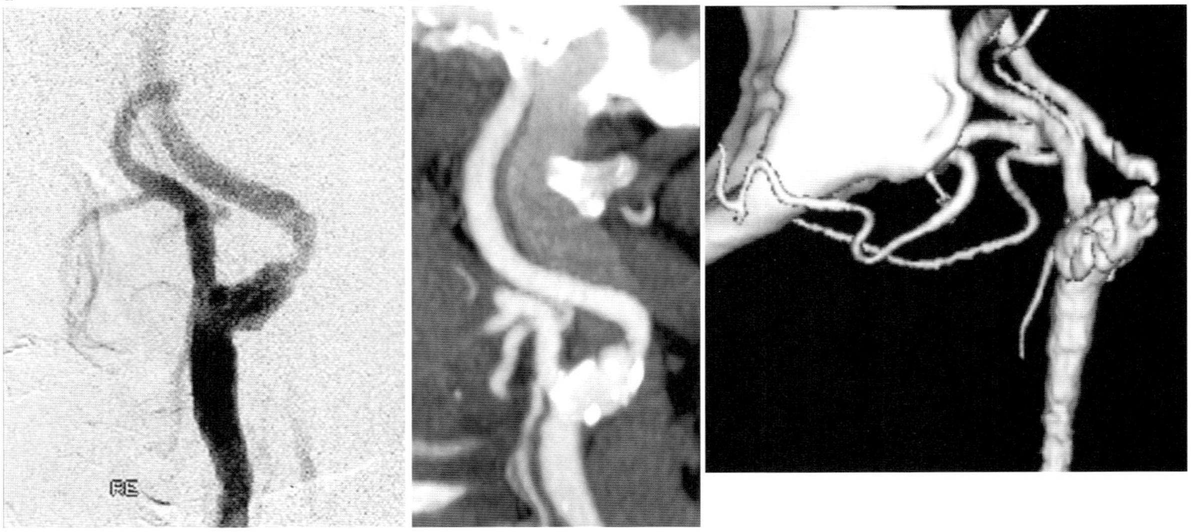


Abb. 12.**3 a-c** Mittelgradige Stenose am Abgang der A. carotis interna. Verkalkungen der A.-carotis-Gabel. Beachte die gute Korrelation zwischen Angiographie und MIP-Darstellung:

- **a** Konventionelle Angiographie.
- **b** MIP-Darstellung.
- **c** SSD-Darstellung.

a b c

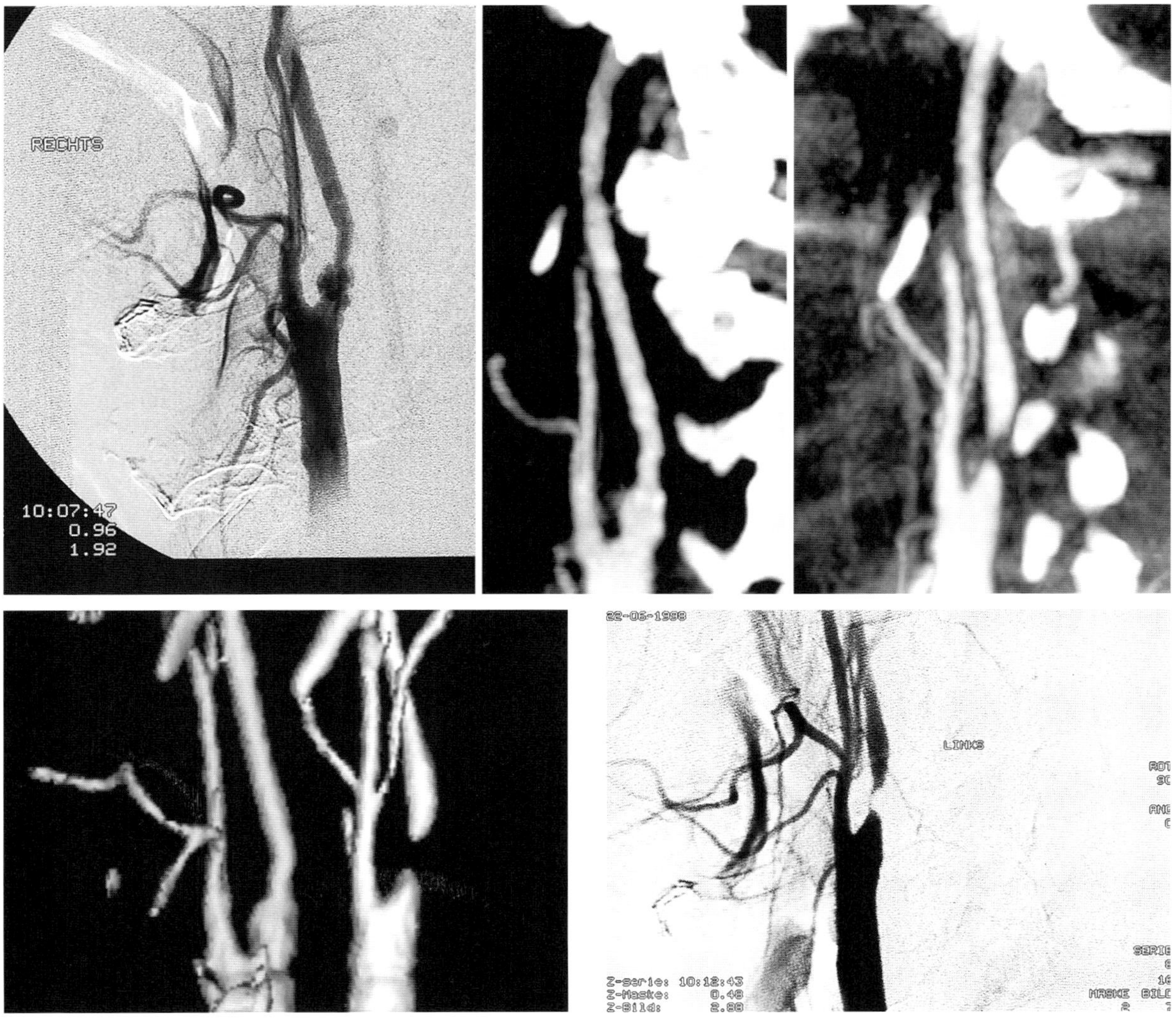


d e

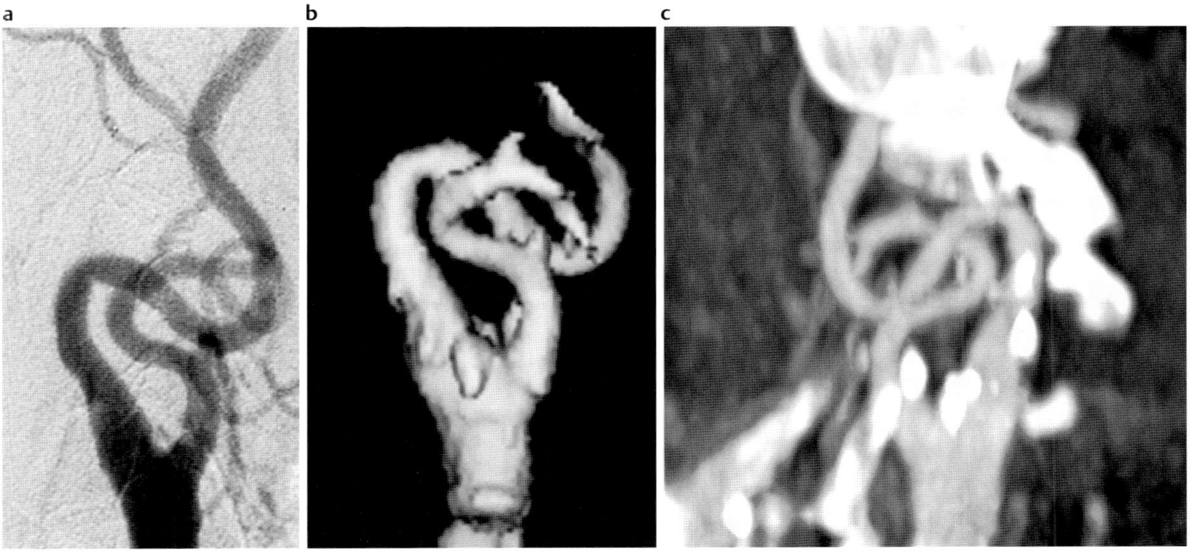


Abb. 12.**5 a-c** Elongation der A. carotis interna. Gute Visualisation des elongierten Gefäßverlaufs in der SSD-Darstellung, durch Überlagerung erschwerte Beurteilung in der MIP (Cave: „spiegelverkehrte“ Projektion der MIP im Vergleich zu Abb. **a** u. **b**):
**a** Konventionelle Angiographie.
**b** SSD-Darstellung.
**c** MIP-Darstellung.

◀ Abb. 12.**4 a-e** MIP-Darstellung einer leichtgradigen, exulzerierten Stenose rechts (**a, b**) und einer höchstgradigen Stenose links (**c-e**) am Abgang der A. carotis interna, zusätzlich Darstellung in der DSA. Beachte, daß das angiographisch sichtbare filiforme Restlumen (**e**) nur auf der MIP (**c**) erkennbar ist, während es bei der SSD-Darstellung (**d**) verloren geht.

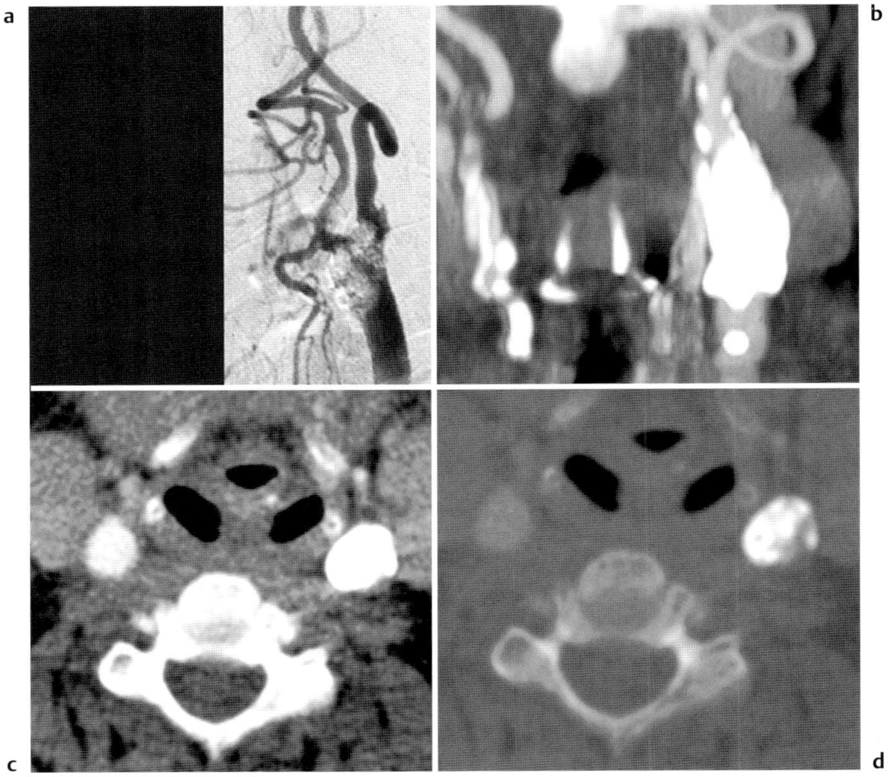


Abb. 12.**6 a-d** Schwerste Verkalkungen der A.-carotis-Gabel mit „verstellter“ Einsicht auf der MIP:
**a** Konventionelle Angiographie mit guter Visualisierung der Stenose.
**b** MIP-Darstellung ohne Beurteilbarkeit des verbleibenden Gefäßlumen.
**c** Axialer CT-Schnitt im Weichteilfenster.
**d** Axialer CT-Schnitt im weiten Fenster zur Demarkierung der Kalkanteile.

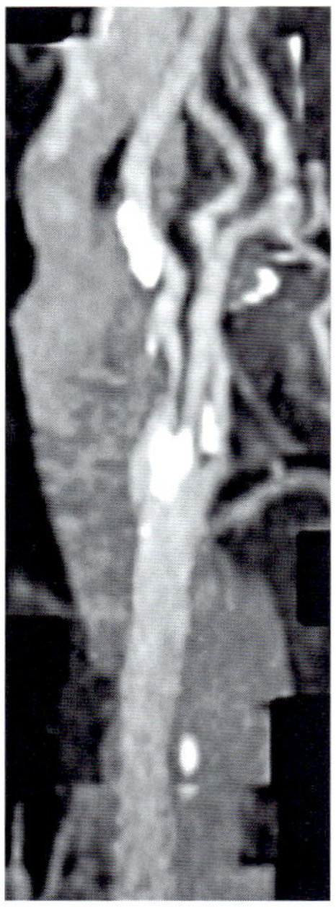

Abb. 12.**7** Verkalkte und ulzerierte Abgangsstenose der A. carotis interna. Eingeschränkte Abbildungsqualität der MIP wegen einer Überlagerung durch die V. jugularis, so daß eine Stenosegraduierung nur nach Vergleich mit den Quellbildern möglich ist.

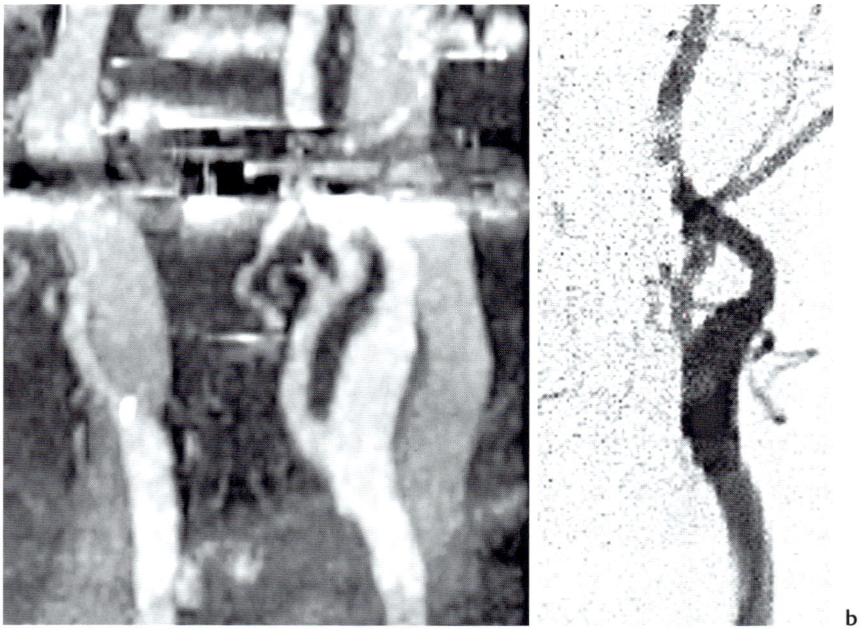

Abb. 12.**8 a, b** Verschluß der A. carotis interna rechts, keine Stenose links:
**a** Auf der MIP Überlagerung durch die V. jugularis und ausgeprägte Artefakte durch Zahnmetall, die die kontinuierliche Gefäßdarstellung unterbrechen.
**b** In der Angiographie artefiziell fehlende Darstellung von Ästen der A. carotis externa links sowie artefizielle Kaliberunregelmäßigkeiten der A. carotis interna links durch die Metallüberlagerung.

Vergleichsstudien zwischen DSA und CT-Angiographie bei der Abbildung von A.-carotis-Stenosen ergeben eine Übereinstimmung von ca. 94% (Simonetti u. Mitarb. 1998). Auftretende Abweichungen belegen eine tendentielle Überschätzung des Stenosegrads durch die CT-Angiographie bei leichtgradigen Stenosen.

Für die Darstellung der intrakraniellen Gefäße bietet die MRA hervorragende Möglichkeiten, die denen der CT-Angiographie überlegen sind. Hieran vermag auch der Einsatz der EBCT nichts zu ändern. Wenn eine MRA kontraindiziert oder nicht verfügbar ist, können spezielle Fragestellungen auch mit der CT-Angiographie beantwortet werden (Abb. 12.**9**–12.**11**):

- präoperative Visualisierung von Aneurysmen,
- Ausschluß einer Sinusvenenthrombose,
- Nachweis von stenosierenden Veränderungen der A. cerebri anterior und media,
- dilatative Angiopathie der A. basilaris („Megadolichobasilaris"),
- Basilaristhrombose.

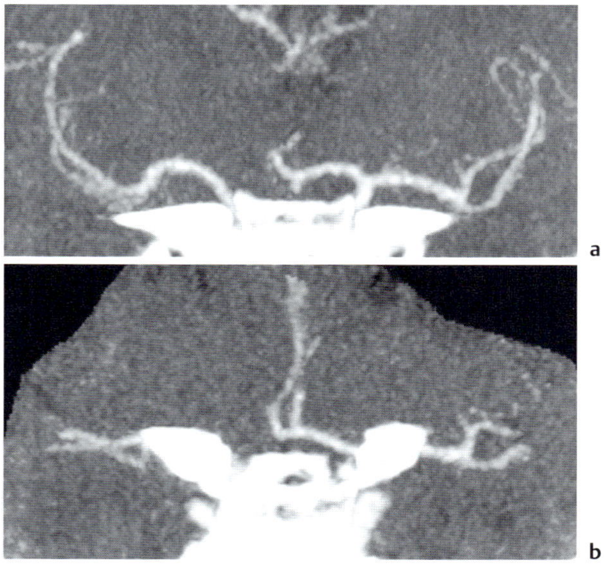

Abb. 12.**10 a, b** Grenzen der z-Achsen-Auflösung in der EBCT-Angiographie. Trotz Bildrekonstruktion alle 0,5 mm erscheint die Gefäßwand der Hauptstämme der A. cerebri media und anterior z.T. diskontinuierlich. Perfusion der A. cerebri anterior beidseits aus der A. carotis interna links.

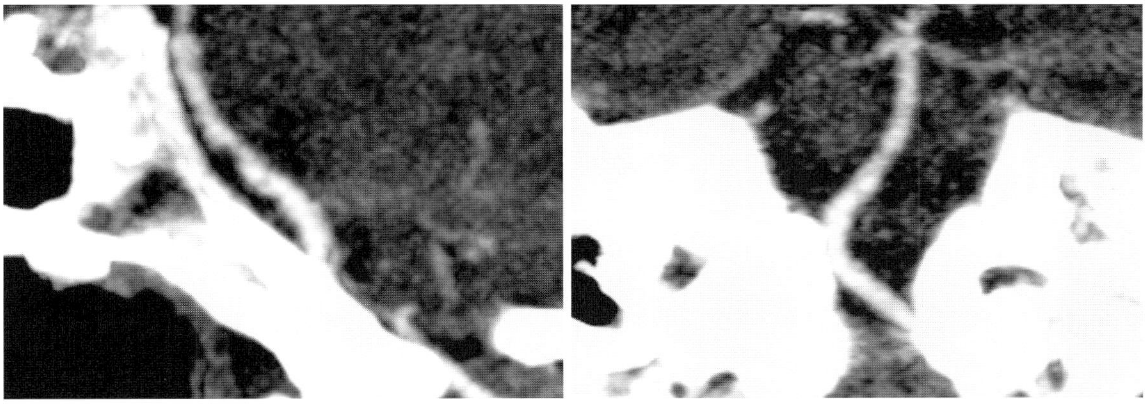

a b

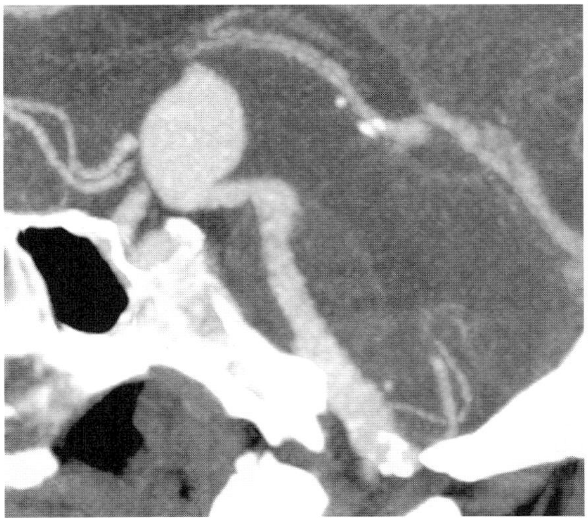

c

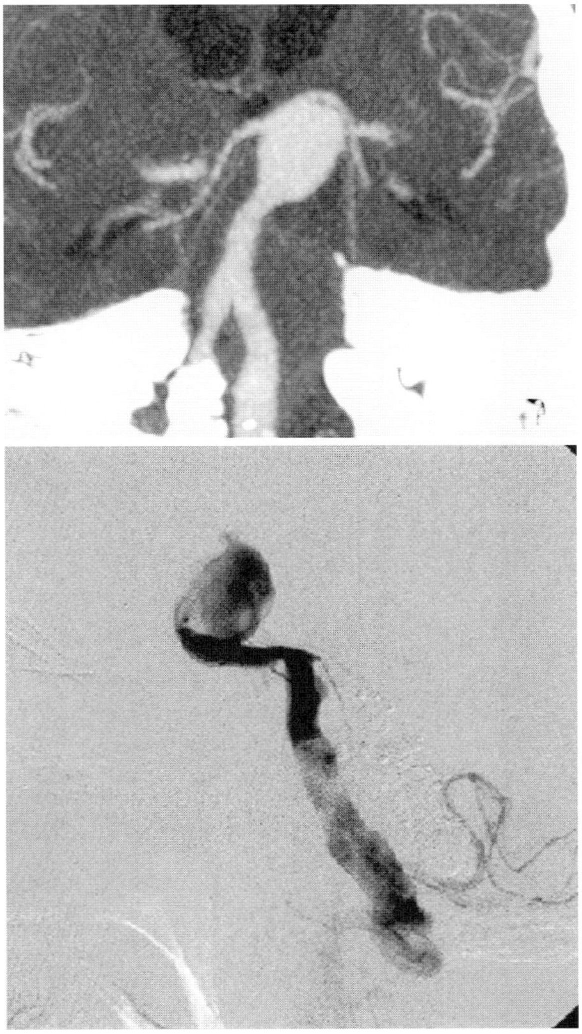

d e

Abb. 12.**9 a-e** Patient mit ca. 50 %iger Stenose der A. basilaris im mittleren Verlaufsabschnitt (**a, b**). Aneurysma des Endabschnitts der A. basilaris (**c, d**) mit angiographischer Korrelation (**e**) bei einem anderen Patienten.

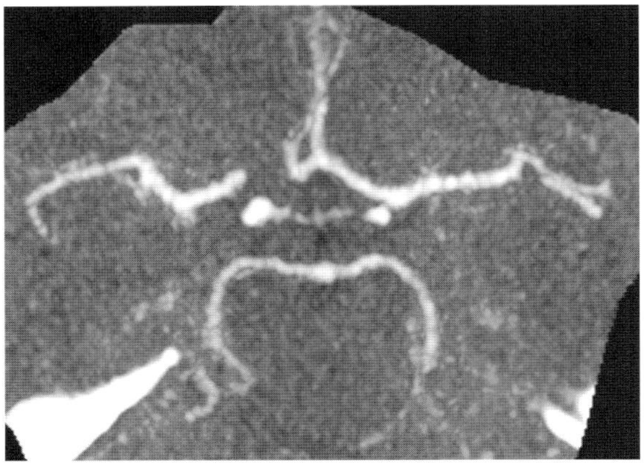

Abb. 12.**11** Gleicher Patient wie in Abb. 12.**10**. Bessere Abbildungsqualität in der transversalen Ebene. Darstellung der Hauptstämme der A. cerebri anterior, media und posterior beidseits.

## Tips und Tricks

- Das kleinste wählbare Rekonstruktionsintervall am EBCT für mit 1,5 mm Kollimation aufgenommene Schichten beträgt 0,5 mm. Demgegenüber können aus Spiral-CT-Datensätzen für kurzstreckige Scanbereiche auch kleinere Inkrementwerte (z.B. 0,3 mm) rekonstruiert werden, zudem bietet die Spiral-CT das bessere Signal-Rausch-Verhältnis. Für die Abbildung der intrakraniellen Gefäße, besonders an der Hirnbasis, ist die Spiral-CT daher technisch überlegen. Andererseits gilt auch hier, daß aufgrund der kürzeren Scanzeit der Kontrastmittelbolus am EBCT besser ausgenutzt werden kann und daher eine höhere Gefäßkontrastierung als in der Spiral-CT resultiert. Diese kann z.B. zur Visualisierung von Aneurysmen genutzt werden. Die Darstellung arteriosklerotischer Veränderungen der A. cerebri anterior und media ist in der x-/y-Ebene mit hoher Qualität, in der z-Ebene mit eingeschränkter Qualität möglich.
- Neben der Betrachtung der axialen Originalbilder im Cine mode ist für die Beurteilung arteriosklerotischer Veränderungen die Anfertigung von MIP-Projektionen in kleinen Teilvolumen hilfreich (thin slap MIP). Stenosen können auf diese Art auch in mehreren Ebenen visualisiert werden. Die Darstellung der A. basilaris gelingt auf diese Weise am besten.
- Für die Dokumentation des Mediastromgebiets empfiehlt es sich, zunächst die knöchernen Strukturen des Schädels aus dem Datensatz zu eliminieren. Dies kann mit Hilfe von Cut-Funktionen erfolgen, jedoch ist eine Auftrennung zwischen Knochen und kontrastiertem Gefäß auch über die Wahl von Schwellwerten möglich.
- Für die Abbildung der zerebralen Venen (z.B. Thromboseausschluß) muß das Kontrastmitteltiming mittels Bolustriggerung auf die venöse Phase abgestimmt werden, da sonst durch die kurze Scanzeit die venöse Phase „verpaßt" werden kann. Um die zerebralen Venen komplett zu erfassen ist es günstiger, auf das 14-cm-Protokoll (S. 155) umzusteigen.
- Insgesamt bietet die Elektronenstrahl-CT-Angiographie für die intrakraniellen Gefäße keine Vorteile gegenüber der Spiral-CT, sie erzielt jedoch eine vergleichbare Bildqualität.
- Für die Untersuchung der extrakraniellen A.-carotis-Strombahn bietet die EBCT dagegen aufgrund der besseren z-Achsen-Auflösung in dem ca. 10–14 cm langen Scanbereich Vorteile. Da A.-carotis-Gabelstenosen in bis zu 13% der Fälle mit weiteren Stenosen im Verlauf der Arterie vergesellschaftet sind („Tandemstenosen"), darf der Scanbereich nicht zu knapp gewählt werden.
- Kritische Strukturdetails für die Abbildungsgenauigkeit sind:
  - filiforme Restlumina,
  - ulzerierte Plaqueoberflächen in den Stenosebereichen.
- Auf MIP-Darstellungen entsprechender Teilvolumina des Datensatzes können diese visualisiert werden, während SSD-Darstellungen diese Details nicht adäquat wiedergeben können.
- Die frühe Kontrastierung der V. jugularis führt zu einer venösen Überlagerung der A.-carotis-Strombahn, die durch eine entsprechende Projektionsrichtung der MIP oder durch eine Segmentierung umgangen werden muß.
- A.-carotis-Dissektionen und -Verschlüsse können auf DSA-Aufnahmeserien eine distale Wiederauffüllung der Strombahn auf späten Bildern zeigen. Ist diese Kontrastierung in der „Spätphase" nur schwach ausgeprägt, kann sie u. U. dem Nachweis in der CT-Angiographie entgehen.
- Grundsätzlich können Verkalkungen der Gefäße in der CT besser als in der MRT wiedergeben werden. Liegen jedoch ausgedehnte, zirkuläre Verkalkungen vor, kann die Einsicht in das perfundierte Gefäßlumen auf den 3dimensionalen Darstellungen „verstellt" sein. In diesem Fall muß auf die axialen Originalbilder zurückgegriffen werden, um eine Stenosequantifizierung durchzuführen.
- Für die wichtigste Indikation zur CT-Angiographie der A.-carotis-Strombahn, die präoperative Abbildung von arteriosklerotischen Veränderungen der A.-carotis-Gabel, bietet die Elektronenstrahl-CT-Angiographie gute Voraussetzungen, da sie die Aspekte Lumenweite, Stenosekonfiguration, Verkalkung und ggf. Verschluß zuverlässig darstellt.

## Ausblick

Die Sonographie ist das Verfahren der ersten Wahl zur Untersuchung der A. carotis. Sie ist nichtinvasiv, gut verfügbar und stellt die Oberflächenbeschaffenheit von Plaques ausreichend gut dar. Eine Diskussion wird noch über die Frage geführt, ob chirurgische Eingriffe allein auf der Basis der Sonographiebefunde vorgenommen werden, oder ob ein weiteres nichtinvasives Verfahren vorgeschaltet werden sollte. Hierfür kämen MRA und CT-Angiographie in Betracht. Auch für die Abschätzung, ob eine A.-carotis-Stenose chirurgisch oder interventionell radiologisch mittels Angioplastie therapiert werden soll, ist die Schnittbilddarstellung hilfreich. Für die extrakranielle A.-carotis-Strombahn stellt die CT- bzw. Elektronenstrahl-CT-Angiographie eine gleichwertige Alternative zur MRA dar. Für die Untersuchung der intrakraniellen Gefäßsituation bietet die MRA dagegen eindeutige Vorteile, so daß sie für eine umfassende Diagnostik der zerebralen Gefäßversorgung die besseren Voraussetzungen bietet. Zudem beinhaltet die MRA die Möglichkeit zur Flußquantifizierung, die zur hämodynamischen Charakterisierung stenosierender Veränderungen genutzt werden kann.

## Literatur

Anzalone, N., F. Scomazzoni, L. Strada, Z. Patay, G. Scotti: Intracranial vascular malformations. Europ. Radiol. 8 (1998) 685–690

Egelhof, T., O. Jansen, R. Winter, K. Sartor: CT-Angiographie bei Dissektionen der A. carotis interna. Radiologe 36 (1996) 850–854

Hagen, T., K. Bartylla, A. Waziri, B. Schmitz, U. Piepgras: Stellenwert der CT-Angiographie in der Diagnostik von zerebralen Sinus- und Venenthrombosen. Radiologe 36 (1996) 859–866

Hope. J. K. A., J. L. Wilson, F. J. Thomson: Three-dimensional CT angiography in the detection and characterization of intracranial berry aneurysms. Amer. J. Neuroradiol. 17 (1996) 439–445

Katz, D., M. Marks, S. Napel, P. Bracci, S. Roberts: Circle of Willis: evaluation with spiral CT angiography, MR angiography and conventional angiography. Radiology 195 (1995) 445–449

Leclere, X., O. Godefroy, J. P. Pruvo, D. Leys: Computed tomographic angiography for the evaluation of carotid artery stenosis. Stroke 26 (1995) 1577–1581

Lehmann, K.-J., W. Jaschke: Angiographische Diagnostik der obliterierenden Arteriosklerose. Schnetztor, Konstanz 1993

Lehmann, K.-J., K. W. Neff, S. Ries, A. Sommer, W. Szeinke, M. Georgi: Spiral-CT-Angiographie von Stenosen der A. cerebri media. Radiologe 36 (1996) 845–849

Simonetti, G., A. Bozzao, R. Floris, M. Silvestrini: Noninvasive assessment of neck-vessel pathology. Europ. Radiol. 8 (1998) 691–697

Vieco, P. T., E. E. Morin III, C. E. Gross: CT angiography in the examination of patients with aneurysm clips. Amer. J. Neuroradiol. 17 (1996) 455–457

# 13 EBCT der thorakalen Aorta

G. Weisser

## Einführung

Zur nichtinvasiven Diagnostik der thorakalen Aorta stehen neben der CT (als Spiral-CT oder Elektronenstrahl-CT [EBCT]) folgende Verfahren zur Verfügung:

- MRT,
- transthorakaler Ultraschall.

Folgende Verfahren sind als (semi-) invasive Methoden anzusehen:

- transösophagealer Ultraschall,
- Angiographie.

Die elektive Diagnostik der thorakalen Aorta erfolgt heute in der Regel nichtinvasiv mit MRT und CT, mit dem transthorakalen Ultraschall kann die thorakale Aorta nur in Teilabschnitten abgebildet werden. Die MRT bietet dabei im Vergleich zur Spiral-CT neben der fehlenden Strahlenbelastung oft eine bessere Beurteilbarkeit, insbesondere der herznahen Gefäßanteile aufgrund der Möglichkeit der EKG-getriggerten Bildgebung, zudem können funktionelle Untersuchungen Auskunft über Flußgeschwindigkeiten und -richtung geben (Nienaber u. Mitarb. 1993).

Die Abklärung der thorakalen Gefäßsituation erfolgt in der klinischen Akutdiagnostik in der Regel initial mit dem transthorakalen Ultraschall, oft gefolgt vom semiinvasiven transösophagealen Ultraschall. Mit beiden Methoden können Abschnitte der thorakalen Aorta mit hoher Detailauflösung und in Echtzeit dargestellt werden. Der Aortenbogen und je nach anatomischen Verhältnissen auch weitere Abschnitte der thorakalen Aorta können jedoch regelhaft nicht sicher erfaßt werden. Daher ist bei fraglichen Befunden oft die Spiral-CT die Methode der Wahl, die mit kurzer Untersuchungszeit eine sehr sichere Ausschlußdiagnostik für Aortendissektionen und -aneurysmen erlaubt und zudem eine Beurteilung von pulmonalen Veränderungen ermöglicht.

Die EBCT ist aufgrund ihrer geringen Verbreitung bisher selten für die Diagnostik der thorakalen Aorta eingesetzt worden (Hamada u. Mitarb. 1992). Zudem war mit der EBCT bis vor kurzem nur die Anfertigung von maximal 40 Schichten möglich, was ihre breite klinische Anwendbarkeit deutlich einschränkte. Mit der neuen Version der EBCT kann nun die gesamte thorakale Aorta und – bei Bedarf – auch die gesamte Aorta in einem Untersuchungsgang in dünnen Schichten erfaßt werden. Die in der Spiral-CT bekannten Einschränkungen in der Beurteilung der herznahen Anteile sind durch die kurze Aufnahmezeit von bis zu 9 Bildern/s deutlich vermindert. Daher bietet die EBCT insbesondere in der Akutdiagnostik deutliche Vorteile gegenüber der Spiral-CT und stellt auch in der Elektivdiagnostik eine echte Alternative zur MRT dar.

## Anatomische Grundlagen

Die Aorta thoracalis entspringt der Ausstrombahn des linken Ventrikels in Höhe des unteren Sternumdrittels und kann in folgende 3 Abschnitte aufgegliedert werden (Abb. 13.**1**):

- Aorta ascendens,
- Aortenbogen,
- Aorta descendens.

Im Anfangsabschnitt der Aorta ascendens entspringen in Höhe bzw. unmittelbar oberhalb der Aortenklappentaschen die rechte Koronararterie nach ventral sowie der linke Hauptstamm nach links dorsal. Der Anfangsabschnitt der Aorta ascendens bis zum Übergang in den Aortenbogen zeigt mit der Kontraktion des Herzens in der Systole eine ausgeprägte Beweglichkeit, einerseits durch die Wandelastizität mit der Erweiterung des Gefäßlumens (Windkesselfunktion), andererseits durch die Mitbewegung aufgrund der mechanischen Kontraktion der Herzkammern mit einer Translation nach kranial und ventral.

Beim Abgang der supraaortalen Gefäße aus dem Aortenbogen mit der Reihenfolge Truncus brachiocephalicus, A. carotis communis links und A. subclavia links sind anatomische Varianten nicht selten anzutreffen (Truncus bicaroticus, Einzelabgänge der Vertebralarterien, A. lusoria, rechts verlaufender Aortenbogen usw.), die teilweise auch aufgrund von Kompression benachbarter Strukturen Krankheitswert besitzen. In etwa 10% der Fälle entspringt vom Aortenbogen eine solitäre A. thyroidea ima aufsteigend zur Schilddrüse.

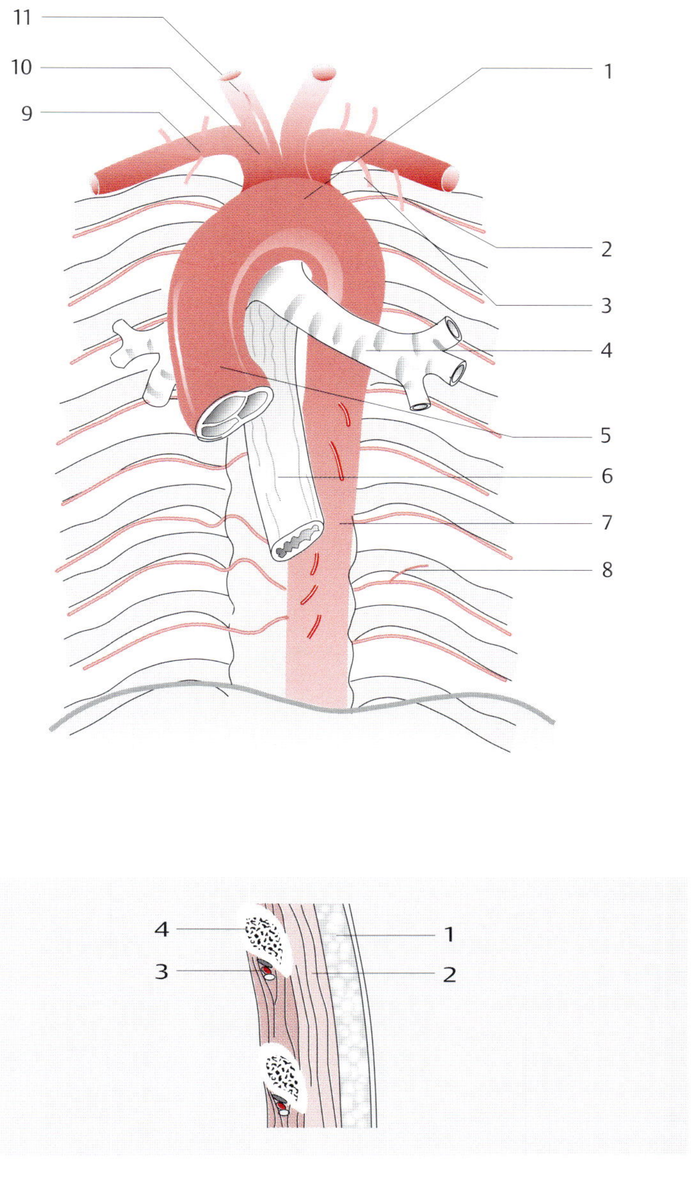


Abb. 13.**1 a, b** Anatomie der Aorta thoracalis mit Aorta ascendens, Aortenbogen und Aorta descendens. Markiert ist der Isthmus aortae:

**a** Aorta und ihre Äste.
1 Aortenbogen
2 A. intercostalis suprema
3 A. thoracica interna
4 linker Hauptbronchus
5 Aorta ascendens
6 Ösophagus
7 Aorta descendens
8 Aa. intercostales
9 A. subclavia rechts
10 Truncus brachiocephalicus
11 A. carotis communis rechts

**b** Verlauf der Interkostalgefäße.
1 Haut und Unterhautfettgewebe
2 Mm. intercostales externi
3 A. intercostalis
4 Rippe

Die Aorta descendens reicht bis zum Zwerchfelldurchtritt und geht in die Aorta abdominalis über. Anatomische Studien ergeben einen altersabhängigen Normaldurchmesser der Aorta descendens von 20–30 mm beim Mann und 17–28 mm bei der Frau.

## Untersuchungstechnik

Die thorakale Aorta kann mit der EBCT in der Regel innerhalb eines Atemanhalts von 12–17 s komplett untersucht werden, im Einzelfall können jedoch weitere Untersuchungen mit einem zweiten Atemanhalt erforderlich sein. In der Regel sollte aufgrund des überlegenen Schichtprofils der 3-mm-Kollimator verwendet werden, bei einer Verwendung eines Tischvorschubs von 4–5 mm kann ein Bereich von 280–350 mm in einem Atemanhalt erfaßt werden.

**Routineprotokoll:**
3 mm Kollimation, 4 mm kontinuierlicher Tischvorschub, 2 mm Rekonstruktionsabstand, 200 ms Expositionszeit (124 mAs), Algorithmus „normal".

**Aorta ascendens:**
3 mm Kollimation, 2 mm kontinuierlicher Tischvorschub, 2 mm Rekonstruktionsabstand, 100 ms Expositionszeit (62 mAs), Algorithmus „normal".

**Aorta ascendens EKG-getriggert:**
3 mm Kollimation, 2–3 mm schrittweiser Tischvorschub, 2–3 mm Rekonstruktionsabstand, 100 ms Expositionszeit EKG-getriggert mit 80 % RR-Abstand.

**CT-Angiographie Kinder:**
3 mm Kollimation, 2–3 mm kontinuierlicher Tischvorschub, 2–3 mm Rekonstruktionsabstand, 100 ms Expositionszeit (62 mAs), Algorithmus „normal".

Aufgrund der kurzen Untersuchungszeit von maximal 17 s im CVS genügt auch mit einer hohen Flußrate von 4–5 ml/s eine Kontrastmittelmenge von 80–90 ml zur Hochkontrastierung der thorakalen Aorta. Zur Bestimmung der Startzeit wird in einer Schicht in Höhe oberhalb der Aortenklappe eine Probebolusmessung nach Gabe von 15 ml Kontrastmittel mit 20 Zeitpunkten über 40 s, 3 mm Kollimation und 62 mAs durchgeführt. Bei Anfertigung von zusätzlichen EKG-getriggerten Einzelschichten muß über die gesamte Scanzeit von 15–35 s eine homogene Kontrastierung gewährleistet sein, daher ist in der Regel bei Scanzeiten über 25 s eine Reduzierung der Flußrate auf 3 ml/s notwendig.

**Kontrastmittel:**
**Routineprotokoll:**
80–90 ml Kontrastmittel mit 4 ml/s, Delay nach Probebolus mit 15 ml.
**EKG-getriggerte Einzelschichten:**
60–160 ml Kontrastmittel mit 3–4 ml/s, Delay nach Probebolus, Ende der Kontrastmittelinfusion ca. 8–10 s vor errechnetem Ende der Scanzeit.
**Kinder:**
1 ml/kg Körpergewicht Kontrastmittel, kein Probebolus, Beginn des Scans nach der manuellen Injektion von 80 % der Kontrastmittelmenge.

Durch die Verwendung von 200 ms Expositionszeit treten insbesondere im Bereich der Aorta ascendens durch die Bildmittelung von jeweils 2 Einzelbildern mit je 100 ms Schichtzeit vereinzelt Pulsationsartefakte auf (Abb. 13.**2a**). Sind diese nicht auf eine einzelne Schicht begrenzt und an klassischer Stelle (linksseitig in Höhe der Pulmonaliswurzel als Stelle der maximalen Translationsbewegung in der Systole), können ggf. weitere Scans erforderlich sein. Möglich ist die Anfertigung von EKG-getriggerten Einzelschichten mit 3 mm Kollimation und 3 mm Tischvorschub bei einer Kontrastmittelgabe von 80–140 ml mit 3 ml/s (Abb. 13.**2b**).

Da pro Herzzyklus nur eine Schicht in der Diastole akquiriert wird und daher eine Tischgeschwindigkeit von 3–5 mm/s resultiert, ist eine Fokussierung auf den fraglichen Aortenabschnitt sinnvoll.

Alternativ hierzu kann auch im Volumenmodus eine Expositionszeit von 100 ms genutzt werden. Die Bildqualität ist gegenüber den EKG-getriggerten Einzelschichten in der Regel nur minimal schlechter und besitzt den Vorteil der erheblich kürzeren Scanzeit von 2–4 s und einer geringeren Kontrastmittelbelastung. Die MPR ist allerdings im Vergleich zur EKG-getriggerten Bildgebung wegen der deutlichen Pulsationsstufen aufgrund der unterschiedlichen Herzzyklusphasen in den Einzelschichten qualitativ eingeschränkt.

## Klinische Grundlagen

Bei Erkrankungen der thorakalen Aorta sind zu unterscheiden:

- angeborene Fehlbildungen mit unterschiedlichem Krankheitswert,
- erworbene Erkrankungen.

Untersuchungswürdig sind auch postoperative Befundkonstellationen nach thorakalen Gefäßeingriffen.

Die angeborenen Fehlbildungen und anatomischen Varianten der thorakalen Aorta haben sehr unterschiedliche Häufigkeiten (Tab. 13.**1**) und sind nur z. T. klinisch symptomatisch.

Ursprungsanomalien der Aorta (z. B. Transposition der großen Gefäße) werden hier nicht vorgestellt.

### *Aortenbogenanomalien*

Aortenbogenanomalien entstehen aus Entwicklungsstörungen der 4. Kiemenbogenarterien und können unterschiedliche Formen annehmen (Klassifizierung nach Edwards):

- doppelter Aortenbogen, häufig mit unterschiedlich weiten Gefäßlumina (Abb. 13.**3**),

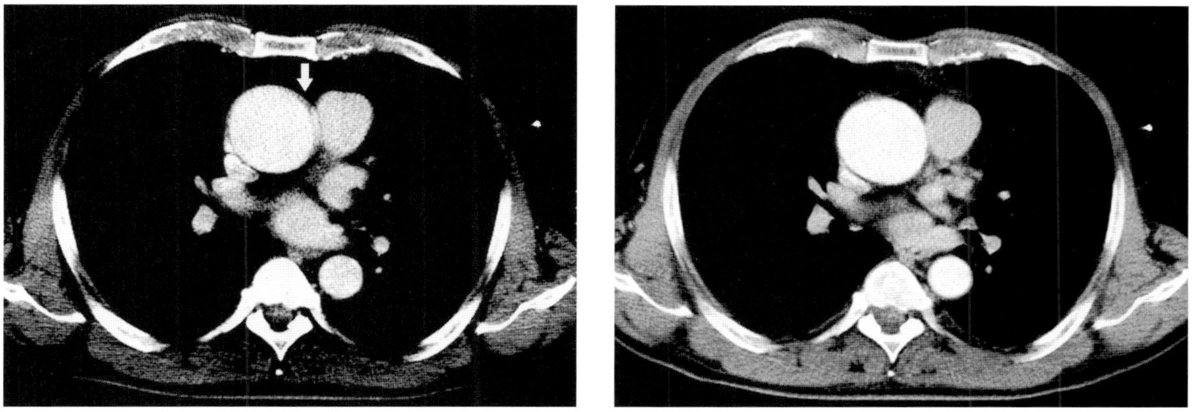

a b

Abb. 13.**2 a, b** 59jähriger Patient mit klinischem Verdacht auf eine Aortendissektion. EBCT mit 3 mm Kollimation, 3 mm kontinuierlichem Tischvorschub und 200 ms Expositionszeit sowie EKG-getriggerten Einzelschichten mit 100 ms Expositionszeit:

**a** Mit Pulsationsartefakt (200 ms Expositionszeit).

**b** Mit unauffälliger A. ascendens (100 ms EKG-getriggert).

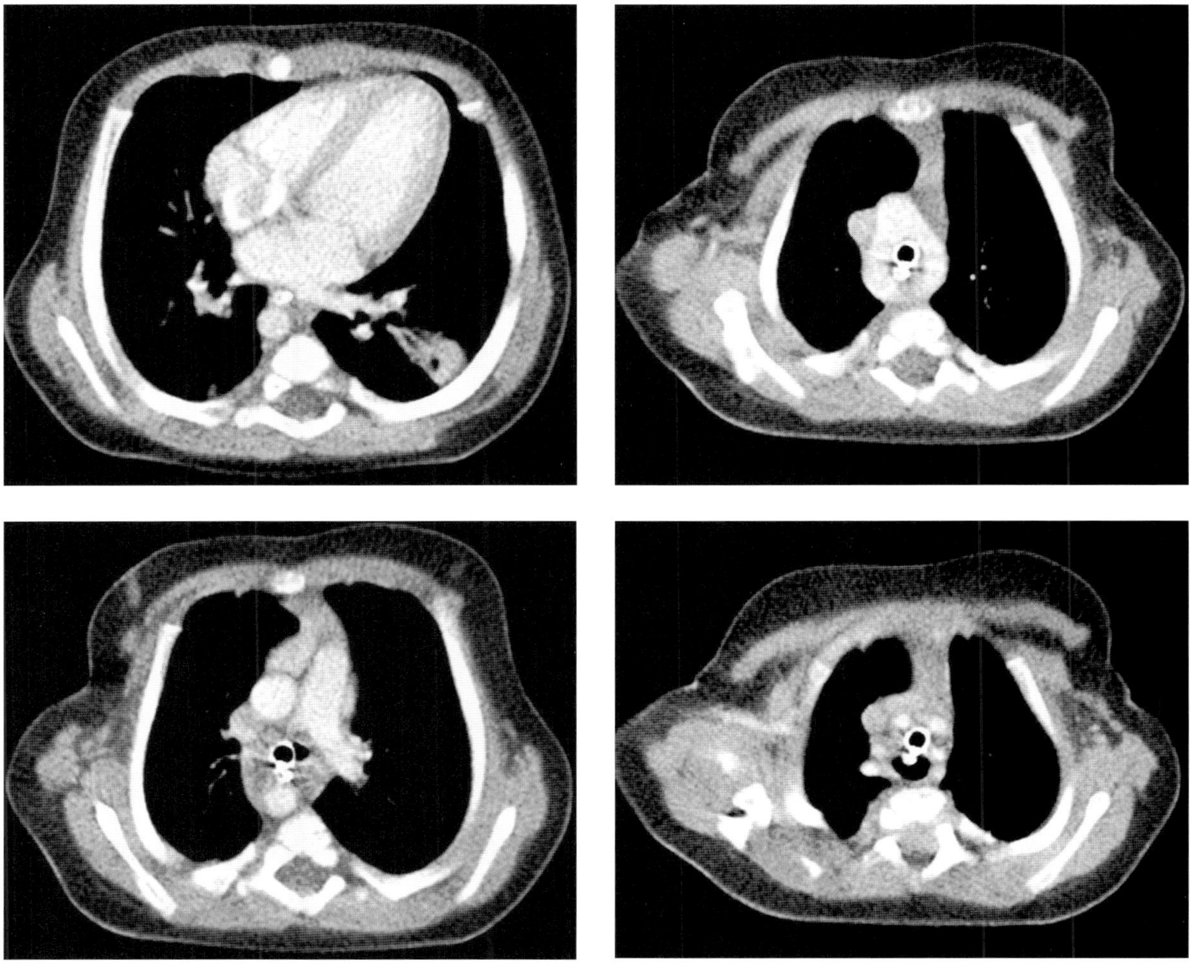

a b c d

Abb. 13.**3 a-d** 4 Wochen alter Säugling mit intubationspflichtiger Dyspnoe; im Ultraschall Verdacht auf Aortenanomalie. Die EBCT-Untersuchung mit 3 mm Kollimation, 2 mm Tischvorschub und 100 ms Expositionszeit (61 mAs) sowie 4 s Untersuchungszeit ergab die Diagnose doppelter Aortenbogen mit einzelnen Abgängen der Aa. subclavia, carotis und vertebralis aus jeder Seite. Die Operation bestätigte die Diagnose.

Tabelle 13.**1** Relative Häufigkeit von angeborenen Anomalien des Herzens und der herznahen Gefäße (absolute Häufigkeit 8 von 1000 Lebendgeburten entsprechen 100% [nach Keith u. Mitarb.])

| Angeborene Anomalie | Relative Häufigkeit |
|---|---|
| Ventrikelseptumdefekt (VSD) | 28,3% |
| Vorhofseptumdefekt (ASD) | 10,3% |
| Pulmonalstenose (Pst) | 9,9% |
| Persistierender Ductus arteriosus (PDA) | 9,8% |
| Fallot-Tetralogie (FT) | 9,7% |
| Aortenstenose (Aost) | 7,1% |
| Aortenisthmusstenose (CoA) | 5,1% |
| Transposition der großen Arterien (TGA) | 4,9% |

- normaler Aortenbogen mit aberrierenden Arterien, vor allem des Truncus brachiocephalicus und der rechten A. subclavia; die aberrierende rechte A. subclavia, auch A. lusoria genannt, ist mit 0,5% eine der häufigsten Anomalien und ist in der Regel asymptomatisch,
- rechter Aortenbogen ohne oder mit aberrierenden Gefäßen (Abb. 13.**4**),
- im distalen Abschnitt retroösophageal zur Gegenseite ziehender Aortenbogen (Arcus aortae circumflexus),
- seltene Anomalien wie z.B. Unterbrechung des Aortenbogens in Folge segmentaler Aplasie.

Alle Aortenbogenanomalien können eine Einengung von Trachea und Ösophagus in unterschiedlichem Ausmaß zur Folge haben. Die CT-Diagnostik bietet hier in der Regel eine sichere Diagnose durch die Abklärung von gefäßbedingten und pulmonalen Ursachen und stellt daher oft die Schnittbilddiagnostik der Wahl dar. Bei klinisch relevantem Beschwerdebild ist die operative Therapie zumeist unumgänglich.

### *Aortenisthmusstenose (Coarctatio aortae)*

Als Isthmus aortae wird die physiologische Enge von ca. 25–30% des Aortendurchmessers nach Abgang der linken A. subclavia am Übergang von Aortenbogen zu Aorta descendens bezeichnet. Hier mündet der Ductus arteriosus Botalli, so daß bei einer Stenose zwischen prä- und postduktaler Form der Coarctatio aortae (CoA) unterschieden wird. Da die präduktale CoA bereits in den ersten Lebenswochen klinisch symptomatisch wird, stellt sie bei der bildgebenden Diagnostik des Erwachsenen keine Differentialdiagnose dar. Bei der postduktalen Form (Abb. 13.**5** u. 13.**6**) bilden sich über die A. mammaria interna und die Interkostalarterien Kollateralen aus, die in der CT-Angiographie nachzuweisen sind.

### *Aortendissektion*

Aortendissektionen gehen von einem Tunica-intima-Einriß aus und heben in der Regel über eine größere Strecke einen Teil der Aortenwand ab und bilden damit 2 Lumina (Abb. 13.**7**).

Ursachen für Aortendissektionen können sein:

- posttraumatische Dissektionen (z.B. nach einem Verkehrsunfall, auch zweizeitig),
- Arteriosklerose (Abb. 13.**8**),
- Arteriitiden (z.B. Panarteriitis nodosa),
- Syphilis (Mesaortitis luica),
- Marfan-Syndrom,
- rheumatisches Fieber usw.

Die Klassifikation erfolgt nach Beginn und Endpunkt des Einrisses und ist entscheidend für das weitere therapeutische Vorgehen (Abb. 13.**9**).

### *Thorakales Aortenaneurysma*

Aneurysmen der thorakalen Aorta werden bei bis zu 4% der erwachsenen Bevölkerung gefunden, sie sind zumeist asymptomatisch (Abb. 13.**10**).

In der Regel wird bei einem Durchmesser der Aorta ascendens von mehr als 4 cm von einem Aneurysma gesprochen. Die Ursachen der Aneurysmen unterscheiden sich nicht von denen der Aortendissektion (s. oben). Sakkuläre Aneurysmen werden zumeist im Aortenbogen und der Aorta descendens gefunden, im Bereich der Aorta ascendens dominiert das fusiforme Aneurysma. Zur operativen Therapieplanung ist die relative Lage der Gefäßabgänge und das Ausmaß von Thrombosierungen relevant. Diese Informationen können mit MRT und EBCT gleichermaßen gewonnen werden. Inwieweit die zusätzliche Darstellung der Verkalkungen in der EBCT eine klinisch relevante Information für die Therapieplanung darstellt ist nicht geklärt.

## Tips und Tricks

- Durch die niedrige Schichtdicke der Einzelschichten und die regelhaft hohe, homogene Kontrastierung der mediastinalen Gefäßstrukturen ist bei der EBCT-Angiographie eine hochqualitative Bildnachverarbeitung möglich, die insbesondere bei komplexen Aortenanomalien zur Befunddemonstration unerläßlich ist. Hierbei hat sich die MPR bewährt, die durch schräge Wahl der Schnittebene eine plane Darstellung der gesamten thorakalen

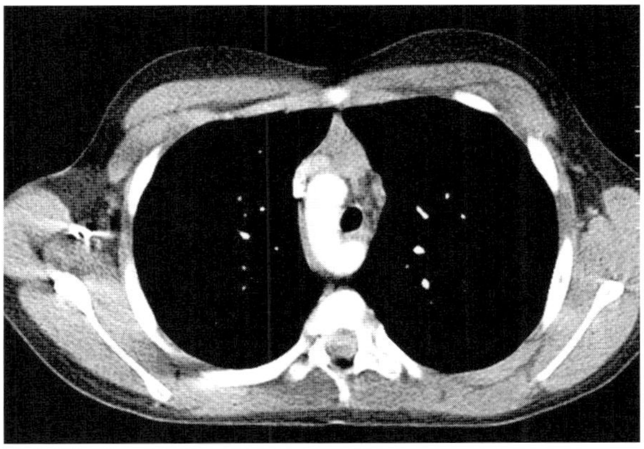

Abb. 13.**4** 8jähriges Mädchen mit seit der Geburt bestehenden Schluckbeschwerden. Die Breischluckuntersuchung ergab den Verdacht auf eine Gefäßimpression. Die EBCT-Untersuchung mit 3 mm Kollimation, 3 mm Tischvorschub und 100 ms Expositionszeit (61 mAs) zeigt einen rechtsverlaufenden Aortenbogen mit Kompression des Ösophagus durch die dorsal verlaufende A. subclavia links (umgekehrte Lusoria).

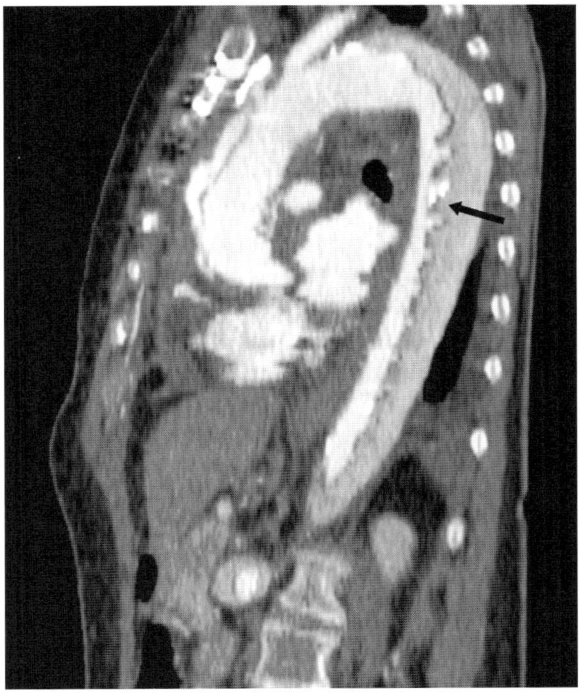

Abb. 13.**7** 77jährige Patientin mit Zustand nach Prothese der Aorta ascendens bei Dissektion und Verdacht auf erneute Dissektion. Die EBCT-Untersuchung mit 3 mm Kollimation und 6 mm Tischvorschub sowie 200 ms Expositionszeit zeigte eine Dissektion am Abgang der A. subclavia links beginnend und bis zur Aortenbifurkation reichend. Man beachte die kymogrammartigen Stufen der Dissektionsmembran (Pfeil), die im Bereich der Aortenprothese in der A. ascendens fehlen aufgrund der fehlenden Wandelastizität. Der Scanbereich von 420 mm ist aufgrund von Einschränkungen der Workstationsoftware nicht vollständig abgebildet. Die Abgänge des Truncus coeliacus, der A. mesenterica superior und der Nierenarterien konnten eindeutig dem falschen und wahren Lumen zugeordnet werden.

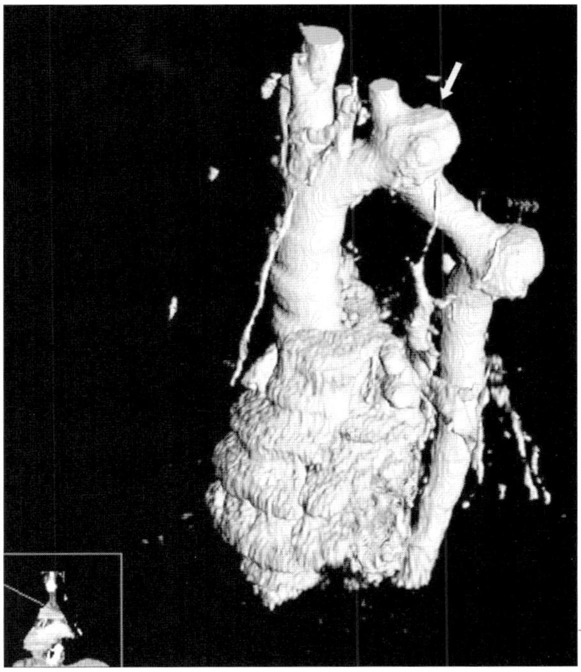

Abb. 13.**5** 43jähriger Patient mit Zustand nach Operation einer Aortenisthmusstenose vor Mehr als 20 Jahren. Die VRT-Darstellung der EBCT-Untersuchung mit 3 mm Kollimation und 7 mm Tischvorschub sowie 200 ms Expositionszeit zeigte ausgeprägte Aneurysmen der Anastomosen (der Pfeil zeigt auf den aneurysmatisch erweiterten Abgang der A. subclavia links), jedoch ohne Anhalt für Dissektion oder Wandeinblutung. Weiterhin Nachweis einer verschlossenen A. mammaria interna rechts bei kräftiger A. mammaria interna links (links im Bild).

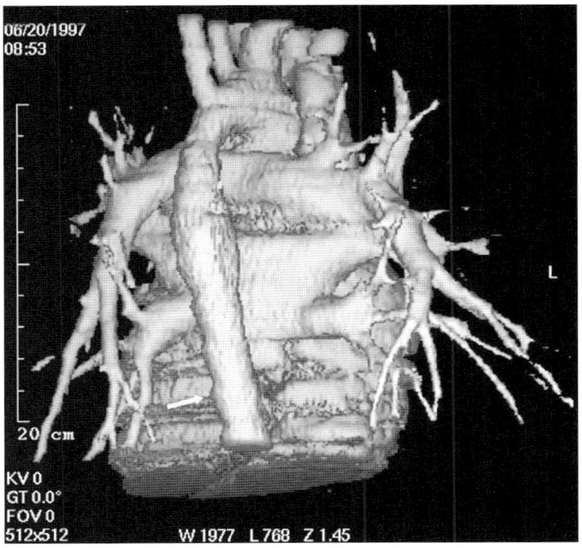


Abb. 13.**6** 21jährige Patientin mit Zustand nach Operation einer Aortenisthmusstenose und erneuter klinischer Symptomatik. Die Oberflächendarstellung der EBCT-Untersuchung mit 3 mm Kollimation und 3 mm Tischvorschub sowie 200 ms Expositionszeit zeigt eine unauffällige Darstellung mit geringer Reststenose und poststenotischer Dilatation. Auch hier Nachweis der Kymogrammstufen in der Aorta descendens (Pfeil) mit deutlich geringerer Ausprägung im Operationsgebiet.

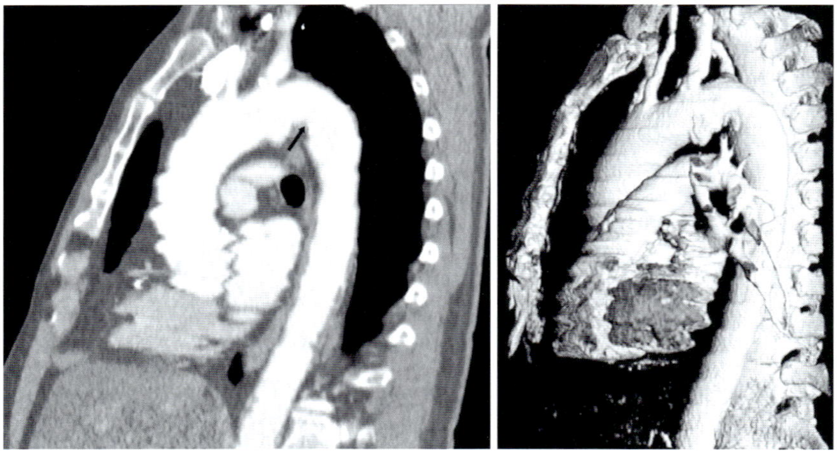


Abb. 13.**8 a, b** 48jähriger Patient mit klinischem Verdacht auf Aortendissektion. In der EBCT mit 3 mm Kollimation und 4 mm Tischvorschub zeigt sich ein verkalkter Plaque am Unterrand des Aortenbogens ohne Anhalt für Dissektion (Pfeil) sowie eine benachbarte Exkavation im Sinne eines Residuums des Ductus arteriosus Botalli.

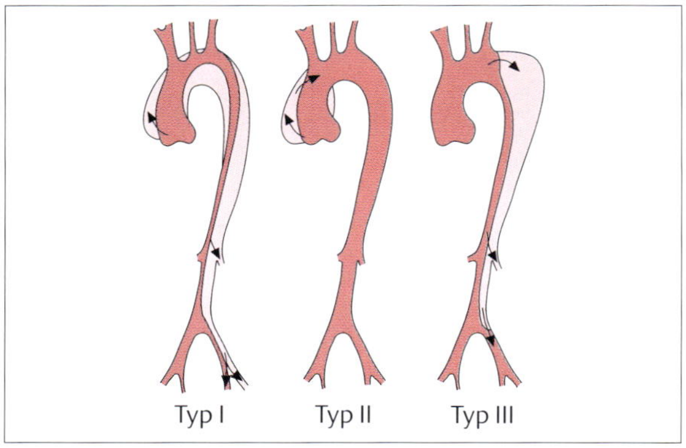


Abb. 13.**9** DeBakey-Klassifikation von Dissektionen der thorakalen Aorta nach Start- und Endpunkt. Häufigkeit der einzelnen Typen:

- Typ I: 30 %,
- Typ II: 20 %,
- Typ III: 50 %.

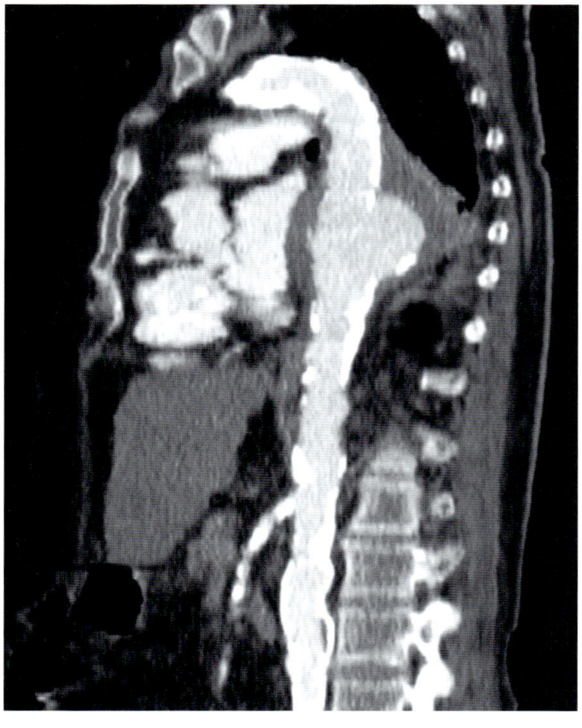

Abb. 13.**10** 61jährige Patientin mit dem Zufallsbefund einer Raumforderung mediastinal im Röntgenthorax ohne klinische Symptomatik bei Multimorbidität. Die EBCT-Untersuchung mit 3 mm Kollimation, 4 mm Tischvorschub und 200 ms Expositionszeit ergab ein gedeckt rupturiertes thorakales Aortenaneurysma. Die sagittale Reformatierung zeigt das 6 cm messende Aneurysma mit umgebendem mediastinalem Hämatom. Die Patientin verstarb 2 Stunden nach der Untersuchung vor der geplanten chirurgischen Intervention.

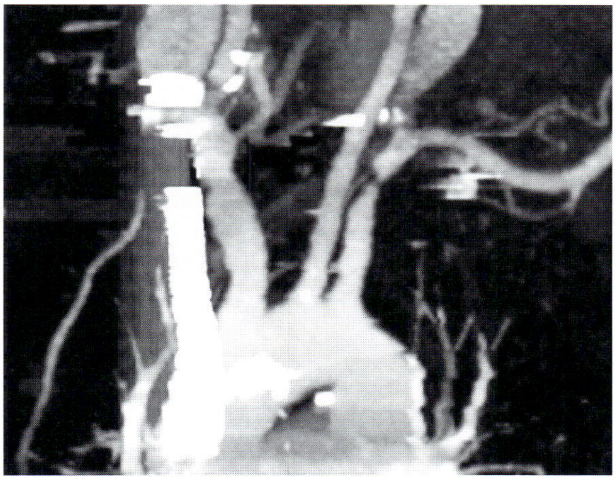

a

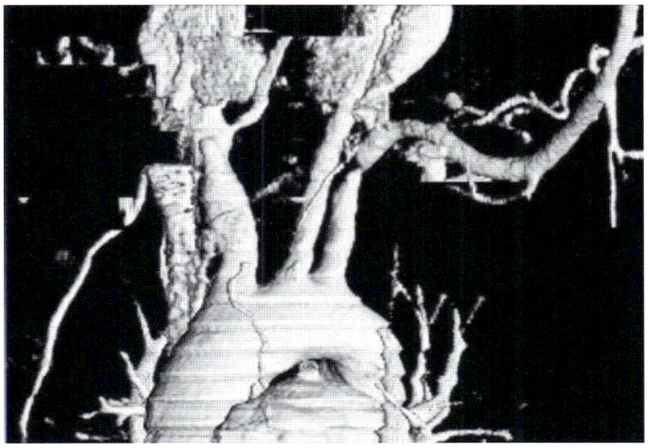

b

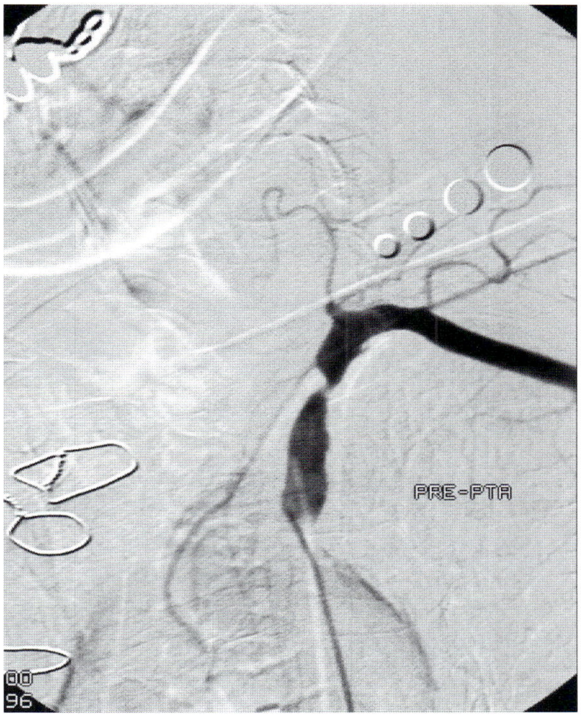


c

Abb. 13.**11 a-c** 67jähriger Patient mit zunehmenden Beschwerden im linken Arm. Die EBCT-Untersuchung des Thorax mit 3 mm Kollimation und 4 mm Tischvorschub (80 ml Kontrastmittel, 13 s Meßzeit) ergab den dringenden Verdacht auf eine kurzstreckige, nicht verkalkte Stenose in der linken A. subclavia (**a** u. **b**). Die DSA (**c**) bestätigte den Verdacht, es wurde in gleicher Sitzung eine PTA erfolgreich durchgeführt.

Aorta erlaubt und ohne Vorverarbeitung der Daten innerhalb weniger Minuten erstellt werden kann. Hierbei können Dissektionsmembranen und teilthrombosierte Aneurysmen mit benachbarten perfundierten und nichtperfundierten Arealen übersichtlich im Kontext dargestellt werden.

- Alle 3dimensionalen Darstellungen wie auch die MIP-Projektion stellen dagegen hauptsächlich den perfundierten Gefäßanteil dar und verlangen als ersten Schritt die manuelle Entfernung der knöchernen Thoraxstrukturen (Abb. 13.**11 a**). Anschließend kann mittels einfacher Segmentierungsverfahren eine SSD- bzw. VRT-Darstellung (Abb. 13.**11 b**) der Gefäßstrukturen berechnet werden (Zeitbedarf je nach Erfahrung des Untersuchers und Ausstattung der Workstation 15–60 Minuten). Zur besseren Visualisierung empfiehlt sich bei präoperativen Patienten die Anfertigung mehrerer Blickwinkel in Abständen von 10–15°. Die VRT bietet dabei die ansprechendere Darstellung im Vergleich zur SSD, sie erfordert jedoch eine deutlich höhere Rechenzeit. Die MIP-Darstellung ist aufgrund von Überlagerungen durch Herz, kontrastmittelgefüllte V. cava superior und Lungengefäße oft nur von eingeschränktem Wert.
- Problematisch ist die Darstellung von Kollateralkreisläufen über die Aa. mammariae und die Rippenarterien, da diese bei der Vorverarbeitung durch die enge Nachbarschaft zu knöchernen Strukturen (Sternum, Wirbelsäule und Rippen) oft teilweise oder vollständig entfernt werden. Hier ist eine Aussage auf den axialen Originalbildern sehr gut möglich, die Gefäßdarstellung wie in der MRA ist jedoch nur sehr eingeschränkt möglich.
- Begleitende Thrombosen von venösen Gefäßen wie der V. subclavia sind nur indirekt zu diagnostizieren. Insbesondere in der V. cava superior kommt es durch die Durchmischung von kontrastiertem und nichtkontrastiertem Blut regelmäßig zu Aussparungen auch über mehrere Schichten, die nicht mit Thromben verwechselt werden dürfen. Bei hohen Flußraten von 4–5 ml/s kommt es insbesondere bei Patienten mit eingeschränkter Herzfunktion zu rhythmischen Kontrastmittelübertritten in die V. cava inferior, die teilweise auch eine Hochkontrastierung der Lebervenen hervorrufen kann. Bei entsprechender Fragestellung (Thrombose) ist hier die Anfertigung von spätvenösen Bildern mit dem Nachweis einer homogenen Kontrastmittelanreicherung bzw. Aussparungen erforderlich.

## Ausblick

Insbesondere bei der Verwendung von kurzen Expositionszeiten (z.B. 100 ms) ist das Signal-Rausch-Verhältnis der akquirierten Bilder aufgrund des vorgegebenen Dosisprodukts von 62 mAs deutlich eingeschränkt. Eine Verbesserung des Signal-Rausch-Verhältnisses ist prinzipiell durch eine Erhöhung des Stroms der Elektronenkanone erreichbar, dies ist technisch denkbar, bisher jedoch nicht verwirklicht.

Im Vergleich zur Spiral-CT ist die Hochkontrastauflösung der EBCT um ca. 35% geringer. Aktuelle Weiterentwicklungen der EBCT versprechen apparative Verbesserungen. Es sollen mit einer erhöhten Zahl von Detektorelementen Auflösungen von bis zu 11 Linienpaaren/cm erreicht werden.

Insgesamt ist die elektive CT-Diagnostik von arteriellen thorakalen Gefäßen, insbesondere bei jungen Patienten, durch die steigende Verfügbarkeit der MRT rückläufig. In der Akutdiagnostik und bei kombinierten Fragestellungen im Bereich der Lunge sowie bei bestehenden Kontraindikationen für die MRT (metalltragende Klappen, Schrittmacher, Clips) wird die CT und die EBCT jedoch auch in Zukunft eine wichtige Rolle in der klinischen Diagnostik der thorakalen Aorta spielen, da sie mit kurzer Untersuchungszeit und geringer Patientenbelastung eine hochqualitative Darstellung der thorakalen Aorta einschließlich der supraaortalen Gefäße erlaubt und eine Angiographie in der Regel überflüssig macht.

## Literatur

Hamada, S., M. Takayima, K. Kimura, S. Imakita, N. Nakajima, H. Naito: Type A aortic dissection: evaluation with ultrafast CT. Radiology 183 (1992) 155–158

Keith, J. D., R. D. Rowe, P. Vlad: Heart Diseases in Infancy and Childhood. Macmillian, New York 1977

Nienaber, C. A., Y. v. Kodolitsch, V. Nicolas et al.: The diagnosis of thoracic aortic dissection by noninvasive imaging procedures. New Engl. J. Med. 328 (1993) 1–9

# 14 EBCT der Lungenstrombahn

K.-J. Lehmann

## Einführung

Die CT-Angiographie der Lungenstrombahn dient der Darstellung der Pulmonalarterien und -venen, nur in Ausnahmefällen werden auch die Bronchialarterien mit der CT-Angiographie untersucht. Im Mittelpunkt des klinischen Interesses steht der Nachweis der akuten und chronischen Lungenembolie. Daneben werden Gefäßvarianten wie die Hypoplasie, Ektasie oder Malformation der A. pulmonalis untersucht, gelegentlich auch nichtthrombembolisch bedingte pulmonale Hypertonie und Shuntvitien.

Für die Abbildung der pulmonalen Gefäße kommen neben der CT-Angiographie die konventionelle Angiographie, die MRA und – mit erheblichen Einschränkungen – der transösophageale Ultraschall in Betracht. Zur Diagnostik der Lungenembolie dienen darüber hinaus die Szintigraphie, die Phlebographie und die Bestimmung der D-Dimere im Serum. Trotz ihrer methodisch bedingten Limitationen hat sich die CT-Angiographie in der Akutdiagnostik der Lungenembolie als Untersuchungsmodalität der ersten Wahl etabliert. Der Ausschluß einer akuten Embolie kann bei Verfügbarkeit der Szintigraphie zwar auch mit dem Perfusionsszintigramm geführt werden, die Spezifität pathologischer Befunde ist jedoch selbst bei zusätzlich vorliegendem Ventilationsszintigramm umstritten. Die Quote szintigraphischer Befunde mit nur geringer oder mittlerer Befundsicherheit liegt deutlich höher als bei den anderen Verfahren. Allerdings kann auch bei der Befunderstellung mittels Angiographie und CT eine deutliche Interobservervariabilität beobachtet werden.

Gegenüber der Spiral-CT bietet die EBCT technische Vorteile, die gerade für die Abbildung der pulmonalen Strombahn genutzt werden können:

Die nur 200 ms betragende Expositionszeit reduziert die Bewegungsartefakte (z.B. Atmung, Herzschlag) und die schnellere Scanzeit ermöglicht die Erfassung des gesamten Thorax in einem Atemstillstand von maximal 17 s. Dies erlaubt eine bessere Nutzung des Kontrastmittelbolus mit höheren Dichtewerten in den Gefäßen bei gegenüber der Spiral-CT reduziertem Kontrastmittelvolumen. Die Schichtrekonstruktion alle 2 mm reduziert Partialvolumeneffekte, die insbesondere bei horizontal verlaufenden peripheren Gefäßen die Beurteilbarkeit in der Spiral-CT begrenzen. Schließlich führt die höhere z-Achsen-Auflösung zu verbesserten 3dimensionalen Präsentationsmöglichkeiten.

Schon früh nach Einführung der EBCT wurde daher die Diagnostik der Lungenembolie als vielversprechende Indikation erkannt (Teigen u. Mitarb. 1995). Das ganze Potential der Methodik kann jedoch erst seit der Einführung der Hard- und Softwareerweiterungen im Jahr 1997 genutzt werden, die insbesondere die Aufnahmemöglichkeiten mit dem Continuous volume mode entscheidend verbessert haben.

## Anatomische Grundlagen

Der Truncus pulmonalis teilt sich in die rechte und linke Pulmonalarterie. Ihre Verzweigungen folgen der Aufteilung des Bronchialbaums, so daß Lappenarterien und -bronchien bzw. Segmentarterien und -bronchien eng benachbart liegen (Abb. 14.**1** u. 14.**2**).

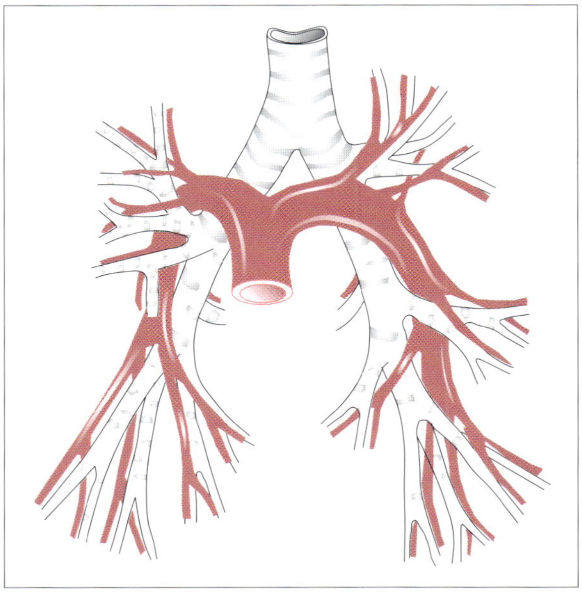

Abb. 14.**1** Bronchialbaum mit Lungenarterien.

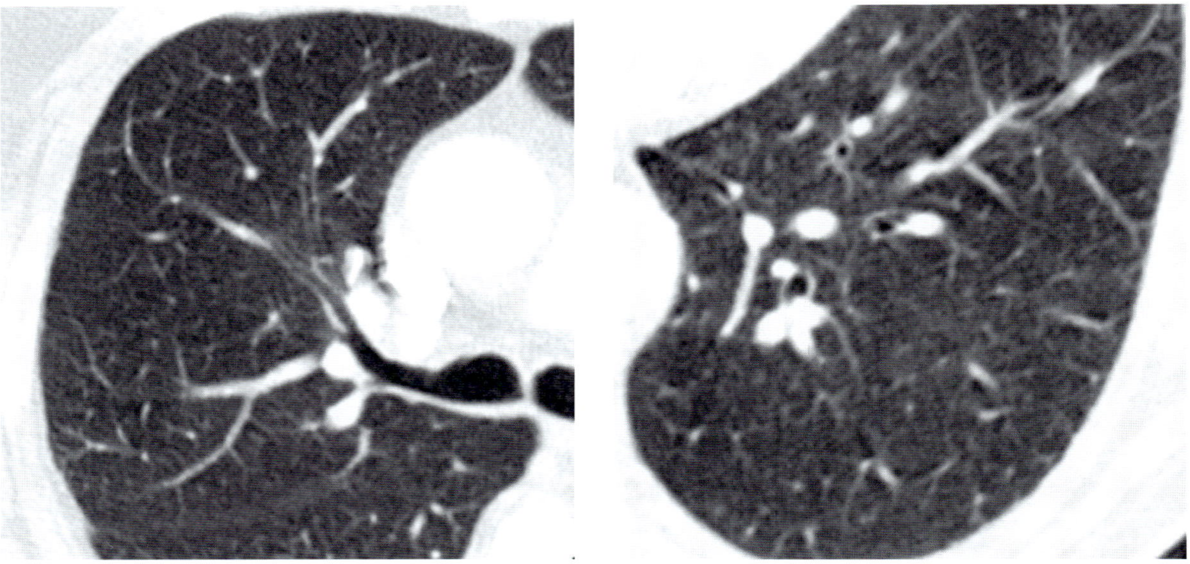

a b

Abb. 14.**2** **a**, **b** Bronchien und Pulmonalarterien verlaufen eng benachbart, während die Pulmonalvenen hiervon getrennt verlaufen. Dies kann zur anatomischen Differenzierung zwischen Pulmonalarterie und Pulmonalvene genutzt werden:

**a** Zusammengehörige Bronchien und Pulmonalarterien längs getroffen.

**b** Zusammengehörige Bronchien und Pulmonalarterien quer getroffen.

Hiervon abgesetzt liegen die Lungenvenen, die sich auf beiden Seiten zu je 2 Lungenvenen vereinen und in den linken Vorhof münden. Eine aktualisierte Beschreibung der Subsegmentgefäße, ihrer Abgrenzbarkeit in der CT und ihrer Bezeichnung wurde von Remy-Jardin u. Mitarb. (1997) vorgelegt (Tab. 14.**1**).

## Untersuchungstechnik

Die pulmonale Strombahn kann mit einer Untersuchungszeit von 15–17 s in einem Atemanhalt des Patienten abgebildet werden. Dies gelingt in der Regel auch bei dyspnoischen Patienten. Sollten dennoch einmal Veratmungsartefakte die Bildqualität einschränken, besteht die Möglichkeit, zusätzlich Bilder mit 100 ms Expositionszeit anzufertigen. Diese Aufnahmen sind gegenüber Bewegungsartefakten sehr unempfindlich und können sogar ohne Atemanhalt aufgenommen werden. Für die Abbildung der Lungengefäße werden folgende Untersuchungsparameter gewählt:

Kollimation 3mm, Tischvorschub 4 mm, überlappende Bildrekonstruktion alle 2 mm, Expositionszeit 200 ms, Rechenalgorithmus „normal“, Scandauer: maximal 17 s, Injektion 80 ml Kontrastmittel mit einem Fluß von 4 ml/s.

Aus den gewählten Untersuchungsparametern ergibt sich eine maximale Scanstrecke von 28 cm. Hiermit kann der gesamte Thorax eines Erwachsenen erfaßt werden. Zur Bestimmung des optimalen Startzeitpunkts für den Scan wird eine Bolustriggerung vorgenommen. Das Erreichen des Dichtemaximums in der Aorta markiert den optimalen Startzeitpunkt für die Darstellung der Lungenstrombahn. Ein noch früherer Scanbeginn unter der Vorstellung einer ausschließlich pulmonal-arteriellen Kontrastierung hat sich nicht bewährt, da noch ungenügend kontrastierte Lungenvenen differentialdiagnostische Probleme bereiten können. Das Timing des Scanbeginns unterscheidet sich daher nicht von der Durchführung einer CT-Aortographie. Um einen ausreichenden Kontrastmittelfluß zu gewährleisten, sollte die Injektion kubital über eine Kanüle mit nicht weniger als 18 G bei gestrecktem Arm erfolgen.

## Klinische Grundlagen

Da die unbehandelte Lungenembolie in bis zu 30% der Fälle tödlich verläuft, besteht ein dringender Bedarf für eine zuverlässige, schnelle und möglichst nichtinvasive Untersuchungsmethode. Dies gilt um so mehr, da die rechtzeitige Einleitung einer Antikoagulanzientherapie sehr gute Ergebnisse aufweist und die Todesrate drastisch senkt, andererseits jedoch selbst mit einem deutlichen Blutungsrisiko behaftet ist und daher nicht ungezielt eingesetzt werden kann. Autopsiestudien belegen, daß die Lungenembolie auch heute noch häufig unerkannt bleibt. Unter diesen Bedingungen muß eine geeignete Untersuchungsmethode sowohl eine hohe Sensitivität wie auch eine hohe Spezifität besitzen. Die Lungenventilations-/perfusionsszintigraphie erfüllt die Anforderungen an eine hohe Spezifität nicht, insbesondere ist die Quote an Befunden mit hoher Befundsicherheit (high probability) zu gering. Zusätzlich wird die klinische Bedeutung der

Tabelle 14.**1** Nomenklatur der bronchopulmonalen Anatomie (nach Remy-Jardin u. Mitarb.)

| | Jackson- und Huber-Nomenklatur | Boyden-Nomenklatur | | |
|---|---|---|---|---|
| | | **Segmente** | **Segmentale Arterien** | **Subsegmentale Arterien** |
| **Rechter Oberlappen** | apikal | S1 | RA1 | RA1a, posterior[1)]<br>RA1b, anterior |
| | anterior | S2 | RA2 | RA2a, lateral[1)]<br>RA2b, anterior |
| | posterior | S3 | RA3 | RA3a, lateral[1)]<br>RA3b, posterior |
| **Rechter Mittellappen** | lateral | S4 | RA4 | RA4a, posteriot<br>RA4b, anterior |
| | medial | S5 | RA5 | RA5a, superior<br>RA5b, inferior |
| **Rechter Unterlappen** | superior (apikal) | S6 | RA6 | RA6a+b, superomedial<br>RA6c, lateral |
| | medial basal (parakardial) | S7 | RA7 | RA7a, anterolateral<br>RA7b, anteromedial |
| | anterior basal | S8 | RA8 | RA8a, lateral<br>RA8b, basal |
| | lateral basal | S9 | RA9 | RA9a, lateral<br>RA9b, basal |
| | posterior basal | S10 | RA10 | RA10a, laterobasal<br>RA10b, mediobasal |
| **Linker Oberlappen** | *Oberer Teil* | | | |
| | • apikoposterior | S1 + S3 | LA1 | LA1a, posterior[1)]<br>LA1b, anterior[1)] |
| | | | LA3 | LA3a, lateral[1)]<br>LA3b, posterior[1)] |
| | • anterior | S2 | LA2 | LA2a, lateral[1)]<br>LA2b, anterior[1)] |
| | *Unterer (lingularer) Teil* | | | |
| | • superior lingular | S4 | LA4 | LA4a, posterior<br>LA4b, anterior |
| | • inferior lingular | S5 | LA5 | LA5a, superior<br>LA5b, inferior |
| **Linker Unterlappen** | superior (apikal) | S6 | LA6 | LA6a+b, superomedial<br>LA6c, lateral |
| | anteromedial basal | S7 + S8 | LA7 + LA8 | LA7a, anterior<br>LA7b, medial |
| | | | | LA8a, lateral<br>LA8b, basal |
| | lateral basal | S9 | LA9 | LA9a, lateral<br>LA9b, basal |
| | posterior basal | S10 | LA10 | LA10a, laterobasal<br>LA10b, mediobasal |

[1)] Nomenklatur geringfügig für den Zweck der CT-Bildinterpretation modifiziert

Szintigraphie durch die Tatsache begrenzt, daß sie in vielen Kliniken in Bereitschaftsdienstzeiten nicht verfügbar ist. Die Pulmonalisangiographie gilt allgemein als Goldstandard der Lungenemboliediagnostik, sie wird jedoch recht selten eingesetzt, nicht zuletzt wegen der erheblichen Invasivität. Da die zukünftige Rolle der MRA in der pulmonalen Strombahn noch nicht endgültig definiert ist, beruht die Bildgebung für die Diagnostik der Lungenembolie im Moment auf dem Einsatz der Spiral-CT. Deren Wertigkeit konnte mittlerweile in vielen Studien belegt werden (Ferretti u. Mitarb. 1997), wobei die Angaben zur Sensitivität von 86–95% und die Angaben zur Spezifität von 92–97% reichen. Die Limitationen der Spiral-CT betreffen die Darstellung der peripheren Lungengefäße aufgrund ungenügender Kontrastierung und auftretender Partialvolumeneffekte, die begrenzte Qualität 3dimensionaler Präsentationsmöglichkeiten aufgrund der erforderlichen Schichtdicke und die fehlende Erfassung der Lungenspitze und der zwerchfellnahen Lungenabschnitte, die zugunsten einer verbesserten Abbildung der hilusnahen Abschnitte nicht miterfaßt werden. Eine weitere Limitation der Bildqualität der Spiral-CT entsteht durch die begrenzte Dichteanhebung, die in den peripheren Lungengefäßen erreicht wird. Ein ungenaues Bolustiming kann zu nicht sicher beurteilbaren Untersuchungen führen. Für den behandelnden Kliniker steht zunächst die Frage im Mittelpunkt, ob überhaupt eine Lungenembolie vorliegt. Diese Frage kann mit allen genannten Untersuchungsmodalitäten beantwortet werden. Die qualitativen Unterschiede der verschiedenen Verfahren betreffen vor allem den exakten Nachweis der Zahl und der Lokalisation von Emboli bzw. Thromben. Diese detailierte Beschreibung des Ausmaßes einer Lungenembolie ist vor allem für die Verlaufskontrolle und für die Diagnostik chronisch rezidivierender Lungenembolien von entscheidender Bedeutung.

## Tips und Tricks

- Die für die EBCT angegebenen Injektionsparameter (4 ml/s, 80 ml Kontrastmittel) führen dazu, daß während des gesamten Scanvorgangs die Gefäßkontrastierung der Lungenstrombahn in der Nähe des Dichtemaximums verbleibt. Typischerweise werden Dichtewerte zwischen 230 und 250 HU in den Segmentarterien erreicht (Abb. 14.**3**). Dies erleichtert die Abgrenzung der peripheren Pulmonalarterien. Die anatomische Zuordnung der peripheren Gefäße zur arteriellen bzw. venösen Strombahn kann mit Hilfe der die Arterien begleitenden Bronchien oder am Monitor mit Hilfe des sog. Cine view, dem schnellen Durchblättern der axialen Bilder, erfolgen. Die Variation der Einstellung von Window und Level ist für die anatomische Zuordnung peripherer Arterien hilfreich, da nur so der volle Informationsgehalt über die angrenzenden Gewebe erfaßt wird. Während vorzugsweise vertikal verlaufende kleine Gefäße sicher abgegrenzt werden können, ist die Abbildung überwiegend horizontal verlaufender kleiner Gefäße durch das Auftreten von Partialvolumeneffekten erschwert. Mit einem engen Rekonstruktionsintervall und einer hohen Kontrastierung kann die Abbildung der kleinen Gefäße verbessert werden (Abb. 14.**4**–14.**8**).
- Ein hoher Gefäßkontrast begünstigt auch die Abgrenzung peripherer Emboli im Gefäßlumen. Der Nachweis der subsegmentalen Lungenembolie gelingt mit der Spiral-CT nicht zuverlässig. Die bei der EBCT eingesetzten Aufnahmeparameter versprechen demgegenüber eine verbesserte Abgrenzbarkeit auch peripher gelegener Emboli. Jedoch deckt auch die als Goldstandard angesehene konventionelle Angiographie nicht alle subsegmentalen Embolien auf (Bankier u. Mitarb. 1998). Die klinische Bedeutung der subsegmentalen Embolien ist umstritten, ihre hämodynamische Auswirkung kann von völlig fehlend bis zur endgültigen Dekompensation bei vorbestehender Lungenschädigung reichen. Verschlossene und somit nicht kontrastierte periphere Gefäße sind besonders schwierig abzugrenzen. Das engere Rekonstruktionsintervall und die durch die kürzere Expositionszeit reduzierte Bewegungsunschärfe der EBCT-Bilder stellen jedoch auch hier prinzipielle Vorteile gegenüber der Spiral-CT dar. Der Nachweis von Kontrastmittelaussparungen im perfundierten Gefäß kann als sicherer Hinweis auf das Vorliegen einer Lungenembolie gelten. Der Nachweis nicht kontrastierter und somit bei entsprechendem Mindestdurchmesser mutmaßlich nicht perfundierter Gefäße kann dagegen nur unter Berücksichtigung des Gesamtbefunds einer Embolie zugeordnet werden. Während umflossene Emboli und Thromben auf eine akute Lungenembolie hinweisen, gelten wandadhärente Thromben als Ausdruck länger bestehender, unvollständig aufgelöster Embolien. Insbesondere bei chronisch rezidivierenden Embolien wird ein Nebeneinander umflossener „frischer" und wandständiger „älterer" Thromben gefunden. Die chronische Lungenembolie und die unvollständige Resorbtion von Thrombembolien führt zu hämodynamischen Veränderungen unter dem Bild einer pulmonalen Hypertonie. Die Kaliberänderung der Pulmonalarterien, insbesondere die Dilatation der zentralen Abschnitte, kann mit der CT zuverlässig dargestellt werden.
- Emboliebedingte Verschlüsse kleiner Gefäße führen zu dem Bild der Mosaikoligämie (Abb. 14.**9**). Mit *Mosaikoligämie* werden die Dichteunterschiede des Lungenparenchyms zwischen perfundierten und minderperfundierten Arrealen (meist auf der Ebene der sekundären Lobuli) bezeichnet. Zusätzlich können in Folge einer Lungenembolie auch Lungeninfarkte und Infarktpneumonien entstehen, die durch ihre periphere Lage, eine breite

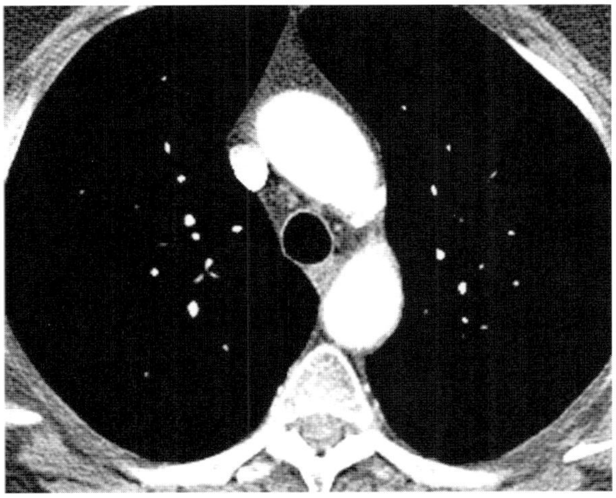
a

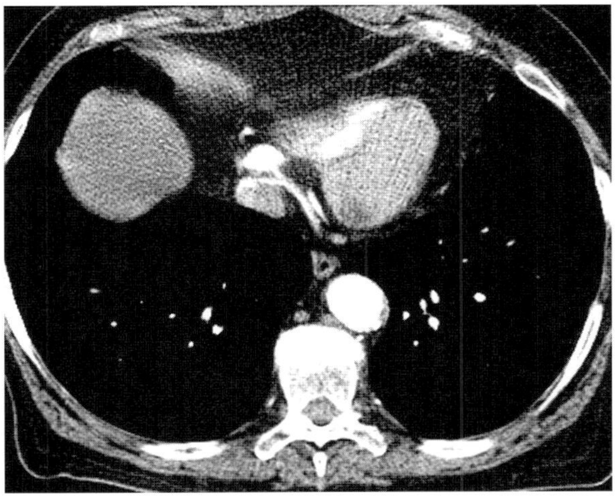
b

Abb. 14.**3 a**, **b** Beispiel für die hohe Kontrastdichte auch in den peripheren, subsegmentalen Pulmonalarterien des Ober- und Unterlappens:
**a** Oberlappen.
**b** Unterlappen.

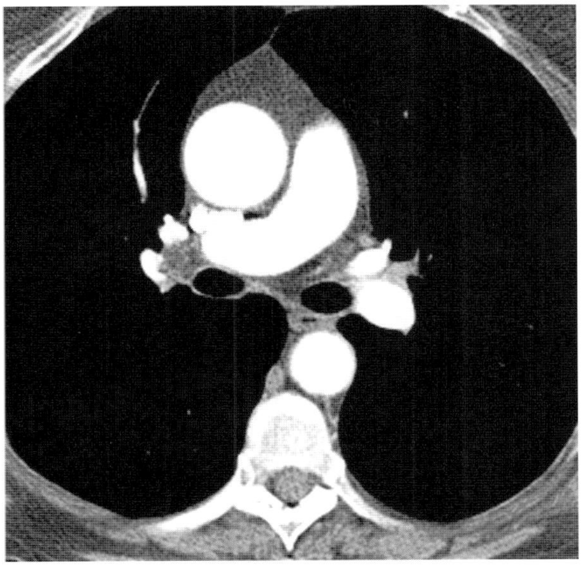
a

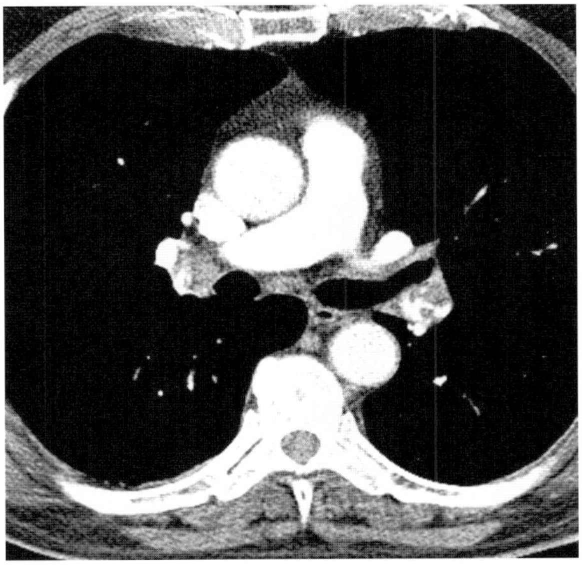
b

Abb. 14.**4 a–c** Hiläre Lymphknoten können von zentralen Emboli schwierig abzugrenzen sein:
**a**, **b** Vergleiche den Befund am rechten Hilus in Abb. **a** (Lymphknoten) und Abb. **b** (Embolus).
**c** In Abb. **c** ist am rechten Hilus ein Lymphknoten zu sehen, während links eine zentrale Embolie vorliegt, die sich in die Oberlappengefäße und die Unterlappenarterie erstreckt.

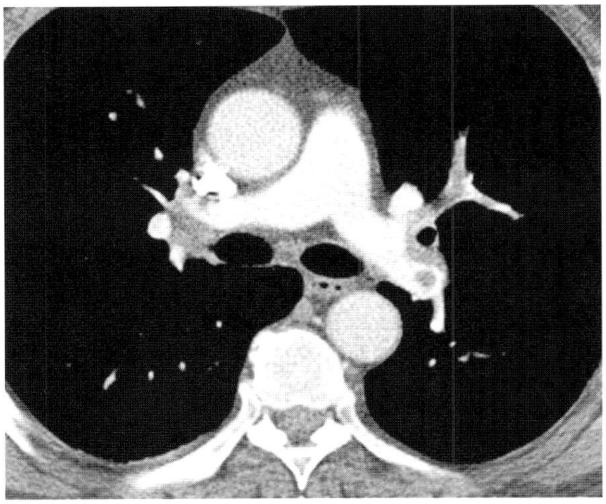
c

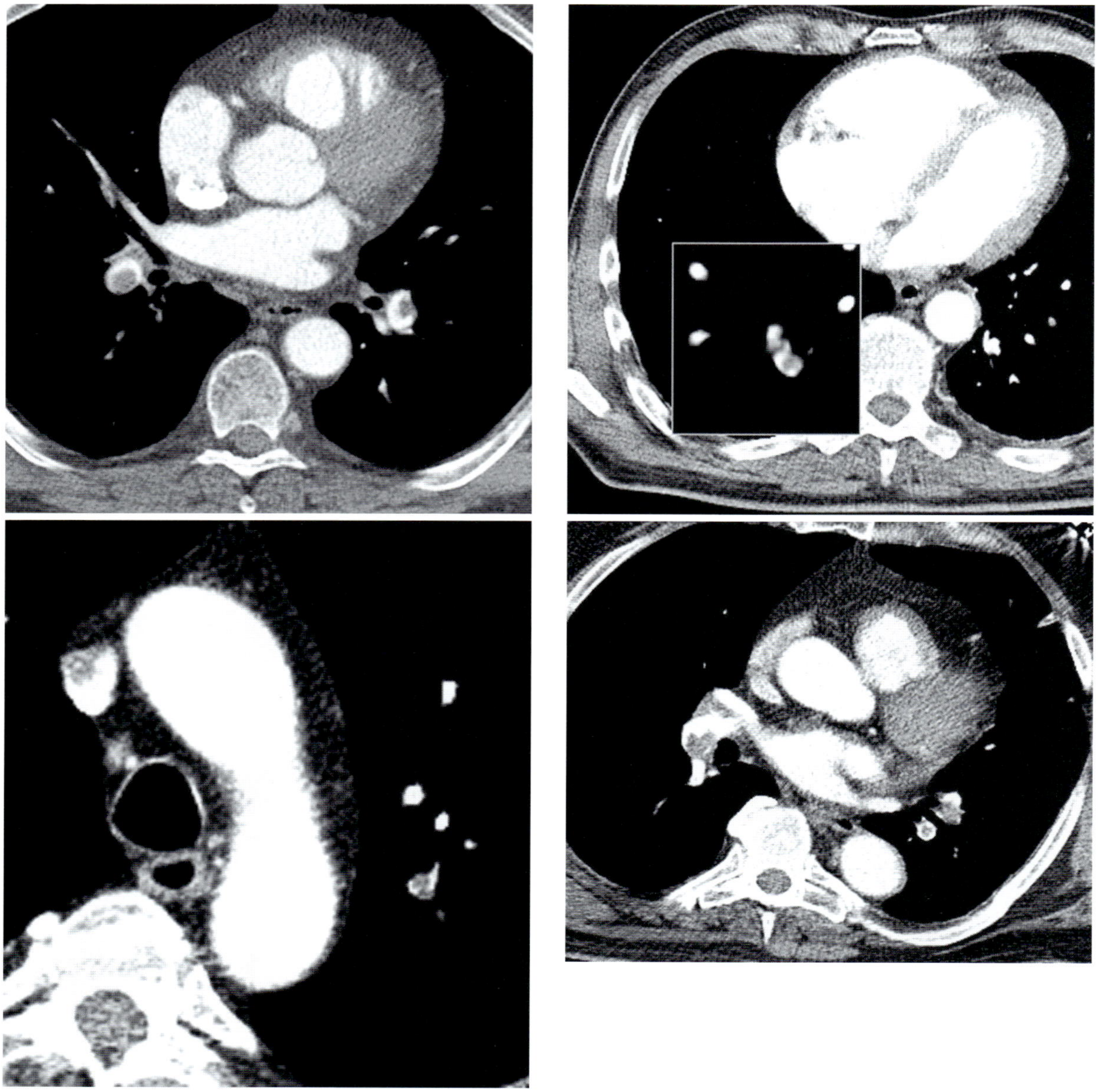

Abb. 14.**5 a–d** Umflossene Thromben als Ausdruck einer frischen Lungenembolie:
**a** Thrombusnachweis in beiden Unterlappenarterien.
**b** Thrombusnachweis in subsegmentalen Unterlappenarterien rechts (Ausschnittsvergrößerung).
**c** Thrombusnachweis in subsegmentalen Oberlappenarterien links.
**d** Thrombusnachweis in Unterlappenarterien beidseits.

pleuraständige Basis und häufig durch einen begleitenden Pleuraerguß gekennzeichnet sind (Abb. 14.**10**).

- Neben der Kontrastierung der Arterien ist auch eine ausreichende Kontrastierung der Lungenvenen wichtig, um Thromben in diesem Gefäßbett und im linken Herzen sichtbar zu machen (Abb. 14.11).
- Gegenüber pulmonal-arteriellen Embolien werden Thromben der Lungenvenen jedoch ausgesprochen selten gefunden. Eine bekannte differentialdiagnostische Schwierigkeit stellt die Abgrenzung vergrößerter hilärer Lymphknoten von zentralen Lungenembolien dar. Selbst beim „Durchblättern" der axialen Bilder am Monitor kann gelegentlich eine Unsicherheit in der Zuordnung nicht kontrastierter Arreale zur Pulmonalarterie verbleiben. Die multiplanare Rekonstruktion der Daten mit der Anfertigung von Schnittlinien entlang des Gefäßverlaufs kann hier jedoch in aller Regel die Situation aufklären (Remy-Jardin u. Mitarb. 1995). Während für die Befundung die axialen Originalbilder („Quellbilder") den höchsten Informations-

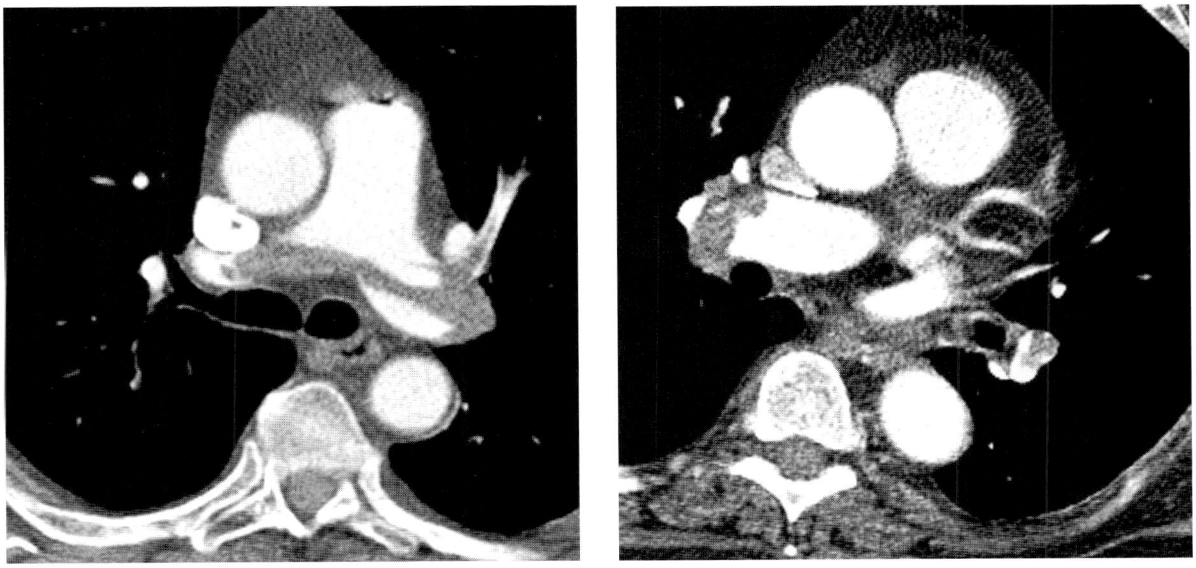

a b

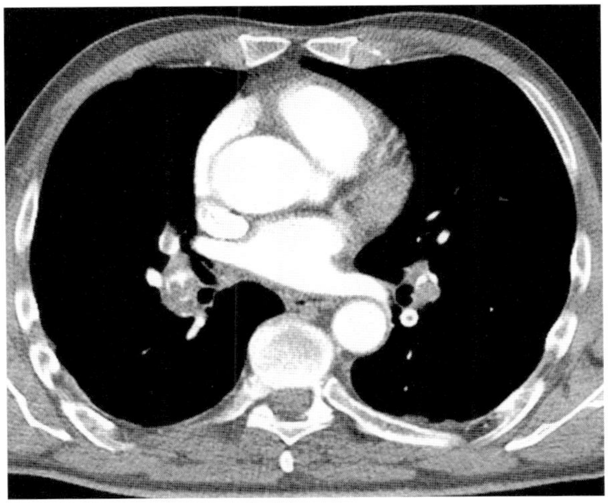

c

Abb. 14.**6 a–c** Beispiele zentraler Lungenembolien.

gehalt besitzen, kann für die Befunddemonstration auf 2- und 3dimensionale Präsentationsformen zurückgegriffen werden (Abb. 14.**12** u. 14.**13**).

- Die SSD ist für die Lungenstrombahn meist nicht sehr hilfreich, da nur Gefäßabbrüche der Lungengefäße visualisiert werden. Thromben und Emboli im Gefäß können besser mit modifizierten MIP-Darstellungen präsentiert werden. Aufgrund der vielfältigen Hochkontrastobjekte in den CT-Datensätzen thorakaler Kontrastmitteluntersuchungen ist eine sorgfältige Segmentierung der Lun-

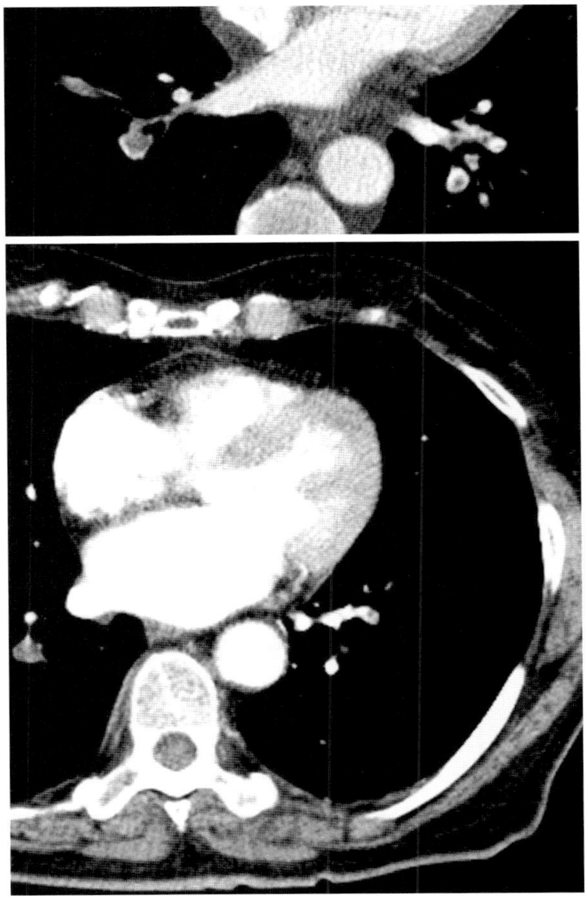

a b

Abb. 14.**7 a, b** Beispiele peripherer Lungenembolien.

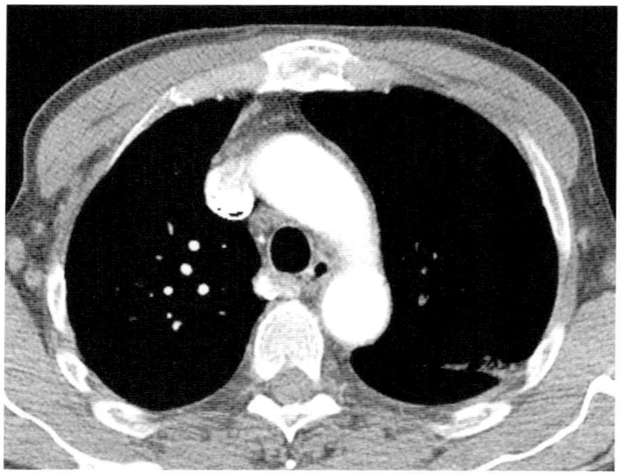

Abb. 14.**8** CT-Korrelat zum röntgenologischen Westermark-Zeichen. Perfusionsverlust und Gefäßrarefizierung im linken Oberlappen.

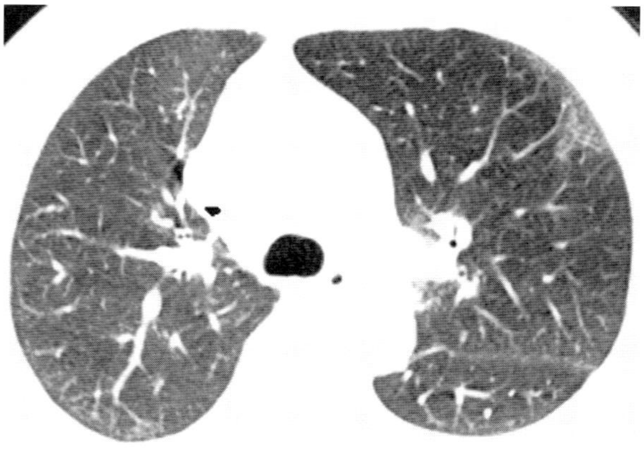

a

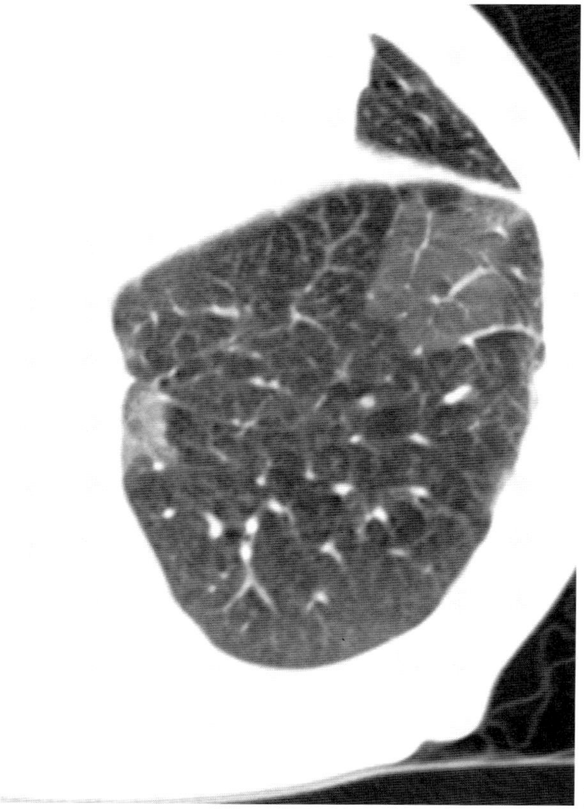

b

Abb. 14.**9** **a**, **b** Mosaikoligämie:

**a** Minderperfusion des linken Oberlappens mit umschriebener Hyperperfusion peripher gelegener sekundärer Lobuli.

**b** Nebeneinander von Hyper- und Hypoperfusion.

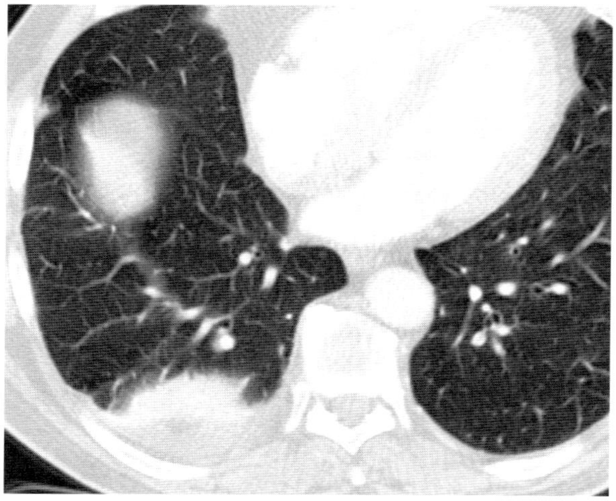

a

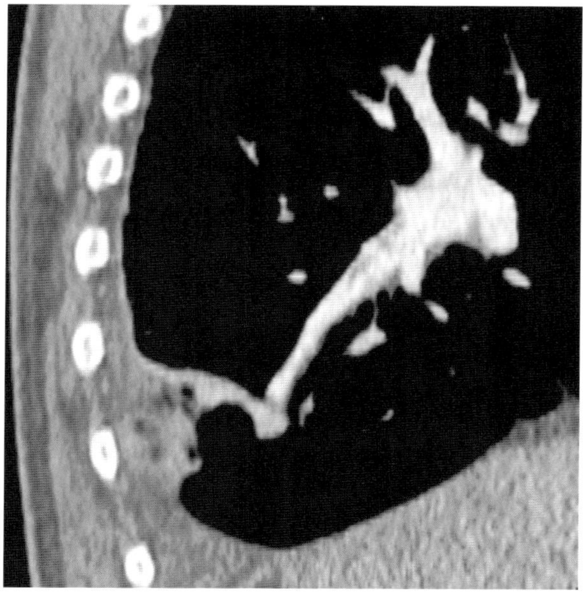

b

Abb. 14.**10** **a**, **b** Lungeninfarkt nach Lungenembolie. Peripheres Infiltrat mit breitbasigem Pleurakontakt und keilförmiger Verschattung.

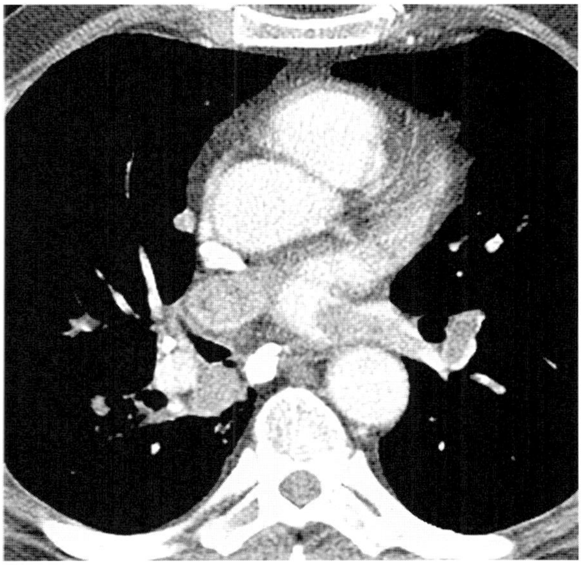

a

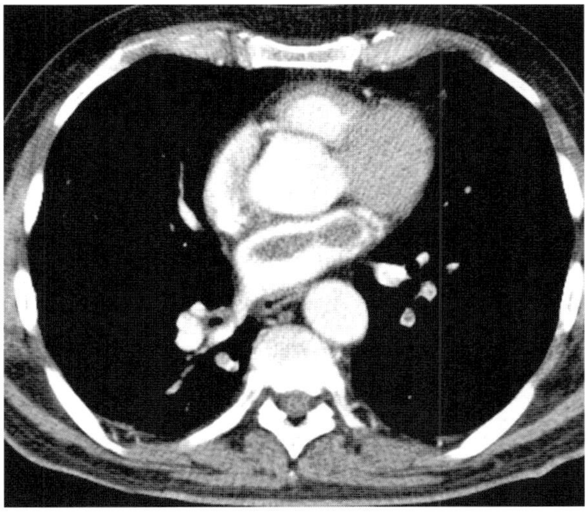

b

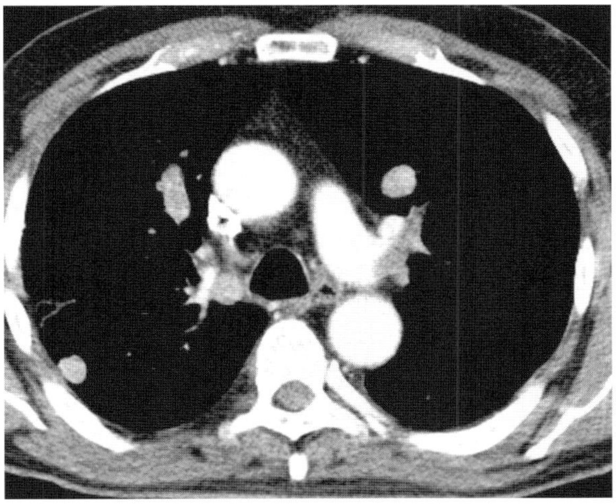

c

Abb. 14.**11 a–c** Nachweis von Thromben:
**a** In den Pulmonalvenen.
**b** Im linken Vorhof.
**c** Bei paraneoplastischer Lungenembolie und Lungenmetastasen.

Abb. 14.**13 a**, **b** Beispiele für die Reformatierung normal perfundierter Lappenarterien, die aufgrund des gekrümmten Verlaufs meist nicht vollständig in einer Projektionsebene erfaßt werden können.

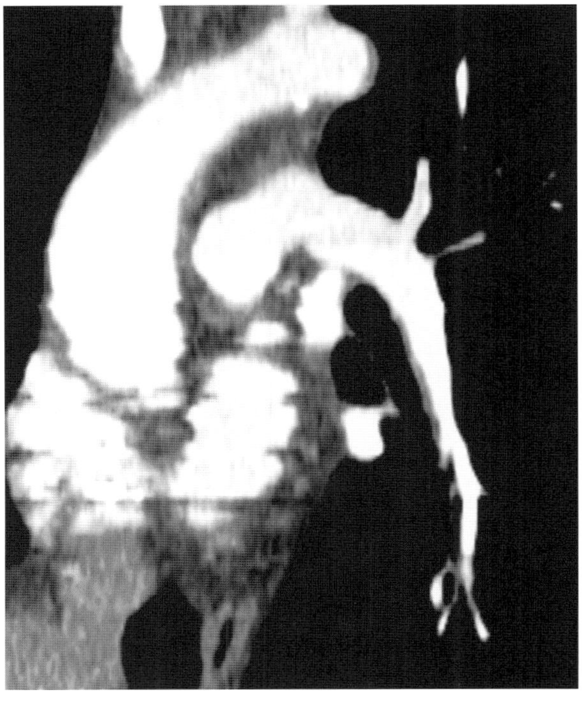

a

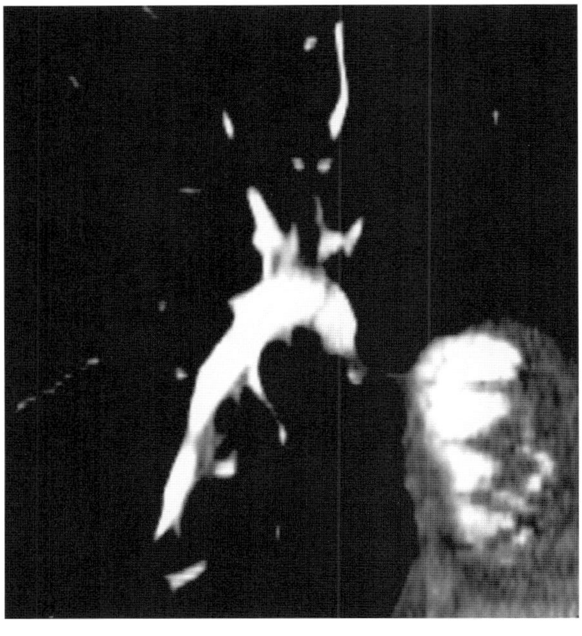

b

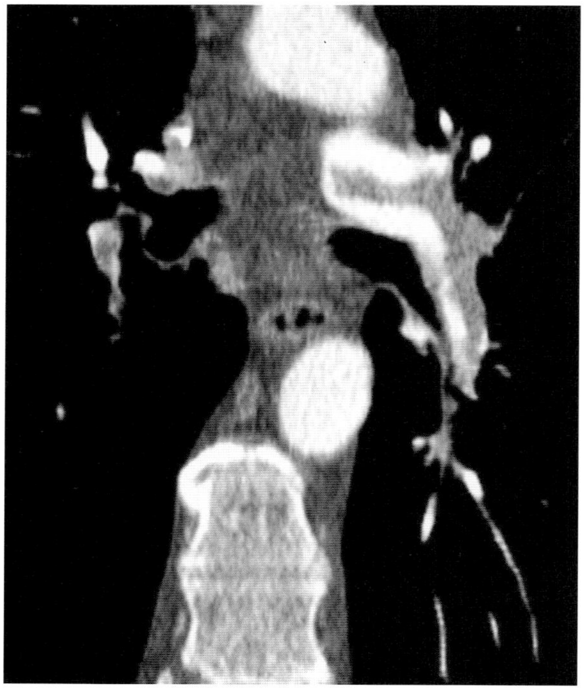
a

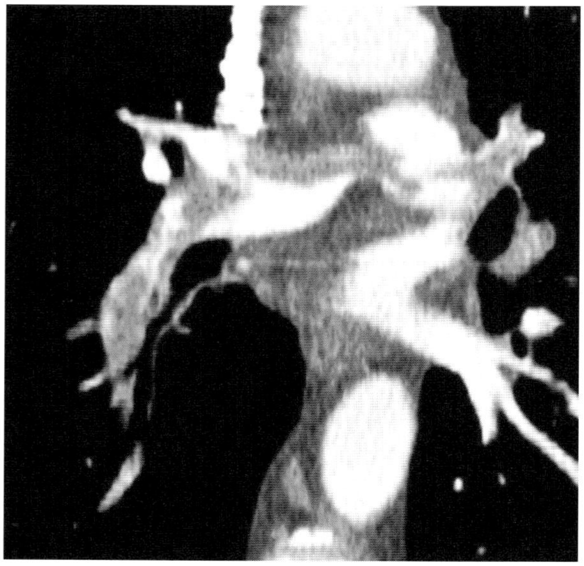
b

Abb. 14.**12 a–d** Beispiele für die Reformatierung entlang der Lappenarterien zur übersichtlichen Befunddemonstration bei zentraler Lungenembolie. Jeweils MIP-Darstellung eines Teilvolumens des CT-Datensatzes, der die Region of interest enthält. Beachte die gute Ortsauflösung entlang der z-Achse.

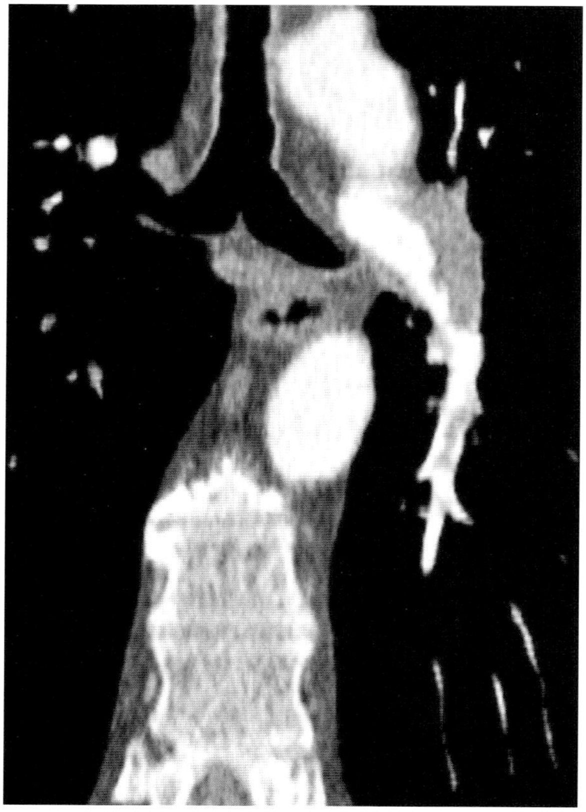
c

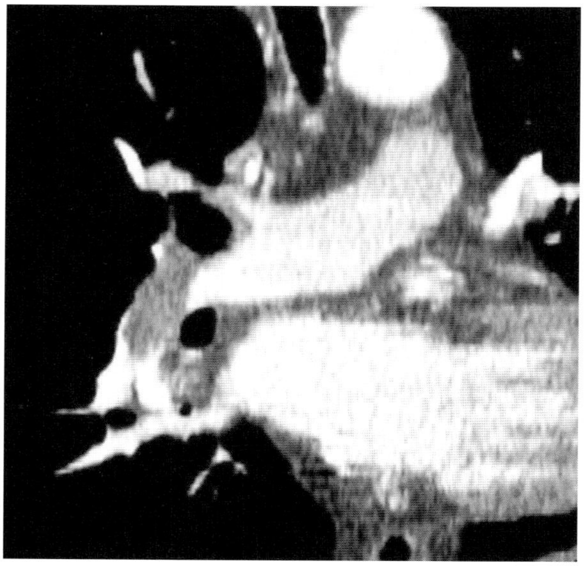
d

gengefäße erforderlich, um die Überlagerung durch die kontrastierte V. cava, die Skelettstrukturen und das Herz zu reduzieren. Einfacher als die 3dimensionale Darstellung der gesamten Lungenstrombahn ist die Abbildung einer Region of interest, die beispielsweise den Hauptbefund präsentiert. Generell kann mit den 3dimensionalen CT-Daten keine zuverlässige Auftrennung zwischen peripheren arteriellen und peripheren venösen Gefäßen erreicht werden. Eine vollständige Kontrastierung der peripheren Strombahn im arteriellen und venösen Schenkel kann jedoch zum Ausschluß einer Lungenembolie durchaus nützlich sein und einen entsprechenden Befund anschaulich visualisieren. Die Diagnose der nicht vorhandenen Embolie muß jedoch auf den axialen Quellbildern erstellt werden.

## Ausblick

Die Eignung der Spiral-CT zum Nachweis der Lungenembolie wird zur Zeit in mehreren Multicenterstudien überprüft. Beispielsweise steht eine Multicenterstudie der European Society of Thoracic Imaging (ESTI) kurz vor dem Abschluß. Auch wenn der statistisch gesicherte, abschließende Nachweis einer der Angiographie gleichwertigen oder überlegenen Wertigkeit noch aussteht, kann schon jetzt davon ausgegangen werden, daß auf absehbare Zeit die CT wesentlicher Bestandteil der Lungenemboliediagnostik sein wird (Bankier u. Mitarb. 1998). Schon heute gilt, daß die Quote technisch nicht gelungener CT-Untersuchungen vertretbar gering ist, wobei die Qualität der CT-Untersuchung vor allem durch eine suboptimale Gefäßkontrastierung und durch Bewegungsartefakte, besonders Veratmungsartefakte, gefährdet wird. Die Weiterentwicklung der Spiral-CT-Technik mit einer Verkürzung der Scanzeiten durch Multidetektorsysteme verspricht eine weitere Verbesserung der Untersuchungsqualität, die auch für eine verbesserte Lungenemboliediagnostik nutzbar sein dürfte. Zur Zeit ist jedoch die EBCT die mit Abstand schnellste CT-Technik. Sie bietet gegenüber der Spiral-CT klare Vorteile für die Darstellung der pulmonalen Strombahn. Soweit verfügbar stellt die EBCT im Moment die CT-Technik der ersten Wahl für diese Indikation dar. Inwieweit die kontrastmittelgestützte MR-Diagnostik der pulmonalen Strombahn in Zukunft die CT abzulösen vermag, kann gegenwärtig noch nicht abgeschätzt werden.

## Literatur


Bankier, A., C. J. Herold, D. Fleischmann, K. Janata-Schwatczek: Spiral-CT-Angiographie zur Diagnose der akuten Pulmonalembolie. Radiologe 38 (1998) 248–255

Bongartz, G., M. Boos, K. Scheffler, W. Steinbrich: Pulmonary circulation. Europ. Radiol. 8 (1998) 698–706

Ferretti, G. R., J. L. Bosson, P. D. Buffaz et al.: Acute pulmonary embolism: role of helical CT in 164 patients with intermediate probability at ventilation-perfusion scintigraphy and normal results at Duplex US of the legs. Radiology 205 (1997) 453–454

Greaves, S. M., E. M. Hart, K. Brown, D. A. Young, P. Batra, D. R. Aberle: Pulmonary thrombembolism: spectrum of findings on CT. Amer. J. Roentgenol. 165 (1995) 1359–1363

Hansell, D. M.: Spiral computed tomography and pulmonary embolism: current state. Clin. Radiol. 52 (1997) 575–581

Mayo, J. R., M. Remy-Jardin, N. L. Müller et al.: Pulmonary embolism: prospective comparison of spiral CT with ventilation-perfusion scintigraphy. Radiology 205 (1997) 447–452

PIOPED Investigators: Value of the ventilation-perfusion scan in acute pulmonary embolism: results of the prospective investigation of pulmonary embolism diagnosis. J. Amer. med. Ass. 263 (1990) 2753–2759

Remy-Jardin, M., J. Remy, O. Cauvain, L. Petyt, J. Wannebroucq, J. P. Beregi: Diagnosis of central pulmonary embolism with helical CT: role of two dimensional multiplanar reformations. Amer. J. Roentgenol. 165 (1995) 1131–1138

Remy-Jardin, M., J. Remy, D. Artaud, F. Deschildre, A. Duhamel: Peripheral pulmonary arteries: optimization of the spiral CT aquisition protocoll. Radiology 204 (1997) 157–163

Roberts, H. C., H. U. Kauczor, M. B. Pitton, F. Schweden, M. Thelen: Der Algorithmus der bildgebenden Diagnostik der Lungenembolie – Zeit für eine neue Definition? Fortschr. Röntgenstr. 166 (1997) 463–474

Teigen, C. L., T. P. Maus, A. W. SheedyII Stanson, C. M. Johnson, J. F. Breen, M. A. McKusick: Pulmonary embolism: diagnosis with contrast-enhanced electron-beam CT and comparison with pulmonary angiography. Radiology 194 (1995) 313–319

# 15 Diagnostik der Koronararterien mit der EBCT

G. Weisser

## Einführung

Die koronare Herzerkrankung (KHK) als Folge der koronaren Arteriosklerose stellt in Deutschland eine der häufigsten Todesursachen dar. Bei ca. 30.000 Patienten pro Jahr wird eine koronare Bypassoperation notwendig, jedoch kommt es in der Folge bei 10–25% der Fälle bereits innerhalb des ersten Jahres zu einem Verschluß des koronaren Bypasses. In der Langzeitprognose werden Verschlußraten für den Venenbypass von ca. 50% und für den A.-mammaria-interna-Bypass von ca. 15% angegeben. Für die präoperative Darstellung der Koronararterien und die Beurteilung der Durchgängigkeit eines Bypasses ist noch immer die selektive Koronarangiographie die Methode der Wahl. Aufgrund der hohen Kosten und der Invasivität der Koronarangiographie sind verschiedene bildgebende Darstellungen wie die CT, die MRT und die Doppler-Sonographie mit unterschiedlichem Erfolg für die Darstellung des koronaren Bypasses evaluiert worden. Keines dieser Verfahren konnte sich bislang breit durchsetzen.

Seit der Entwicklung der ultraschnellen CT 1983 (Boyd u. Lipton 1983) wurde diese Methode sowohl in der nativen Diagnostik der Koronararterien (Koronarkalkquantifizierung) als auch in der kontrastmittelgestützten EBCT-Angiographie sowohl der Koronararterien als auch des koronaren Bypasses eingesetzt.

**Native Koronarkalkquantifizierung.** Die native Koronarkalkquantifizierung mittels EBCT (Agatston u. Mitarb. 1990) stellt insbesondere in den USA eine der Hauptanwendungen der EBCT dar, ihre prognostische und diagnostische Wertigkeit wird weiterhin kontrovers diskutiert. Die Befürworter verweisen auf Studien, bei denen der EBCT-Kalkscore eine höhere prognostische Genauigkeit für das Risiko eines kardialen Ereignisses als die bisher bekannten Risikofaktoranalysen bietet (Arad u. Mitarb. 1996). Kritiker verweisen auf die hohen Kosten und die bislang noch nicht ausreichend belegte Eignung für eine Reihe von Patientengruppen, die sich in einer sehr eingeschränkten Empfehlung der Anwendung der Methode manifestiert (Wexler u. Mitarb. 1996).

**Kontrastmittelgestützte EBCT-Angiographie.** Die kontrastmittelgestützte EBCT-Angiographie wurde für die Beurteilung des *koronaren Bypasses* mit Erfolg evaluiert, hierbei ist der A.-mammaria-interna-Bypass aufgrund des geringeren Durchmessers und begleitender Clips schwieriger abzubilden als der Venenbypass.

Die proximalen Gefäßabschnitte der *Koronararterien* sind zumindest auf den ersten 4–6 cm ausreichend kaliberstark und damit einer Diagnostik mit der kontrastmittelgestützten EBCT-Angiographie zugänglich, u. a. mit der Möglichkeit der qualitativen Beurteilung einer Stenosierung. Die Frage der Beurteilung der peripheren Koronargefäßabschnitte stellt dagegen weiterhin eine Herausforderung für die EBCT dar. Die Gefäßdurchmesser mit Werten um 1–2 mm sind bei einer Linienauflösung der EBCT von ca. 7 Linienpaaren/cm bzgl. einer Stenosierung nicht ausreichend beurteilbar abzubilden, hier beschränkt sich die mögliche Aussage auf ein Vorhandensein der Gefäßdurchgängigkeit.

Insbesondere bei Gefäßanomalien stellt die Erstellung eines 3dimensionalen EBCT-Datensatzes mit der Möglichkeit der entsprechenden Nachbearbeitung und Visualisierung (Reformatierung, Oberflächendarstellung) einen echten Vorteil gegenüber der Koronarangiographie dar.

## Anatomische Grundlagen

Die Durchblutung des Herzmuskels über die beiden Koronararterien machen ca. 5–10% des Schlagvolumens aus.

Die beiden Koronararterien (Abb. 15.**1**) entspringen der rechten bzw. linken Tasche der Aortenklappe aus einer Ausbuchtung der Aortenwand, bei axialer Schnittführung liegt dabei der Abgang des linken Hauptstamms (LCA) aufgrund der schrägen Lage der Aortenklappe ca. 5–10 mm kranial des Abgangs der rechten Koronarateríe (RCA). Der linke Hauptstamm teilt sich nach 5–15 mm in den R. interventricularis anterior (RIVA), der vor dem Ventrikelseptum unter Abgabe multipler diagonaler und septaler Seitenäste abwärts verläuft, und den R. circumflexus (RCX, im Sulcus coronarius). Die RCA verläuft zwischen rechtem Vorhof und Ventrikel zur Herzspitze, im distalen Abschnitt horizontal unter dem Herzen und endet mit dem R. interventricularis posterior.

Varianten der Herzkranzarterien sind außeror-

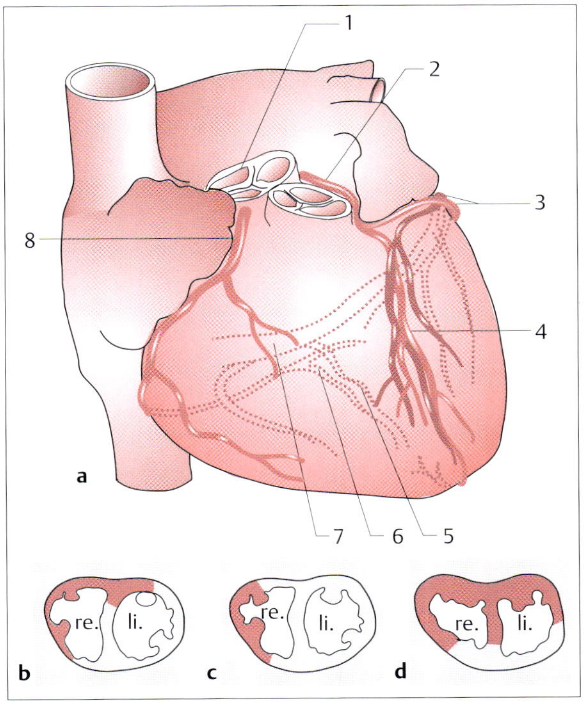


Abb. 15.**1 a–d** Anatomie der Koronararterien mit linkem Hauptstamm (LCA), rechter Koronararterie (RCA), R. interventricularis anterior (RIVA) und R. circumflexus (RCX); dargestellt ist ein ausgeglichener Versorgungstyp:
**a** Herzkranzgefäße.
1 Aortenklappe
2 LCA
3 RCX
4 RIVA
5 V. cordis media
6 R. interventricularis posterior
7 Sinus coronarius
8 RCA
**b–d** *Variabilität des Versorgungsgebiets der Herzkranzarterien.* (rot entspricht der RCA) (nach Töndery):
**b** Angeglichener Typ.
**c** Linksversorgungstyp.
**d** Rechtsversorgungstyp.

dentlich häufig, was dazu führt, daß Teile der Hinterwand und des Ventrikelseptums entweder von der linken oder der rechten Koronararterie versorgt werden.

Man unterscheidet dabei:

- einen ausgeglichenen Versorgungstyp (ca. 80 % der Fälle),
- einen Links- bzw. Rechtsversorgungstyp (je ca. 10 % der Fälle).

In ca. 38 % der Fälle treten zusätzliche Äste aus der Aorta auf, in weniger als 1 % der Fälle wird die gesamte Versorgung des Herzens von einer einzelnen Koronararterie getragen.

## Untersuchungstechnik

Die Darstellung der Koronararterien mit der EBCT wird in der Regel mit EKG-getriggerten Einzelschichten (Einzelschichtmodus) durchgeführt. Die Verwendung des Herzmodus (8 Schichten ohne Tischbewegung) ist hierfür aufgrund der hohen Schichtdicke (7 mm Kollimation) und der geringen Auflösung in der Schichtebene (maximal 360er Matrix) nicht geeignet. Pro Herzschlag wird eine Einzelschicht in der späten Diastole (80 %iger RR-Abstand) mit einer Expositionszeit von 100 ms (entspricht 62 mAs) aufgenommen. Bei einer Herzfrequenz in Ruhe von 60–80 Schlägen/Minute ergibt sich hierbei eine Bildfolge von ca. 1 Bild/s. Da zur Erfassung der gesamten Strombahn der Koronararterien eine Scanstrecke von ca. 100 mm erforderlich ist (sollen Bypässe miterfaßt werden auch bis zu 150 mm Scanstrecke), ergeben sich Limitierungen aufgrund der maximalen Atemanhaltezeit von ca. 30–40 s bzgl. der wählbaren Schichtdicke und des Tischvorschubs. Mit der überwiegenden Mehrzahl der Patienten ist nach einer Übungsphase eine Atemanhaltezeit von ca. 35 s möglich, im Einzelfall ist allerdings kein ausreichender Atemanhalt zu erreichen, so daß dann eine eingeschränkte Beurteilbarkeit resultiert.

Patienten mit *absoluter Arrhythmie* oder gehäuften *ventrikulären Extrasystolen* sind aufgrund der Notwendigkeit der EKG-getriggerten Messung in der Diastole nur sehr eingeschränkt für die EBCT-Angiographie geeignet. Eine Reihe von Schichten würden in diesem Fall in Herzphasen außerhalb der Diastole getriggert, damit ist die Bildqualität durch Stufenbildungen und einem Versatz von Gefäßabschnitten in den Reformatierungen und 3dimensionalen Darstellungen erheblich eingeschränkt.

In der Regel werden sowohl native als auch kontrastmittelgestützte Aufnahmen der Koronararterien mit einer Kollimation von 3 mm und einem Tischvorschub von 2–3 mm durchgeführt. Kann man aufgrund einer Zieluntersuchung auf die peripheren Koronargefäßabschnitte verzichten, so ist die Wahl einer Kollimation von 1,5 mm mit 1,5 mm Tischvorschub möglich. Hierbei ist allerdings bei adipösen Patienten eine deutliche Verschlechterung des Signal-Rausch-Verhältnisses zu beachten.

Die Kontrastmittelgabe erfolgt über eine periphere Braunüle >18G mit 3–4 ml/s, aufgrund der langen Untersuchungszeit ist zur Erreichung einer homogenen Kontrastierung die Gabe von 130–160 ml Kontrastmittel erforderlich. Die Startzeit wird nach Gabe eines Testbolus von 15 ml mit 4 ml/s ermittelt.

**Untersuchungsparameter:**
**Koronararterien:**
Einzelschichtmodus, 3 mm Kollimation, 2 mm Tischvorschub, 100 ms Expositionszeit (62 mAs), EKG-getriggert 80 % RR-Abstand, Algorithmus „Sharp", 26 cm FOV.

**Koronarkalkquantifizierung:**
Einzelschichtmodus, 3 mm Kollimation, 3 mm Tischvorschub, 100 ms Expositionszeit (62 mAs), EKG-getriggert 80 % RR-Abstand, Algorithmus „Sharp", 26 cm FOV.

**Quantifizierung des Koronarkalks (nach Agatston):**
Mit einem Schwellenwert von 130 HE werden verkalkte Strukturen im Herzen detektiert, zur Unterdrückung des Signalrauschens werden nur Strukturen mit mindestens 2 benachbarten Pixeln in die Berechnung eingeschlossen. Die Pixel mit Werten über 130 HE werden mit einer Röntgendichte multipliziert (Faktor 1 = 130–199 HE, Faktor 2 = 200–299 HE, Faktor 3 = 300–399 HE, Faktor 4 für > 400 HE) und aufsummiert. Die Summe aller Verkalkungen in allen koronaren Gefäßabschnitten ergibt den Kalkscore nach Agatston. Da die Schichtdicke (1,5 bzw. 3 mm) nicht mit in die Berechnung eingeht, müssen Werte von Schichten mit 1,5 mm Schichtdicke durch 2 geteilt werden (alle Literaturwerte sind mit 3 mm Schichtdicke gemessen).

## Klinische Grundlagen

Arteriosklerotische Läsionen entstehen in der Hauptsache in den proximalen Abschnitten der Koronargefäße, mit absteigender Häufigkeit sind dabei der RIVA, die RCA und der RCX betroffen. Die Entstehung einer arteriosklerotischen Läsion durchläuft dabei mehrere Phasen:

- beginnend mit einer fettigen Infiltration der Gefäßwand,
- gefolgt von Zellproliferation und extrazellulärer Matrixsynthese mit Calciumpräzipitaten (Stary u. Mitarb. 1995).

Die Zusammensetzung einer Läsion ist entscheidend für ihre Stabilität, dabei können angiographisch geringgradige Stenosen innerhalb kurzer Zeit (wenige Monate) eine signifikante Progression zeigen bis zum Gefäßverschluß (Ambrose u. Mitarb. 1988).

Die Mehrzahl aller arteriosklerotischen Läsionen zeigt dabei mikroskopische und makroskopische Verkalkungen, daher ergibt sich mit dem alleinigen Nachweis von Verkalkungen ohne Darstellung des Gefäßlumens zwar eine hohe Sensitivität von über 90 %, jedoch nur eine geringe Spezifität von maximal 50 % für das Erkennen einer relevanten Stenose.

Als relevante Stenose einer Koronararterie wird eine Lumeneinengung auf weniger als 50 % des Gefäßdurchmessers (entspricht 75 % des Gefäßquerschnitts) angesehen, hochgradige Stenosen zeigen eine Einengung um mindestens 75 % des Gefäßdurchmessers (90 % Querschnittsfläche).

Die Erfassung von *relevanten koronaren Gefäßstenosen* ist mit der EBCT in den proximalen Abschnitten mit Kontrastmittelgabe möglich (Abb. 15.**2**), die eingeschränkte Auflösung (7 Linienpaare/cm) erlaubt allerdings nur eine qualitative Bewertung des Stenosegrads. Im Vergleich mit der Koronarangiographie wurden in Studien Sensitivitäten für die Erkennung einer relevanten Stenose (>50 %) in den proximalen Gefäßabschnitten von über 80 % erzielt (Schmermund u. Mitarb. 1998).

Allerdings sollte dabei beachtet werden, daß zusätzlich zu den 15–20 % falsch positiv bewerteten Segmenten bis zu 28 % der verglichenen Gefäßabschnitte mit der EBCT überhaupt nicht beurteilbar dargestellt werden konnten. Problematisch sind dabei insbesondere der RCX und die distaleren Abschnitte der RCA. Fehlerträchtig für die Beurteilung mit der EBCT sind dabei vor allem stark verkalkte Gefäßabschnitte und Gefäße mit kleinem Lumen.

Die EBCT-Angiographie wurde für die Beurteilung des *koronaren Bypasses* mit Erfolg evaluiert (Abb. 15.**3**). Hierbei wurden Sensitivitäten von 93–96 % berichtet bei positiven und negativen Vorhersagewerten von 94–98 % (Stanford u. Mitarb. 1988, von Smekal u. Mitarb. 1997). Damit ist die EBCT dem aktuellen Stand der MRT weiterhin überlegen, da die MRT mit neuen kontrastmittelunterstützten 3dimensionalen Gradienten-Echo-Sequenzen zwar in ersten Studien Sensitivitäten und Spezifitäten über 90 % zeigte (Vrachliotis u. Mitarb. 1997), aber bei Bypässen der A. mammaria interna weiterhin erhebliche Schwierigkeiten zeigt aufgrund der begleitenden Clips und des geringeren Durchmessers. Anastomosenstenosen proximal und distal können im Augenblick weder EBCT noch MRT verläßlich darstellen (zu geringe räumliche Auflösung).

Die alleinige Darstellung der *Koronararterienverkalkungen* ohne Darstellung des Gefäßlumens ist mit der EBCT einfach und reproduzierbar möglich (Untersuchungsdauer unter 10 Minuten). Die Auswertung der dabei erhobenen Daten erfolgt in der Regel mittels Aufsummierung der über 130 HE messenden Kalkanteile (Agatston u. Mitarb. 1990). Die Wertung dieses Kalkscores dagegen und die Indikationsstellung dieser Untersuchung ist Gegenstand zahlreicher Diskussionen.

Zusammenfassende Beurteilungen von Multicenterstudien kommen zu folgenden Schlußfolgerungen (Wexler u. Mitarb. 1996, Rienmüller u. Mitarb. 1997):

- Der fehlende Nachweis von Verkalkungen mittels EBCT (Abb. 15.**4**) schließt das Vorhandensein arteriosklerotischer Plaques zwar nicht aus; das Fehlen von Kalk ist jedoch außerordentlich unwahrscheinlich bei Patienten mit signifikanten Gefäßobstruktionen; bei Patienten mit fehlenden Verkalkungen ist in den nächsten 2–5 Jahren mit einem niedrigen Risiko für ein koronarvaskuläres Ereignis zu rechnen.

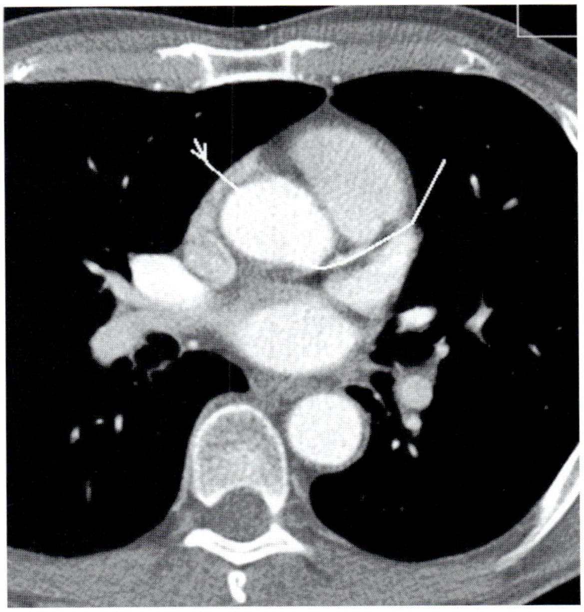

a

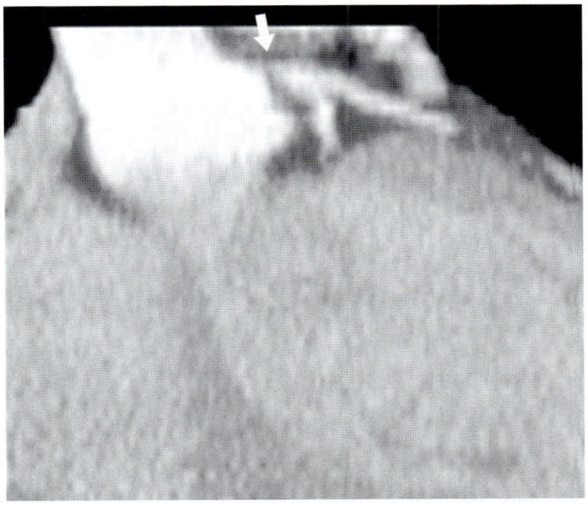

b

Abb. 15.**2** **a**, **b** 61jähriger Patient mit nitratpositiver Angina pectoris. Die EBCT-Untersuchung (3 mm Kollimation, 2 mm Tischvorschub) zeigte eine hochgradige Hauptstammstenose in der LCA:

**a** Pfad der Reformatierung.
**b** Errechnetes Bild.
Die schlechte Kontrastierung der distalen Gefäßabschnitte ist auf einen technischen Defekt der Kontrastmittelpumpe zurückzuführen.

- Der Nachweis von Verkalkungen mittels EBCT (Abb. 15.**5**) bestätigt das Vorhandensein von arteriosklerotischen Plaques; der Nachweis von Koronarkalk korreliert nicht mit dem Ort der Koronargefäßstenose; ein hoher Kalkscore geht mit einem höheren bis hohen Risiko eines koronarvaskulären Ereignisses innerhalb der nächsten 2–5 Jahre einher.

Die Indikationsstellung für eine Koronarkalkuntersuchung mittels EBCT kann anhand der vorliegenden Studien beurteilt werden:

Bei Patienten mit *Thoraxschmerzen* kann die EBCT für eine Diagnostik des „atypischen" Thoraxschmerzes sinnvoll sein (keine weitere Koronardiagnostik notwendig bei fehlendem Koronarkalk), wohingegen für den breiten Einsatz bei Patienten mit Thoraxschmerzen im Augenblick keine gesicherte Indikation vorliegt.

Das alleinige Screening von asymptomatischen Patienten mittels EBCT kann zur Zeit nicht befürwortet werden, da keine ausreichenden Daten über die Risikoabschätzungen vorliegen. Inwieweit das Screening von Hochrisikopatienten (gemessen an konventionellen Risikofaktoren) sinnvoll erscheint bleibt bislang offen. Hier kann ein Einsatz zur Steuerung von Therapieempfehlungen zur Risikominderung angebracht sein, breite klinische Daten fehlen jedoch.

## Tips und Tricks

- Die Auswertung der nativen Koronarkalkdiagnostik wirft selten Schwierigkeiten auf, da die Zuordnung der Kalkareale zum Koronargefäßsystem in der Regel eindeutig zu treffen ist.
- Die manchmal schwierige Zuordnung der verkalkten Plaques zu einzelnen Koronargefäßabschnitten hat keine klinische Relevanz und ist allenfalls bei Verlaufsuntersuchungen von Interesse. Die Zuordnung von Plaques in der Aortenwand benachbart zu den Gefäßabgängen der Koronararterien wird nicht eindeutig gehandhabt. Hier erscheint eine Zuordnung zu den Kalkscores der Koronararterien dann sinnvoll, wenn diese in direkter Verbindung zu den Ostien stehen.
- Bei der Auswertung der EBCT-Koronarangiographie sind insbesondere die Bildstörungen durch in falschen Herzphasen gemessenen Einzelschichten störend (Abb. 15.**6**). Diese können nachträglich anhand der typischen Artefakte in den 3dimensionalen Rekonstruktionen sicher erkannt werden, hierdurch ist jedoch die Beurteilung sowohl der Koronararterien als auch des Bypasses in diesem Bereich stark eingeschränkt.
- Die bei vermuteten Stenosen immer durchgeführte Reformatierung entlang des Gefäßverlaufes (Curved Reformat) stellt insbesondere im Bereich des RCX und des RIVA ein Problem dar aufgrund des gewundenen Gefäßverlaufs. Hier kann oft nur ein Teilabschnitt des Gefäßes unterbrechungsfrei dargestellt werden, was die Beurteilung bzgl. einer Stenosierung sehr mühsam machen kann.

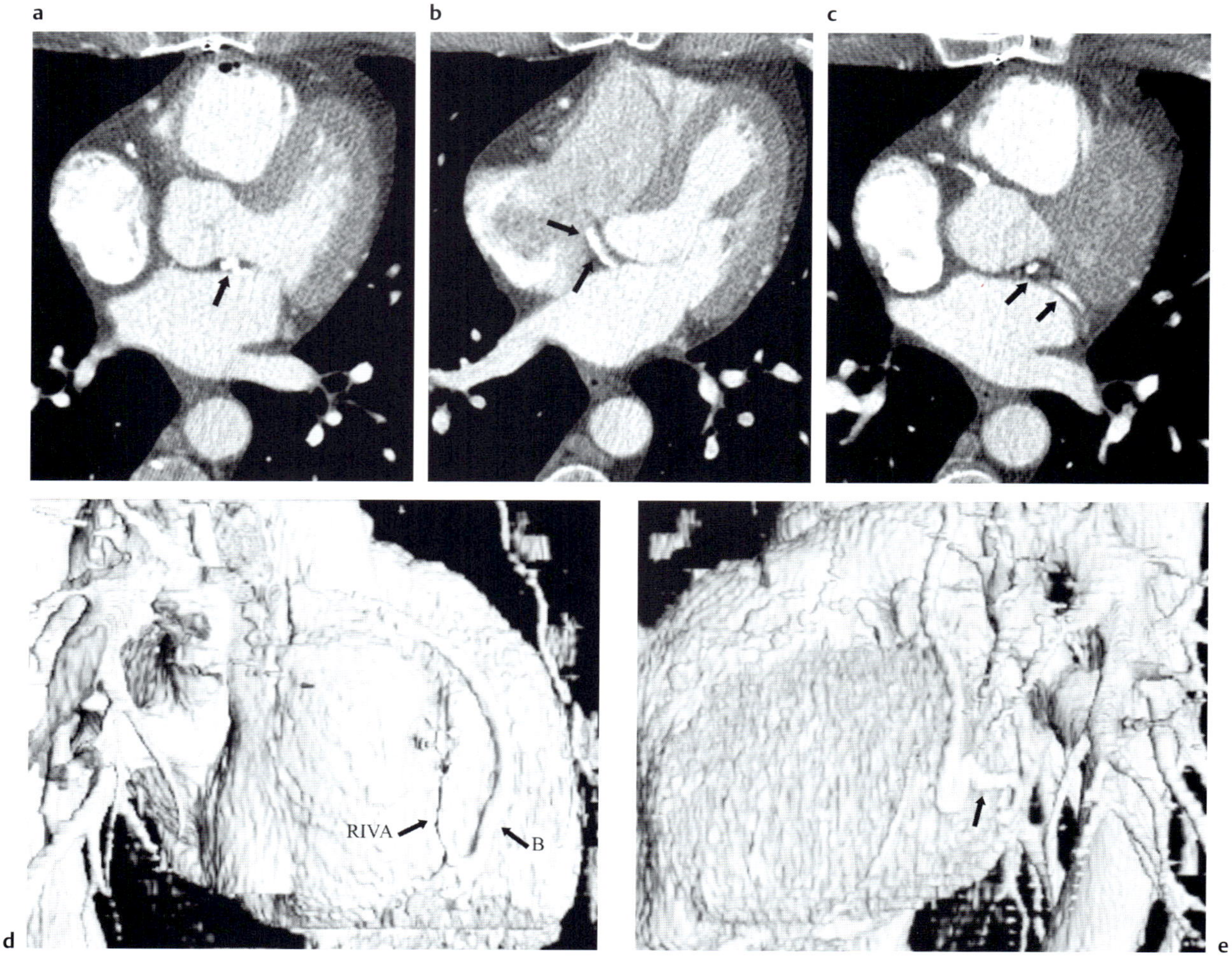


Abb. 15.**3 a–e** 53jähriger Patient mit Zustand nach 4fach ACVB. Zusätzlich findet sich in der EBCT-Untersuchung eine anatomische Variante des linken Hauptstamms.

**a–c** Die LCA zieht dorsal der Aortenwurzel nach links bei ausgeprägten Verkalkungen des Gefäßbetts (Pfeile markieren den Verlauf der LCA).

**d** Die VRT-Darstellung zeigt einen Venenbypass (B) vom Abgang aus der A. ascendens mit retrogradem Wiederauffüllen des proximal verschlossenen RIVA.

**e** Jump-Graft auf einen Ast des RCX.

- Bei komplexen Gefäßverläufen können gezielte Reformatierungen und 3dimensionale Nachverarbeitungen eine wesentliche Hilfe bei der Visualisierung der Anatomie darstellen (Abb. 15.**7** u. 15.**8**). Im Bereich der Aortenwurzel stellen jedoch auch diese Hilfsmittel teilweise keine wesentliche Erleichterung dar, hier bleibt nur die Beurteilung und Visualisierung anhand der axialen Originalschichten.

## Ausblick

Durch die Verwendung von kurzen Expositionszeiten mit 100 ms ist das Signal-Rausch-Verhältnis der akquirierten Bilder aufgrund des vorgegebenen Dosisprodukts von 62 mAs eingeschränkt, dies stellt insbesondere bei adipösen Patienten ein relevantes Problem dar. Eine Verbesserung des Signal-Rausch-Verhältnisses ist prinzipiell durch eine Erhöhung des Stroms der Elektronenkanone erreichbar, dies ist technisch denkbar und nicht mit prinzipiellen Problemen der Kühlung und Lebensdauer wie in der Spiral-CT behaftet.

Im Vergleich zur Spiral-CT ist zudem die Hochkontrastauflösung der EBCT um ca. 30 % geringer. Aktuelle Weiterentwicklungen der EBCT versprechen dabei Verbesserungen. Es sollen nun mit einer erhöhten Zahl von Detektorelementen Auflösungen von bis zu 11 Linienpaaren/cm erreicht werden. Inwieweit diese höhere Auflösung die diagnostische Aussage bzgl. Gefäßstenosen verbessern kann bleibt zu evaluieren.

Grundlegend für die weitere Anwendung der EBCT in der Diagnostik der Koronararterien dürfte für viele

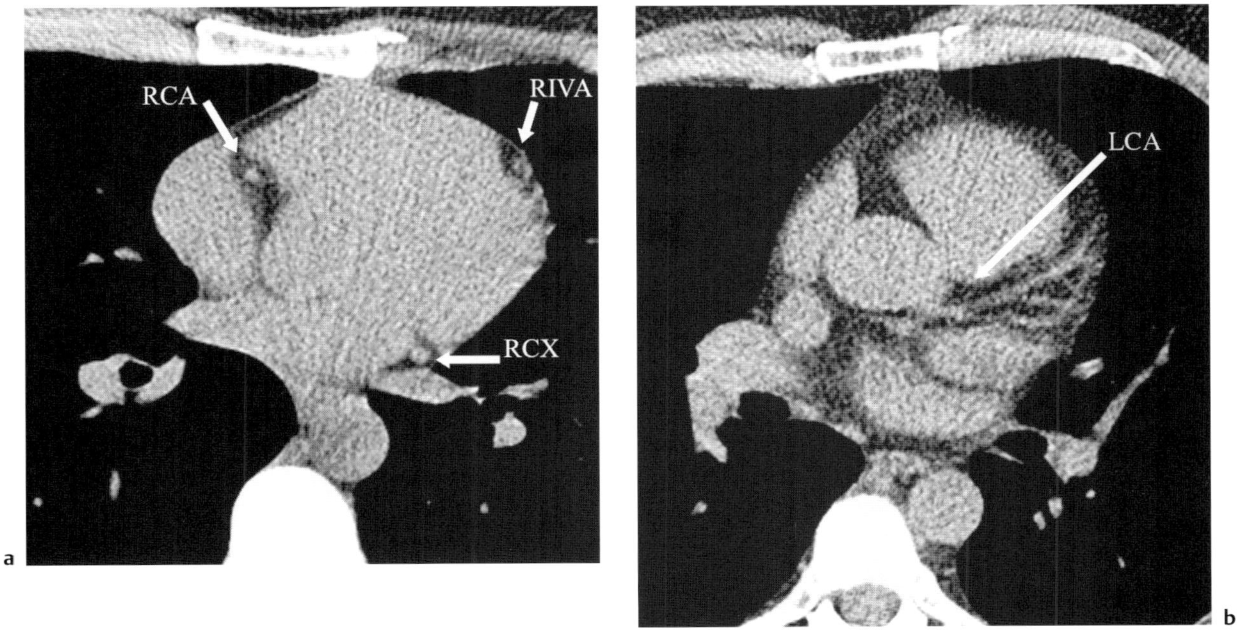


Abb. 15.**4 a**, **b** 58jähriger Patient mit atypischem Thoraxschmerz, nitratnegativ:
**a** RIVA, RCA und RCX (Pfeile) ohne Anhalt für koronare Verkalkungen.
**b** Linker Hauptstamm LCA (Pfeil) ohne Anhalt für koronare Verkalkungen.

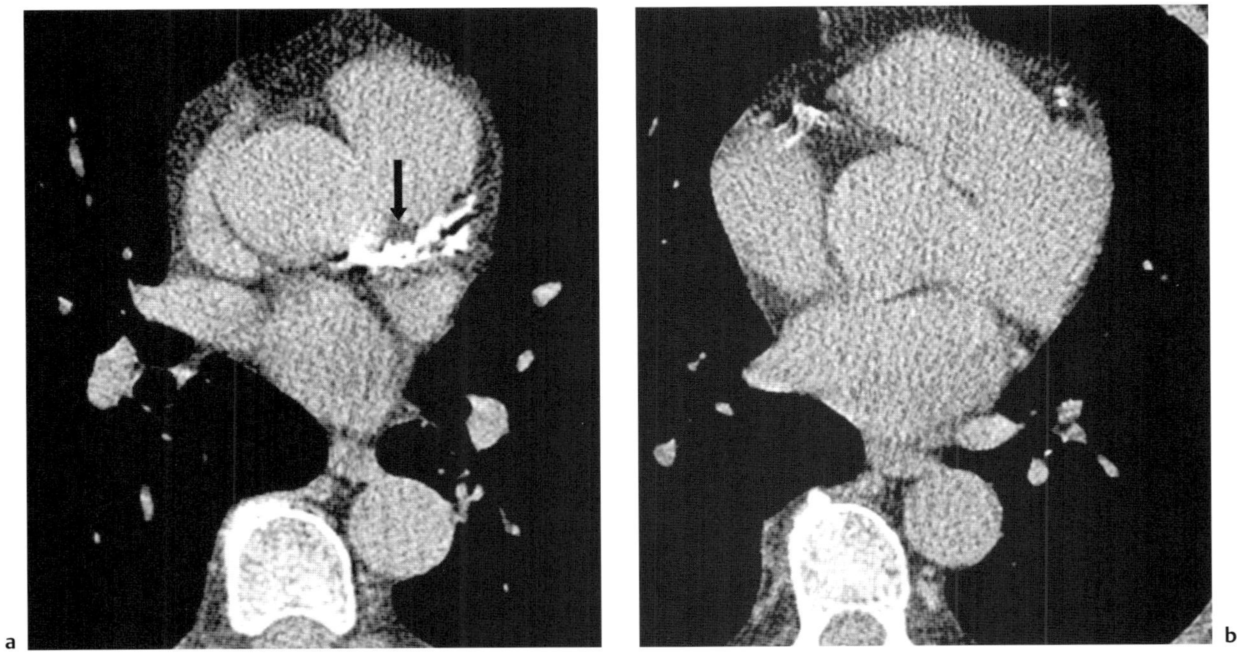


Abb. 15.**5 a**, **b** 63jähriger Patient mit teilweise belastungsabhängigen, linksseitigen, unspezifischen thorakalen Beschwerden seit ca. 6 Monaten. Bekannter Risikofaktor einer Hypercholesterinämie. Hier finden sich ausgedehnte Verkalkungen in allen koronaren Gefäßabschnitten, der Kalkscore nach Agatston beträgt ca. 3000 bei 3 mm Schichtdicke und 3 mm Tischvorschub. Der Pfeil markiert den kalkummauerten linken Hauptstamm mit den proximalen Anteilen des RIVA. Nachfolgendes Belastungs-EKG und Myokardszintigraphie waren unauffällig.

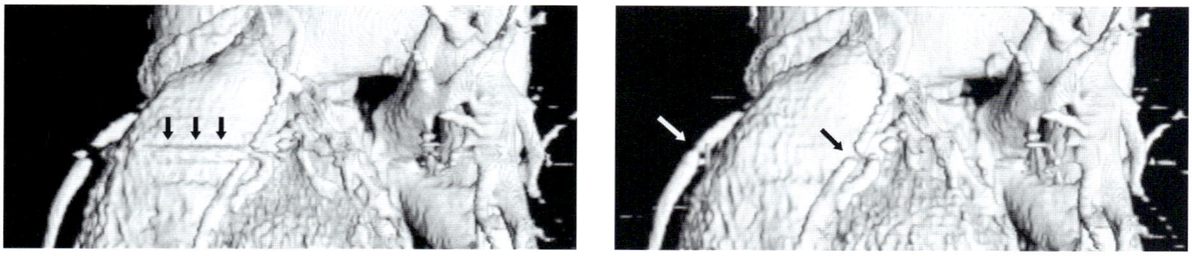

a b

Abb. 15.**6 a**, **b** 68jähriger Patient mit der Fragestellung des Bypassdurchgängigkeit nach 3fach ACVB:

**a** In der VRT-Darstellung der EKG-getriggerten Einzelschichten (3 mm Kollimation, 2,5 mm Tischvorschub) Nachweis einer horizontal verlaufenden Aufwerfung, hervorgerufen durch eine Extrasystole mit Bildaufnahme einer einzelnen Schicht in der Systole.

**b** Nach Entfernung der Schicht aus dem Datensatz Erzeugung einer Pseudostenose im Venenbypass (links) sowie einer Auslöschung im Bereich des venralen Venenbypass (rechts).

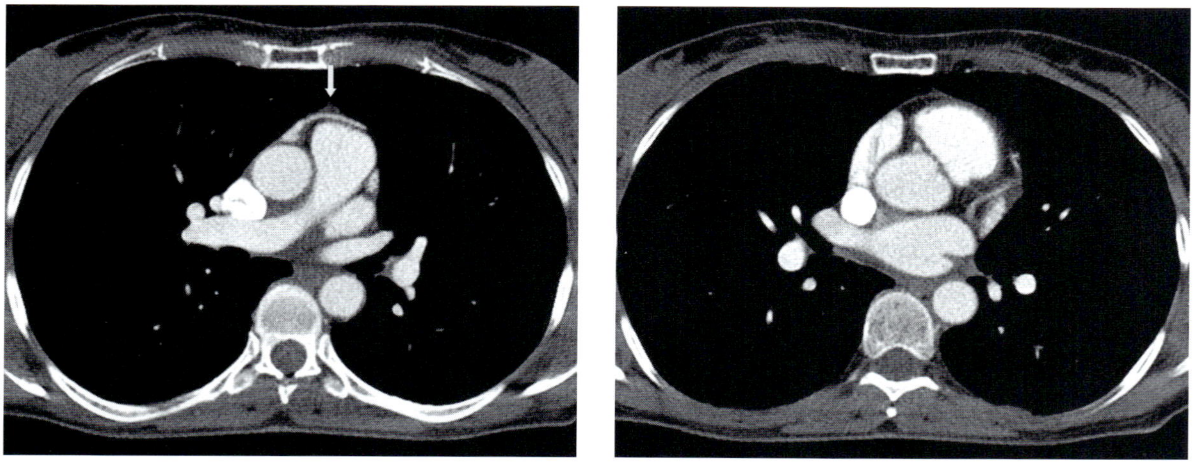

a b

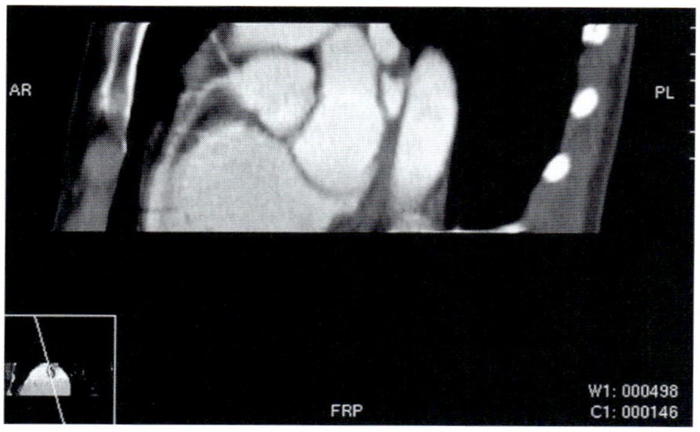


c

Abb. 15.**7 a–c** 57jährige Patientin mit atypischen Thoraxbeschwerden sowie 2maliger Katheterangiographie mit Nachweis einer unklaren, atypischen Versorgung des RIVA mit Verdacht auf Kompression der versorgenden Arterie.

**a** Die EBCT-Untersuchung mit 3 mm Kollimation und 2 mm Tischvorschub (EKG-getriggerte Einzelschichten) zeigt eine Versorgung des gesamten Herzens aus der RCA mit Nachweis eines Asts auf den RIVA vor dem Pulmonalishauptstamm nach links ziehend.

**b** Anfangsabschnitt des RIVA bei fehlendem Nachweis eines linken Hauptstamms.

**c** In der MPR-Darstellung ist die nach kaudal ziehende RCA und die im Anfangsabschnitt nach kranial ziehende Anastomose zur RIVA zu sehen. Nach psychosomatischer Behandlung war die Patientin beschwerdefrei.

mögliche Anwendungen jedoch die Entwicklung der MR-Diagnostik der Koronararterien sein. Sollte in der MRT in den nächsten Jahren eine qualitativ hochwertige Diagnostik der Koronararterien mit klinisch anwendbaren, kurzen Atemanhaltezeiten möglich sein, dürfte die MRT zunehmend an Bedeutung gewinnen, da sie zusätzlich funktionelle Untersuchungen ohne Kontrastmittelgabe erlaubt und eine wesentlich höhere Verbreitung in Europa im Vergleich zur EBCT besitzt.

## Literatur

Agatston, A. S., W. R. Janowitz, F. J. Hildner, N. R. Zusmer, M. Viamonte, R. Detrano: Quantification of coronary artery calcium using ultrafast computed tomography. J. Amer. Coll. Cardiol. 15 (1990) 827–832

Ambrose, J. A., M. A. Tannenbaum, D. Alexopoulos et. al.: Angiographic progression of coronary artery disease and the development of myocardial infarction. J. Amer. Coll. Cardiol. 12 (1988) 56–62

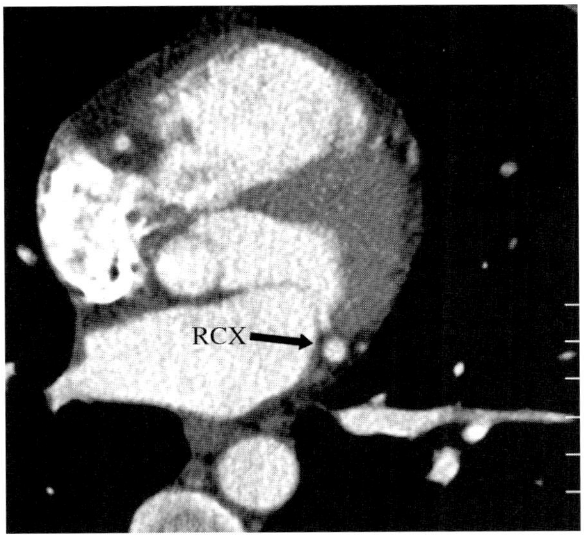


a

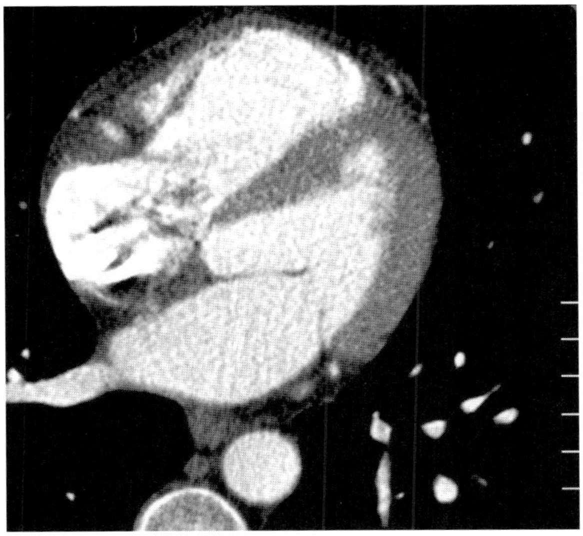

b

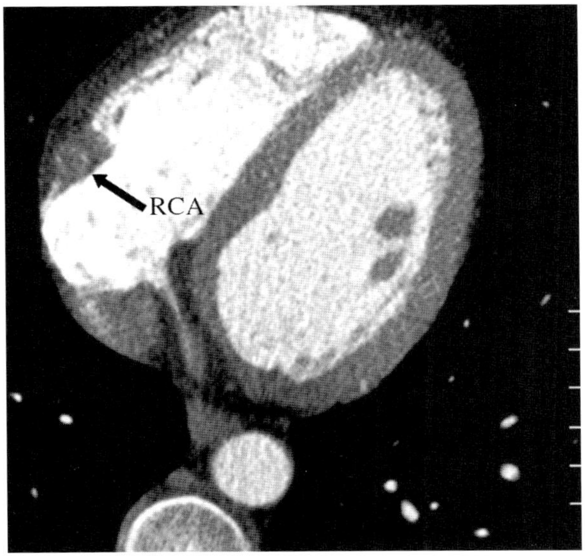


c

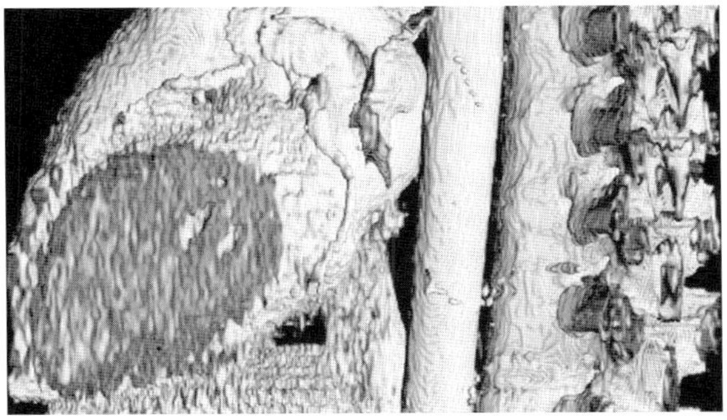

d

Abb. 15.**8 a–d** Patient mit Stenosierung und Gefäßabbruch der RCA sowie Verdacht auf Aneurysma des RCX. Die EBCT-Untersuchung (3 mm Kollimation, 3 mm Tischvorschub) zeigt ein thrombosiertes Aneurysma der RCA (**c**) sowie ein perfundiertes Aneurysma des RCX (**a** u. **d**) ohne Anhalt für Thrombosierung.


Arad, Y., L. A. Spadaro, K. Goodmann et al.: Predictive value of electron beam CT of the coronary arteries: 19-month follow-up of 1173 asymptomatic subjects. Circulation. 93 (1996) 1951–1953.

Boyd, D. P., M. Lipton: Cardiac computed tomography. Proc IEEE. 71 (1983) 298–307

Rienmüller, R., R. Kern, C. H. Baumgartner, B. Hackel: Electron-beam-Computertomographie (EBCT) des Herzens. Radiologe 37 (1997) 410–416

Schmermund, A., B. J. Rensing, P. F. Sheedy, M. R. Bell, J. A. Rumberger: Intravenous electron-beam computed tomographic coronary angiography for segmental analysis of coronary artery stenoses. J. Amer. Coll. Cardiol. 31 (1998) 1547–1554

Stanford. W., H. Brundage, R. MacMillan et al.: Sensitivity and specificity of assessing coronary bypass graft patency with ultrafast computed tomography: results of a multicenter study. J. Amer. Coll. Cardiol. 12 (1988) 1–7

Stary, H. C., A. B. Chandler, R. E. Dinsmore et. al.: A definition of advanced types of atherosclerotic lesions and a histological classification of atherosclerosis: a report from the Committee on Vascular Lesions of the Council on Arteriosclerosis, American Heart Association. Circulation 92 (1995) 1355–1374

von Smekal, A., A. Knez, K C. Seelos et al.: Vergleich von ultraschneller Computertomographie, Magnetresonanzangiographie und selektiver Angiographie zum Nachweis der Durchgängigkeit koronarer Bypasses. Fortschr. Röntgenstr. 166 (1997) 185–191

Vrachliotis, T. G., K. G. Bis, D. Aliabadi, A. N. Shetty, R. Safian, O. Simonetti: Contrast-enhanced breath-hold MR angiography for evaluating patency of coronary artery bypass grafts. Amer. J. Roentgenol. 168 (1997) 1073–1080

Wexler, L., B. Brundage, J. Crouse et al.: Coronary artery calcification, pathophysiology, epidemiology, imaging methods and clinical implications. A scientific statement for health professionals from the Amer. Heart Ass. Circ. 94 (1996) 1175–1192

# 16 Angiographie der abdominalen Gefäße mit der EBCT

K.-J. Lehmann

## Einführung

Die Aorta abdominalis gehört zu den Prädilektionsorten der Arteriosklerose. Neben den stenosierenden Plaquebildungen besitzt das meist infrarenal gelegene Aortenaneurysma große klinische Bedeutung. In einer sonographischen Probandenstudie an Männern über 60 Jahren (Dock u. Mitarb. 1998) wurde für ein abdominales Aneurysma eine Prävalenz von 2,59% und für eine abdominale Aortenektasie eine Prävalenz von 11,89% gefunden. Die perioperative Mortalität des chirurgischen Elektiveingriffs liegt zwar unter 5%, sie steigt jedoch bei Patienten mit Aneurysmaruptur nach Literaturangaben auf 34–79%. Die Gesamtmortalität des rupturierten Aortenaneurysmas liegt bei ca. 80–90%. Die Aufgabe, ein abdominales Aneurysma rechtzeitig zu entdecken, richtet sich in erster Linie an die abdominale Sonographie. In der präoperativen Abklärung haben sich nach vorausgegangener Sonographie die Spiral-CT und die MRA als Bildgebungsverfahren der ersten Wahl etabliert. Während die CT-Technik die bessere Darstellungsmöglichkeit von Verkalkungen und ihrer Beziehung zum perfundierten oder thrombosierten Lumen bietet, vermag die kontrastmittelgestützte MRA größere Untersuchungsvolumina mit hoher Auflösung in der Körperlängsachse (z-Achse) abzubilden. Für die Planung chirurgischer oder radiologisch-interventioneller Behandlungsstrategien ist die räumliche Beziehung des Aneurysmas zu den Abgängen der Nierenarterien und zur Aortenbifurkation von großer Bedeutung. Die multiplanare Darstellung und Vermessung, wie sie die Schnittbildtechniken CT und MRT ermöglichen, gilt hierfür mittlerweile als unverzichtbar, wobei die Meßgenauigkeit der kontrastmittelgestützen MRA der CT-Technik ebenbürtig ist. Die Qualität einer CT-Angiographie wird neben untersuchungstechnischen Faktoren wesentlich durch die Höhe und Homogenität der Gefäßkontrastierung bestimmt. Durch den Geschwindigkeitsvorteil der EBCT gegenüber der Spiral-CT ist es möglich, das gleiche Volumen in einer kürzeren Zeit mit einem höheren Kontrastmittelinjektionsflow zu untersuchen. Für die Abbildung der Aorta vom Zwerchfell bis zur Iliakagabel werden mit der EBCT maximal 17 s benötigt. Die resultierenden Dichtewerte liegen in der Regel durchgehend über 230 HE, so daß der Einsatz der EBCT für die Untersuchung der Aorta abdominalis eine interessante Alternative zur Spiral-CT darstellt. Die homogen höheren Dichtewerte begünstigen die Nachverarbeitungsmöglichkeiten für die 2- und 3dimensionale Darstellung.

Unter dem Gesichtspunkt der obliterierenden Arteriosklerose stellt die Aorta abdominalis mit der Becken-Bein-Strombahn eine funktionelle Einheit dar. Während in der konventionellen Angiographie diese Einheit problemlos in einer Sitzung untersucht werden kann, gibt es bisher weder für die MRT noch für die Spiral-CT alltagsbewährte Untersuchungsstrategien, die die Darstellung des gesamten Volumens in einer Untersuchung gestatten. Erste Ansätze, wie diese Aufgabe bewältigt werden kann, wurden jedoch schon vorgestellt (Vosshenrich u. Mitarb. 1997, Debatin u. Hany 1998, Busch 1999). Die Schwierigkeiten der CT-Technik beziehen sich vor allem auf die erforderliche Kontrastmittelmenge, die z-Achsen-Auflösung und die erforderliche Strahlenexposition, während bei der MRA die Untersuchungszeit, die Kontrastmittelmenge und evtl. Überlagerungen bei nacheinander geschalteten Messungen problematisch sein können.

Die Abbildung der Nierenarterien erfolgt meist im Rahmen der Hypertonieabklärung zur Selektion von Patienten, die im Anschluß einer Angiographie in PTA-Bereitschaft zugeführt werden. Hierbei kommt es neben einer vollständigen Darstellung sämtlicher vorhandener Nierenarterien und ihrer ggf. vorhandenen Stenosierungen auf eine gute Visualisierung der Relation von „Hard-" und „Softplaques" an, so daß beispielsweise eine von der Aortenwand auf den Abgang der Nierenarterie übergreifende Verkalkung erkannt wird. Grundsätzlich bietet die CT-Technik hierfür bessere Voraussetzungen als die MRT. Der entscheidende Nachteil der CT liegt neben dem Erfordernis ionisierender Strahlen in der Kontrastmittelapplikation, die bei schon vorgeschädigten Nieren nur bei stenger Indikationsstellung und begleitend eingeleiteter forcierter Diurese in Absprache mit dem behandelnden Nephrologen erfolgen sollte. Während in Autopsiestudien die Gesamtprävalenz von Nierenarterienstenosen bei nur ca. 4,3% liegt, steigt diese in Kollektiven mit Begleiterkrankungen wie Hypertonie oder Diabetes mellitus auf über 10% an (Schoenberg u. Mitarb. 1997). Bei peripherer arterieller Verschlußkrankheit (AVK) oder infrarenalem Bauchaortenaneurysma liegt der Anteil bei 22 bzw. 45%. Da die Behandlung von

Nierenarterienstenosen Folgeschäden wie eine renovaskuläre Hypertonie oder eine Niereninsuffizienz verhindern oder zumindest verzögern kann, besitzt die Auswahl behandlungsbedürftiger Patienten eine große ökonomische Bedeutung. Etwa bei 15% der dialysepflichtigen Patienten steht die Niereninsuffizienz in Zusammenhang mit einem Nierenarterienverschluß (Allenberg u. Hupp 1995), dies entspricht Behandlungskosten von ca. 300 Mio. DM pro Jahr, die durch eine rechtzeitige Behandlung vermieden oder zumindest vermindert werden könnten.

Die CT-Angiographie der mesenterialen und zöliakalen Gefäße wird je nach Fragestellung entweder als isolierte Gefäßdarstellung oder im Rahmen von Kontrastmittel-CT-Untersuchungen des Abdomens angefertigt. Bei der Spiral-CT muß jeweils ein Kompromiß zwischen der erforderlicher Länge des Scanbereichs und der z-Achsen-Auflösung sowie der erforderlichen Scanzeit und dem Flow bzw. Volumen der Kontrastmittelinjektion gesucht werden. Andererseits bietet die Spiral-CT sehr flexible Bildrekonstruktionsmöglichkeiten, die den besonderen Anforderungen der CT-Angiographie besser gerecht werden (z.B. hohe Bildüberlappung). Die EBCT bietet die deutlich kürzere Scandauer für lange Scanstrecken, so daß die verfügbare Kontrastmittelmenge mit höherem Flow in kürzerer Zeit injiziert werden kann und eine entsprechend höhere Dichteanhebung in den Gefäßen erreicht wird. Dies gilt insbesondere für die peripheren Gefäßverzweigungen, die hierdurch einer Segmentierung mit Standardsoftware wesentlich einfacher zugänglich sind. Gerade für die präoperative Darstellung der mesenterialen oder zöliakalen Gefäße im Sinne eines Mapping erscheint eine 3dimensionale Darstellung (MIP, SSD usw.) ohne „Abrisse“ in der Gefäßperipherie wünschenswert. Auch für die übersichtliche Darstellung der Abgangsvarianten sind 3dimensionale Darstellungen hilfreich. Die Identifikation einer Variante muß jedoch unbedingt im axialen Originaldatensatz bestätigt werden. Die Anfertigung CT-angiographischer „Oberbauchangiogramme“ stößt aufgrund des begrenzten Signal-Rausch-Verhältnisses an Grenzen, die bei adipösen Patienten die Bildqualität limitieren und nicht immer eine befriedigende 3dimensionale Präsentation erlauben. Während für die gleichzeitige Abbildung des zöliakalen, mesenterial superioren und mesenterial inferioren Stromgebiets die ECBT deutliche Vorteile gegenüber der Spiral-CT aufweist, besteht kein Vorteil bei der umschriebenen Darstellung abgangsnaher Stenosen des Truncus coeliacus und der A. mesenterica superior, wie sie häufig im Rahmen arteriosklerotischer Veränderungen angetroffen werden. Da im Gegensatz zu der hochwertigen Darstellung der Arterien die großvolumige CT-Darstellung der abdominalen Venen weniger gut gelingt, besitzt die CT-Angiographie gerade für die präoperative Darstellung der Oberbauchgefäße einen deutlichen Nachteil gegenüber den konkurrierenden Techniken, insbesondere der MRA, welcher auch durch die Einführung der EBCT nicht aufgehoben wird.

# Aorta abdominalis

## Anatomische Grundlagen

Der Abschnitt der Aorta vom Zwerchfelldurchtritt bis zur Aortenbifurkation wird als Aorta abdominalis bezeichnet. Das Innenlumen verschmälert sich in diesem Verlaufsabschnitt normalerweise von ca. 2,5 cm am Zwerchfelldurchtritt bis auf ca. 1,5–2 cm an der Bifurkation. Die Gefäßabgänge aus der abdominalen Aorta sind in Abb. 16.**1** wiedergegeben.

Als paarige Abgänge entspringen aus der Aorta die Aa. phrenica inferiores unmittelbar unterhalb des Zwerchfells, 4 Lumbalarterienpaare auf Höhe des LWK 1–4 sowie die Nierenarterien. Ein 5., kleineres Lumbalarterienpaar entspringt aus der A. sacralis mediana. Die 3 großen Viszeralarterienstämme sind der Truncus coeliacus auf Höhe des LWK 1, die A. mesenterica superior 1–2 cm tiefer und die A. mesenterica inferior auf Höhe des LWK 3. Als schmalkalibrige Abgänge sind noch die paarigen Aa. suprarenales mit ihrem Ursprung knapp unterhalb des Truncus coeliacus und die Aa. testiculares bzw. ovaricae zu nennen, die etwa auf Höhe der 1. Lumbalarterie entspringen. Die Aortenbifurkation liegt etwa auf Höhe des Übergangs LWK4/5, bei älteren Menschen im Rahmen der Arteriosklerose etwas tiefer.

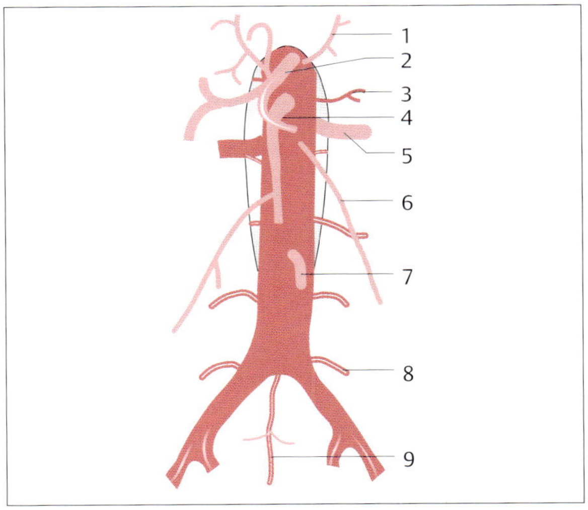


Abb. 16.**1** Gefäßabgänge aus der abdominalen Aorta.
1 Aa. phrenica inferiores
2 Truncus coeliacus
3 Aa. suprarenales
4 A. mesenterica superior
5 Aa. renales
6 Aa. testiculares bzw. ovariacae
7 A. mesenterica inferior
8 Aa. lumbales
9 A. sacralis medialis

## Untersuchungstechnik

Die abdominale Aorta kann mit einer Untersuchungszeit von 15–17 s in der Regel problemlos in einem Atemanhalt des Patienten abgebildet werden (Abb. 16.**2**).

Für die Darstellung werden bei der EBCT folgende Untersuchungsparameter gewählt:

Kollimation 3 mm, Tischvorschub 4 mm, überlappende Bildrekonstruktion alle 2 mm, Expositionszeit: 200 ms, Rechenalgorithmus „normal", Scandauer maximal 17 s, Injektion 80 ml Kontrastmittel mit einem Fluß von 4 ml/s.

Aus den gewählten Untersuchungsparametern ergibt sich eine maximale Scanstrecke von 28 cm mit 140 rekonstruierten Bildern. Auf dem Scoutview wird als obere Scangrenze der Zwerchfelldurchtritt der Aorta bestimmt, die untere Scangrenze ergibt sich aus der 28 cm langen Scanstrecke. Die untere Scanbegrenzung sollte jedoch mindestens im Becken unterhalb der Iliakagabeln liegen, falls dies bei sehr großen Patienten einmal nicht gewährleistet erscheint, muß eine Erhöhung des Tischvorschubs erwogen werden. Zur Bestimmung des optimalen Startzeitpunkts für den Scan wird eine Bolustriggerung vorgenommen. Ungefähr 15 ml Kontrastmittel werden mit 4 ml/s injiziert, während alle 2 s im SSM Aufnahmen mit 100 ms Expositionszeit und 3 mm Kollimation über der Aorta angefertigt werden. Aus diesen maximal 20 Aufnahmen kann eine Flowkurve in der Aorta abgeleitet werden, in der die Dichte im Gefäß gegen die Zeit aufgetragen wird. Das Erreichen des Dichtemaximums markiert den optimalen Startzeitpunkt für die CT-Angiographie. Um einen unbehinderten Kontrastmittelfluß zu gewährleisten, sollte die Injektion kubital über eine Kanüle mit nicht weniger als 18 G bei gestrecktem Arm erfolgen.

Die 140 transversalen Schichten des resultierenden Bilddatensatzes werden zur Befundung am Monitor durchgemustert. Die Befundpräsentation erfolgt als 3dimensionale Bilddarstellung mit Hilfe von MIP und Oberflächendarstellung (z. B. SSD-, VRT-Techniken usw.). Diese werden durch diagnoserelevante transversale Einzelschichten (z. B. Vermessung der Aneurysmagröße, Gefäßabgänge usw.) ergänzt. Die 3dimensionale Darstellung wird unter verschiedenen Projektionswinkeln (z. B. alle 10–15°) dokumentiert, so daß eine gute räumliche Orientierung über den Gefäßverlauf resultiert. Die Darstellung als MIP beinhaltet einen deutlich größeren Informationsgehalt als die Oberflächendarstellung und sollte daher bevorzugt werden. Oberflächendarstellungen dienen nur zur Visualisierung des räumlichen Gefäßverlaufs.

## Klinische Grundlagen

Der infrarenale Verlaufsabschnitt der abdominalen Aorta gilt als einer der Hauptmanifestationsorte der Arteriosklerose. Werden hier charakteristische Veränderungen gefunden, liegen arteriosklerotische Befunde auch in anderen Abschnitten der arteriellen Strombahn, z. B. im zerebralen oder kardialen Stromgebiet, vor. Unter funktionellen Gesichtspunkten muß insbesondere die Becken-Bein-Strombahn gemeinsam mit der abdominalen Aorta betrachtet werden. Zu den typischen Manifestationen der Arteriosklerose in der Aorta gehören:

- lokalisierte oder generalisierte Wand- und Kaliberunregelmäßigkeiten,
- Wandverkalkungen,
- exzentrische Plaques,
- Stenosen,
- thrombosierte Abschnitte,
- Elongation,
- Knickbildung,
- generalisierte oder umschriebene Dilatationen,
- Aortenaneurysma,
- vollständiger Aortenverschluß (Abb. 16.**3**).

Die CT-Angiographie wird in der Regel unter dem Gesichtspunkt der Behandlungsbedürftigkeit der arteriosklerotischen Veränderungen und zur Auswahl der geeigneten therapeutischen Strategie (z. B. interventionell-radiologischer gegenüber gefäßchirurgischer Eingriff) angefertigt. Das abdominale Aortenaneurysma liegt in ca. 95 % der Fälle unterhalb des Abgangs der Nierenarterien ohne diese zu beteiligen. Die Einbeziehung der Iliakalarterien ist dagegen häufig. Im Gegensatz zu Aortenaneurysmen anderer Lokalisationen besitzt das abdominale Aortenaneurysma fast ausschließlich eine arteriosklerotische Genese (Abb. 16.**4** u. 16.**5**).

Das einmal entstandene Aneurysma hat die Tendenz, sich im Laufe der Zeit zu vergrößern. Da nach dem Laplace-Gesetz die Wandspannung mit dem Produkt aus Blutdruck und Gefäßradius zunimmt, bedeutet eine weitere Dilatation eine Zunahme der Rupturgefahr. Somit hängt die Indikation zum operativen Eingriff wesentlich vom Aneurysmadurchmesser ab, wobei ein Durchmesser von ca. 4–5 cm als kritische Grenze betrachtet wird. Im Gegensatz zur konventionellen Angiographie können die Schnittbildtechniken die Relation von thrombosiertem und perfundiertem Lumen bestimmen.

Aortendissektionen entstehen meist am Aortenbogen (vgl. Stanford-Klassifikation), sie können sich jedoch bis in die abdominale Aorta ausdehnen. Eine längerstreckige Dissektion der abdominalen Aorta ohne thorakale Dissektion ist sehr selten, die Inzidenz hierfür liegt bei ca. 0,02–4 %. Am ehesten werden isolierte abdominale Dissektionen posttraumatisch gefunden (Abb. 16.**6**).

Abb. 16.**2 a–c** Abdominale Aortographie vom Zwerchfelldurchtritt bis unter die Iliakagabel mit 3 mm Kollimation:

**a** Generalisierte, obliterierende Arteriosklerose.

**b** Exzentrisches, gelapptes Aortenaneurysma.

**c** Zum Vergleich abdominaler Ausschnitt aus einer Aortographie der gesamten Aorta mit 6 mm Kollimation, entsprechend schlechtere Abgrenzbarkeit der Nierenarterien. Kräftige A. mesenterica inferior bei anamnestisch bekannten, höchstgradigen Abgangsstenosen des Truncus coeliacus und der A. mesenterica superior.

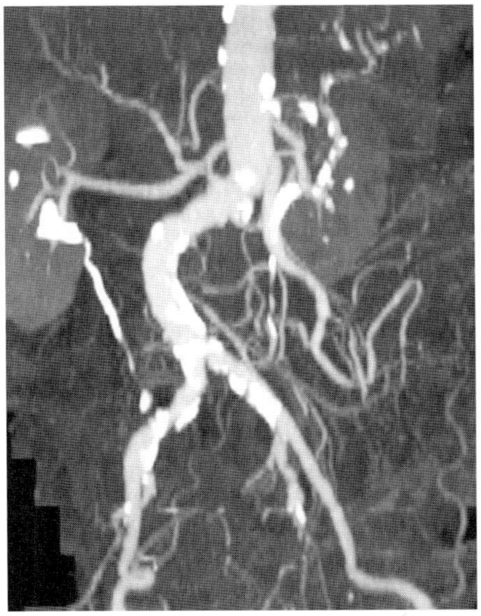

a

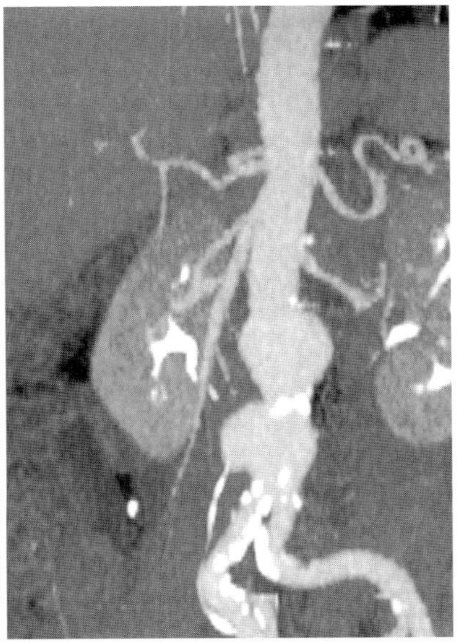

b

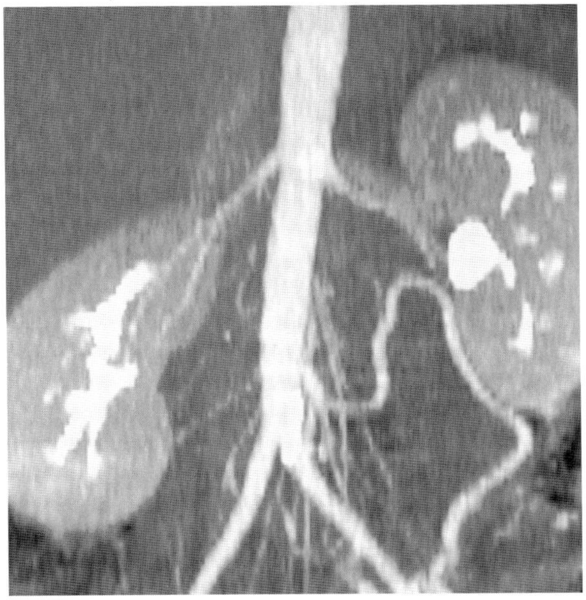

c

Abb. 16.**3 a-c** Aortenverschluß unterhalb des Abgangs der Nierenarterien:

**a, b** Dilatierter Abgang beider Nierenarterien mit nachgeschalteter Nierenarterienstenose.

**c** Konventionelle Angiographie zum Vergleich.

▼

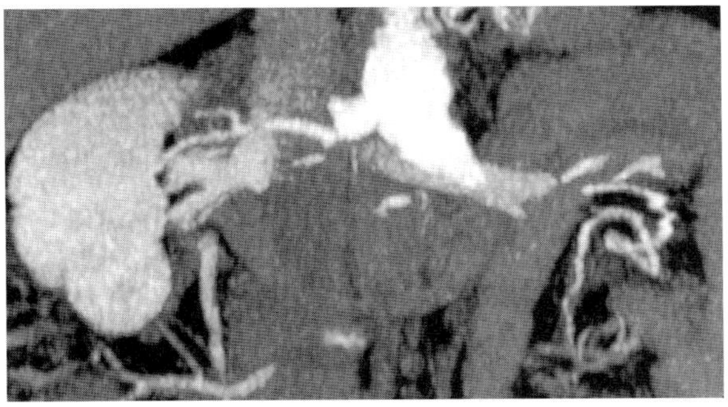

a

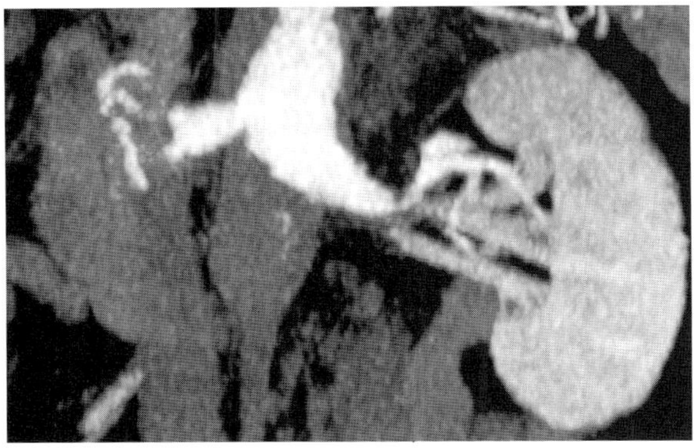

b

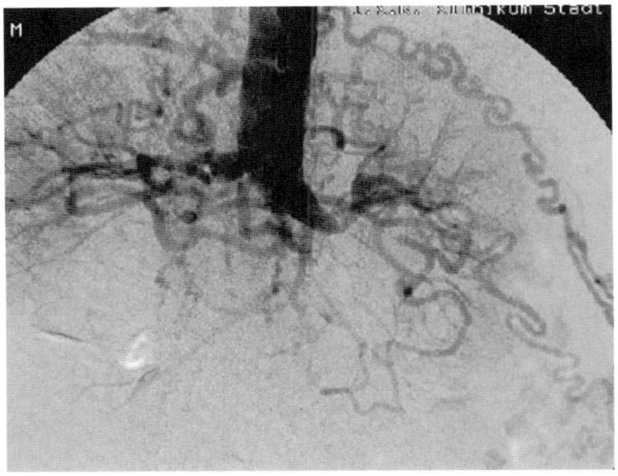


c

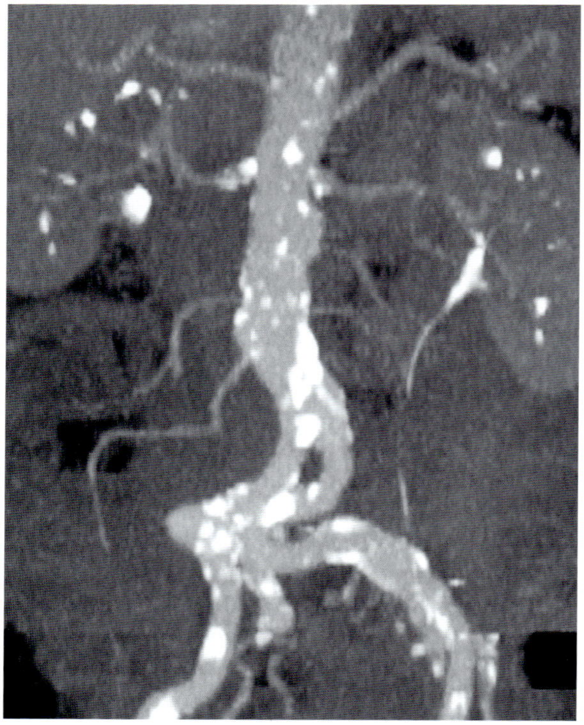
a

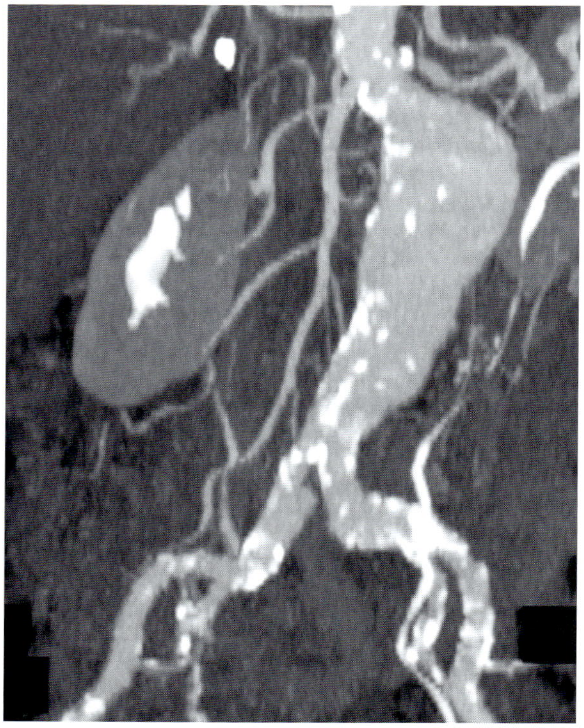
b

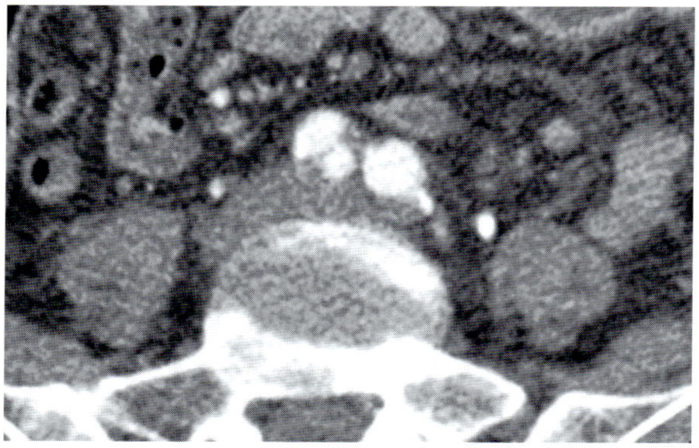
c

Abb. 16.**4 a–c** Dokumentation von Kalkplaques im Rahmen der Arteriosklerose:
**a** Abgangsverkalkung an beiden Nierenarterien.
**b, c** Exzentrische Stenose der A. iliaca communis rechts.

Ulzerationen und Rupturen von abdominalen Aortenplaques mit einer Unterblutung oder Einblutung in die Gefäßwand werden dagegen häufiger gefunden und sonographisch nachgewiesen. Entzündliche Erkrankungen der abdominalen Aorta sind selten. Neben einer unspezifischen Aortitis und dem inflammatorischen Aneurysma kommt ein Befall im Rahmen des Morbus Takayasu in Frage.

Kaliberschwankungen der Aorta können auch festgestellt werden bei:

- kongenitaler Hypoplasie (Coarctatio aorta abdominalis),
- fibromuskulärer Dysplasie,
- Midaortic syndrome (Lewis III u. Mitarb. 1988),
- Retroperitonealfibrose,
- Neurofibromatose,
- nach Radiatio.

## Tips und Tricks

- Die Erzeugung einer 3dimensionalen Darstellung aus EBCT-Datensätzen zur Abbildung der abdominalen Aorta ist auf allgemein verfügbaren Workstations mit Hilfe von Standardsoftware möglich und relativ einfach. Die hohen Dichtewerte in der kontrastierten Aorta erlauben eine schnelle Segmentierung, einzig die Überlagerung durch die Wirbelsäule und das Beckenskelett muß vermieden werden. Für die Erstellung der MIP werden meist Cut-Funktionen eingesetzt, mit denen die Skelettanteile markiert und „ausgeschnitten" werden. Im Rahmen der SSD-Bearbeitung kann die Aorta häufig schon durch die Selektion als Objekt isoliert werden. Die Befundpräsentation z. B. eines Aortenaneurysmas sollte eine Kombination aus 2- und 3dimensionaler Darstellung umfassen. Von

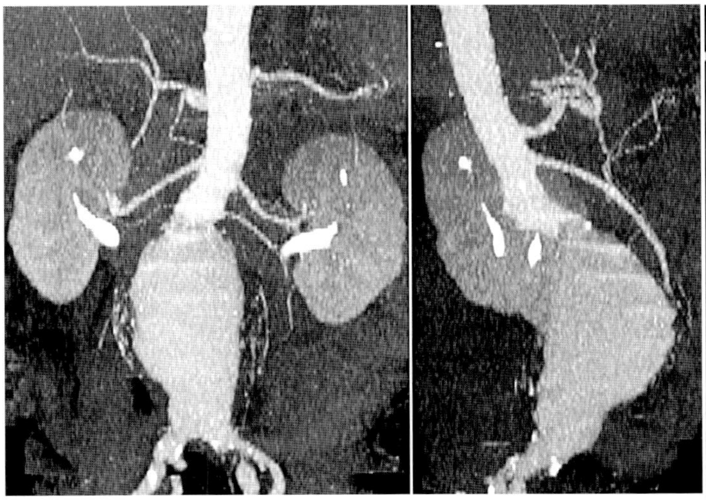

a b

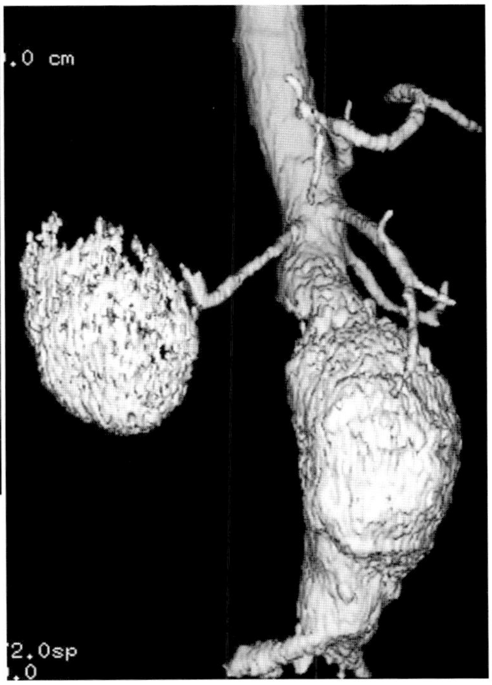

c

Abb. 16.**5 a–c** Infrarenales Aortenaneurysma:
**a**, **b** Der langsame Blutfluß im Aneurysma führt zu einem gegenüber der übrigen Aorta niedrigeren Kontrastenhancement im Aneurysma.
**c** Zugehörige Oberflächendarstellung.

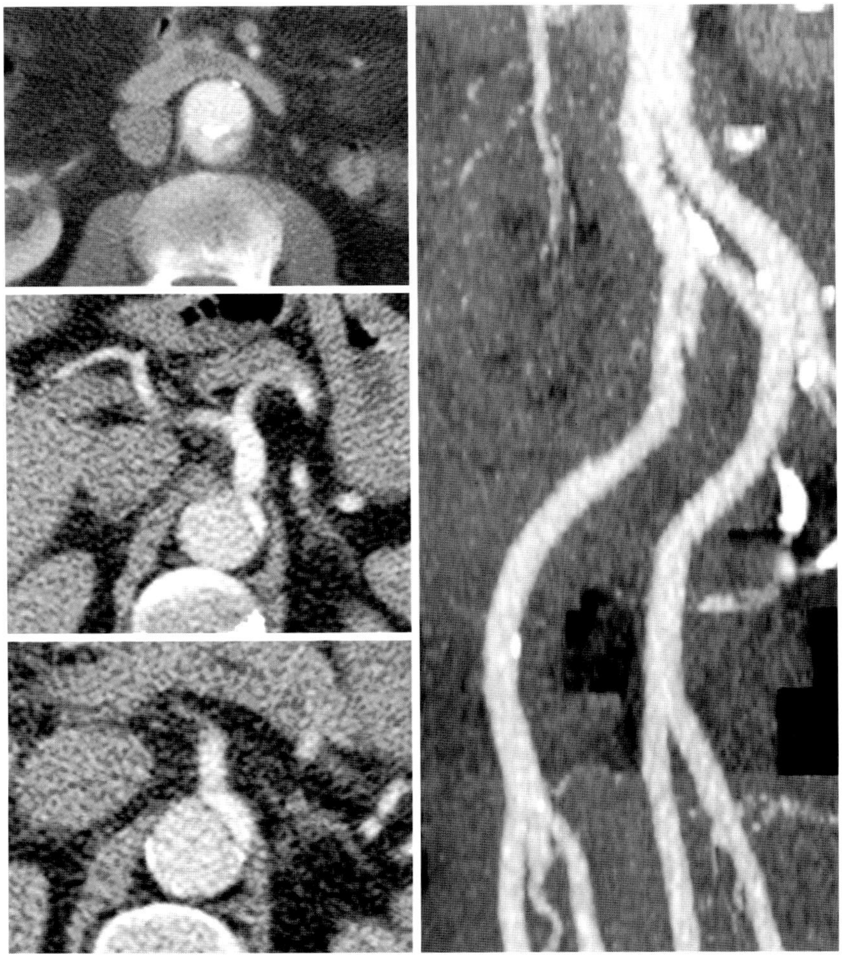

a b c d

Abb. 16.**6 a–d** Aortendissektion:
**a** Abdominale Aortendissektion mit alter, verkalkter Dissektionsmembran und partieller Thrombose.
**b**, **c** In das Abdomen reichende thorakale Aortendissektion mit Perfusion des Truncus coeliacus (**b**) und der A. mesenterica superior (**c**) aus dem wahren Lumen.
**d** Dissektion der A. iliaca communis rechts.

den axialen Originalbildern müssen die befundrelevanten dokumentiert werden, u. a.:
  - zur Messung des maximalen Aneurysmadurchmessers,
  - zur Dokumentation des Abgangs aller Nierenarterien,
  - um repräsentative Schichten oberhalb und unterhalb des Aneurysmas sowie im Bereich der Iliakalarterien zu erfassen.

  2dimensionale Reformatierungen sollen Auskunft geben über:
  - die Krümmung des Aortenverlaufs und evtl. Knickbildungen (sagittale Ebene),
  - das Ausschwingen nach lateral,
  - den Abstand des Aneurysmas zu den Viszeralarterien und der Aortenbifurkation (frontale Ebene),
  - über die Relation von thrombosierten und durchströmten Lumen.
- Unter therapeutischen Gesichtspunkten (Auswahl einer geeigneten Prothese) interessiert vor allem der Übergang vom aneurysmatisch „erkrankten" zum angrenzenden Abschnitt, um so das mögliche Fortschreiten der aneurysmatischen Dilatation abschätzen und geeignete Prothesengrößen auswählen zu können. Von einigen Herstellerfirmen der Aortenprothesen werden Meßparameter vorgeschlagen, die für die jeweilige Prothese relevant sein können. Als Beispiel ist in Abb. 16.**7** das von der Fa. Vanguard empfohlene Meßprotokoll wiedergegeben.
- Grundsätzlich vermitteln die 3dimensionalen Darstellungen einen guten Gesamtüberblick über den Gefäßbaum, wobei die MIP bevorzugt folgende Aspekte aufzeigt:
  - Verkalkung,
  - Dilatation,
  - Stenose
  - ggf. Dissektion.
- Ausgedehnte Verkalkungen können den Wert der MIP jedoch auch schmälern, da u.U. das perfundierte Lumen aufgrund der Kalküberlagerung nicht mehr erkennbar ist. Die SSD-Darstellung gibt den Verlauf der Gefäße räumlich anschaulich wieder. SSD-Darstellungen sind jedoch von den gewählten Verarbeitungsparametern (z.B. Schwellwerte) hochgradig beeinflußt und bieten dementsprechend vielfältige Artefaktmöglichkeiten. Die axialen Originalschnitte beinhalten im Gegensatz zu den 3dimensionalen Darstellungen die unverfälschte Bildinformation. Sie geben darüber hinaus Auskunft über die Gefäßwand und die angrenzenden Gewebe. Die Aortenwandverdickung beim inflammatorischen Aneurysma oder die Ummauerung bei der retroperitonealen Fibrose kann nur auf den Originalbildern diagnostiziert werden.
- Während arteriosklerotische Wandveränderungen, Stenosen und ein Verschluß der Aorta mit der CT-Angiographie gut dargestellt werden, bereitet die Abbildung ausgedehnter Umgehungskreisläufe gelegentlich Schwierigkeiten. Insbesondere wenn Kollateralen einen langsamen Fluß aufweisen und sich entsprechend zögerlich kontrastieren, werden sie während der begrenzten Scanzeit der CT-Angiographie nicht ausreichend erfaßt. Zudem können die Gefäße mit niedrigen Dichtewerten in den 3dimensionalen Darstellungen verlorengehen. Beim distalen Aortenverschluß werden die Umgehungskreisläufe über die lumbalen, mesenterialen und iliakal internen Gefäße meist gut erfaßt, ebenso die Kollateralen an der Bauchwand (A. epigastrica inferior, Interkostalarterien). Der vollständige Verlauf kann jedoch häufig nur auf den axialen Schnitten identifiziert und im Cine-Mode verfolgt werden. Im Bereich der unteren Extremität spielt die CT-Angiographie bisher nur für umschriebene Fragestellungen eine Rolle. Hierzu gehört die nichtinvasive Darstellung der Durchblutung von Bypässen und die Abbildung von Aneurysmen, besonders des Aneurysmas der A. poplitea (Abb. 16.**8**–16.**10**).

## Ausblick

Aufgrund der Häufigkeit des abdominalen Aortenaneurysmas besteht die Nachfrage nach einer zuverlässigen, gut verfügbaren und nichtinvasiven Untersuchungsmodalität. Die speziellen Anforderungen bei der Planung therapeutischer Eingriffe müssen ausreichend erfüllt werden. Neben Ultraschall und MRA besitzt die CT-Angiographie hierfür eine hohe Wertigkeit. Die große Geschwindigkeit der Elektronenstrahl-CT-Angiographie bietet die Möglichkeit, eine Optimierung der Gefäßkontrastierung und somit eine gegenüber der Spiral-CT verbesserte Qualität zu erzielen. Mit der absehbaren Weiterentwicklung der Spiral-CT-Technik dürfte sich dieser Vorteil in Zukunft jedoch relativieren. Die MRA bietet eine gleichwertige Bildqualität ohne den Nachteil der ionisierenden Strahlung. Allerdings dürften die begrenzte Gerätekapazität, die höheren Kosten und der etwas größere Zeitaufwand dazu beitragen, daß im klinischen Alltag der CT-Angiographie (und Elektronenstrahl-CT-Angiographie) noch häufig der Vorzug gegeben werden wird. Für die Untersuchung der abdominalen Aorta als Teil der Becken-Bein-Angiographie bei arterieller Verschlußkrankheit bietet die MRA jedoch prinzipielle Vorteile gegenüber der CT-Angiographie, besonders bei der Darstellung der peripheren und poststenotischen Abschnitte. Für diese Indikation dürfte die MRA in Zukunft die CT-Angiographie verdrängen.

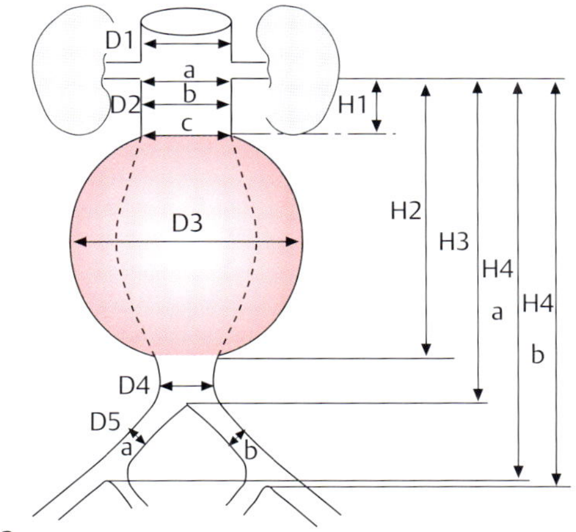


a

| | |
|---|---|
| **D1** | suprarenaler Aortendurchmesser |
| **D 2** | infrarenaler Aortendurchmesser |
| **D 3** | Aneurysmadurchmesser |
| **D 4** | distaler Aortendurchmesser |
| **D 5a** | Durchmesser A. iliaca communis rechts |
| **D 5b** | Durchmesser A. iliaca communis links |
| | |
| **H 1** | Abstand vom Aneurysmahals zur tiefer liegenden Nierenarterie |
| **H 2** | Abstand vom distalen Aneurysmaende zur tiefer liegenden Nierenarterie |
| **H 3** | Abstand der tiefer liegenden Nierenarterie zur Aortenbifurkation |
| **H 4a** | Abstand der tiefer liegenden Nierenarterie zur A. iliaca communis rechts |
| **H 4b** | Abstand der tiefer liegenden Nierenarterie zur A. iliaca communis links |

b

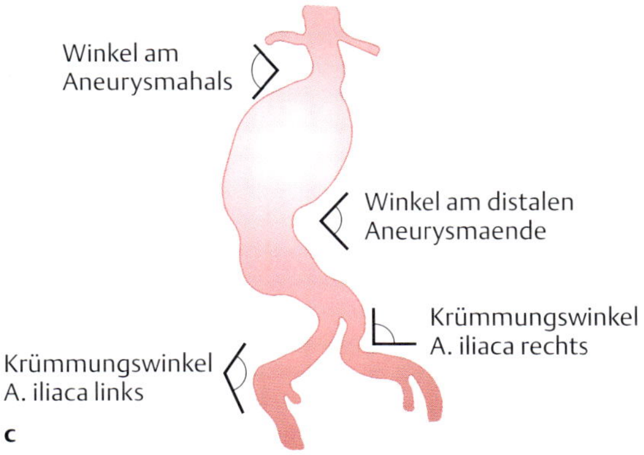


c

Abb. 16.**7** Meßprotokoll zur Beschreibung eines abdominalen Aortenaneurysmas.

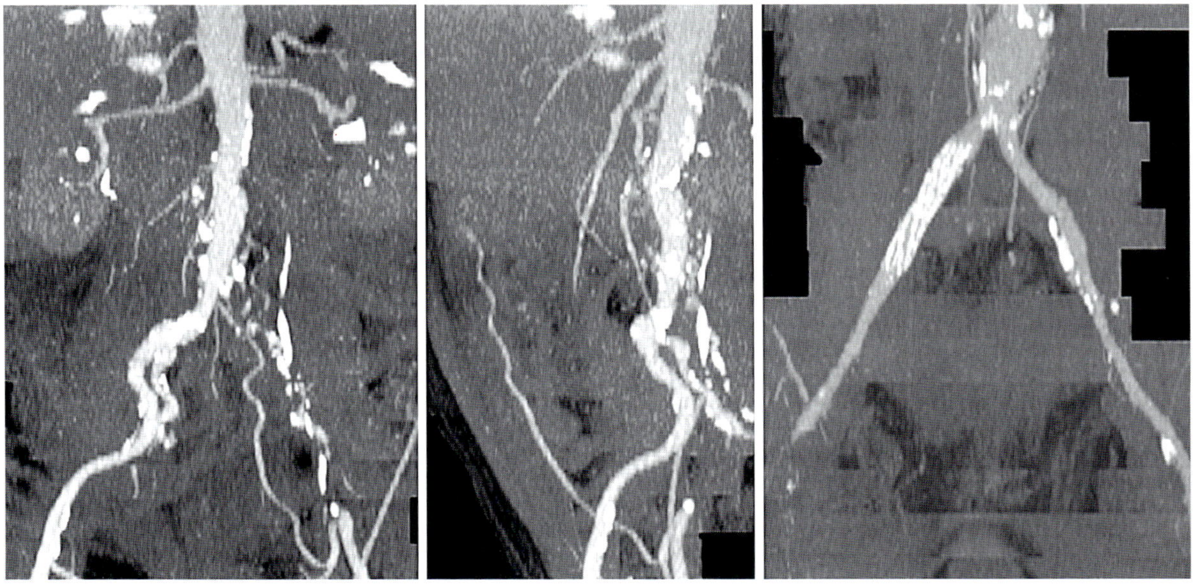

a b c

Abb. 16.**8 a–c** Arteriosklerose der Beckenstrombahn:

**a**, **b** Verschluß der linken Beckenachse (**a**) mit peripherer Auffüllung der Strombahn, insbesondere über die A. epigastrica inferior (**b**).

c Kontrolluntersuchung eines anderen Patienten nach Implantation eines Stents in der A. iliaca communis rechts.

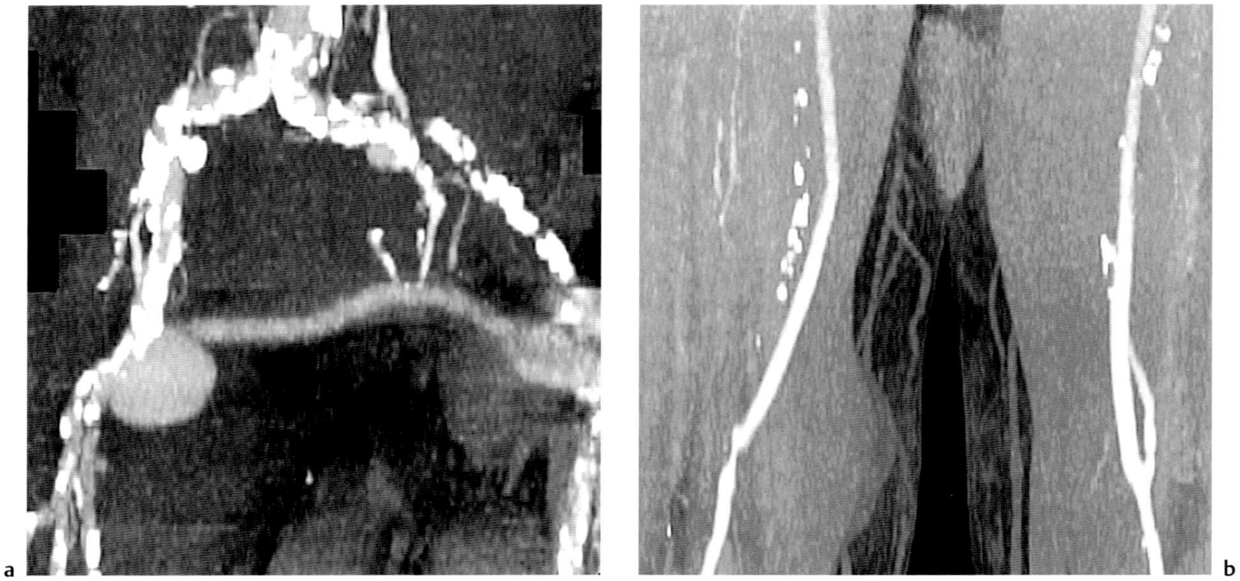

Abb. 16.**9 a**, **b** Bypässe:
**a** Femorofemoraler Querbypass mit Anastomosenaneurysmata, wegen Metallartefakten durch eine TEP links eingeschränkte Bildqualität.
**b** Durchgängigkeitskontrolle beidseitiger femoropoplitealer Bypässe mit Abbildung der distalen Anastomosen.

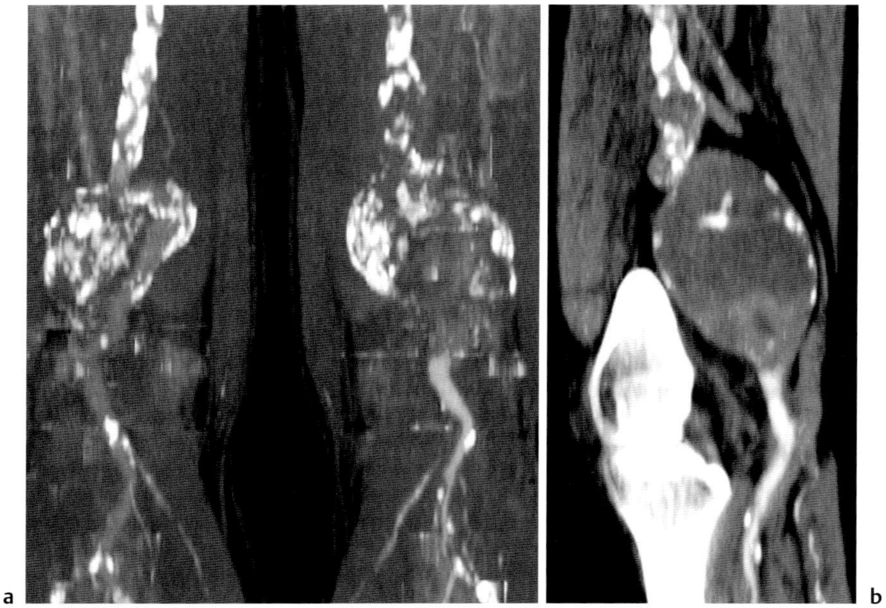

Abb. 16.**10 a**, **b** Doppelseitig verkalkte und teilthrombosierte Aneurysmen der A. poplitea.

# Nierenarterien

## Anatomische Grundlagen

Die Nierenarterien entspringen etwa auf Höhe des Intervertebralraums L1/L2 in dorsolateraler Richtung aus der Aorta, meist 1–1,5 cm unterhalb des Abgangs der A. mesenterica superior. Die Zahl und Lage der Nierenarterien kann stark variieren, wobei neben Abgängen aus der Aorta auch Abgänge aus der A. iliaca oder den Mesenterialarterien vorkommen. Als häufigste Variante liegt eine aus der Aorta entspringende zusätzliche untere und/oder obere Polarterie vor. Zusätzliche Nierenarterien entsprechen unvollständig zurückgebildeten Segment- oder Subsegmentarterien des Rete arteriosum urogenitale, einem embryonalen Arteriengeflecht. Die Nierenarterien zweigen sich kurz vor dem Nierenhilus in ca. 4–5 Segmentarterien auf. Da über die Nierenarterien ungefähr 20–25% des vom Herzen in die Aorta ausgeworfenen Volumens zirkulieren, verjüngt sich die gesunde Aorta abdominalis unterhalb der Nierenarterien. Andererseits liegt hier jedoch eine Prädilektionsstelle für die Entwicklung des arteriosklerotisch bedingten abdominalen Aortenaneurysmas.

## Untersuchungstechnik

Die Nierenarterien werden mit einer Untersuchungszeit von 15–17 s in der Regel problemlos in einem Atemanhalt des Patienten abgebildet. Für die Darstellung werden bei der EBCT folgende Untersuchungsparameter gewählt:

Kollimation 3 mm, Tischvorschub 2 mm, überlappende Bildrekonstruktion alle 1 mm, Expositionszeit 200 ms, Rechenalgorithmus „normal", Scandauer maximal 17 s, Injektion 80 ml Kontrastmittel mit einem Fluß von 4 ml/s.

Aus den gewählten Untersuchungsparametern ergibt sich eine maximale Scanstrecke von 14 cm mit 140 rekonstruierten Bildern. Auf dem Scoutview wird als obere Scangrenze der obere Nierenpol der höher stehenden Niere bestimmt, die untere Scangrenze ergibt sich aus der 14 cm langen Scanstrecke. In Zweifelsfällen muß mittels Nativschichten die richtige Position des Scanbereichs überprüft werden. Hierzu bietet sich die Positionierung der Schicht für die Bolustriggerung auf der oberen Scangrenze an.

Neben dem aufgeführten Standardprotokoll kann alternativ auf ein zweites Protokoll zurückgegriffen werden, wenn eine Scanstrecke von 10,5 cm anatomisch ausreicht. Dies ist z.B. bei bekannter Lage und Zahl der zu erwartenden Nierenarterien (z.B. Verlaufskontrollen) möglich:

Kollimation 1,5mm, Tischvorschub 1,5 mm, überlappende Bildrekonstruktion alle 0,75 mm, Expositionszeit 200 ms, Rechenalgorithmus „normal", Scandauer maximal 17 s. Injektion 80 ml Kontrastmittel mit einem Fluß von 4 ml/s.

Durch den Wechsel der Kollimation von 3 auf 1,5 mm ändern sich die Abbildungseigenschaften der EBCT. Der niedrigeren Detektordosis bei 1,5 mm Kollimation steht die bessere z-Achsen-Auflösung gegenüber. Für sehr adipöse Patienten erscheint diese Variante aufgrund des schlechteren Signal-Rausch-Verhältnisses ungeeignet.

Zur Bestimmung des optimalen Startzeitpunkts für den Scan wird eine Bolustriggerung (s. oben) vorgenommen. Ungefähr 15 ml Kontrastmittel werden mit 4 ml/s injiziert, während alle 2 s im SSM Aufnahmen mit 100 ms Expositionszeit und 3 mm Kollimation über der Aorta angefertigt werden. Das Erreichen des Dichtemaximums in der Aorta markiert den optimalen Startzeitpunkt für die CT-Angiographie. Die für die 3dimensionale Darstellung unerwünschte frühe Kontrastierung der V. renalis sinistra (Überlagerung mit der Arterie) kann auch mit der EBCT nicht vollständig vermieden werden.

Die 140 transversalen Schichten des resultierenden Bilddatensatzes werden zur Befundung am Monitor durchgemustert. Im Cine-Mode können auch kleine Abgänge aus der Aorta identifiziert und verfolgt werden. Die Detektion akzessorischer Nierenarterien ist hierdurch zuverlässig möglich. Die Befundpräsentation erfolgt mittels 3dimensionaler Bilddarstellung als MIP und Oberflächendarstellung (z.B. SSD-, VRT-Technik usw.) des interessierenden Teilvolumens. Die 3dimensionale Darstellung wird unter verschiedenen Projektionswinkeln (z.B. alle 10°) dokumentiert, so daß eine gute räumliche Orientierung über den Gefäßverlauf resultiert. Für die korrekte Graduierung von Nierenarterienstenosen muß eine Bewertung in mindestens 2 Ebenen (transversal und koronar) auf den MIP oder den Originalbildern vorgenommen werden (Abb. 16.**11**).

Die Konfiguration von abgangsnahen Verkalkungen der Aorta sollte miterfaßt und dokumentiert werden. Eine Stenosegraduierung auf SSD-Darstellungen ist nicht zulässig, da zu viele Artefaktmöglichkeiten bestehen.

## Klinische Grundlagen

Ein Aneurysma der Nierenarterien findet sich selten und ist klinisch meist bedeutungslos. Die CT-Angiographie der Nierenarterien dient dem Nachweis von Nierenarterienstenosen, insbesondere in der Hypertonieabklärung (Abb. 16.**12** u. 16.**13**).

In einem unselektionierten Patientengut sind Nierenarterienstenosen selten (Gesamtprävalenz ca. 4,3%), sie stellen jedoch eine kausal behandelbare Ursache der Hypertonie dar. Ihre Beseitigung kann Fol-

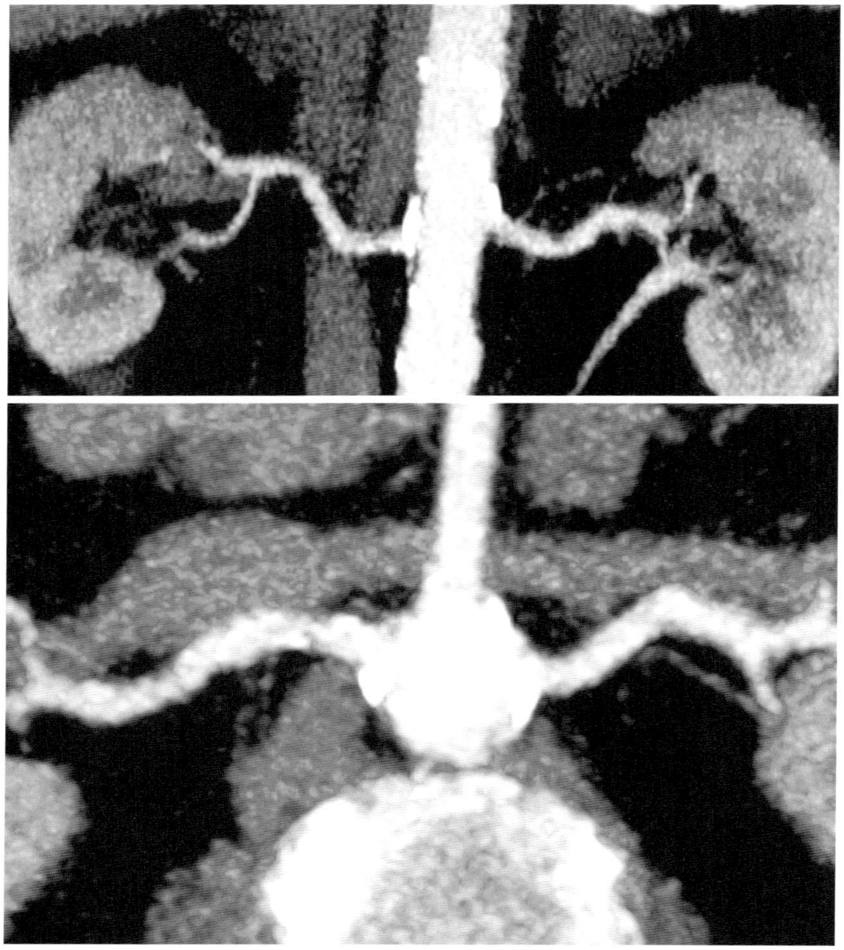

a

b

Abb. 16.**11 a**, **b** Beidseits verkalkte, arteriosklerotische Plaques am Abgang der Nierenarterien und in der Aorta, jedoch keine höhergradige Nierenarterienstenose. Befundsicherheit bzgl. der Weite des durchströmten Lumens nur unter Berücksichtigung beider Darstellungsebenen.

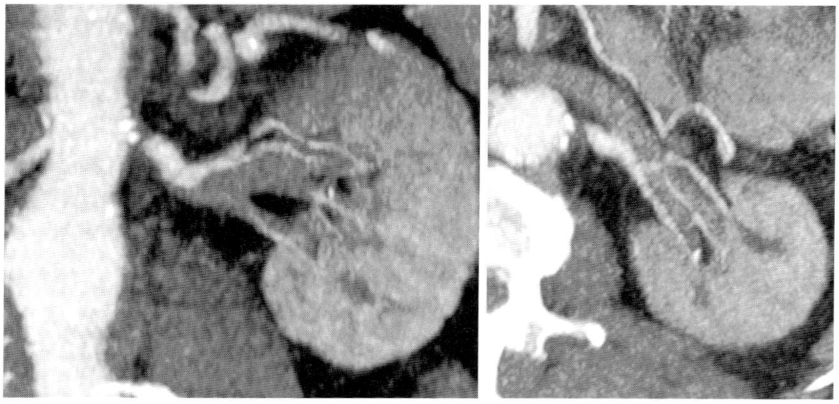

a b

Abb. 16.**12 a**, **b** Hochgradige Stenose (> 90 %) am Abgang der A. renalis links mit geringer poststenotischer Dilatation.

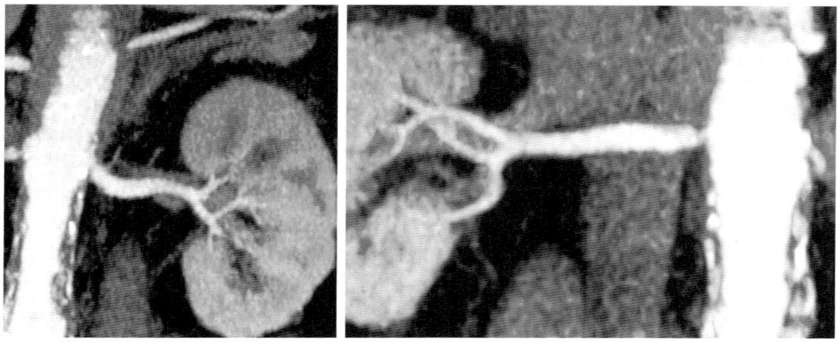

a b

Abb. 16.**13 a**, **b** Hochgradige Stenose am Abgang beider Nierenarterien, erhebliche Arteriosklerose der Aorta abdominalis.

geschäden verhindern, so daß eine frühzeitige Detektion wichtig ist und ein Screening geeigneter Kollektive gerechtfertigt erscheint. Eine Nierenarterienstenose kann mittels CT-Angiographie mit ausreichend hoher Sicherheit ausgeschlossen werden (Sensitivität und Spezifität > 90%), es bedarf hierzu keiner zusätzlichen Angiographie. Alternative Verfahren sind die Duplexsonographie und die kontrastmittelunterstützte MRA. Für die Beurteilung einer Nierenarterienstenose reicht der morphologische Nachweis des Stenosegrads nicht aus. Vor der Behandlung sollte die funktionelle Wirksamkeit einer Stenose nachgewiesen werden. Hierzu bietet sich die Nierensequenzszintigraphie mit und ohne Captoprilbelastung an, die heute meist mit $MAG_3$ durchgeführt wird. Aus dem Verlauf der Funktionskurven beider Nieren können Rückschlüsse auf das Ausmaß der vorhandenen Nierenschädigung und das noch erhaltene Funktionspotential nach erfolgreicher Stenosenbeseitigung gezogen werden.

Klinische Symptome, die auf eine Nierenarterienstenose als Ursache einer Hypertonie hinweisen können, sind u.a.:

- schwerer Hypertonus in jungem Lebensalter,
- Verschlechterung nach guter medikamentöser Einstellung,
- ungenügender Erfolg einer medikamentösen Kombinationstherapie,
- Anstieg der Retentionswerte während der Behandlung mit ACE-Hemmern.

Bei einer hohen klinischen Wahrscheinlichkeit auf das Vorliegen einer Nierenarterienstenose kann auf die vorgeschaltete CT-Angiographie verzichtet und gleich eine Angiographie in Dilatationsbereitschaft durchgeführt werden.

## Tips und Tricks

- Solitäre Nierenarterien werden mit der Elektronenstrahl-CT-Angiographie zuverlässig und qualitativ hochwertig dargestellt. Trotz des abschnittsweise oft waagerechten Verlaufs, der für Partialvolumeneffekte anfällig ist, wird mit den angegebenen Parametern eine ausreichende z-Achsen-Auflösung und eine gute Visualisierung erreicht. Die Nierenarterien können regelmäßig bis in den Nierenhilus verfolgt werden. Eine frühe Aufteilung in Segmentarterien bedingt wegen der Lumenverkleinerung eine stärkere Anfälligkeit für Partialvolumeneffekte (Abb. 16.**14**).
- Akzessorische Nierenarterien mit schmalem Lumen können auf den axialen Schnitten ebenfalls zuverlässig abgebildet werden. Für sie gilt jedoch, daß die Abbildungsqualität in der 3dimensionalen Präsentation durch Partialvolumeneffekte limitiert sein kann. Grundsätzlich wäre mit einer stärkeren Überlappung der rekonstruierten Schichten eine Verbesserung denkbar, dies ist mit der existierenden Softwareausstattung der EBCT jedoch nicht möglich. Abweichend von dem Standardprotokoll mit 3 mm Kollimation kann auf eine Kollimation mit 1,5 mm mit 0,75 mm Inkrement gewechselt werden, wenn die Reichweite von 10,5 cm anatomisch ausreicht. Partialvolumeneffekte können hierdurch minimiert werden. Einer weiteren Limitation unterliegt die Bildqualität der Elektronenstrahl-CT-Angiographie durch das begrenzte Signal-Rausch-Verhältnis, das gegenüber der Spiral-CT im Abdomen schlechter ist. Neben anderen Faktoren ist die kurze Expositionszeit hierfür verantwortlich. Eine Wahl längerer Expositionszeiten ist bei der EBCT-Technologie jedoch nicht unabhängig von der Wahl der Schichtdicke bzw. Tischgeschwindigkeit möglich und kann daher für die CT-Angiographie nicht realisiert werden. Vergleicht man die Kontrastauflösung von Spiral-CT und EBCT unter physikalisch vergleichbaren Bedingungen (äquivalente Dosis) für die 3-mm-Kollimation, so findet sich eine etwas höhere Kontrastauflösung für die Spiral-CT, der Unterschied ist jedoch gering. Im Vergleich zur Spiral-CT wird mit der EBCT allerdings eine höhere Kontrastdichte in den Gefäßen erzielt, die sich positiv auf die Abbildungsqualität auswirkt. Da die Bildqualität der CT-Angiographie stärker von der Hochkontrast- als von der Niedrigkontrastauflösung beeinflußt wird, erzielt die EBCT trotz der oben genannten Limitationen aufgrund der höheren Gefäßkontrastierung eine der Spiral-CT überlegene Qualität.
- Einige Studien haben bereits belegt, daß die CT-Angiographie der Nierenarterienhauptstämme zum Ausschluß einer Stenose und zur Stenosequantifizierung geeignet ist und der Übersichts-DSA vergleichbare Resultate liefert. Der Nachweis höhergradiger Stenosen gelingt auch in kleineren Gefäßen recht zuverlässig, während eine exakte Graduierung hier schwierig sein kann. Wenn schmale Gefäße (z.B. Segmentarterien) nur noch mit grenzwertiger Qualität wiedergegeben werden können, besteht tendentiell die Gefahr falsch positiver Befunde, falsch negative Befunde treten praktisch nicht auf. Da für das Hypertoniescreening der Ausschluß einer relevanten Nierenarterienstenose im Vordergrund steht, eignet sich die CT-Angiographie hierfür sehr gut (Abb. 16.**15**–16.**17**).
- Eine nachgewiesene Stenose in akzessorischen oder peripheren Nierenarterien bedarf der zusätzlichen Angiographie, da die selektive Angiographie die beste Qualität bei der Kaliberbeurteilung kleiner Arterien bietet. Ein prinzipieller Vorteil der Schnittbildtechnik liegt darin, daß das Gefäßkaliber in mehreren Ebenen beurteilt werden kann. Ein bekanntes Problem der CT-Angiographie liegt darin, daß die linke A. renalis von der linken V. renalis überlagert wird sobald die Vene eine relevante Kontrastierung zeigt. Dies beeinträchtigt die

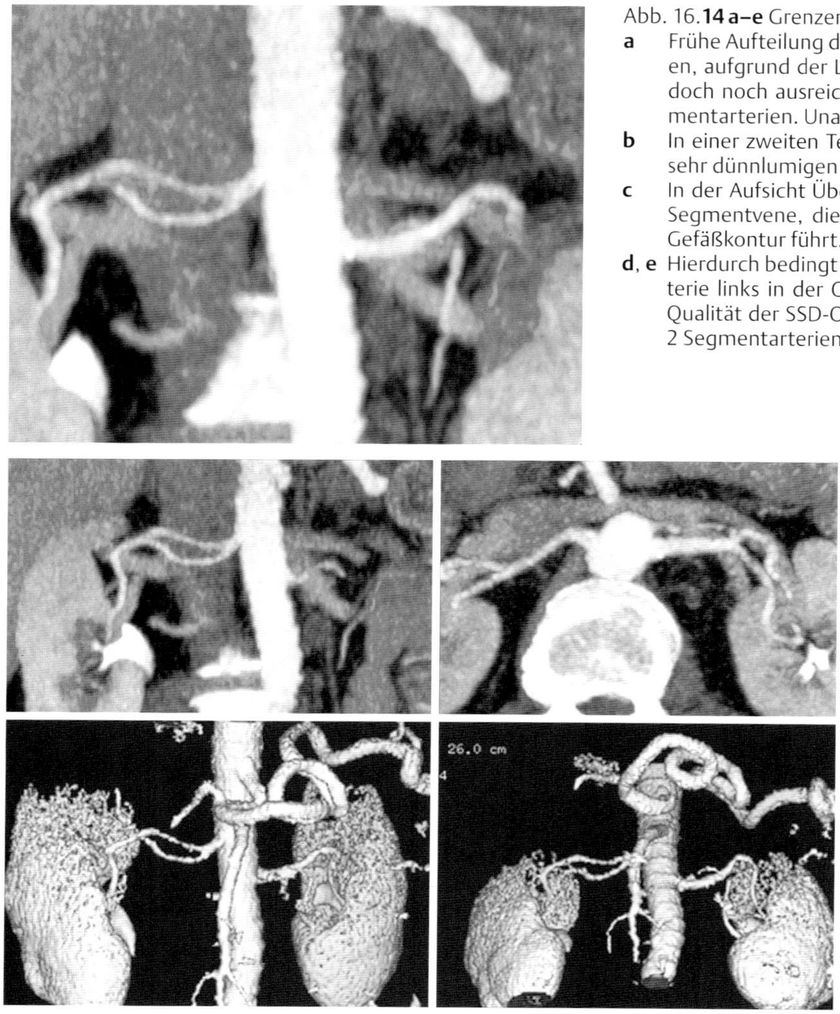


a b c d e

Abb. 16.**14 a–e** Grenzen der Abbildungsqualität:
**a** Frühe Aufteilung der A. renalis rechts in 2 Segmentarterien, aufgrund der Lumenverschmälerung erschwerte, jedoch noch ausreichend gute Abgrenzbarkeit der 2 Segmentarterien. Unauffällige A. renalis links.
**b** In einer zweiten Teilvolumendarstellung Nachweis einer sehr dünnlumigen akzessorischen Polarterie links.
**c** In der Aufsicht Überlagerung dieser Polarterie mit einer Segmentvene, die zu einer partiellen Auslöschung der Gefäßkontur führt.
**d, e** Hierdurch bedingt artefizieller „Abriß" der dünnen Polarterie links in der Oberflächendarstellung. Grenzwertige Qualität der SSD-Oberflächendarstellung im Bereich der 2 Segmentarterien rechts.

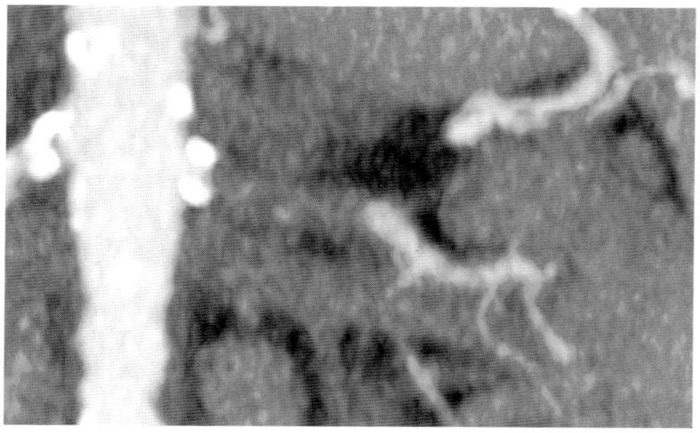

Abb. 16.**15** Kompletter abgangsnaher Verschluß der A. renalis links. Über Kollateralen kommt es zu einer Kontrastmittelanreicherung im Nierenhilus.

MIP der A. renalis links in der frontalen Ansicht. Da beide Gefäße eng benachbart laufen, kann auch die SSD-Darstellung erschwert sein. Andererseits gibt es immer genügend Variationsmöglichkeiten der MIP-Projektion, um das Gefäß frei einsehbar abzubilden. Die Elektronenstrahl-CT-Angiographie unterliegt der venösen Überlagerung aufgrund der kürzeren Scanzeit weniger als die Spiral-CT-Angiographie, ein „rein" arterieller Scan kann jedoch auch mit der EBCT nicht erreicht werden. Ein noch früheres Starten des Scans würde dazu führen, daß die ersten (kranialen) Bilder noch keine Parenchymanfärbung aufweisen und die Gefäßdarstellung der Segmentarterien am oberen Nierenpol „abreißt".

- Patienten, die eine gute Elastizität der Gefäßwand aufweisen, zeigen in der Elektronenstrahl-CT-Angiographie in der Aorta und den großen Abgängen

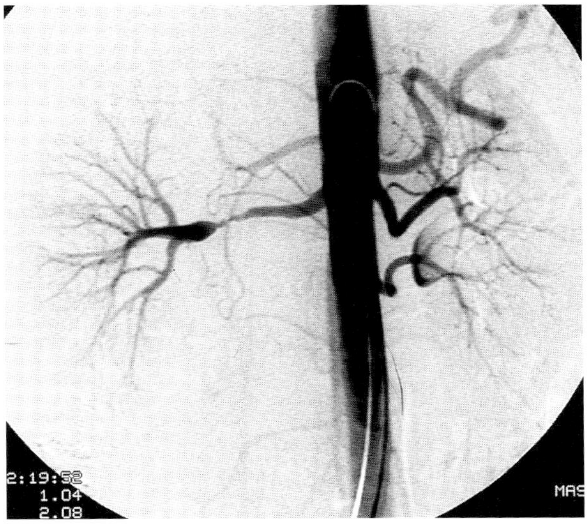

a

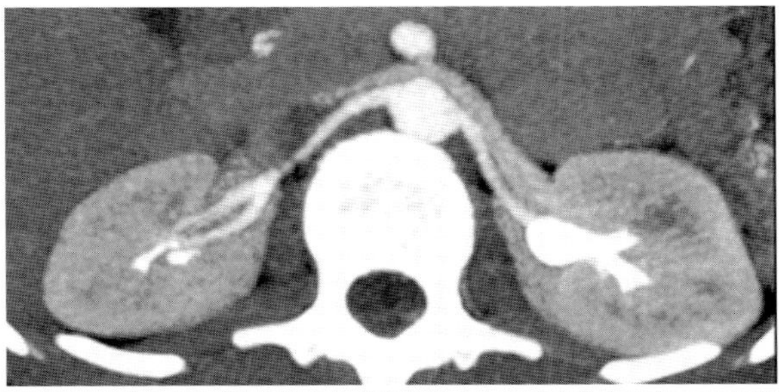

b

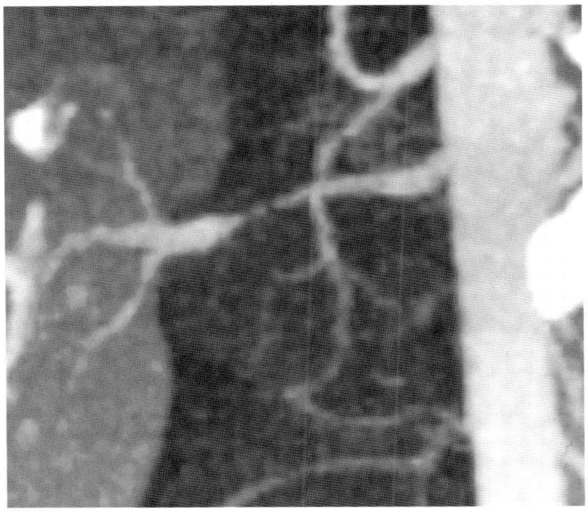

c

Abb. 16.**16 a–c** Fibromuskuläre Dysplasie mit Tandemstenose der A. renalis rechts. Konventionelle Angiographie zum Vergleich.

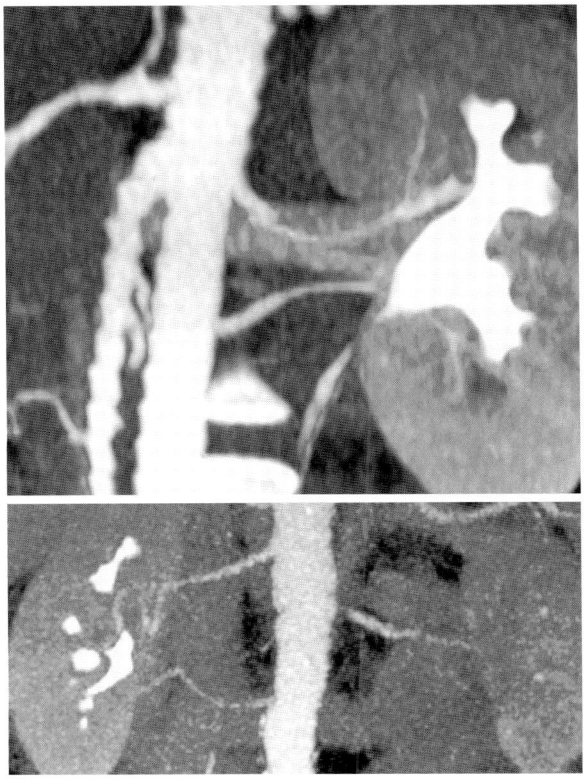

a

b

Abb. 16.**17 a**, **b** Grenzen der Abbildungsqualität:

**a** Pulsationsartefakte bei einer jungen Patientin, die zu einer diskontinuierlichen Abgrenzung der A. mesenterica superior und zu einem artefiziellen „Abriß“ der oberen Polarterie links führen.

**b** Reduzierte Perfusion der Nierenarterien beidseits mit ungenügender Kontrastanhebung in den schmalen Gefäßen, proximale Nierenarterienstenose links (links im Vergleich zur rechten Niere fehlende Kontrastmittelanreicherung im Nierenbecken durch den Testbolus). Zusätzlich Überlagerung der unteren Polarterie rechts mit der V. cava inferior.

„treppenstufenartige“ Pulsationsartefakte. Die fortgeleitete Herzpulsation (Pulswelle) führt zu einer Dilatation und Verlagerung des Gefäßes. Die kurze Expositionszeit der EBCT verhindert ein „Verwischen“ dieser Bewegung, wie es bei der Spiral-CT der Fall ist. Da die Elektronenstrahl-CT-Schichten zu unterschiedlichen Momenten der Pulsation aufgenommen werden, kann es zu Diskontinuitäten auf den 3dimensionalen Rekonstruktionen kommen. Während bei Patienten im höheren Lebensalter und bei arteriosklerotischen Wandveränderungen dieser Effekt praktisch vernachlässigbar ist, kommt es bei der Untersuchung jüngerer Patienten im Rahmen des Hypertoniescreenings häufig zum Nachweis deutlicher Stufenbildungen. Diese weisen immer eine Vorzugsrichtung auf, so daß von den 3 prinzipiell zur Verfügung stehenden Rekonstruktionsebenen zumindest eine hiervon nicht relevant beeinflußt wird. Für die MIP-Darstellung der Nierenarterien tritt eine artefaktbedingte Qualitätsminderung bevorzugt in der frontalen Ansicht auf. Die axiale Darstellungsebene bleibt hiervon unbeeinflußt. Eine Verwechselungsgefahr mit arteriosklerotischen Veränderungen besteht aufgrund des charakteristischen Aspekts der Pulsationsartefakte zwar nicht, die Graduierung von Nierenarterienstenosen kann jedoch erschwert werden.

## Ausblick

Die CT-Angiographie der Nierenarterien ist eine schnelle, unkomplizierte und nichtinvasive Untersuchung, die eine sehr gute Qualität für die Nierenarteriendarstellung bietet. Für Patienten mit unauffälligen Nierenfunktionswerten kann sie uneingeschränkt empfohlen werden. Liegt jedoch eine eingeschränkte Nierenfunktion vor, werden die Einsatzmöglichkeiten der CT-Angiographie durch das Erfordernis der Kontrastmittelgabe mit der möglichen negativen Beeinflussung der Nierenfunktion eingeschränkt. Zwar kann unter entsprechenden Vorsichtsmaßnahmen (forcierte Diurese usw.) eine Kontrastmittelapplikation vertretbar sein, die CT-Angiographie weist in diesem Punkt jedoch einen deutlichen Nachteil gegenüber der MRA und dem Ultraschall auf. Insofern dürfte die Hauptindikation zur CT- bzw. Elektronenstrahl-CT-Angiographie bei Patienten liegen, die einen Hypertonus, aber keine erkennbare Einschränkung der Nierenfunktion haben. Der Ausschluß von Nierenarterienstenosen kann in diesem Kollektiv mit der CT-Angiographie durchgeführt werden. Die Kontrastmittelgabe bei Patienten mit eingeschränkter Nierenfunktion sollte der Angiographie bzw. Angioplastie vorbehalten bleiben. Für eine nichtinvasive Therapiekontrolle nach Dilatation oder Stentimplantation bietet sich die CT-Angiographie an. Die Durchgängigkeit von Metallstents kann bei enger Kollimation und entsprechender Fenstereinstellung zuverlässig beurteilt werden.

# Zöliakale und mesenteriale Strombahn

## Anatomische Grundlagen

Die 3 großen Viszeralarterienstämme aus der Aorta abdominalis sind:

- Truncus coeliacus auf Höhe des LWK 1,
- A. mesenterica superior 1–2 cm tiefer,
- A. mesenterica inferior auf Höhe des LWK 3.

Der überwiegende Anteil der Blutversorgung von Magen, Milz, Leber, Gallenblase sowie von Anteilen des Duodenums und des Pankreas erfolgt über den Truncus coeliacus. Während in ca. 89 % der Fälle A. hepatica, A. lienalis und A. gastrica sinistra gemeinsam aus dem Truncus coeliacus entspringen, gibt es auch isolierte Abgänge jeder dieser Arterien aus der Aorta. Häufiger wird eine A. hepatica dextra mit Ursprung aus der A. mesenterica superior gefunden, selten dagegen der Ursprung der A. lienalis aus der A. mesenterica superior oder der Ursprung der A. mesenterica superior aus dem Truncus coeliacus (1–3 %). Die Konfiguration des Truncus coeliacus ist recht variabel, er kann steil ansteigen oder auch abfallen. Der ca. 0,5 cm starke und meist etwa 4 cm lange Hauptstamm der A. mesenterica superior zieht dagegen recht konstant nach paramedian rechts. Charakteristisch ist auch der Verlauf der deutlich schmäleren A. mesenterica inferior, die kurz nach ihrem ventralen Ursprung aus der Aorta nach links zieht.

## Untersuchungstechnik

Ebenso wie die abdominale Aorta kann die Zöliakomesenterikographie mit 15–17 s Scanzeit problemlos in einem Atemanhalt des Patienten durchgeführt werden. Für die Übersichtsdarstellung werden bei der EBCT folgende Untersuchungsparameter verwendet:

Kollimation 3 mm, Tischvorschub 4 mm, überlappende Bildrekonstruktion alle 2 mm, Expositionszeit 200 ms, Rechenalgorithmus „normal", Scandauer: maximal 17 s, Injektion 80 ml Kontrastmittel mit einem Fluß von 4 ml/s.

Aus den gewählten Parametern ergibt sich eine maximale Scanstrecke von 28 cm, die jedoch häufig nicht erforderlich ist. In diesen Fällen oder bei einer gezielten Fragestellung (z. B. A. hepatica) empfiehlt es sich, den Scanbereich soweit wie möglich einzugrenzen und die verfügbare Bildanzahl zu Gunsten einer dünneren Schichtdicke zu nutzen, z. B.:

Kollimation 3 mm, Tischvorschub 2 mm, überlappende Bildrekonstruktion alle 1 mm, maximale Scanstrecke 14 cm.
Kollimation 1,5 mm, Tischvorschub 1 mm, überlappende Bildrekonstruktion alle 0,5 mm, maximale Scanstrecke 7 cm.

Zur Bestimmung des optimalen Startzeitpunkts für den Scan wird eine Bolustriggerung vorgenommen. Ungefähr 15 ml Kontrastmittel werden mit 4 ml/s injiziert, während alle 2 s im SSM Aufnahmen mit 100 ms Expositionszeit und 3 mm Kollimation über der Aorta abdominalis angefertigt werden. Aus diesen Aufnahmen wird eine Flowkurve abgeleitet (s. oben). Das Erreichen des Dichtemaximums markiert den optimalen Startzeitpunkt für die CT-Angiographie. Um einen unbehinderten Kontrastmittelfluß zu gewährleisten, sollte die Injektion kubital über eine Kanüle mit nicht weniger als 18 G bei gestrecktem Arm erfolgen.

## Klinische Grundlagen

Die Untersuchung der zöliakalen und mesenterialen Gefäße dient:

- dem Nachweis oder Ausschluß von Aneurysmen, Stenosen, Verschlüssen, Abgangsvarianten und Kollateralkreisläufen,
- dem präoperativen Mapping,
- der Abklärung einer Angina abdominalis,
- der Bestimmung der Vaskularisation eines Tumors.

Letzteres bleibt jedoch in der Regel der konventionellen Angiographie vorbehalten. Häufigster Manifestationsort eines arteriosklerotischen Aneurysmas ist die Milzarterie, Pseudoaneurysmen bei chronischer Pankreatitis finden sich dagegen meist an der A. gastroduodenalis. Aneurysmen der A. hepatica sind oft posttraumatisch oder iatrogen (nach Cholezystektomie oder intrahepatisch nach PTCD) bedingt. Mykotische Aneurysmen werden dagegen bevorzugt an der A. mesenterica superior gefunden. Ist die Existenz eines Aneurysmas bereits bekannt, sollte die Darstellung aufgrund der gleichzeitigen Behandlungsmöglichkeit in erster Linie mit der Katheterangiographie erfolgen.

In der Abklärung der Angina abdominalis geht es in erster Linie um den Nachweis proximaler Stenosen am Abgang und in den Hauptstämmen des Truncus coeliacus, der A. mesenterica superior und der A. mesenterica inferior (Abb. 16.**18**–16.**20**).

Ein akuter Verschluß der A. mesenterica inferior bleibt häufig folgenlos, da ausreichend Kollateralen zur A. iliaca interna und A. mesenterica superior vorhanden sind. Auch der akute Verschluß des Truncus coeliacus führt nur selten zu Nekrosen (z.B. in der Milz). Der akute Verschluß der A. mesenterica superior durch Embolie oder Dissektion birgt dagegen ein hohes Risiko für eine akute Darmnekrose. Der chronische Verschluß eines oder mehrerer dieser Gefäße führt zur Ausbildung ausgedehnter Kollateralkreisläufe, die auch den Verschluß aller 3 Abgänge überbrücken können. Eine besondere Bedeutung kommt der Darstellung des mesenterialen Stromgebiets in der Chirurgie des abdominalen Aortenaneurysmas zu, da z. B. die A. mesenterica inferior nicht geopfert werden darf, wenn begleitend relevante Stenosen der A. mesenterica superior vorliegen. In diesem Fall muß die A. mesenterica inferior im Rahmen der Aneurysmaausschaltung reimplantiert werden. Da die Elektronenstrahl-CT-Angiographie der abdominalen Aorta eine Mesenterikographie immer einschließt (identische Aufnahmeparameter), bietet die Elektronenstrahl-CT hierfür einen optimalen Informationsgehalt.

Die CT-Angiographie der Oberbaucharterien wird präoperativ auch zum Nachweis von Abgangsanomalien, insbesondere aberrierenden Leberarterien, eingesetzt. Der Verlauf der Gefäße kann am besten am Monitor mit dem Cine view demonstriert werden. Die Dokumentation auf einzelnen Schichten oder Ansichten vermittelt dagegen meist nur eine Teilinformation. Besonders die ausgedehnten Kollateralkreisläufe bei Verschluß der Viszeralarterienhauptstämme können auf diese Weise besser verfolgt werden. Mit der zunehmenden Verbreitung der Spiral-CT wurde der Versuch unternommen, die Diagnostik einer malignen Gefäßinfiltration, z. B. beim Pankreaskarzinom, auf der Basis der CT-Angiogramme durchzuführen. Mittlerweile besteht jedoch Konsens, daß der diagnostische Informationsgehalt der axialen Originalschichten höher zu bewerten ist und die Darstellung als CT-Angiographie nur für die Befundpräsentation Vorteile bietet.

## Tips und Tricks

- Der mit der EBCT erzielbare hohe Gefäßkontrast ermöglicht eine Abbildung bis weit in die Gefäßperipherie. Allerdings nehmen auch die gut vaskularisierte Darmwand sowie Leber-, Nieren-, Pankreas- und Milzparenchym intensiv Kontrastmittel auf.
- MIP-Darstellungen zeigen nur selten störende Überlagerungen, die nicht durch eine geeignete Projektionsrichtung umgangen werden können.
- Oberflächendarstellungen müssen dagegen zunächst bearbeitet werden, um mittels Segmentierung anschauliche Präsentationen zu erstellen.
- Da bei der Nachverarbeitung durch die Wahl von Schwellwerten oder Objektgrenzen immer Anteile des Gefäßbetts verlorengehen, müssen Kollateralkreisläufe, kaliberschwache und gering perfundierte Gefäße zunächst im Originaldatensatz identifiziert werden. Wenn sie für die Präsentation relevant erscheinen, muß ihnen im Rahmen der Bildbearbeitung entsprechend Aufmerksamkeit geschenkt werden.

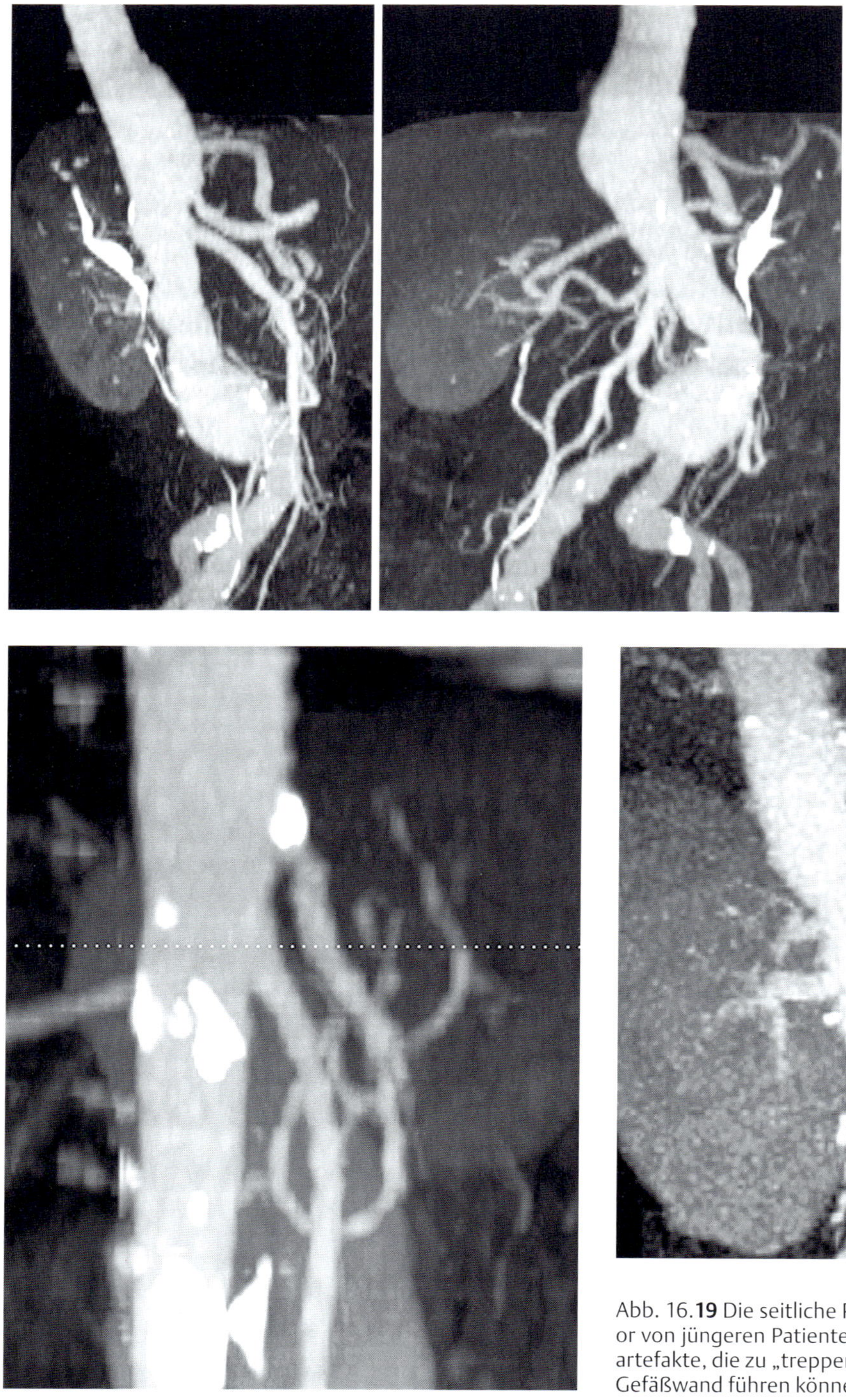

Abb. 16.**18 a–c** Zöliakale und mesenteriale Gefäße:

**a** Leichtgradige Abgangsstenose (ca. 30–50%) des Truncus coeliacus unmittelbar unterhalb einer aneurysmatischen Dilatation der Aorta, unauffälliger Abgang der A. mesenterica superior.

**b** Zugehörige, etwas gedrehte Frontalansicht mit einer weiteren aneurysmatischen Dilatation der distalen Aorta.

**c** Ausschnittsvergrößerung bei einem anderen Patienten zur Darstellung einer Abgangsverkalkung des Truncus coeliacus.

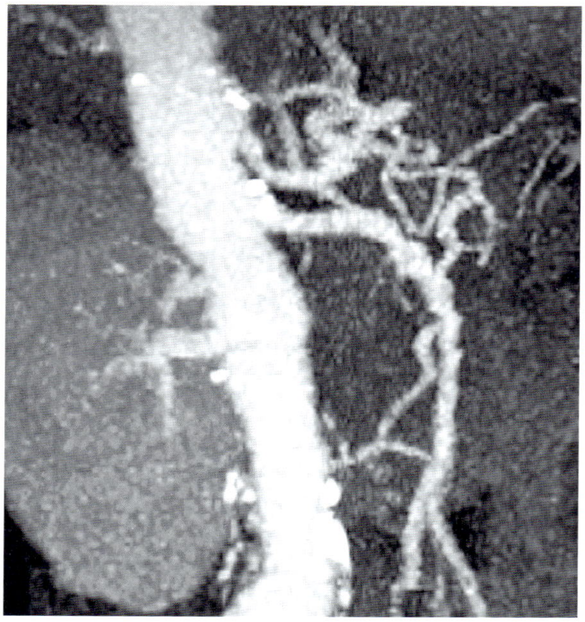

Abb. 16.**19** Die seitliche Projektion der A. mesenterica superior von jüngeren Patienten zeigt besonders häufig Pulsationsartefakte, die zu „treppenstufenartigen" Diskontinuitäten der Gefäßwand führen können.

- Die Qualität der großflächigen Abbildung der abdominalen Gefäße hängt stark von der erzielbaren z-Achsen-Auflösung ab. Diese ist in der EBCT höher als in der Spiral-CT.
- Auch für die Elektronenstrahl-CT-Angiographie gilt jedoch, daß die Bildqualität um so besser wird, je genauer die Scanlänge auf die anatomischen Erfordernisse abgestimmt wird, so daß keine Scanlänge „verschenkt" wird.
- Ein Tischvorschub von 4 mm sollte nicht überschritten werden. Wenn es aufgrund der erforderlichen Scanlänge möglich erscheint, sollte ein noch geringerer Tischvorschub gewählt werden.

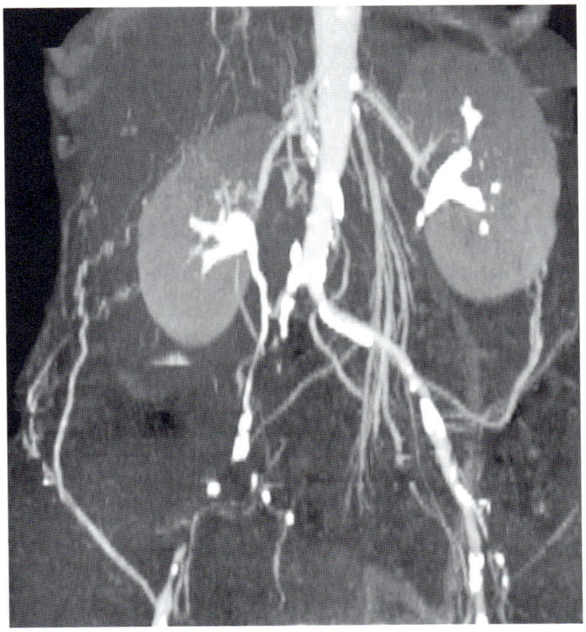
a

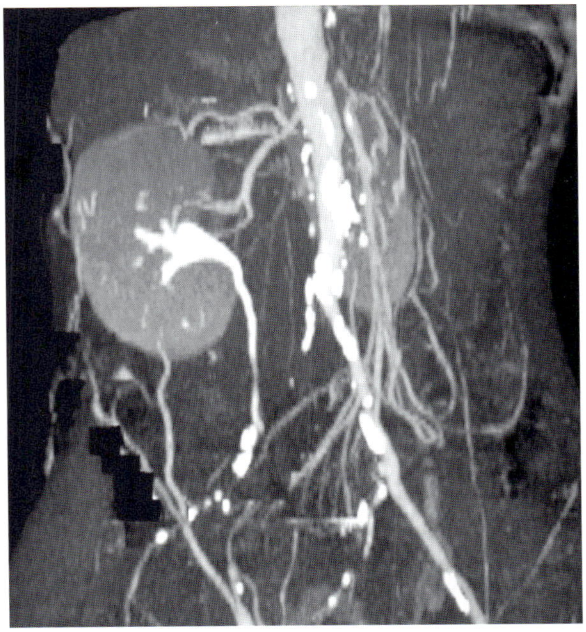
b

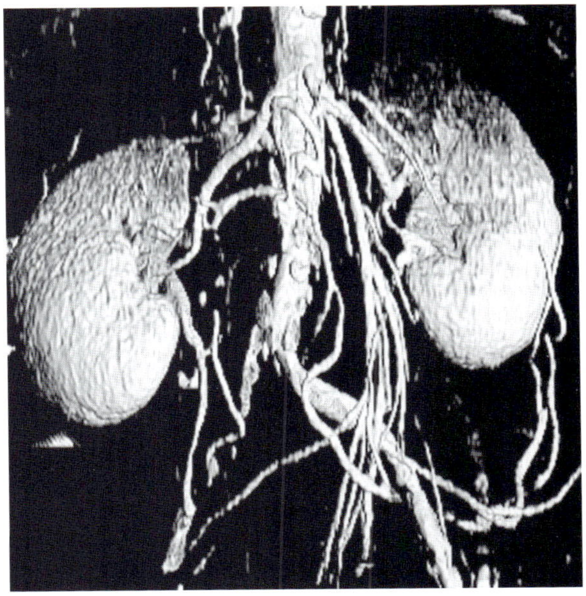
c

Abb. 16.**20 a–c** Patient mit Angina abdominalis:
**a** Generalisierte Arteriosklerose, u.a. mit Verschluß der rechten Beckenachse.
**b** Abgangsverschluß des Truncus coeliacus und höchstgradige Abgangsstenose der A. mesenterica superior.
**c** Oberflächendarstellung der mesenterialen Gefäße mittels VRT.

## Ausblick

Die CT-Angiographie der mesenterialen und zöliakalen Strombahn leidet darunter, daß nur der arterielle Schenkel adäquat dargestellt werden kann. Zwar können einzelne Oberbauchvenen durch die Betrachtung geeigneter Teilvolumina des Datensatzes ebenfalls räumlich rekonstruiert werden, die Übersichtsdarstellung der portalvenösen Strombahn gelingt jedoch nicht in einer der MRA vergleichbaren Weise. Länger im Blutkreislauf zirkulierende Röntgenkontrastmittel befinden sich zwar in der Erprobung, sie stehen im Alltag jedoch noch nicht zur Verfügung. Für die nichtinvasive Abklärung der Angina abdominalis stellt die Elektronenstrahl-CT-Angiographie dagegen eine geeignete Untersuchungsmethode dar, die der MRA in ihrer Qualität und Aussagekraft vergleichbar ist.

## Literatur

Allenberg, J. R., T. Hupp: Endovaskuläre und offene rekonstruktive Chirurgie der Nierenarterienstenosen. Chirurg 66 (1995) 101–111

Bartolozzi, C., E. Neri, D. Caramella: CT in vascular pathologies. Europ. Radiol. 8 (1998) 679–684

Busch, H. P., H. G. Hoffmann, C. Metzner, W. Oettinger: MR-Angiographie der unteren Extremitäten mit automatischer Tischverschiebung („Mobi Trak“)

im Vergleich zur i. a. DAS. Fortschr. Röntgenstr. 170 (1999) 275–283
Debatin, J. F., T. F. Hany: MR-based assessment of vascular morphology and function. Europ. Radiol. 8 (1998) 528–539
Dock, W., E. Turkof, A. Maier et al.: Prävalenz des abdominellen Aortenaneurysmas: eine sonographische Studie. Fortschr. Röntgenstr. 168 (1998) 356–360
Errington, M. L., J. M. Ferguson, I. N. Gillespie, H. M. Connell, C. V. Ruclley, A. R. Wright: Complete preoperative imaging assessment of abdominal aortic aneurysms with spiral CT angiography. Clin. Radiol. 52 (1997) 369–377
Galanski, M., M. Prokop, A. Chavan, C. M. Schäfer, K. Jandeleit, C. Olbricht: Leistungsfähigkeit der CT-Angiographie beim Nachweis von Nierenarterienstenosen. Fortschr. Röntgenstr. 161 (1994) 519–525
Galanski, M., M. Prokop: Ganzkörper-Computertomographie. Thieme, Stuttgart 1998
Lehmann, K. J., W. Jaschke: Angiographische Diagnostik der obliterierenden Arteriosklerose. Schnetztor, Konstanz 1993
Lewis III, V. D., S. G. Meranze, G. K. Mc Lean, J. A. O'Neill Jr., H. D. Berkowitz, D. R. Burke: The midaortic syndrome: diagnosis and treatment. Radiology 167 (1988) 111–113
Prokop, M., H. O. Shin, A. Schanz, C. M. Schäfer-Prokop: Use of maximum intensity projections in CT angiography: a basic review. Radiographics 17 (1997) 433–451
Rieker, O., P. Mildenberger, A. Neufang, H. von Zitzewitz, F. Schweden, M. Thelen: CT-Angiographie bei arterieller Verschlußkrankheit: Vergleich von 3 Rekonstruktionsverfahren. Fortschr. Röntgenstr. 167 (1997) 361–370
Rubin, G. D., S. Napel: Helical CT angiography of renal artery stenosis. Amer. J. Roentgenol. 168 (1997) 1109–1111
Schoenberg, S. O., M. V. Knopp, M. Bock et al.: Einstufung hämodynamischer Veränderungen bei Nierenarterienstenosen mittels MR-Cine-Phasenkontrastflußmessungen. Radiologe 37 (1997) 651–662
Vosshenrich, R., U. Fischer, L. Kopka, E. Grabbe: MR-Angiographie der Becken-Bein-Gefäße: Aktueller Stand und Perspektiven. Akt. Radiol. 7 (1997) 14–18
Wittenberg, G., G. Lenk, M. Jenett et al.: In-vitro-Versuche zur Stenosegradbestimmung mit der Spiral-CT-Angiographie. Fortschr. Röntgenstr. 168 (1998) 557–561

# Sachverzeichnis

## A



## B

## N



## O



## P